Kuchenbaur

Vegane Ernährung

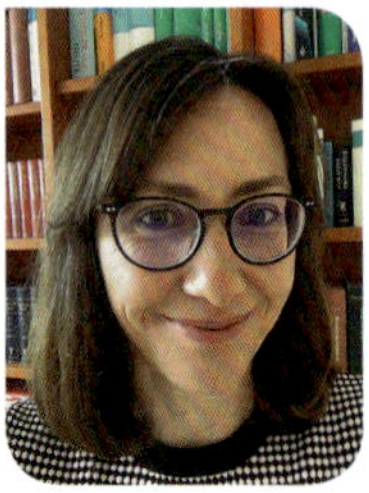

Alexandra Kuchenbaur ist Heilpraktikerin und arbeitet seit 1994 therapeutisch in eigener Praxis. Gemeinsam mit ihrem Mann führt sie eine homöopathische Privatpraxis unweit von München. Ernährungsberatung im Sinne einer individuell abgestimmten veganen Gesundheitskost ist dabei ein wesentlicher therapeutischer Eckpfeiler: »Eine hochwertige vegane Ernährung ist ein glückbringendes Instrument der Fürsorge für uns selbst und unsere Umwelt. Sie nährt nicht nur unseren Körper und unsere Gesundheit, sondern auch unser Mitgefühl, unser Wohlbefinden und einen friedvollen Umgang mit unseren Mitgeschöpfen.«

Alexandra Kuchenbaur

Vegane Ernährung

Das Kursbuch: Vollwertige Pflanzenkost für ein gesundes Leben

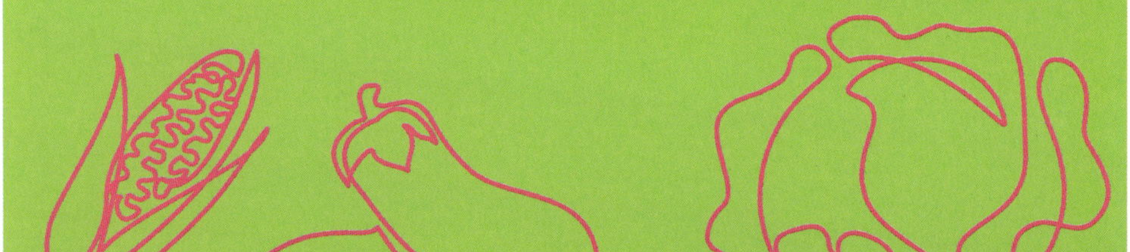

TRIAS

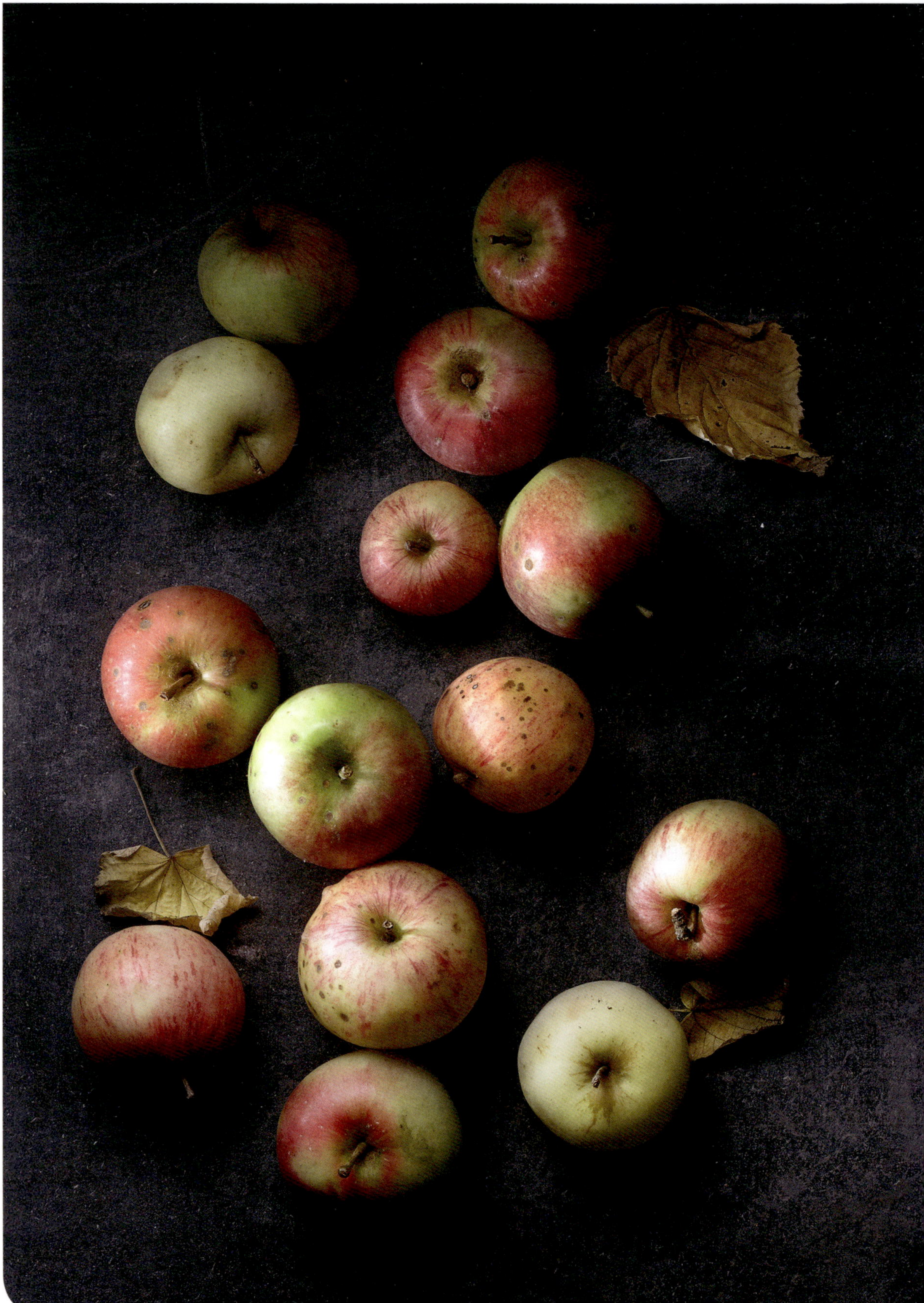

7 Zu diesem Buch

11 Nie war mehr Anfang als jetzt

12 Die Wirklichkeit berühren
19 Wissen wagen
30 Ganzheitlich, vollwertig, vegan

45 Eiweiß fürs Leben

46 Eiweiß für den Menschen
54 Eiweiß von Pflanzen
70 Fleisch als Risikofaktor
88 Kein Fleisch ohne Leiden
108 Wurst
110 Milch
126 Pflanzenmilch
131 Eier
138 Fische und andere Wassertiere
148 Die Kuh, die weinte

153 Verheißungsvolle Aussichten

154 Wir brauchen Bewusstsein und Mitgefühl
156 Übergewicht ade
163 Der Mensch ist so alt wie seine Gefäße
167 Antioxidanzien als Radikalfänger
174 Noch mehr vom Guten

181 Fette ohne Geheimnis

182 Überblick und einfache Fette
194 Küchenpraxis: richtiger Umgang mit Fett
201 Komplexe Fette
209 XXL-Probleme

215 Vielgestaltige Kohlenhydrate

216 Süße Gewohnheiten
226 Ballaststoffe
234 Raffinierte Zucker
240 Leiden, das an Honig klebt
245 Süße Alternativen
250 Tierleidfreies Essen und grüne Intelligenz

253 Mikronährstoffwelten

254 Vitamine fürs vegane Leben
288 Mineralstoffreiche
310 Nahrungspflanzen als Medizin

321 Vegane Wege beschreiten

322 Austauschprodukte für die Pflanzenküche
326 Verstecktes Tier im Essen
334 Ihr Schlüssel zur veganen Welt
340 Schlussbemerkung

341 Service

341 Quellenverzeichnis, Anmerkungen und Literaturhinweise
356 Stichwortverzeichnis

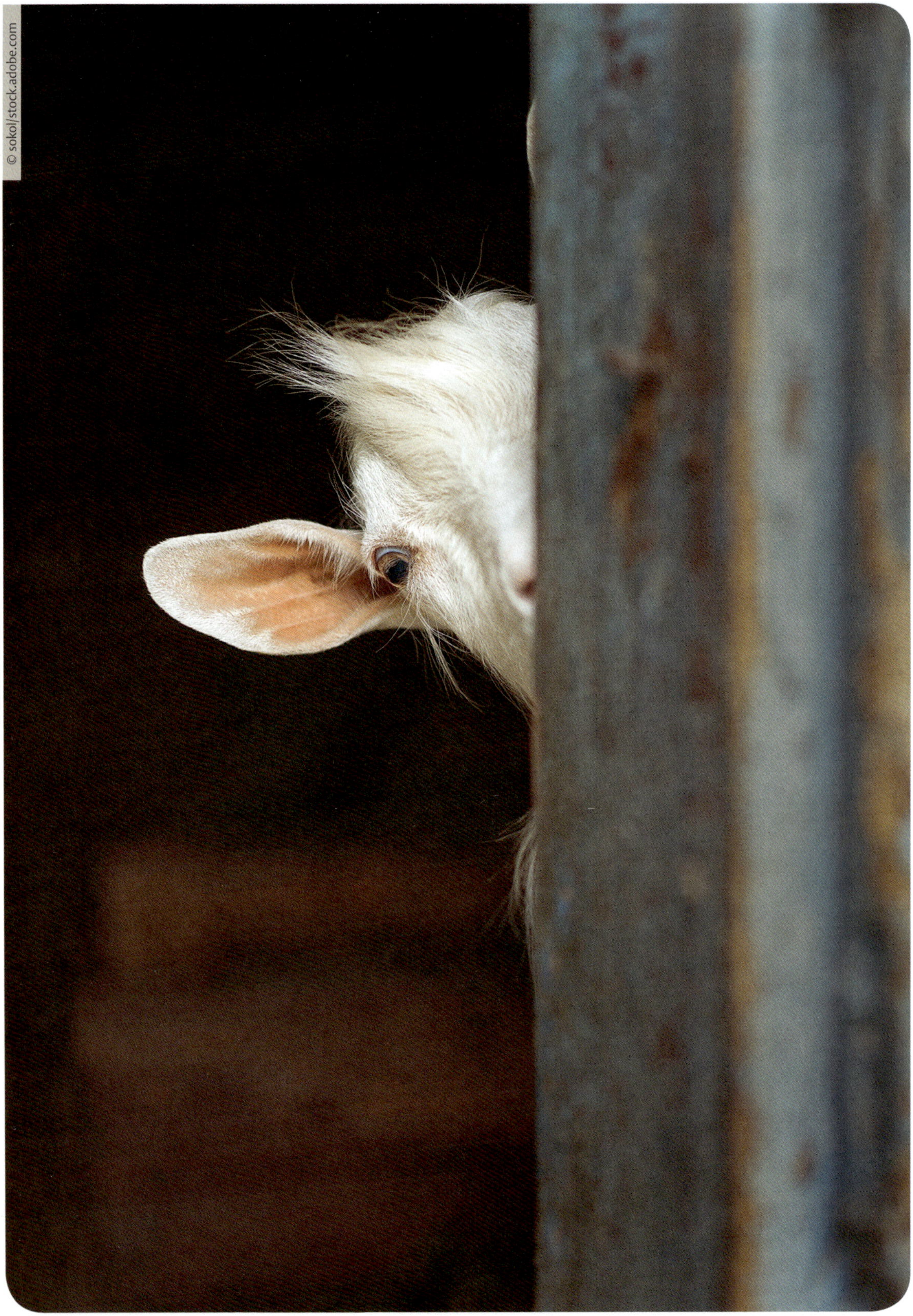

Zu diesem Buch

Ich war ein Kind vom Lande. Keines dieser rotbackigen, gesunden Energiebündel, eher durchsichtig, schüchtern, fast unsichtbar. Unser Haus am Ende des Dorfes war umgeben von einem großen Garten, der uns mit Obst und Gemüse ernährte. Wir lebten nah am Puls der Natur. Für meinen kleinen Bruder und mich begannen die Abenteuer, wenn wir das heimische Grundstück verließen; wir erkundeten Felder, Wiesen, Obstgärten und Flussufer. In den Sommerferien waren wir hauptsächlich damit beschäftigt, Beeren und Gemüse einzufrieren, Gurken einzumachen, Marmelade und Kompott für den Winter zu kochen, und im Herbst wurden Äpfel, Birnen, Zwiebeln, Knoblauch und Kartoffeln eingelagert.

Wir hatten zwar wenig Geld, aber fast jeden Tag Fleisch. Meine Großeltern bewirtschafteten im Nachbardorf einen kleinen Bauernhof. Nicht einer von denen, die Sie auf Postkarten oder in Werbefilmen sehen. Einen echten Hof. Mit echten Tieren. Ab und zu kam der Metzger in einer weißen Plastikschürze, und es wurde ein Schwein geschlachtet. Da half die ganze Familie mit. Es wurden Kessel erhitzt, Blut- und Leberwürste gekocht, Kesselfleisch und Knochen zu Suppe gemacht, Eimer mit Blut und Innereien verarbeitet, Sülzen zubereitet, und dann wurde gegessen. Über allem hing der Dampf aus den Kesseln und ein Geruch, den man schwer beschreiben kann, aber nie vergisst – süß, scharf, erstickend und ein bisschen urinös.

Zu Weihnachten wurde beim Gänsebauern eine Gans bestellt und zu anderen hohen Feiertagen gab es Ente. Manchmal brachte der Jäger ein totes Reh oder einen Hasen. Der wurde im Keller aufgehängt, gehäutet und ausgeweidet.

Meine Tante hielt Hühner in einem wunderschönen, alten Garten. Da kamen unsere Eier her. Einmal hat sie uns ein Huhn gebracht. Mein Vater nahm das Huhn, legte es auf einen Block, nahm ein Beil und schlug ihm den Kopf ab. Das Huhn zuckte und wand sich, mein Vater erschrak, ließ es los, und das kopflose Huhn rannte zum Hof hinaus. Da begriff ich, was geschehen musste, damit es bei uns »Hühnchen« gab. Dann hörte ich auf, Tiere zu essen. Nicht, dass ich zu dieser Zeit bewusst zur Vegetarierin geworden wäre. Es geschah eher unspektakulär und absichtslos. Von Massentierhaltung wusste ich damals

nichts. Ich habe gesehen, wie Tiere aufwachsen, leben und sterben. Ich habe sehr archaisch erfahren, was geschehen muss, damit es bei uns Fleisch gibt.

Erst viele Jahre später konnte ich verstehen, welche Auswirkungen tierische Lebensmittel auf uns Menschen haben. Während meiner Heilpraktikerausbildung wurde dafür die Basis geschaffen: Ich hatte das Glück, von einem großartigen Wissenschaftler in den Bereich Ernährung und Stoffwechsel eingewiesen zu werden. Inzwischen ist sehr viel Zeit vergangen. Mittlerweile kann ich aus 20 Praxisjahren Erfahrung schöpfen – das ist einer der großen Schätze, die das Älterwerden mit sich bringt. Ich bin in der Arbeit mit kranken Menschen oft an Grenzen gestoßen. Ich habe etwas gebraucht, um zu begreifen, dass die Grenzen meist dort begannen, wo falsche Lebens- und Ernährungsgewohnheiten die Krankheiten und Symptome aufrechterhielten. Ich habe tief gegraben, und das hat mir die Sicht auf die Welt verändert. Für mich persönlich war es ein Befreiungsschlag, irgendwann ganz bewusst zu entscheiden, vegan zu leben. Seit ich vegane Ernährung jedoch als Therapie einsetze, kann ich Besserungen bei Patienten sehen, die mir vorher nicht vorstellbar waren.

Wenn wir uns nun vegan ernähren, sind zwei Aspekte von elementarer Bedeutung: Wir tun etwas (Pflanzen essen), und gleichzeitig tun wir etwas nicht (Tiere essen). Beides hat fundamentale Folgen. Nicht nur für uns persönlich, sondern für Menschen, Tiere und Umwelt. Wenn wir uns in die Ernährungsthematik hineinvertiefen, werden wir unumstößlich feststellen, dass wir mit unserer individuellen Entscheidung nicht nur unser eigenes, sondern auch kollektives Wohlsein formen können.

Ein einfaches Beispiel mag dies verdeutlichen: Womöglich haben Sie heute einen Apfel gegessen. In Ihrem Körper lösen die enthaltenen Wirkstoffe zahlreiche Prozesse aus, die Ihrer Gesundheit dienlich sind. Bevor aber der Apfel in Ihre Hände gelangte, ist schon sehr viel passiert: Menschen pflanzten einen Baum, der heranwuchs, gespeist wird aus der Erde mit all ihren Kleinstlebewesen und Wirbellosen, Kontakt hat mit Luft und Regen und allem, was diese tragen, der von geflügelten Bestäubern befruchtet wird. Es gibt Obstbauern, Pflückerinnen, Transportunternehmen, Händler, bei konventionellem Anbau auch die Chemieindustrie, die alle mit Ihrem Apfel zusammenhängen.

So gesehen ist unsere Ernährungsentscheidung keine kleine private Angelegenheit, denn eine ganze Kette von Handlungen in der Vergangenheit spült die Nahrungsmittel auf unsere gegenwärtigen Teller. Wir entscheiden mit jedem Einkauf, was wir in der Welt nähren, aber auch, was wir in unserem Körper nähren, denn Nahrungsmittel enthalten Wirkstoffe, die in unserem Organismus zahlreiche Prozesse auslösen, aus denen sich unsere zukünftige Gesundheit schöpft. Gleichzeitig trägt diese Erkenntnis ein Versprechen: Wir

sind nicht ausgeliefert. Wir können mitbestimmen. Jeder von uns ist bedeutend und kann tatsächlich neue Wirklichkeiten schaffen. Wirklichkeiten, die heilsam sind für uns selbst und für unsere Mitwelt, sei sie nun belebter oder unbelebter Natur. Denken Sie nicht, Sie seien für diese Welt nicht wichtig, denn die Wahrheit ist: Ihre Gestaltungskraft ist immens!

Um handlungsfähig zu werden, brauchen wir zunächst einen Schlüssel, der uns neue Räume des Erlebens aufsperrt. Dieser Schlüssel ist Verstehen. Dieses Buch wird Ihr Verstehen vertiefen. Es wird Ihnen die vegane Ernährungslandschaft ausleuchten in allen wesentlichen Bereichen und grundlegende Fragen beantworten, die bei einer Ernährungsumstellung auftauchen. Sie erfahren, was Ihr Körper braucht, um gesund zu bleiben oder gesund zu werden, wie das Thema Essen mit Ihrer Innenwelt und Umwelt zusammenhängt, Sie lernen viel über biochemische Wirkstoffe im Kleinen und globale Zusammenhänge im Großen. Sie erkennen, wie Sie sich und Ihre Familie gesund kochen können und woraus sich eine gesunde Pflanzenkost zusammensetzt. Sie werden sehen, welche großartigen Genusswelten auf Sie warten. Zugleich erhalten Sie tiefe Einblicke in all das Elend, von dem Sie sich verabschieden, wenn Sie keine Tierprodukte mehr essen.

Sie werden in diesem Werk unzählige wissenschaftliche Forschungsergebnisse zu einer modernen, veganen Ernährung kennenlernen, aber auch erweiterte Dimensionen unserer Ernährung wie Ökonomie, Ökologie und soziale Verantwortung. In dieses Buch ist ein ganz erfreuliches Wissen eingepflegt, das Sie dabei unterstützen kann, auf den verschiedensten Daseinsebenen glückbringend zu wirken – zunächst einmal für sich selbst, aber gleichzeitig und ganz automatisch für alles, was Sie umgibt. Fühlen Sie sich von Herzen eingeladen, neue Wege auszuprobieren und offen zu sein für all die Dinge, die Ihnen auf Ihrer Reise hin zu Wohlsein begegnen. Vielleicht mag der neue Weg zu Beginn etwas beschwerlich sein, aber das ist es auch, wenn Sie einen hohen Berg erklimmen. Trotzdem begegnen Ihnen auf dem Weg nach oben die Wunder des Lebens, neue Perspektiven und überwältigende Aussichten. Auf ebensolche Weise wird sich Ihnen durch die vegane Ernährung ein Schatz offenbaren, der größer ist, als Sie es sich heute vorstellen können.

Ich verneige mich vor allen Menschen, die vor mir diesen Weg gegangen sind. Jeder Einzelne von ihnen hat den Weg ein bisschen besser begehbar gemacht. Und ich verneige mich vor Ihnen, liebe(r) Leser(in), wenn Sie mit diesem Buch auch gleichzeitig Ihr Herz öffnen. Dann ist alles möglich!

Zahling, im Herbst 2014

Alexandra Kuchenbaur

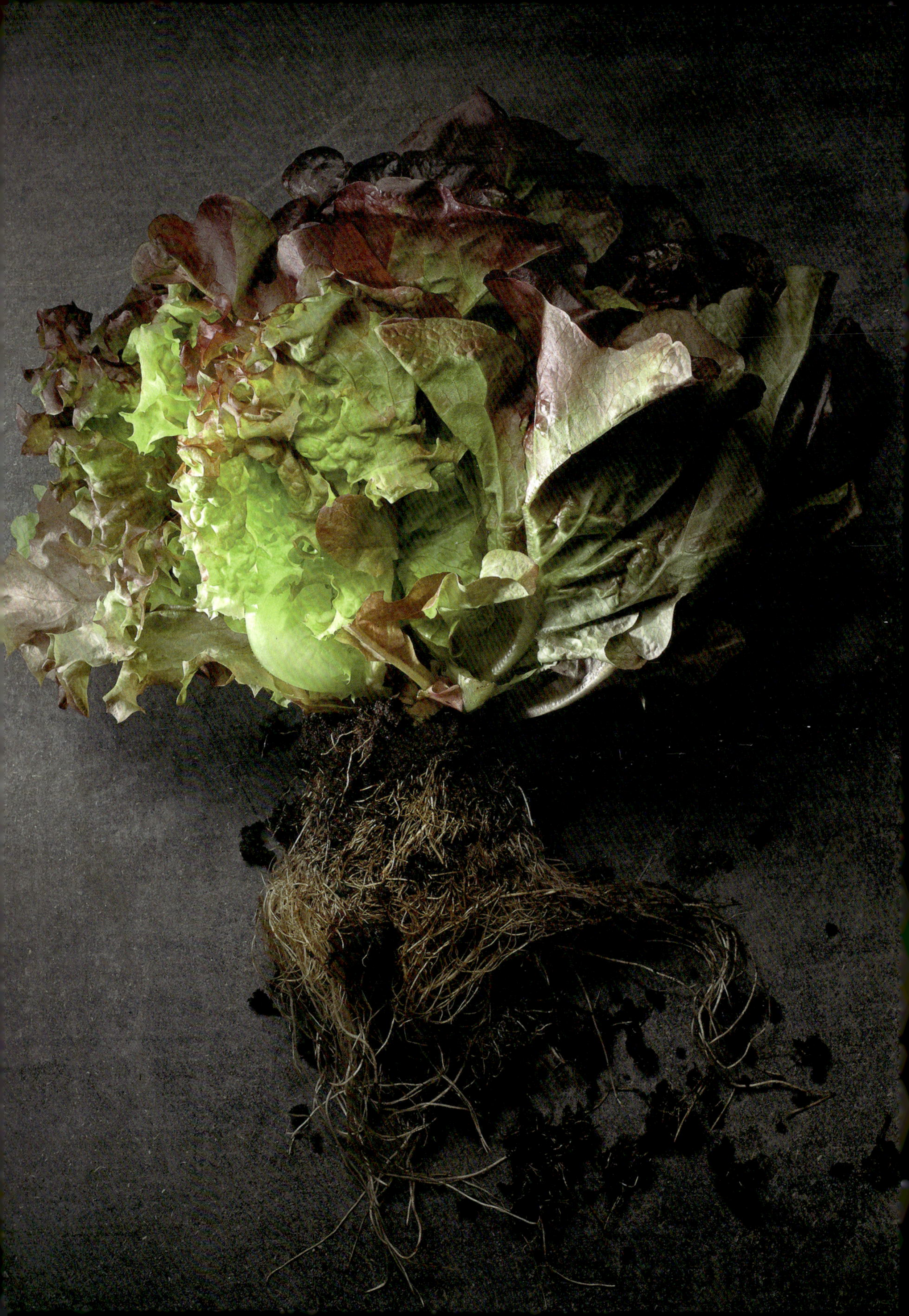

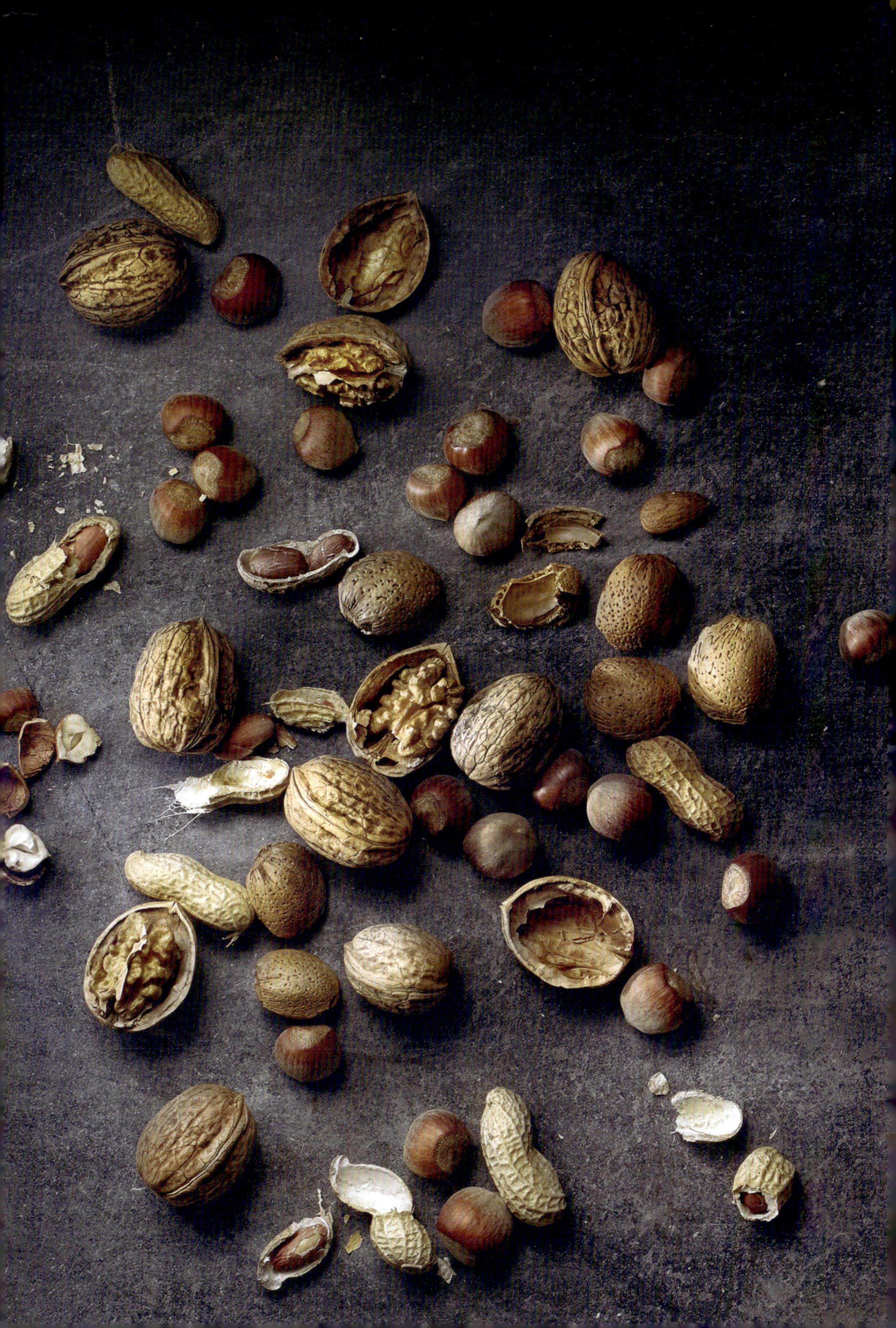

Die Wirklichkeit berühren

Was ist Schicksal? Sind wir dem Schicksal ausgeliefert? Müssen wir es geschehen lassen oder machen wir es geschehen? Wie bildet sich unser Schicksal?

In den Vorstellungen der alten Zeit aus der nordischen Mythologie wurde das Schicksal gewebt durch die Nornen, drei Schicksalsgöttinnen, die die Vergangenheit, Gegenwart und Zukunft repräsentieren. Fast immer wurden sie als Weberinnen dargestellt, und der Mensch bewegte sich in diesem Gespinst, war daran gebunden, verfing sich in seinen Fäden, und der Lebensfaden war endlich.[1]

Das keltische Schicksalsverständnis meint etwas Gewebtes oder an Bändern Befestigtes. Blind stolperte der Mensch durch die Maschen dieses Gewebes, das nächste Bild entwickelte sich in logischer Konsequenz aus dem vorhergehenden heraus, und so webte sich der Bilderteppich des eigenen Lebens immer weiter.

Das Wort »Schicksal« hat seit etwa dem 18. Jahrhundert allgemein die Stelle von »Geschick« übernommen. Dieses »Schicken« ist im Sinne von geschehen machen, fügen, erwirken, in eine Ordnung bringen, gemeint und wird auf den einzelnen Menschen im Verhältnis zum großen Ganzen angewandt. Im Altgriechischen wird Schicksal als treibende und schöpfende Kraft hinter all den Erscheinungen verstanden, die durch das göttliche Urprinzip geordnet werden. Nach Plato wählt sich die vorgeburtliche Seele ihr Schicksal selbst, bevor sie in das Weltgeschehen geboren wird, sodass das eigene Los in der Entscheidung und Verantwortung der inkarnierten Seele liegt.[2]

In der heutigen Welt wird das Wort »Schicksal« im Sinne einer leidvollen Fügung oder göttlichen Bestimmung gebraucht. Der moderne Schicksalsbegriff der westlichen Welt impliziert ein Ausgeliefertsein an etwas, das wir nicht greifen oder beeinflussen können.

Den indischen Schicksalsterminus kennen wir als Karma. In den ursprünglichen Texten ist Karma ein zusammengesetztes Wort: Karma-Vipaka. Die wörtliche Übersetzung hierfür ist Handlung und Resultat. Also das, was der westliche Mensch unter Ursache

und Wirkung versteht. Dabei formen unsere Absichten unsere Taten, und unsere Taten formen unser Sein.

Wie können wir Leiden lindern?

In unserer täglichen Praxisarbeit sind wir heilkundlich Wirkende mit so viel Leiden, Kummer und Not konfrontiert, dass wir naturgemäß die folgenden fundamentalen Fragen tief zu ergründen suchen: Warum ist so viel Leid in der Welt? Und – noch viel wichtiger: Was können wir tun, um Leiden langfristig zu lindern? Was braucht es, damit kranke Menschen gesund werden?

Samuel Hahnemann (1755–1843) Begründer der Homöopathie, hat hierzu eine ganz klare Vorstellung: »Des Arztes höchster und einziger Beruf ist, kranke Menschen gesund zu machen, was man Heilen nennt. Das höchste Ideal der Heilung ist schnelle, sanfte, dauerhafte Wiederherstellung der Gesundheit, oder Hebung und Vernichtung der Krankheit in ihrem ganzen Umfange auf dem kürzesten, zuverlässigsten, unnachteiligsten Wege, nach deutlich einzusehenden Gründen.« (aus »Organon der rationellen Heilkunst«, 6. Auflage, Karl F. Haug Verlag)[3]

Ich persönlich habe als therapeutischen Weg den der klassischen Homöopathie gewählt, um kranken Menschen völlig nebenwirkungsfrei und in Hochachtung ihrer persönlichen Geschichte einschließlich genetischer Dispositionen unterstützend zur Seite zu stehen. Zu meinem Praxisbeginn vor 20 Jahren hätte ich an dieser Stelle geschrieben, um sie zu heilen. Für akute Erkrankungen stimmt dieses Wort nach wie vor. Bei chronischen Krankheiten spreche ich nun aber von Beistehen, obwohl der Begriff weniger Schärfe, weniger Einmischung bedeutet und für den Leidenden konkret heißt, dass ihm nur ein begrenzter Teil seiner Not abgenommen wird (was häufig mit Unwillen zur Kenntnis genommen wird).

Ein wesentlicher Teil unserer therapeutischen Vorarbeit besteht darin, zu erforschen, was an vermeidbaren Schädlichkeiten beim Kranken die Gesundheit stört und Krankheit erzeugt und aufrechterhält, und diese Faktoren hinwegzunehmen, danach erst fängt unsere eigentliche Arbeit an.[4] Konkret heißt dies: Medikamente zur Unterstützung sind ein Teil, und der große andere Teil wird eigenverantwortlich vom Patienten getragen, dann ist eine wirkliche, tiefe und dauerhafte Heilung chronischer Krankheiten möglich.

Einer meiner Beweggründe, dieses Buch zu schreiben, war mein Wunsch, allen Menschen, die sich hilfesuchend an mich wenden, mehr Wissen um die Zusammenhänge zwischen Krankheit und Ernährung zugänglich zu machen. Auch wenn meine Patienten der Ausgangspunkt waren, freue ich mich über jeden Leser, der sich diesem Thema zuwendet und seine Gesundheit bzw. Gesundung in die eigenen Hände nimmt.

Im Verlauf dieses Buches werden Sie sehen, was Sie ganz konkret für sich selbst tun können, um zu gesunden, und wie genau bestimmte Krankheiten und Leiden mit dem Thema Ernährung in Zusammenhang stehen. Sie werden erkennen, was eine auf Tiererzeugnissen basierende Nahrung an Schaden bringt, aber auch, was eine vollwertige Pflanzenkost an Heilung bietet. Viele Medikamente und Therapien werden dann mit der richtigen Ernährung überflüssig, und das ist etwas Großartiges!

Was verleiben wir uns ein?

Essen ist ein unglaublich intimer Vorgang, vielleicht die schutzloseste Art, wie wir Dinge von außen ganz tief in uns hineinlassen und diese durch Abbau- und nachfolgende Aufbauprozesse zu einem Teil von uns selbst machen. Wir sollten also wohl wählen, womit wir so innig in Kontakt treten.

Viele winken beim Thema »Ernährung« erst mal ab, weil sie denken, sie wissen schon alles darüber. Außerdem haben wir Menschen die Begabung, unbequeme Wahrheiten auszuklammern. Die Idee, nur noch Pflanzen zu essen, rüttelt ordentlich an unseren Vorstellungen. Im Grunde genommen wühlt uns dieser Affront gegen das bestehende westliche Ernährungssystem nur deshalb so auf, weil wir genau wissen, dass irgendetwas nicht stimmen kann mit der Art, wie wir das Thema Essen derzeit handhaben.

Wir haben ganz bestimmte Vorstellungen von der Welt und von unserer Art zu leben. Aber so ist das mit Vor-Stellungen: Wir stellen sie vor uns hin, und so versperren sie uns die Sicht auf die Wirklichkeit. Sie brauchen viel Raum im Geiste. Ich könnte auch sagen: Vorstellungen sind wie Seifenblasen, die sich uns überstülpen. Wenn wir hinausschauen, sehen wir die Wirklichkeit immer etwas verzerrt und gefärbt.

Lange Zeit ist uns erklärt worden, Krankheit sei Schicksal, Pech, etwas, das uns einfach passiert, oder wir hätten schlechte Gene, was gleichbedeutend ist mit: Wir können nichts tun. Gesundheit und Krankheit, so dachten wir, ist etwas, das über uns hereinbricht wie Sonnenschein und Regen, etwas, das wir annehmen oder dem wir uns entgegenstellen, schicksalhaft und undurchschaubar.

Eine lange Reihe von namhaften und unabhängigen Wissenschaftlern, auf die ich noch zurückkommen werde, stellt sich diesem Irrglauben vehement durch ihre Jahrzehnte fortdauernden Forschungsarbeiten entgegen: Mit einer pflanzlichen, vollwertigen Ernährung ist es möglich, vielen Krankheiten nicht nur vorzubeugen, sondern sie sogar rückgängig zu machen. Ohne es zu wissen, leiten wir in unserem Körper also heilende oder zerstörerische Prozesse ein, je nachdem, was wir essen.

Wir sind Schöpfer unseres Glücks oder Unglücks

Das macht uns selbst zum Schöpfer und zum Geschöpf unseres eigenen Glücks oder Unglücks. Wenn wir innehalten und in Offenheit der Zusammenhänge gewahr werden, stellen wir fest, dass wir die Geister der Vergangenheit und Gegenwart selbst erschaffen haben und unsere Zukunft sich naturgemäß nur aus dem schöpfen kann, was ist. Was uns zwangsläufig einholt, ist nicht einfach nur ein undurchschaubares Schicksal, sondern ganz banal und folgerichtig ein pathophysiologischer Effekt. Wir sind eingebunden in die Gestaltwerdung der Dinge, die uns im täglichen Sein begegnen.

Und dabei ist das nicht einmal eine Frage von »Schuld«, sondern nur eine Frage, ob wir es vorziehen, den alten Vorstellungen weiterhin nachzuhängen und weiterzuschlafen oder aber aufzuwachen. Wenn wir uns für das Aufwachen entscheiden, gibt es keinen Weg zurück, ein Hinsehen zur Wirklichkeit wird unser Leben verändern. Die alten, staubigen Zöpfe sind dann abgeschnitten. Sie werden sich unglaublich erleichtert fühlen!

Von Kindheit an auf Fleisch geprägt

Erst einmal dürfen wir großzügig mit uns sein und milde in der Rückschau. Natürlich sind die meisten von uns in einer Art aufgewachsen und erzogen worden, wo es selbstverständlich ist, tierische Produkte zu essen. Seit wir klein sind, hören wir, wie gesund Fleisch und Milchprodukte sind. Wir wurden indoktriniert mit diesen Glaubenssätzen und haben sie als frühe Wahrheit in unser Leben gelassen. Wir sehen auf Produktpackungen glückliche Tiere auf einem Bauernhofidyll; uns wird als Kindern im Schulunterricht die Bedeutsamkeit von Milch für die Knochen angetragen; Ärzte erklären uns die Schicksalhaftigkeit von Wohlstandskrankheiten und bieten uns Pillen gegen hohe Cholesterinwerte, Bluthochdruck, zur Weitstellung von Gefäßen, zur Unterdrückung von Allergien und Autoimmunkrankheiten, zur Entzündungs- und Infektionshemmung usw. an – aber eben keine Lösungen des Grundproblems.

Wie, um Himmels Willen, sollen wir da auf die Idee kommen, dass irgendetwas mit unserer Ernährung nicht stimmt? Kommt ein leises Stimmchen des Zweifels in uns auf, wird es sofort erstickt von einem Bollwerk an Fehlinformationen, und es ist uns kaum möglich, zu erkennen, welche Informationen uns Hilfe bringen und welche in die Irre führen.

Tierprodukte als Wirtschaftsfaktor

Auch die Politik ist keine Hilfe, wenn ihre Bürger objektive und gesundheitsfördernde Informationen wünschen, denn wer würde schon gerne an den großen Finanzsystemen sägen, die doch über satte Gewinne ein System an Wachstum füttern: Fleisch-, Milch- und Eiererzeuger, Schlachthäuser, Fleischereien, Tiertransportunternehmen, Futtermittelhersteller, mit Zucht betraute Forschung, Gentechnik und Wissenschaftler, Pharmaindustrie, chemische Industrie, Gesundheitssystem mit Ärzten, Kliniken, Medizinprodukte- und -gerätehersteller, Lebensmittelgroßkonzerne, Zuckerindustrie, Energieunternehmen und viele mehr. Stellen Sie sich vor, was passieren würde, wenn wir alle durch eine radikale Ernährungsumstellung auf eine pflanzliche Vollwertkost viel gesünder werden würden.

Wissen beginnt mit »Ent-täuschung«

Irgendwann in unserem Leben kommen wir an einen Punkt, an dem wir merken, dass etwas nicht stimmt, und sei es, indem wir krank werden. Jetzt haben wir die große Chance, aufzuhorchen und uns kundig zu machen, denn wir sind es uns selbst schuldig, das bestmögliche Sachwissen zu bekommen, damit wir unsere Entscheidung richtig treffen können.

»Wissen beginnt mit der Erkenntnis der Unzuverlässigkeit der Wahrnehmungen, mit der Zerstörung von Täuschungen, mit der ›Ent-täuschung‹.«
(Erich Fromm, 1900–1980)

Ent-täuschung in diesem Sinne beinhaltet, dass wir eine Täuschung verlieren. Und das ist gut so.

Was am Essen macht uns krank und was macht uns gesund? Wenn Sie beginnen, sich für die Studienergebnisse zu diesem Thema zu interessieren, werden sich Fragen auftun. Zweifel werden aufkommen an den gängi-

gen Glaubenswelten. Auch wenn Sie dies erst einmal auf ein sehr unsicheres Terrain führt: Sie werden umso standfester, je mehr Sie die Hintergründe durchschauen.

Was heute »normal« ist, muss nicht unbedingt recht und richtig sein. Das ist ja das großartige am Menschen: Wir lernen und entwickeln uns weiter.

Wir haben keinerlei Einfluss darauf, was in unserem Körper passiert, wenn wir Tierprodukte essen; wir müssen in Kauf nehmen, dass sie großen Schaden anrichten. Wir können nicht kontrollieren, wie Tiere in Großbetrieben gehalten werden und was sie im Schlachthof zu ertragen haben, wir können weder der Pharmaindustrie Vorschriften machen noch die Medikamentengaben in der Tiermast reglementieren, aber wir können eines tun, das eine unglaubliche Rückwirkung hat: Wir können aus dem ganzen System aussteigen, indem wir unsere Ernährung ändern.

Wir können uns absolut nicht sicher sein, für welche Krankheiten wir prädisponiert sind und welche unserer Gene uns empfänglicher machen für bestimmte Leiden. Aber ganz sicher können wir mit einer Umstellung auf eine vollwertige Pflanzenkost dafür sorgen, dass unser Erkrankungsrisiko minimiert wird, wir können sogar bewirken, dass bestehende Krankheiten sich zurückbilden.

Das, was dieses Wunder bewirkt, ist nichts Spektakuläres, nichts wirklich Neues, und vor allem nichts Kostspieliges. Es ist schlicht und ergreifend »unser täglich Brot«, mit dem wir uns selbst nähren, mit dem wir aber auch entscheiden, was in der Welt wir nähren wollen. Ist es nicht verrückt, dass wir in einer Art und Weise essen, die unsere Körper nachweislich schädigt, und dass wir dann Pillen schlucken, um diese Schäden zu kompensieren, um dann aber weiterhin die fehlerhafte Ernährung beizubehalten? Irgendwann muss dieses anfällige System in Richtung Krankheit kippen, wenn wir nichts ändern.

Auch wenn wir feststellen sollten, dass unser bisheriges Lieblingsessen uns krank gemacht hat:

»Oft trifft man sein Schicksal auf Wegen,
die man eingeschlagen hatte,
um ihm zu entgehen.«
(Jean de La Fontaine, 1621–1695)

Wenn wir also über den Umweg »Krankheit« zu unserem Heil finden, sollten wir mit offenen Sinnen unserem Schicksal entgegentreten und sehen, was es uns in unserer Not gleichzeitig als Geschenk entgegenhält.

Es ist ganz natürlich, wenn uns eine Änderung der uns lieb gewonnenen Gewohnheiten erst einmal Angst macht. Wir geben etwas Bekanntes her, das uns Sicherheit verschafft, und müssen eine Lücke aushalten, die erst nach und nach vom Neuen angefüllt wird. Angst ist zumeist dort, wo Wissen fehlt. Begegnen wir unserer Angst, können wir also eine ganze Menge lernen.

Wir können damit anfangen, erst einmal das, was wir tun, ganz genau zu betrachten. Dazu ist es nur nötig, mit Achtsamkeit und Wohlwollen wahrzunehmen, was wir tun. Schlussendlich können wir uns sogar dazu entschließen, uns nicht immer wieder auf dieselbe Weise Leid zuzufügen. Schwierigkeiten auf unserem Weg sind für gewöhnlich unsere besten Lehrer. Dabei geht es aber um noch viel mehr als um Faktenwissen, es

geht um Bewusstsein, um unsere natürliche, innewohnende Weisheit, um den Kontakt, den wir wieder mit unserem Herzen aufnehmen, auf dass wir unserer grundlegenden Intelligenz und Freundlichkeit vertrauen und in Berührung kommen mit der Zartheit unseres Mitgefühls.

Sechs gute Gründe für pflanzliche Vollwertkost

Wenn Sie auf eine pflanzliche Vollwertkost umstellen, werden Sie neben den erstaunlichen gesundheitlichen Vorzügen auch eine unglaubliche Erleichterung verspüren. Sie können mit dieser Entscheidung persönlich dazu beitragen, die Welt zu verändern:

Massentierhaltung abschaffen

Sie boykottieren damit alle Formen der Massentierhaltung und des Tiermissbrauchs und ersparen landwirtschaftlichen Tieren unendlich viel Not und Schmerz.

Welthungerproblem lösen

Sie tragen bei zur Lösung des Welthungerproblems: Seit 1960 hat sich der weltweite Fleischverzehr verfünffacht, mit weiterhin steigender Tendenz.

- Man benötigt bis zu 16 kg Getreide, um 1 kg Fleisch zu erzeugen.[5]
- Zirka 90 % der Sojaernte und 50 % der weltweiten Getreideernte landen als Viehfutter im Futtertrog.[6]
- Gleichzeitig verhungern jeden Tag ca. 37 000 Menschen, alle 5 Sekunden verhungert ein Kind unter 10 Jahren.[7]

Kein Fleisch zu essen würde bedeuten, die Welt ernähren zu können!

Klimaschutz praktizieren

Sie praktizieren aktiv die effektivste Art von Klimaschutz: Das Bundesministerium für Ernährung und Landwirtschaft schätzt, dass mit einer fleischreduzierten Kost gegenüber einer Mischkost bis zu 27 %, und mit einer vegetarischen Kost weitere 15 % (das heißt insgesamt bis zu 42 %) der Treibhausgas-Emissionen eingespart werden könnten. (BMEL im Klimaschutzbericht 2008).[8]

Regenwald schützen

Sie unterstützen den Erhalt des Regenwalds: Allein in Südamerika wurden seit 1980 40 % des Regenwaldes in Zusammenhang mit Fleischproduktion abgeholzt.[9]

Der Regenwald ist aber nicht nur wichtiger Lebensraum für unzählige Pflanzen- und Tierarten; der Amazonas-Regenwald gibt jährlich rund 7 Billionen Tonnen Wasser an die Atmosphäre ab, filtert Wasser, reinigt die Luft und ist somit ein wichtiger Klimaregulator für die ganze Welt. Die große Fleischeslust frisst nicht nur den Regenwald auf, sondern bedroht Existenzrechte von einheimischen Menschen und Tieren (Greenpeace-Report 2006, »Eating up the Amazon«).[10]

Umweltschutz

Sie werden zum wirkungsvollen Umweltschützer: Luft- und Wasserverschmutzung, Medikamentenmissbrauch, Stickstoffausbringung über Gülle und Düngemittel, ansteigende Seuchen und Infektionen durch Pferchung, Feinstäube, rasante Abnahme der Biodiversität und vieles mehr würden sich enorm vermindern. Laut PETA erzeugen allein in den USA die für den menschlichen Verzehr gezüchteten Tiere 39 000 kg Exkre-

mente pro Sekunde, das ist 130-mal mehr als alle Menschen weltweit zusammen.[11]

Wasser sparen

Sie treten zunehmender Wasserverknappung entgegen:

- Für die Produktion von 1 kg Fleisch benötigt man ungefähr 15 500 Liter Wasser.[12]
- Mit diesem Wasserverbrauch könnte eine Person 1 Jahr lang 1x tägl. duschen.
- Zum Vergleich: 1 kg Weizen verbraucht in der Produktion 1300 Liter Wasser, 1 kg Möhren 131 Liter.[13]

Nur noch Pflanzen zu essen, macht uns nicht automatisch zu besseren Menschen. Ganz sicher ist aber, dass wir dadurch deutlich weniger Schaden anrichten, und das ist schon eine ganze Menge.

Zum Wesentlichen vordringen

Wir wachsen auf mit einem eingepflanzten Gefühl der Hilflosigkeit, das uns wie Nebel umhüllt und einlullt. Alltägliche Formulierungen wie »Märkte reagieren«, »Preise steigen«, »Umstände erfordern«, »die Immobilienblase platzt«, »die Politik sieht sich veranlasst« und Ähnliches machen vergessen, was und wer eigentlich dahintersteht. Es ist fast so, als würden wir wie Marionetten an unsichtbaren Fäden hängen, gelenkt von einer anonymen Kraft. Preise klettern nicht von allein hoch, es gibt jemanden, der sie erhöht. Umstände entstehen nicht aus dem Nichts heraus, sie entstehen als Konsequenz einer Kette von vorausgegangenen Aktivitäten. Es gibt zu allem eine Vorgeschichte und ein Hinterzimmer, und wir dürfen uns trauen, so lange zu fragen, bis wir Antworten erhalten. Wie können wir im buchstäblichen Sinne zum Wesentlichen vordringen, zum Wesens-Licht?

Das Leben selbst bietet uns diese Antworten an, immer wieder, sie begegnen uns, wenn wir nicht nur mit den Ohren und dem Gehirn hinhören, sondern mit unserem ganzen Herzen. Dazu müssen wir erlauben, dass die Mauern unserer Vorstellungen, die wir zur Sicherheit errichtet haben, Risse bekommen und durchlässig werden für unangenehme Wahrheiten.

Wir werden nicht gesünder, und die Welt wird nicht besser, wenn wir nur davon träumen. Es lohnt sich wirklich, dass wir uns um uns kümmern und unserem Körper das geben, was er braucht, denn schließlich müssen wir unser ganzes Leben mit uns verbringen. Natürlich, liebe(r) Leser(in), sind Sie persönlich etwas ganz Besonderes – genauso, wie jedes andere Lebewesen auf diesem Planeten auch. Mögen unsere Entscheidungen glückbringend sein für uns selbst und für alle fühlenden Wesen dieser Welt!

> *»Der Mensch ist ein Teil des Ganzen, das wir Universum nennen, ein in Raum und Zeit begrenzter Teil. Er erfährt sich selbst, seine Gedanken und Gefühle als abgetrennt von allem anderen – eine Art optische Täuschung des Bewusstseins. Diese Täuschung ist für uns eine Art Gefängnis, das uns auf unsere eigenen Vorlieben und auf die Zuneigung zu wenigen uns Nahestehenden beschränkt. Unser Ziel muss es sein, uns aus diesem Gefängnis zu befreien, indem wir den Horizont unseres Mitgefühls erweitern, bis er alle lebenden Wesen und die gesamte Natur in all ihrer Schönheit umfasst.«*
> *(Albert Einstein 1879–1955)*

Wissen wagen

Was, außer uns selbst, können wir in diesem Leben wirklich unser Eigen nennen? Wäre es nicht angebracht, uns selbst mit Achtsamkeit und Wohlwollen zu begegnen?

Uns mit der Freundlichkeit zu begegnen, die wir auch einem guten Freund entgegenbringen? Ist es nicht erstaunlich, wie wenig wir uns bemühen, dieses Selbst neugierig zu erforschen? Wie wenig wir uns bemühen, die Unversehrtheit unseres eigenen Körpers und die der Erde, auf und von der wir leben, zu bewahren?

In meiner täglichen Praxisarbeit fällt immer wieder auf, wie wenig die Menschen über eine gesunde Ernährung wissen. Gleichzeitig drängen immer mehr Lifestyle- und Convenience-Produkte auf den Markt, die über Zusatzstoffe und Laborkonstrukte mehr Gesundheit versprechen.

Im Dschungel der Diäten und Ernährungsempfehlungen, die sich auch alle paar Jahre wieder ändern, ist es dem medizinischen Laien mittlerweile nahezu unmöglich geworden, herauszufinden, was eher Glaubensfrage oder Modeerscheinung ist, und welche der zahlreichen propagierten Ernährungsformen wirklich gesundheitsfördernd sind. Dabei gehört gesunde Ernährung (neben sauberer Luft zum Atmen, richtigem Trinken, Schlaf, Entspannung, Wärme, Unterkunft und Schutz vor Gefahren) zu den körperlichen Grundbedürfnissen des Menschen. Egal an welchem Punkt in Ihrem Leben Sie gerade stehen: Sich mit diesem Grundbedürfnis auseinanderzusetzen, wird in jedem Fall heilbringend und lohnend für Sie sein.

Johann Wolfgang von Goethe (1749–1832) beschreibt dies universeller:

»Jeder hat sein eigen Glück unter den Händen, wie der Künstler eine rohe Materie, die er zu einer Gestalt umbilden will. Aber es ist mit dieser Kunst wie mit allen; nur die Fähigkeit wird uns angeboren, sie will gelernt und sorgfältig ausgeübt sein.«

Die allererste Voraussetzung dafür ist, dass Unwissenheit und Irrglaube abnehmen und wir unsere falschen Vorstellungen von der

Welt aufgeben. Dann ist wieder Raum da für neue Erkenntnisse, die uns heilen können.

Über den Tellerrand schauen

Erst einmal stellt sich eine andere grundsätzliche Frage: Kann ein Nahrungsmittel auf uns eine glückbringende Wirkung haben, wenn seine Produktion für Mensch, Tier und/oder Umwelt Leid bedeutet?

Wir sind trainiert darauf, in einer ganz engen Art zu denken und schauen kaum – im buchstäblichen Sinne – über unseren Tellerrand hinaus. Wir sehen nur einen kleinen und einseitigen Ausschnitt unserer engen privaten Welt, in der wir uns persönlich bewegen. Weiten wir unseren Blick, dann fügen sich die einzelnen Puzzleteilchen zu einem umfassenderen Bild zusammen. Dabei stellt sich umso deutlicher die Frage: Wenn wir nun unsere Unwissenheit aufgeben, wollen wir wirklich über unseren Konsum bestimmtes Leid in der Welt zementieren? Wir hinterlassen Spuren in dieser Welt, und unser Tun hat Konsequenzen – erst einmal für uns selbst, aber auch für andere und anderes. Dafür tragen wir die Verantwortung.

Im Zeitalter unseres modernen Medienangebotes ist der Zugang leichter geworden zu Informationen über die Produktionsbedingungen einzelner Nahrungsmittel, über die Machenschaften der Nahrungsmittelkonzerne, über die Qualen der Tiere im Massenbetrieb, über Kinderarbeit und Ausbeutung von menschlichem Leben in der Nahrungsmittelproduktion, aber auch darüber, wie der konventionelle Bauer in der Nachbarschaft mit Chemie die Erde verseucht. Via Internet öffnen sich viele Fenster, durch die wir vor einigen Jahren noch nicht blicken konnten, und das nimmt uns Verbraucher noch mehr in die Pflicht. Schauen wir in die Welt hinaus und folgen wir aufmerksam den Spuren der Produkte, die wir konsumieren!

Wenn wir also von heilsamem Essen sprechen, könnten wir auch umfassendere Überlegungen anstrengen:

- Ist das, was ich tue, gut für mich?
- Ist das, was ich tue, gut für meine Mitmenschen?
- Ist das, was ich tue, gut für die beteiligten Lebewesen?
- Ist das, was ich tue, gut für die Welt?

Wenn wir breiter denken und in Achtsamkeit globalere Faktoren in unsere Betrachtung mit einschließen, dann macht nur eine biologische Ernährungsweise, die strengen ethischen Richtlinien im Umgang mit Mensch, Tier und Umwelt folgt, wirklich Sinn. Also Bio und Fair Trade, aber darüber hinaus unter Labels, die streng kontrolliert werden, denn Bio ist nicht gleich Bio.

Und wir können uns weiter überlegen: Wollen wir wirklich Tiere essen? Auch mit dieser Frage sollten wir uns konfrontieren, in vollem Bewusstsein um die Auswirkungen unserer Antwort auf diese Frage.

Was macht eine Tomate wertvoll?

Pflanzen sind hervorragende Lichtspeicher. Pflanzen arbeiten mit dem, was sie bekommen. Sie resorbieren Wirkstoffe aus der Erde und Luft. Mithilfe von Photosynthese verwandeln sie Licht in biologisch verfügbare Energie. Sie transportieren also sämtliche Informationen (gute wie schlechte), die sie

während ihres Wachstumsprozesses aufgenommen haben. Je besser die Umgebungsbedingungen der Pflanzen waren, umso biologisch hochwertiger ist ihre Qualität.

Gehen Sie also gesichert davon aus, dass die Tomate, die Sie selbst auf Ihrem Balkon oder in Ihrem Garten mit rein natürlichem Dünger und Bioerde anbauen, liebevoll pflegen und frisch geerntet essen, eine biologisch deutlich hochwertigere Qualität hat als eine chemisch hochgepäppelte Tomate, die nie Sonnenlicht gesehen und so weite Transportwege hinter sich hat, dass ihr während dieser Zeit ein Großteil ihrer Vitamine verloren geht.

Unsere Ernährung hat jede Ursprünglichkeit verloren

Unzweifelhaft haben sich in den letzten hundert Jahren unsere Ernährungsgewohnheiten drastisch verändert. Der Mensch ernährte sich 200 000 Jahre überwiegend von pflanzlicher Kost: Blätter, Blüten, Wurzeln, Getreide, Kräuter, Früchte, Samen und Knollen. Freilaufendes Wild und Fisch mussten erbeutet werden. Erwiesenermaßen unterschieden sich die Aminosäuren und Fettsäuren der Wildtiere deutlich von denen der heute gezüchteten Nutztiere. Getreide wurde im ganzen Korn gegessen. So bestand die damalige Ernährung aus hochwertigen Ballaststoffen und Kohlenhydraten, wenig Fett, war naturbelassen und vitamin- und nährstoffreich.

Im Rahmen der Industrialisierung und gesellschaftlichen Umstrukturierung (industrielle Bearbeitung von Nahrungsmitteln, Globalisierung und damit Erreichbarkeit von exotischen Produkten, Arbeitsplatz außer Haus, Verzicht auf eigene Anbaumöglichkeiten, Berufstätigkeit der Frau usw.) haben sich die Ernährungsformen gewandelt. Weißer Zucker, raffiniertes Weißmehl, geschönte Produkte, Konserven, Zusatzstoffe, Fertigkost, Fast Food, Mikrowellenkost und stark technisch aufbereitete Nahrungsmittel bestimmen mehr und mehr den Speiseplan. Damit nimmt man sämtliche zugelassene Zusatzstoffe, Geschmacksstoffe, künstliche Vitamine, gentechnologisch hergestellte Bakterien und belastende Stoffe der Agrarchemie mit den Nahrungsmitteln in seinen Körper hinein.

Die Etiketten auf solchen Produkten sollten teils eher Beipackzetteln gleichen. »Naturidentisch« z. B. bei Geruchs- und Geschmacksstoffen bedeutet alles andere als natürlich, sondern: Mithilfe von chemischen Substanzen wurde ein Stoff hergestellt, der der Natur nachempfunden wurde. Es ist bei Tausenden von Zusatzstoffen mittlerweile nicht mehr abzusehen, welche dieser in Nahrungsmitteln erlaubten Zusatzstoffe welches Gesundheitsrisiko bergen. Die Lebensmittelgesetze bieten hier kaum Schutz, da sie keine Zulassungsprüfungen von unabhängiger Stelle verlangen.

Einige dieser Substanzen sind mutmaßlich krebsauslösend, immunsupprimierend, erbgutschädigend oder stark allergen, wirken reizend auf die Darmschleimhaut, und manche stehen in Verdacht, Verhaltensauffälligkeiten im Sinne eines Hyperaktivitätssyndroms zu begünstigen.

Wir ernten, was wir säen

Jeder Gärtner weiß: Wir können nur das ernten, was wir auch in die Erde eingepflanzt und danach gepflegt haben. Was wir

an Samen legen, werden wir als Ergebnis ernten, nichts anderes. Aus einem Radieschensamen kann eben ein Radieschen wachsen und keine Kartoffel. Ernährungspsychologisch bedeutet dies: Wünschen wir uns einen gesunden Körper, müssen wir ernährungstechnisch auch die Voraussetzungen dafür schaffen, dass es überhaupt möglich ist, dass unser Körper gesund bleiben kann. Dies liegt in unserer alleinigen Verantwortung.

Wie Essen uns krank macht

Typisch ernährungsbedingte und nachvollziehbare Zusammenhänge sind hier zum Beispiel die folgenden:

- Eine ballaststoffarme Ernährung und ernährungsphysiologisch minderwertige Produkte können Obstipation (= Verstopfung) und vielfältige Darmentzündungen fördern.
- Zu viel tierisches Fett und die falschen Eiweiße im Speiseplan begünstigen in gewissen Zusammenhängen Störungen im Fettstoffwechsel, Hypercholesterinämie, Gefäßwandschäden im Sinne einer Arteriosklerose, Herz-Kreislauf-Erkrankungen wie Herzinfarkt und Schlaganfall und die Entstehung von Steinleiden.
- Gewohnheitsmäßig hochkalorische Kost erzeugt Übergewicht, das wiederum ein Risikofaktor für diverse Organverfettungen (Herz, Leber etc.) und Diabetes mellitus ist.
- Exzessiver Fleisch- und Wurstkonsum kann über einen Harnsäureanstieg zur Stoffwechselkrankheit Gicht führen und bestimmte Erkrankungen des rheumatischen Formenkreises vorantreiben.
- Hoher Industriezuckerkonsum fördert zusammen mit einer fehlerhaften Mundflora (die auch häufig ernährungsbedingt ist) Erkrankungen wie Karies, Pilzerkrankungen und Störungen des Zahnhalteapparates.
- Zusatzstoffe in Lebensmitteln können Nahrungsmittelallergien und -unverträglichkeiten, Reizdarmsyndrome, Durchfallerkrankungen und Hautleiden auslösen.
- Rückstände aus der industriellen Landwirtschaft (Insektizide, Herbizide, Fungizide) sind unter Umständen allergieauslösend, reizend, teils hoch giftig, krebsfördernd, immunsupprimierend, fruchtschädigend in der Schwangerschaft usw.
- Bei Lebensmitteln tierischen Ursprungs sind z.T. folgende Medikamente als Rückstände enthalten: Hormone, die in der Massentierhaltung eingesetzt werden; Antibiotika, die dann beim Menschen Resistenzen verursachen können; Herzmedikamente, Beruhigungsmittel u.v.a. Diese Medikamente können auf den menschlichen Organismus Rückwirkung haben.

Um es noch einmal anders zu formulieren: Wird als Samen eine Ernährung gelegt, die ballaststoffarm, zucker- und fettreich ist, und bewegt sich dieser Mensch wenig, kann es sein, dass über kurz oder lang die Konsequenz ein Diabetes mellitus Typ 2 ist.

Eine buddhistische Weisheit formuliert diese Verantwortlichkeit für unser Tun in ganz klaren Worten:

»Du warst, du bist, du wirst, was du tust.«

Erst einmal scheint dieses Erkennen ein Schlag ins Gesicht zu sein, eine grausame Aussage, aber wenn wir innehalten und genau hinschauen, wird der Schlag vielleicht zu einem Wachrütteln und gleichzeitig zu

etwas sehr Hoffnungsvollem: Wir können etwas tun, um unsere Situation selbst zu verbessern!

Fürs Erste könnten wir unsere individuelle Lage betrachten und uns die Frage stellen: Was braucht mein Körper, damit er heilt? – Nicht jede Kostform ist für jeden Menschen in der gleichen Art geeignet. Ein Diabetiker z. B. benötigt eine andere Diät als ein Reizdarmpatient. Nierenpatienten brauchen eine andere Kostform als an Gicht Erkrankte. Spezielle Krankheitsbilder sind also immer und unbedingt bei der Zusammenstellung einer gesunden Ernährungsform für den Einzelnen zu berücksichtigen.

Es gibt zunächst einmal allgemein gültige Überlegungen, die im Vorfeld für eine heilbringende Ernährung beachtenswert sind. Lassen Sie uns auf den folgenden Seiten gemeinsam die Auswirkungen unserer Ernährung in ökologischer sowie ökonomischer Hinsicht, im Hinblick auf die Wertstellung von Nahrungsmitteln, in Hinsicht auf den achtsamen Umgang mit dem Thema »Essen« und in grundsätzlicher Hinsicht betrachten.

Ökologische Auswirkungen unserer Ernährung

Unsere Ernährungsweise hat direkte Auswirkungen auf die Umwelt. Der Ernährungssektor ist für Treibhausgasemissionen und für einen erheblichen Teil des Primärenergieverbrauchs verantwortlich – bedingt durch Produktion, Transport, Lagerung und Verpackung. Wasser, Luft und Boden wiederum haben direkte Auswirkungen auf die Qualität unserer Nahrungsmittel und damit auf unsere persönliche Gesundheit.

Fakten zu Treibhausgasen

Als allgemeine Marke aus dem Jahr 2006 galt laut der Foods and Agriculture Organization (FAO) der Vereinten Nationen, dass die Produktion von Fleisch und Lebensmitteln tierischen Ursprungs 18 % der weltweiten Treibhausgasemissionen verursacht.[14]

Zu diesen 18 % müssen aber noch ganz wesentliche Faktoren addiert werden: Fischzucht in Aquakulturen, Gebäudeerstellung für die Tierzucht, Energie für Kühlung und Erhitzung von Fleischwaren, wesentlich höhere Schlachtzahlen als damals, Atemgase, Gasbildung von Ausscheidungs- und Verwesungsprodukten. Auch die Abholzung von Regenwäldern für Weideland und Tierfuttererzeugung wurde in nicht ausreichendem Maß berücksichtigt. Das Worldwatch Institute (WWI) veröffentlichte Ende 2009 den Artikel »Livestock and Climate Change« mit einer ganz erstaunlichen Zahl: Werden all diese Faktoren mit einkalkuliert, ist die Produktion von Fleisch und tierischen Lebensmitteln für 51 % der weltweit erzeugten Treibhausgasemissionen verantwortlich.[15, 16]

Unsere Ernährungsgewohnheiten haben einen weit größeren Einfluss auf das globale Klima als der Straßenverkehr. Laut Foodwatch ist die Tierhaltung inklusive des Futtermittelanbaus in Deutschland zu 71 % an den entstandenen Treibhausgasen (z. B. CO_2, Methan, Lachgas) in der Landwirtschaft beteiligt, die Produktion von pflanzlichen Lebensmitteln (ohne Futtermittel) schlägt mit 29 % zu Buche.[17]

Eine von Foodwatch in Auftrag gegebene Klimastudie vom Institut für ökologische Wirtschaftsforschung zeigte, dass »Allesesser« (mit Fleisch, Milch, Eiern und Produkten daraus) pro Jahr durch den Verzehr

von landwirtschaftlichen Produkten aus konventionellem Anbau so viel Treibhausgase verursachen wie eine 4758 km lange Autofahrt. Äße der »Allesesser« biologische Nahrungsmittel, käme er immerhin noch auf 4377 km, was auch nicht viel besser ist. Verzehrt der Verbraucher aber rein pflanzliche Lebensmittel in Bioqualität, kommt er nur auf 281 km pro Jahr.[18]

Unsere Ernährung beeinflusst das Weltklima

All diese Zahlen offenbaren ganz klar, wie machtvoll eine Änderung unserer Ernährungsgewohnheiten im Sinne einer vollwertigen, pflanzlichen und biologischen Kostform positiven Einfluss auf das Weltklima nimmt – auch im übertragenen Sinne.

Ein großes Geschenk ist es da, wenn Sie die Möglichkeit haben, Ihr Obst und Gemüse im eigenen Garten – oder im Kleinen auf Ihrem Balkon – anzubauen. Damit schalten Sie nicht nur den Vitaminverlust durch unreife Ernten oder Einlagerung aus, sondern auch die Möglichkeit, am Lebensmittel getäuscht zu werden. Und in jedem Fall bereichern Sie durch Ihr Gärtnern Ihre Umwelt (und Ihre Innenwelt)!

Je ferner das Herkunftsland eines Nahrungsmittels ist, umso schlechter ist seine Klimabilanz. Aber auch Geschmack und Vitalstoffgehalt bleiben durch Ernten in unreifem Zustand und lange Transportwege auf der Strecke. Achten Sie deshalb auf die Herkunftsbezeichnung von Lebensmitteln und greifen Sie zu heimischen Früchten und Gemüsen.

Um Sommergemüse im Winter produzieren zu können, werden Gewächshäuser mit unglaublich hohem Energieaufwand geheizt, und trotzdem schmecken Sie den Unterschied zwischen einer unter Glas und im Sonnenlicht herangereiften Tomate. Eine an die Jahreszeiten angepasste Nahrungsmittelauswahl überzeugt durch ihren Vorsprung an Geschmack und Vitaminen. Essen im Jahreskreis bringt eine bunte, natürliche Vielfalt auf Ihren Teller.

Verzichten Sie komplett auf Nahrungs- und Genussmittel, die gentechnisch veränderte Stoffe enthalten, denn diese sind mit einer natürlichen Ernährung jedweder Art nicht zu vereinbaren. Es ist nicht abzusehen, was diese Stoffe in unserem Körper und unserer Umwelt auslösen.

Was konventionelle Landwirtschaft anrichtet

Verwenden Sie (im Rahmen Ihrer Möglichkeiten) Nahrungsmittel aus kontrolliert biologischem Anbau, denn diese sind deutlich weniger belastet und haben eine bessere Klimabilanz. Konventionell erzeugte Nahrungsmittel (auch aus der Region) können unterschiedlich stark schadstoffbelastet sein. Die mitgegessenen Pestizide können sogar im Urin nachgewiesen werden, wandern also durch Ihren gesamten Körper. Wenn Sie wirklich gesund essen möchten, geht das nur in biologischer Qualität.

Fakten zur Bodenausbeutung und Agrochemie

In der konventionellen Landwirtschaft geht es hauptsächlich darum, über zugelassene Hilfsmittel ein Maximum an Ausbeute aus den Böden zu holen. Monokulturen, nährstoffzehrende einseitige Bepflanzungen, feh-

lende Fruchtfolgen und Zerstörung des Bodenklimas durch Tiefpflügen bewirken, dass die Ackerböden immer mehr auslaugen, bis sie kaum mehr Leben in sich halten. Durch fehlende Bodenbedeckung im Winter und fehlende Zwischenbepflanzungen sind die Böden allen Kräften der Erosion ausgesetzt, und das Leben in ihnen (Mikroorganismen, Würmer etc.) stirbt weiter ab. Langfristig degradieren die Böden, sie verlieren ihre natürliche Fruchtbarkeit.

Deshalb ist auch der Einsatz von Unmengen von Kunstdüngern notwendig. In Deutschland wurden allein im Jahr 2010/2011 über 4,7 Millionen Tonnen der Mineraldünger Kalk, Stickstoff, Kali und Phosphat abgesetzt (Bundesministerium für Landwirtschaft und Verbraucherschutz, statistisches Jahrbuch).[19]

Im Jahr 2007 wurden weltweit Pestizide für geschätzte 33,2 Milliarden Dollar veräußert.[20] Nimmt man die landwirtschaftliche Nutzfläche als Maßstab, versprühen europäische Bauern das meiste Gift auf ihren Feldern: Die Europäische Union ist zu einem Viertel an den globalen Pestizidumsätzen beteiligt, wo sie doch nicht einmal 7% der weltweit bereitstehenden Ackerflächen hält.[21]

Die Aktionäre der agrochemischen Industrie freut es, für den Rest der Welt bedeutet dies einen gewaltigen volkswirtschaftlichen und ökologischen Schaden:

Düngerpreise: Die Weltmarktpreise für mineralische Dünger sind in Relation zu Nahrungsmitteln in den letzten 40 Jahren um mehr als 250% gestiegen, d.h. trotz hohem energetischem Aufwand verdienen die Bauern letzten Endes deutlich weniger und müssen stark subventioniert werden.[22]

Bodenzerstörung: Die Bodenschäden und Bodenversauerung durch Mineraldünger zerstören das Leben von Mikro- und Makroorganismen im Boden, die Konzentration von toxischen Metallen nimmt zu, es kommt dadurch zu weiteren dramatischen Ertragsrückgängen.[23]

Stickstoff gast aus: Durch Stickstoffüberschüsse in den Böden entweicht Lachgas (N_20) in die Atmosphäre und Nitrat (NO_3) ins Grundwasser.[24]

Humusverlust: Der Humusanteil im Boden nimmt ab, da dem Boden kein organisches Material zugeführt wird. Die Ernteerträge sinken, da die Pflanzen trotz Düngung die Nährstoffe nicht mehr richtig aufnehmen können.

Umweltschäden: Groben Schätzungen zufolge belaufen sich durch Intensivlandwirtschaft entstandene Umweltschäden allein in Deutschland jährlich auf 5,1 Milliarden Euro (Schäden verursacht durch Importe nicht eingerechnet).[25]

Wasserverbrauch: Der Wasserverbrauch steigt, weil die ausgewaschenen und humusarmen Böden ihre Wasserbindungskapazität verlieren.

Pestizide: Diese reichern sich in der Nahrungskette an, führen zu einer Verarmung von Flora und Fauna und werden ins Grundwasser ausgewaschen. Haus- und Wildtiere sind enormen Beeinflussungen ausgesetzt. Die WHO (World Health Organization) schätzte 1990, dass jährlich 3 Millionen Menschen Pestizidvergiftungen erleiden, die auch lebensbedrohlich werden können.[26] Pestizide können das Erbgut über Generationen verändern und unter Umständen Krebs

begünstigen. Hormonell wirksame Pestizidrückstände, die auch in europäischem Obst und Gemüse belegt sind, können in Zusammenhang gebracht werden mit Fruchtbarkeitsstörungen, genitalen Missbildungen und anderen Störungen (PAN-Studie »Endokrine Wirkung von Pestiziden auf Landarbeiter und auf Beschäftigte in Gewächshauskulturen und Gärtnereien«).[27] Bienensterben durch Pestizide ist belegt. Wie wollen wir in Zukunft ohne diese und andere Insekten unsere Pflanzen bestäuben?

Monokulturen: Diese sind ein Paradies für Schädlinge, die durch Resistenzentwicklung mit immer stärkeren (und giftigeren) Pestiziden bekämpft werden. Die genetische Vielfalt an Kulturpflanzen geht verloren, und auch allgemein geht die biologische Vielfalt durch Artensterben beängstigend zurück.

Gewässerüberdüngung: Dünge- wie auch sogenannte »Pflanzenschutzmittel« (welch frecher Euphemismus dieses Wort ist!) gelangen in Flüsse, Seen, ins Meer und ins Grundwasser und stellen eine enorme Umweltbelastung dar. So begünstigt die hohe Nährstoffdichte im Wasser das Auswachsen von blaugrünen Algenteppichen, was dazu führt, dass durch den Lichtmangel das brackige Wasser an Sauerstoff verarmt. Dadurch ersticken Wassertiere und Giftstoffe werden freigesetzt. Klärschlamm, der problematische Stoffe aus dem Grundwasser filtert, wird in Kläranlagen gesammelt und kann für landwirtschaftliche Zwecke verwendet werden (geregelt durch die Richtlinie 86/278/EWG).[28]

Tierdung: Dieser ist nach Kunstdüngern die zweitwichtigste Ursache von Stickstoffeinträgen in landwirtschaftlich genutzte Bodenflächen. Bei der Ausbringung auf die Böden verflüchtigt sich Ammoniak (NH_3), eine chemische Verbindung aus Wasserstoff und Stickstoff. Das stechend riechende Gas hat in höheren Konzentrationen eine ätzende Wirkung auf Schleimhäute. In hohen Dosen, wie sie Rinder bei strohloser Stallhaltung im Massenbetrieb aushalten müssen, führt das Reizgas zu Atemnot, Lungenödemen, Lungenentzündungen, Verwirrungszuständen und Sehstörungen, brennenden Schleimhäuten, Reizhusten, Asthma, neurologischen Störungen und vielen anderen Störungen. Wird Wasser mit Gülle oder Düngemitteln verunreinigt, verursacht das entstehende Ammoniak bei Fischen eine Hyperämie mit Blutungen der inneren Organe und erhöhter Schleimproduktion, wodurch sie langsam sterben.

Biologische Landwirtschaft

Die biologische Landwirtschaft in Deutschland unterliegt strengen Gesetzesauflagen. Energieaufwendige, synthetische Mineraldünger und Pestizide werden nicht eingesetzt. Die biologische Bewirtschaftung der Böden bedient sich spezieller Methoden, die zu deutlich weniger Treibhausgasen als der konventionelle Pflanzenanbau führen. Dies sind beispielsweise Gründüngung mit Klee und anderen Leguminosen, Winterbegrünung und pfluglose Bearbeitung der Böden, gezieltes Wissen über die richtige Fruchtfolge, Aufbau von Humus, regelmäßige Brachezeiten, Erhalt der Artenvielfalt, Gewässer- und Landschaftsschutz und vieles andere mehr. Zudem binden biologisch bewirtschaftete Landwirtschaftsflächen über die Böden und Pflanzen CO_2; so enthält Humus zum Beispiel 60 % Kohlenstoff.

Damit sichergestellt ist, dass die Produkte ressourcenschonend und emissionsarm her-

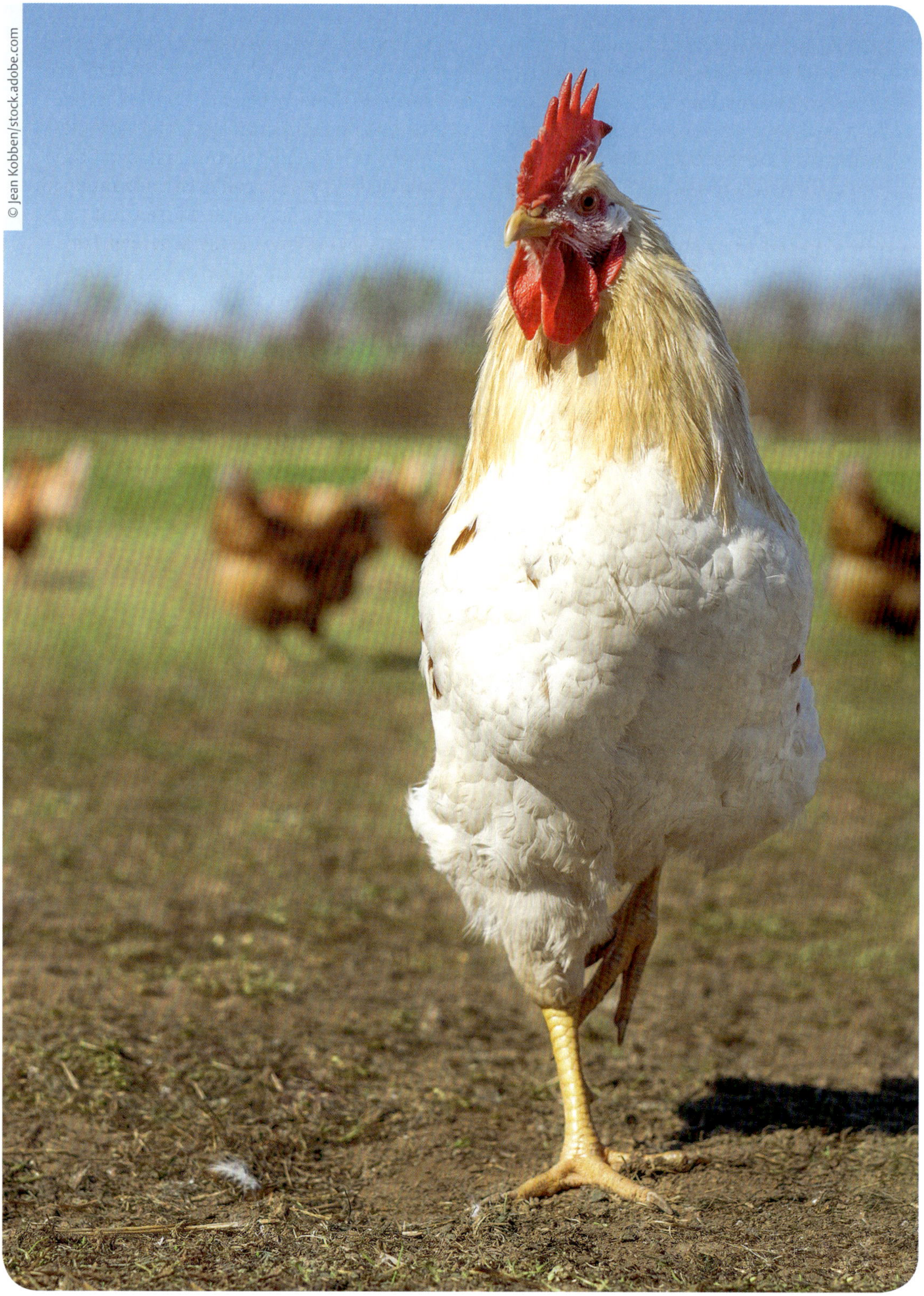

gestellt, verarbeitet und transportiert werden: Kaufen Sie nach Möglichkeit Produkte, die umweltfreundlich verpackt sind, kurze Transportwege haben und begünstigen Sie biologisch arbeitende Betriebe vor Ort.

Honorieren Sie hochwertiges Essen

Hochwertige Nahrungsmittel sind im buchstäblichen Sinne kostbar und dürfen deshalb auch Geld kosten! Viele Menschen unserer Wohlstandsgesellschaft knausern beim Thema Essen, leisten sich aber hochpreisige Freizeitvergnügungen und Konsumgüter. So etwas Grundlegendes wie Essen darf in unserem Ausgabenplan auch einen angemessenen Stellenwert einnehmen. Leisten Sie es sich, sich gut zu ernähren.

Stellen Sie sicher, dass Sie nur von Erzeugern kaufen, die ihre Mitarbeiter angemessen entlohnen. Vermeiden Sie Billigprodukte von Großproduzenten (die am Ende den Steuerzahler und auch dem Gesundheitssystem wieder sehr teuer kommen). Unterstützen Sie kleine Betriebe, die hochwertig produzieren. Rücken Sie das Thema Ernährung wieder an den Platz, der ihm gebührt: ganz oben auf Ihrer Prioritätenliste! Menschen, die achtsam Nahrungsmittel produzieren, haben unsere Wertschätzung verdient. Um gerechte Preise für kleine Bauern und Erzeuger aus Drittweltländern für Importprodukte (exotische Früchte, Bananen, Kaffee, Kakao, Tee, Reis etc.) zu stützen: Bevorzugen Sie wenn möglich Fair-Trade-Waren. Nur so ermöglichen Sie ein Überleben dieser Betriebe. Unsere Nahrungsmittel verbinden uns mit all den Menschen, die durch ihre harte und liebevolle Arbeit unsere Teller füllen.

Essen Sie achtsam

Zelebrieren Sie Essen ganz bewusst. Essen Sie abwechslungsreich, bereiten Sie Ihre Speisen frisch und schonend und vor allem mit Liebe zu. Besorgen Sie sich schöne Kochbücher, die wirklich Lust machen, und fangen Sie, zusammen mit Ihren Lieben, gemeinsam zu kochen an.

Es ist ein Geschenk und Privileg, dass wir genug zu essen haben. Bereiten Sie die Nahrungsmittel achtsam zu, verwenden Sie auch Zeit hierfür. Nehmen Sie sich Zeit zum Essen, nehmen Sie sich Zeit zum Leben! Richten Sie die Speisen liebevoll an, damit das Essen als etwas Kostbares wahrgenommen wird. Essen Sie mit Muße und Genuss. Freundlich mit sich umzugehen bedeutet auch, sich nicht mehr zu schaden. Freuen Sie sich über ein Essen, das Ihnen Gutes bringt.

Essen Sie bedacht und ohne Ablenkung, nicht neben Arbeit oder Fernsehen. Womöglich möchten Sie sogar das Experiment wagen, in Stille zu essen. Wenn Ihr Geist aufhört umherzuschweifen und ganz bei Ihrer Nahrung ruht, werden Sie Ihr Essen besser wahrnehmen und schmecken. Sie spüren, wann Sie satt sind, und haben viel Raum dafür, im Bewusstsein zu halten, wie viele Menschen, Tiere (z. B. Bestäuber, Bodenlebewesen etc.), Pflanzen und Elemente dazu beitragen, Sie zu nähren.

Achten Sie beim Essen bewusst auf Ihre Atmung und kauen Sie Ihre Nahrungsbissen sorgfältig. Damit unterstützen Sie liebevoll wichtige Körperfunktionen.

Wenn Sie außer Haus speisen: Bevorzugen Sie Restaurants, die hochwertige Produkte in Bioqualität anbieten. Womöglich müssen Sie

als Veganer(in) ein bisschen mehr überlegen, wo Sie hingehen und welches Lokal passt. Hier dürfen Sie durchaus anspruchsvoll sein, schließlich ist Ihr Wohlergehen eine wichtige Angelegenheit.

Beachten Sie immer den Grundsatz: Lassen Sie weg, was Sie nicht vertragen.

Den Anfang wagen

Wenn wir künftig bestrebt sind, durch eine angemessene Ernährungsform unser eigenes Wohlbefinden zu vermehren, könnten wir unsere Betrachtungen dahingehend ausdehnen, dass im Grunde jedes einzelne Lebewesen glücklich sein möchte, genauso wie wir. Wenn wir darauf achten, dass durch unsere Art zu essen möglichst kein Leid für andere (Tiere eingeschlossen) entsteht, ehren wir diesen Wunsch, der uns alle verbindet. Aus solchen Samen erwächst Glückbringendes und Heilsames für alle fühlenden Wesen.

Häufig ist es beim eifrigen Bemühen so: Guten Mutes beginnen wir (schön formuliert von Hermann Hesse in seinen »Stufen«: »Und jedem Anfang wohnt ein Zauber inne, der uns beschützt und der uns hilft zu leben …«) – und dann prallen wir an eine Wand von Widerständen: die eigenen und die der menschlichen Umgebung.

Um nicht wieder in alte Gewohnheiten zurückzufallen und an alten Vorstellungen kleben zu bleiben: Nehmen Sie die Menschen Ihrer Umgebung, die dafür offen sind, mit auf diese lustvolle Reise, etwas zu bewegen und zu verändern, sprengen Sie gemeinsam mit Ihren Mitstreitern die alten Muster, voller Tatendrang und Herzensmut. Und falls Sie keine offenen Türen finden bei Ihrer Familie oder Ihren Freunden: Trauen Sie sich, allein dieses neue Ernährungsland zu betreten, und haben Sie Geduld mit sich selbst und mit Ihren Mitmenschen.

Erwarten Sie am Anfang keine Unterstützung von außen, denn für viele Ihrer Freunde, Familienmitglieder oder Arbeitskollegen wird die Konfrontation mit Ihrer Entscheidung, jetzt aufzustehen und aktiv Verbesserungen in Ihrem Leben einzuleiten, erst einmal als sehr bedrohlich empfunden werden. Wenn das so sein sollte und Sie sich anfangs etwas einsam fühlen durch Ihre Entscheidung: Bleiben Sie trotzdem dabei und glauben Sie an sich. Es ist in jedem Sinne lohnend!

»Die Tür zum Glück geht nach außen auf – wer sie einzurennen versucht, der verschließt sie nur.«
(Søren Kierkegaard, 1813–1855, dänischer Philosoph)

Ganzheitlich, vollwertig, vegan

Vollwertig vegan zu essen, heißt, dass wir anders essen als vorher. Lassen wir uns wirklich darauf ein, stellen wir fest, dass wir viel besser essen als zuvor.

»Es ist ganz natürlich, dass wir gegen jede neue Ansicht, über deren Gegenstand wir uns ein Urteil schon gebildet haben, uns abwehrend und verneinend verhalten. Denn sie dringt feindlich in das vorläufig abgeschlossene System unserer Überzeugungen ein, erschüttert die dadurch erlangte Beruhigung, mutet uns neue Bemühungen zu und erklärt alte für verloren. Demgemäß ist eine uns von Irrtümern zurückbringende Wahrheit einer Arznei zu vergleichen, sowohl durch ihren bitteren und widerlichen Geschmack als auch dadurch, dass sie nicht im Augenblick des Einnehmens, sondern erst nach einiger Zeit ihre Wirkung zeigt.« (Arthur Schopenhauer, 1788–1860)

Häufig stehen allein unsere Gewohnheitsenergien Glück und Gesundheit im Weg.

Der Raucher mag das Rauchen nicht lassen, der Alkoholiker gesteht sich sein Alkoholproblem nicht ein, der Kiffer redet sich das Kiffen schön und das gichtgeplagte menschliche Individuum ist der tiefen Überzeugung, dass das Leben ohne üppige Fleischportionen seinen Sinn verliert.

Geben wir uns diesen lähmenden Gewohnheitsenergien hin, so schaffen wir in unserem Leben nicht nur eine sehr starke Einengung, sondern fügen uns selbst (und zum Teil auch anderen) Schaden zu. Außerdem beruhen solche Geistesideen auf falschen Vorstellungen, z. B. auch von der Ernährungswelt. So trifft man viele Entscheidungen aufgrund von Fehlinformationen.

Es geht nicht um Verzicht, sondern um Gewinn

»Wenn ich meine Hausmannskost nicht mehr essen darf, was habe ich denn dann noch vom Leben?« ist ein Satz, den ich häufig in der Praxis höre, wenn das Thema auf Ernährung kommt. Dies zeigt ganz deutlich, dass eine Ernährungsumstellung nie funktionieren kann, wenn man die Idee von Verzicht und Verbot hat. Sie klappt nur dann,

wenn man verstanden hat, dass man sich mit der Umstellung etwas viel Besseres ins Leben holt, also einen deutlichen Gewinn damit erlebt. Eine Ernährungsumstellung findet zuerst im Bewusstsein statt und erst in zweiter Linie auf dem Teller. Damit meine ich nicht die kurzfristige Aufmerksamkeit, die ein neuer Lebensmittelskandal auslöst. Sondern ich meine ein echtes Umdenken, eine Mehrung unseres Wissens in diesem Bereich, wirkliches Interesse und Gewahrsein, den Willen, die Dinge anzuschauen und zu hinterfragen.

Ohne Essen ist die menschliche Existenz nicht möglich, und trotz dieser elementaren Wichtigkeit klammern die meisten Menschen dieses Thema komplett aus ihrem Bewusstsein aus. Oder aber haben die Vorstellung, dass gesundes Essen keinen Spaß macht, und stellen sich dabei jemanden vor, der lustlos an einer Stange Staudensellerie nagt (im Gegensatz zum »Schlemmer«). Aber genau das ist eine fehlerhafte Vorstellung von vollwertiger Ernährung! Richtig durchgeführt, bringt sie ein Mehr an Lebenskraft, Gesundheit und Wohlbefinden und einen deutlich hochwertigeren Genuss.

Bewusstsein schafft Existenz

Den Blick zu weiten für die Dinge, die mit den Nahrungsmitteln zusammenhängen, ist dabei ein wesentlicher Faktor. Ich kann eine Karotte als unbelebte Substanz ansehen, aus der ich eine Speise bereite. Wenn ich aber in der Karotte die Arbeit sehe, die der Gärtner darauf verwendet hat, das Sonnenlicht, das sie in sich trägt, das Wunder der vegetativen Kraft, den Gesundheitsaspekt dieses Gemüses, dann werde ich viel achtsamer damit umgehen, sie wird für mich ein hochwertigeres Nahrungsmittel, und die zubereitete Speise löst in mir ein Wohlgefühl aus.
Lassen Sie mich für diesen Effekt noch ein anderes Beispiel entwickeln:

Stellen Sie sich vor, Sie bekommen ein Bild geschenkt. Dieses Bild zeigt ein Gekrakel von ein paar dunklen Strichen, und mit Fantasie erkennen sie dieses als Vogel.

- Nun wird Ihnen gesagt, dass dieses Bild von einem unliebsamen Verehrer stamme. Wahrscheinlich erzeugt dieses Wissen in Ihnen Ablehnung und Sie werden versuchen, das Bild loszuwerden.
- Heißt es aber, dies sei eine Skizze von Picasso, ist diese Ihnen plötzlich eine Million Dollar wert und wird für Sie zur Geldanlage.
- Handelt es sich um ein Bild, das Ihre Tochter mit großer Anstrengung für Sie im Kindergarten gemalt hat, wird es unbezahlbar für Sie, und Sie werden es lieben.

So ist es mit allen Dingen des Lebens: Bewusstsein schafft Existenz. So können Sie zum Beispiel ein Kalbsschnitzel so betrachten, dass Sie ein Stück Fleisch vom Metzger holen und Punkt. Oder Sie schauen weiter und sehen das Dahinter: dass ein Tier mit Gefühlen und Bedürfnissen geboren wurde, der Mutter entzogen wurde, ein qualvolles kurzes Leben hatte, getötet und zerstückelt wurde und nun als Fleisch auf Ihrem Teller liegt.

Ob wir uns nun entschließen, diese Hintergründe auszublenden und so weiterzumachen wie bisher oder nicht: Sicher ist, dass die Rückwirkung unseres Handelns uns in jedem Fall erreicht. Das ist wie mit der Schwerkraft: Ob wir sie leugnen, ignorieren oder befürworten – sie wirkt auf uns alle gleich. Nur wer sie geduldig erforscht und tief versteht, kann sie überwinden.

Für wen ist vollwertige Pflanzenkost besonders heilsam?

Folgende Menschen bzw. Patientengruppen profitieren ganz besonders von einer Umstellung auf eine ganzheitliche, vollwertige Pflanzenkost:

- grundsätzlich jeder Mensch, der gesund bleiben möchte
- Krebspatienten
- Patienten, die Osteoporose vorbeugen möchten
- Übergewichtige
- Allergiker (Nahrungsmittelallergien, Asthma, Neurodermitis, Hautausschläge)
- Patienten, bei denen autoimmunologische Prozesse eine Rolle spielen (Erkrankungen aus dem rheumatischen Formenkreis, Multiple Sklerose, autoaggressive Hormonerkrankungen und dergleichen)
- Nierenpatienten (durch Bluthochdruck, hohes Blutcholesterin, autoimmun oder Steinbildung)
- Patienten mit akuten und chronischen Entzündungen und Abnutzungserscheinungen an Gelenken und Wirbelsäule wie Arthritis, Arthrose und Ähnliches
- Stoffwechselpatienten (Diabetes Typ 1 und Typ 2, Gicht, Steinleiden, Fettstoffwechselstörungen, Cholesterinerhöhungen)
- Patienten mit Leiden der Verdauungsorgane (Magen, Dünn- und Dickdarm, Leber, Galle, Bauchspeicheldrüse, Verstopfung, Durchfälle, Gärungs- und Fäulnisprozesse und daraus bedingte Bauchauftreibungen, Laktose-Intoleranz und vieles mehr)
- Menschen mit Hautleiden (Akne, Ekzeme, Psoriasis, Pilzerkrankungen etc.)
- Menschen mit Abwehrschwäche (wiederkehrende Entzündungen, Erkältungskrankheiten, Nebenhöhlenaffektionen, Parasitosen etc.)
- Patienten mit Zahn-, Mund- und Kiefererkrankungen (Karies, Parodontitis, Parodontose, daraus resultierende Kieferatrophie und Zahnfehlstellungen)
- Menschen mit degenerativen Erkrankungen am Auge, die mit einem Überschuss an freien Radikalen einhergehen (Katarakt, Makuladegeneration)
- Patienten mit Gefäßerkrankungen, die münden können in Arteriosklerose, Bluthochdruck, Herzinfarkt, Angina pectoris, Gefäßverschlüsse, Schlaganfall, Störungen von Merkfähigkeit, Konzentration und Gedächtnis, erektile Dysfunktion, Nierenerkrankungen usw.

Natürlich ist hier zu berücksichtigen, dass jede Erkrankung über allgemeine Empfehlungen hinaus einen individuell auf den Patienten abgestimmten Kostplan braucht. Häufig ist zu beobachten, dass viele dieser chronischen Leiden bei einem Patienten gehäuft auftreten, was den großen gesundheitlichen Nutzen einer Ernährungsumstellung noch verstärkt.

Was ist vollwertige, ganzheitliche Ernährung?

Eine vollwertige und ganzheitliche Ernährung ist zu verstehen als ein nachhaltiges, umfassendes Ernährungskonzept, bei dem gesundheitliche Aspekte genauso im Vordergrund stehen wie fairer Handel, Verantwortung im Konsum (was auch einen wesensgerechten Umgang mit Tieren mit einschließt), schonendes Umweltverhalten, hochwertige Qualität der Lebensmittel und natürlich Genuss.

Voll-Wert bedeutet in diesem Sinne, dass die Nahrungsmittel in einer Art zubereitet und verzehrt werden, dass sie möglichst

ihren vollen Gehalt an Nährstoffen liefern können. Das erreicht man vorzugsweise mit möglichst gering verarbeiteten und naturbelassenen Lebensmitteln pflanzlichen Ursprungs, weshalb die pflanzliche Frischkost (Obst, Gemüse, Salat, Nüsse) im rohen Zustand einen hohen Stellenwert in der vollwertigen Ernährung einnimmt. Hier ist der Vitamin- und Nährstoffgehalt am höchsten, die Bildung von Verdauungssäften wird durch längeres Kauen angeregt, das Zahnfleisch massiert, und die enthaltenen Ballaststoffe reinigen die Darmwände und wirken verdauungsfördernd.

Verstehen Sie den Begriff Voll-wert-ernährung im wahrsten Sinne des Wortes – dies auch im Gegensatz zu anderen Ernährungsformen, die dies nicht leisten (d.h. minderwertig sind).

Ein Nahrungsmittel ist mehr als die Summe seiner Teile

Wenn Sie z.B. eine Erdbeere in ihre einzelnen Bestandteile aufschlüsseln (Wasser, Folsäure, Eisen, Vitamin C, Kalium, Salizylsäure, B-Vitamine, Ballaststoffe, Phosphor, Kupfer, Zink, Gerbstoffe, Kalzium, Magnesium, Provitamin A ...) und diese Einzelstoffe wieder miteinander mischen, erhalten Sie trotzdem keine Erdbeere durch das bloße Zusammenfügen von Bausteinen. Zudem wirken die Stoffe einzeln im Körper komplett anders als im lebendigen aufeinander abgestimmten Zusammenspiel. Aus dieser Betrachtung heraus können auch Nahrungsergänzungsmittel zu einer nicht vollwertigen Ernährung für den Körper nie das bringen, was uns eine vitale Pflanzennahrung an Gesundkraft schenkt.

Eine ausgewogene, vollwertige Ernährung bietet dem Körper alle Inhaltsstoffe an, die er für seine Gesunderhaltung braucht. Sie verzichtet weitgehend auf industriell verarbeitete Nahrungsmittel und ist so natürlich wie möglich. Dies können nur Nahrungsmittel aus kontrolliertem ökologischem Landbau sein, die unter einem hochwertigen Label hergestellt werden. Leider findet im Biobereich politisch gewollt immer mehr Verwässerung statt, um den globalen Handel von Nahrungsmitteln zu erleichtern. Deshalb ist hier der Kunde zunehmend angehalten, selbst hinter die hübschen Etiketten zu sehen. Falls Sie die Idee haben, sich Bio-Lebensmittel nicht leisten zu können: Schlendern Sie einmal mit Muße durch den Biomarkt in Ihrer Nähe. Sie werden erstaunt sein, wie günstig Sie dort einkaufen können, wenn Sie Angebote nutzen und Ihre Speisen selbst kochen.

Sämtliche gesetzlich erlaubte, aber teils schädigende Zusatzstoffe (viele der sogenannten E-Nummern) kommen in dieser natürlichen Ernährungsform mit Pflanzen nicht vor, wie z.B. künstliche Farb-, Aroma-, Geschmacksstoffe, Konservierungsmittel, synthetische Geschmacksverstärker, Emulgatoren, Stabilisatoren, chemische Verdickungsmittel, Säuerungsmittel, künstliche Antioxidanzien, synthetische Vitamine, naturidentische Geschmacksstoffe usw.

Auf den folgenden Seiten erhalten Sie maßgebliche und grundlegende Empfehlungen für ganzheitliche, vollwertige pflanzliche Nahrungsmittel.

Früchte, Gemüse und Pilze

Empfehlenswert sind frisches Obst und Gemüse, Rohkost – diese täglich und reichlich, Zitrusfrüchte (die Schale kann zum Aromati-

sieren von Süßspeisen dienen), Salate, schonend zubereitete Obst- und Gemüsegerichte, milchsaures Gemüse, Sauerkraut, Blaukraut, saure Gurken, Kartoffeln (dürfen wegen ihres Solaningehalts nur gekocht verzehrt werden) und Zubereitungen damit, evtl. im Winter (mäßig verwendet) tiefgekühltes Gemüse, Trockenfrüchte (ungeschwefelt), eingelegtes Gemüse wie z. B. getrocknete Tomaten, Oliven, Kapern etc., roh gerührte Marmelade mit einem gesunden Süßungsmittel, Kompott mit natürlicher Süße (in Maßen). Speisepilze frisch und getrocknet. Wenn möglich, Freilandware verwenden. Je frischer und weniger verarbeitet, umso wertvoller.

Ein Wort zum milchsauren Gemüse

Vielleicht irritiert es Sie, den Begriff »milchsaures« Gemüse auf der Empfehlungsliste für pflanzliche Nahrung zu lesen? Dazu ein paar erklärende Worte: Die Milchsäuregärung ist eine der ältesten bekannten Konservierungsmethoden, bei der Milchsäurebakterien, die auf der Oberfläche vieler Lebensmittel wohnen, unter Sauerstoffabschluss bei optimalen Temperaturen von 20–24°C Kohlenhydrate in Milchsäure umwandeln. Dazu wird Gemüse wie zum Beispiel rote Bete, Weißkohl, Bohnen, Zwiebeln, Blaukraut, Sellerie, Rettich usw. in Salzwasser gelegt und zum Entweichen von Luft und Kohlensäure beschwert. Salz hat hierbei die Aufgabe, das Gemüse vor dem Verderben zu schützen, bis genügend Milchsäure entstanden ist.[29]

Da bei dieser natürlichen Fermentation die Nahrungsmittel nicht erhitzt werden, behalten sie ihre Vitamine, Mineralstoffe und Ballaststoffe zuzüglich der durch Gärung entstandenen Enzyme und Vitamine, gerade Vitamin C und beizeiten geringe Spuren an Vitamin B_{12}. Die Eisenbilanz von milchsauren Nahrungsmitteln wird durch die natürlichen Säurevorkommen deutlich aufgewertet. Weil Gemüse ohne Kochen auf diese Art leicht verdaulich und verträglich wird, nennt man die Milchsäuregärung in Asien »feuerloses Kochen«.[30]

Radioaktivität und Schwermetalle in Pilzen

Bei gesammelten Wildpilzen ist zu beachten, dass sie seit Tschernobyl 1986 immer noch unterschiedlich stark radioaktiv belastet sind. Maronenröhrlinge und Semmelstoppelpilze sammeln viel Caesium, Champignons und Schirmlinge vergleichsweise weniger, Pfifferlinge und Steinpilze mittelstark. Daneben können aber auch andere Waldpflanzen wie Heidelbeeren, Preiselbeeren, Moose, Farne und Sauerklee etc. sehr viel Caesium anreichern.[31]

Bei Zuchtpilzen und im Garten kultivierten Beeren haben Sie dieses Problem nicht, weil dort eine andere Bodenbeschaffenheit und damit andere biologische Eigenschaften herrschen.

Wildpilze nehmen ihre Nährstoffe vor allem aus den oberen Bodenschichten auf. In der Nähe von Industriegebieten oder stark frequentierten Straßen sind sie oft schwermetallbelastet, vor allem mit Blei, Quecksilber und Cadmium, vom Sammeln an diesen Orten ist dringend abzuraten.

Ungeeignet

Nicht empfehlenswert sind Fertiggerichte, Gemüse- und Obstkonserven, Fertigmischungen, Trockenprodukte wie Knödelmi-

schungen, Kartoffelpulver, fertige Tiefkühlspeisen, Pommes frites, Kartoffelchips und Ähnliches, geschwefelte Trockenfrüchte, gezuckertes Kompott, Marmeladen mit Industriezucker.

Getreide und Pseudogetreide

Empfehlenswert sind Vollkorngetreideprodukte aus Hafer, Dinkel, Grünkern, Weizen, Gerste, Roggen, Kamut etc. (Brot, Nudeln, Backwaren), Vollkornschrot, Vollkornflocken, gekeimtes Getreide, frisch zubereitete warme Getreide- und rohe Frischkornbreie, Vollkornreis, Wildreis, roter Reis, ungesüßtes Müsli aus Vollgetreideprodukten, Vollkorn-Knäckebrot, Vollkorngrieß, Hartweizen, Hirse, Amaranth, Quinoa, Bulgur und Couscous aus Vollkorn, Mais, Maisgrieß etc. Auch Buchweizen sei hier erwähnt, obwohl er genau genommen zu den Knöterichgewächsen gehört.

Ideal wäre es, wenn Sie Ihr Getreide direkt vor dem Verarbeiten frisch selbst mahlen, damit sich wichtige Vitalstoffe nicht an der Luft verflüchtigen oder durch Lagerung verlieren. Die meisten biologischen Wirkstoffe des Getreides finden sich im Keim (Eiweiß, Öle, Phosphor, Kalium, Magnesium, Kalzium, B-Vitamine, Vitamin E und K, das sehr kostbare Selen, Silicium, Jod, Eisen, Zink, Fluor, Brom und viele andere Spurenelemente) und in der Schale (Eiweiße, Mineralstoffe, Ballaststoffe, Enzyme u. a.). Bei lagerungsfähigem Mehl wird eben dieser kostbare Keim und bei Weißmehl zusätzlich noch die Schale entfernt. Deshalb bestehen Auszugsmehle großteils aus Kohlenhydraten (Stärke) mit einem verschwindenden Anteil von Vitaminen und Mineralstoffen. Zu beachten ist des Weiteren, dass nicht jedes dunkle Brot auch ein Vollkornbrot ist. Viele Bäcker färben Brote mit Auszugsmehlen mithilfe von künstlichen Stoffen dunkel, um ihnen einen gesunden Anstrich zu geben. Gesundes und echtes Vollkornbrot erkennen Sie daran, dass es aus biologischem Vollkorngetreide hergestellt wird, das direkt vor dem Backen frisch vermahlen wird und seinen Keim noch hat. Dies leisten normalerweise nur Vollkornbäckereien. Außerdem enthält es keine künstlichen Zusatzstoffe und als Backtriebmittel nur Natursauerteig, Hefe oder Backferment. (Backferment bezeichnet einen bestimmten Sauerteig, der Honig enthält und deshalb für Veganer ungeeignet ist.)

Ungeeignete Getreideprodukte

Produkte aus Weiß- und Auszugsmehl wie z. B. Toastbrot, Weißbrot, Misch- und Graubrote, Brötchen, Kuchen und Gebäck, Kekse, Zwieback, weißer = geschälter Reis, Fertigmüslis mit Zucker, Schokolade etc., Fertiggerichte, helle Nudeln, Getreidestärke, industriell hergestellte Müsliriegel und Ähnliches, isolierte Ballaststoffpräparate.

Alle Weiß- und Auszugsmehle haben eine Typen-Bezeichnung, die den Ausmahlungsgrad angibt. Weizenmehl Type 405, das meistens zum Backen von hellen Kuchen und Weißbrot verwendet wird, erscheint in einer weißen Farbe (deshalb »Weißmehl«) und enthält keinerlei Vollkornanteil mehr. Je höher die Kennzeichnung wird, umso mehr Schalenanteile werden dem gemahlenen Mehlkörper wieder beigemischt und umso dunkler wird seine Farbe. So ist z. B. Dinkelmehl Type 630 heller und hat weniger Schalenanteile als Dinkelmehl Type 1050, beides ist aber noch lange kein Vollkornmehl. Dabei spielt die Getreidesorte keine Rolle.

Mehl aus vollem Korn erkennen Sie daran, dass es die Bezeichnung »Vollkorn« trägt und deshalb mit keiner Nummer mehr gekennzeichnet ist. Nur dieses wird im ganzen Korn vermahlen.

Hülsenfrüchte

Empfehlenswert sind Bohnen, Erbsen, Kichererbsen, Linsen etc. gekocht (frisch oder getrocknet) in vielerlei Zubereitungsformen; gekeimt als Sprossen (Hülsenfrüchtekeimlinge sind blanchiert besser verträglich als roh); Sojabohnen, vollfettes Sojamehl, Sojakeimlinge.

Ungeeignet sind Fertiggerichte, Fertigkonserven, Tiefkühlgerichte, entfettetes Sojamehl, Soja-Fertigprodukte mit industriellen Zusätzen, gezuckerte und aromatisierte Sojamilch.

Nüsse und Samen

Geeignet sind Nüsse aller Art wie Walnüsse, Erdnüsse (gehören streng genommen zur Familie der Hülsenfrüchtler), Pistazien, Haselnüsse, Cashewkerne, Macadamianüsse, Pekannüsse; Mandeln; Pinienkerne; Samen (ganz und geschrotet) wie Sesam, Leinsamen, Mohn, Sonnenblumenkerne, Kürbiskerne etc., Sprossen, Keimlinge, ungesüßte Nussmuse (z. B. Mandelmus, Erdnuss-, Cashew-, Misch-Nussmus), Sesammus.

Ungeeignet sind dagegen gesalzene oder industriell verarbeitete Nüsse, Nüsse mit Schokoüberzug oder mit künstlichen Gewürzen, Erdnussflips, zuckerhaltige Schoko-Nusscremes, gezuckerte Nussriegel und dergleichen.

Öle und Fette

Empfehlenswert sind kalt gepresste Pflanzenöle (Seite 198) aus erster Pressung wie Leinöl, Rapsöl, Walnussöl, Hanföl. Öle sollten im Rahmen einer gesunden Ernährung einem bestimmten Fettsäuremuster (Seite 182) entsprechen, hochwertig sein und mit Bedacht gewählt werden. Margarine ist nur akzeptabel aus ungehärteten Pflanzenfetten ohne künstliche Zusätze und sollte eine seltene Zutat in Ihrer Küche sein. Ranziges Öl darf nicht mehr verzehrt werden.

Ungeeignete Fette und Öle

Gehärtete Fette aller Art, Fabrikfette, transfettsäurenhaltige Margarine, Margarine aus gehärteten Fetten, Margarine mit Zusätzen wie z. B. Pflanzensterine oder synthetische Vitamine. Industriell erzeugte Öle bezeichnet man als »raffiniert«. Für eine möglichst hohe Ausbeute werden die Ölsaaten mit Lösungsmitteln wie Hexan oder Leichtbenzin heiß ausgewaschen, anschließend wird das Lösungsmittel wieder über Destillation entfernt. Als nächster Schritt werden aus dem Öl unerwünschte Begleitstoffe wie Bitterstoffe, Schleimstoffe, Geruchsstoffe und Säuren über technische Mittel wie Bleicherde, Aktivkohle und anderes entnommen, was man Raffination nennt. Das Öl wird entschleimt, entsäuert, desodoriert und gebleicht. Dadurch gehen aber auch hochwertige Vitamine und Geschmacksstoffe verloren, und das Öl bekommt eine fade Farbe. Deshalb wird das fertige Öl wieder mit Carotin angefärbt und mit Vitaminen versetzt. Nun können Sie sich vorstellen, warum raffinierte Öle aller Art in einer Vollwerternährung nichts zu suchen haben. Trotzdem werden weltweit 90 % aller Pflanzenöle auf diese Art gewonnen.

Empfehlenswerte Würzmittel

Meersalz mit jodhaltigen Algen (gerade Süddeutschland ist ein Jodmangelgebiet), Steinsalz (enthält viele Mineralstoffe und Spurenelemente, deshalb heißt es auch Ursalz), Kräutersalz, Natursalze mit Jodquellen, Sojasauce (aber nur in einer Qualität ohne Zucker, Konservierungs- und künstliche Beistoffe), Miso, Gomasio (= gerösteter Sesam, der mit Meersalz zermahlen ist), Gemüsebrühe, Senf, Meerrettich, frische und getrocknete Kräuter, Pfeffer (weiß, rot, rosa, grün, schwarz), Gewürze aller Art. Zitronensaft, Naturessige wie z. B. Kräuteressig, veganer Balsamico, veganer Weinessig, naturtrüber Apfelessig. Zwiebeln, Lauchzwiebeln, Knoblauch, Gewürzmischungen wie z. B. vegane Chili- und Currypasten, Currymischungen oder Garam Masala (indische Gewürzmischung), pflanzliche Chutneys. Auch Gewürze für Süßspeisen wie z. B. Vanille, Sternanis, Anis, Nelke, Zimt (zu bevorzugen ist Ceylon-Zimt, da er deutlich weniger Cumarin enthält als der billigere Cassia-Zimt).

Das klassische »Speisesalz« oder »Kochsalz« ist ein reines Industrieprodukt, das chemisch »gereinigt« wurde und nur noch aus Natriumchlorid besteht (mit etwaigen Zusätzen wie Kräuter oder Jod). Dieses ist für den Körper sehr belastend und bei Herz-Kreislauf-Krankheiten und hohem Blutdruck sogar gefährlich.

Ein zunehmendes Problem vom Meersalz ist die starke Umweltverschmutzung, die alle Weltmeere betrifft. Eine Alternative wäre z. B. Kristallsalz (aus dem Himalaya) – wobei man hier auch darüber nachdenken kann, was dessen Abbau umwelttechnisch zur Folge hat – oder aber Salz aus Salzseen.

Warum Hefeextrakt in Misskredit geraten ist

Eine sehr deftige Geschmacksnote, die man von Sojasauce kennt, wird »umami« genannt. Dieser Geschmack wird durch spezielle Kulturhefen erreicht, die als Ausgangsstoff zur Herstellung von Hefeextrakten, Nährhefen, Würzmitteln und Hefeflocken dienen.

Hefe ist ein Mikroorganismus, der zu den Pilzen zählt. Wir kennen Backhefe zur Teiglockerung, Brauhefe zur Bierherstellung, Weinhefe und andere Kulturhefen. Nährhefe wird gewonnen, indem eine spezielle Frischhefe getrocknet und gemahlen wird.

Hefeextrakt kann natürlich hergestellt werden durch Aufschlüsselung der Hefe über hefeeigene Enzyme oder künstlich, indem Säuren oder Fremdenzyme zugesetzt werden. Es ist möglich, diese künstlich behandelten Grundsubstanzen weiter zu verändern über Hitzeeinwirkung und biotechnologische Verfahren und damit Glutaminsäure in Reinform zu gewinnen. Am Ende des Produktionsvorgangs entsteht ein weißes Pulver: Glutamat.

Geschmacksverstärker Glutamat

Schätzungen zufolge werden weltweit aktuell pro Jahr unvorstellbare 1,5 Millionen Tonnen Glutamat hergestellt. Als Geschmacksverstärker werden isolierte Glutaminsäure direkt oder deren Salze und Ester (dann Glutamate genannte) wie Mononatriumglutamat (E621), Monokaliumglutamat (E622), Kalziumdiglutamat (E623), Monoammoniumglutamat (E624), Magnesiumdiglutamat (E625) und andere Verbindungen eingesetzt.

Geschmack für Fertigprodukte: Im modernen Food Design ist es so möglich, dass aus einem faden Nichts viel Geschmack erzeugt wird, weshalb Glutamate oder deren künstliche Abkömmlinge eine tragende Zutat sind für Fertigprodukte, Päckchensaucen und -suppen, Würzmittel und Ähnliches. Den Klassiker unter den Glutamat-Würzmitteln kennen wir alle noch als Maggi-Flüssigwürze, ein Würzmittel auf Eiweißbasis, das dem Küchenkraut Liebstöckel wegen des ähnlichen Geruchs den Namen »Maggikraut« verpasste (Liebstöckel ist aber in »Maggi« nicht enthalten).

China-Restaurant-Syndrom: Glutamatsensible Restaurantbesucher bekommen geschmacksverstärkende Inhaltsstoffe unangenehm zu spüren. Bei Überfrachtung mit künstlichen Glutamat-Würzen konnten nach dem Verzehr Symptome beobachtet werden wie Übelkeit, Kreislaufbeschwerden, Hautjucken, Unruhezustände und Kopfschmerzen, was man unter dem Namen »China-Restaurant-Syndrom« kennt. Des Weiteren kann beobachtet werden, dass unter Umständen bei Kindern mit einem Hyperaktivitätssyndrom Unruhezustände und Konzentrationsdefizite durch übermäßigen Glutamatverzehr verstärkt werden können.

Tiermast: Mononatriumglutamat ist in Futtermitteln für Masttiere als Zusatz zugelassen. Durch seine appetitsteigernde Wirkung lassen sich die Tiere schneller auf mehr Gewicht bringen, da sie ihr natürliches Sättigungsgefühl verlieren.

Diese Vorgeschichte lässt verstehen, warum auch biologische Würzhefen oder auch Sojasaucen in Misskredit geraten sind, sind sie doch natürliche Quellen eben dieser Glutaminsäure.

Natürliches Vorkommen von Glutaminsäure

Dazu muss man aber wissen, dass die Glutaminsäure zu den Aminosäuren zählt und in fast allen Lebensmitteln in ihrer natürlichen Form vorliegt, die eiweißreich sind, so auch reichlich in Muttermilch, in allen tierischen Erzeugnissen (Fleisch, Fisch, Eiern, Käse, Milch), aber auch in Tomaten, Erdnüssen, Pilzen, Getreide, Hülsenfrüchten usw.

Im menschlichen Organismus wird der Eiweißbaustein Glutamin für körpereigene Proteine benutzt, spielt wichtige Rollen im Zellstoffwechsel, bindet das Zellgift Ammoniak und ist damit beteiligt an der Regulation des Säuren-Basen-Haushalts. Unter physiologischen Bedingungen sind fast alle Körpergewebe in der Lage, Glutamin auf- bzw. abzubauen. Glutamin stellt für Zellen des Magen-Darm-Traktes und des Immunsystems als Kohlenstoff- und Stickstoffquelle ein wichtiges Energiesubstrat dar. Glutamat ist im Gehirn der wichtigste Neurotransmitter (Botenstoff für Nervenzellen) für erregende Synapsen. Paradoxerweise wird aus Glutaminsäure auch GABA (Gamma-amino-butter-säure = acid) gebildet, der wichtigste hemmende Neurotransmitter im zentralen Nervensystem von Wirbeltieren.[32, 33]

Wir dürfen also unterscheiden zwischen natürlichen Vorkommen und biochemisch bearbeiteten Extrakten; und wir müssen zugleich beachten, in welcher Menge und Form konsumiert wird. Glutamat ist der am meisten verwendete Zusatzstoff in deutschen Lebensmitteln, bis zu 10 Gramm pro Kilogramm Nahrungsmittel sind zugelassen. Künstliches Glutamat ist heute häufig gentechnischen Ursprungs, was aber nicht deklariert werden muss, da der Zusatzstoff mithilfe von gentechnisch veränderten Mi-

kroorganismen erzeugt und danach wieder davon gereinigt wird. Von einigen Wissenschaftlern wird die Theorie vertreten, dass es in hohen Dosen in Verbindung mit dem Süßstoff Aspartam neurodegenerative Erkrankungen begünstigen könne.

Hefeflocken sind unbedenklich

Ein schon lange bekanntes Würzmittel im Biobereich sind Hefeflocken, die natürliche Glutaminsäure enthalten. Hefeflocken sind frei von aktiven Hefen und entstehen, wenn flüssige Hefe auf Walzen gesprüht, getrocknet und dann abgeschabt wird. Sie enthalten verschiedene B-Vitamine, Mineralstoffe, Spurenelemente und Eiweiß. Da die Inhaltsstoffe sehr hitzelabil sind, sollten sie erst nach dem Kochen auf die Speisen gebracht werden. Als natürliches Produkt können Sie also Hefeflocken bedenkenlos verwenden, wenn bei Ihnen keine Unverträglichkeit vorliegt. Hefeflocken sind in der veganen Küche ein beliebtes Würzmittel, das den Speisen einen pikanten Geschmack verleiht. Sie werden häufig dort verwendet, wo Nichtveganer zur Geschmacksintensivierung Parmesan streuen (der übrigens auch eine Glutaminsäurebombe ist): in Suppen, Saucen, Gemüse. Hefeflocken schmecken auch auf Nudeln und Aufläufen und geben Eintöpfen einen runden Geschmack.

Ungeeignete Würzmittel

Bestrahlte Kräuter und Gewürze, naturidentische oder künstliche Aromastoffe, künstliche Geschmacksverstärker, Farbstoffe, Konservierungsstoffe, undurchschaubare Fertigmischungen, Salz mit künstlichen Fluorzusätzen, Kochsalz, raffiniertes Salz mit Trennmitteln und Rieselhilfen.

In Deutschland dürfen (derzeit) lediglich bestrahlte getrocknete aromatische Kräuter und Gewürze angeboten und verkauft werden. Alles andere braucht eine spezielle Genehmigung.[34]

Haltbarmachung durch Bestrahlung

Laut einer Berichterstattung des Bundesamtes für Verbraucherschutz und Lebensmittelsicherheit wurden bei einer Untersuchung im Jahr 2005 von 4000 Stichproben rund 1 % bestrahlte Lebensmittel gefunden, obwohl für diese eine Bestrahlung nicht zugelassen gewesen wäre. Normalerweise müssten in der EU bestrahlte Lebensmittel in der Zutatenliste durch die Angabe »bestrahlt« oder »mit ionisierenden Strahlen behandelt« gekennzeichnet werden.[35]

Laut einer Untersuchung des bayerischen Landesamts für Gesundheit und Lebensmittelsicherheit im Jahr 2007 waren 2,1 % der untersuchten Lebensmittelproben wegen Bestrahlung zu beanstanden, vor allem asiatische Nudelgerichte, türkische Instantsuppen und Nahrungsergänzungsmittel aus den USA und der Schweiz. Untersuchte Öko-Produkte waren alle in Ordnung. Aufgrund der Masse an Importgütern können nur verschwindend geringe Stichproben gemacht werden.[36]

Die verwendete Strahlung wird in Form von Gammastrahlung über radioaktive Substanzen erzeugt oder als Röntgenstrahlung oder beschleunigte Elektronen eingesetzt, um Makroorganismen (Würmer, Maden, Käfer, Schaben etc.) und Mikroorganismen (Keime) in Lebensmitteln abzutöten, die Reifung von Obst und Gemüse zu verlangsamen und die Haltbarkeit von Produkten zu verlängern.

Seit Längerem wird in der EU diskutiert, ob zur »Dekontamination von Schlachttierkörpern« ionisierende Strahlung und die Behandlung mit Chemikalien wie z. B. Chlorbäder zugelassen werden sollen, wie es bereits in den USA tägliche Praxis ist.

Außerhalb von Deutschland ist in vielen anderen Ländern (auch der EU) eine Strahlenbehandlung ebenso für andere Lebensmittel erlaubt. In Italien, Frankreich, Belgien und Großbritannien dürfen z. B. Knoblauch und Zwiebeln durch radioaktive Strahlen am Austreiben gehindert werden. Auch Geflügel, Garnelen, Froschschenkel, Eiklar, einige Gemüse und Früchte, Kartoffeln, Fische, Kasein und anderes wird bereits in einigen Ländern bestrahlt.[37]

So kann eine radioaktive Bestrahlung Obst und Gemüse am Reifen hindern und durch Zellwandzerstörung bei Trauben eine erhöhte Saftausbeute erwirken. Durch die Reifeverzögerung und Keimtötung hat die Industrie den Vorteil, dass man den Produkten ihr wahres Alter nicht mehr ansieht. So sind längere Transportwege und Lagerung möglich, die energiereiche Strahlung bewirkt aber auch im Lebensmittel Gewebsschädigungen, die mit der Bildung von Wasserstoffperoxid (bei wasserreichen Produkten), freien Radikalen, Radiotoxinen und/oder Vitamin- und Mineralstoffverlust einhergehen können.[38] Bereits verdorbene Nahrungsmittel können so durch Bestrahlung aufgehübscht werden, wodurch die Befürchtung realistisch ist, dass Lebensmittelbestrahlungen auch als Kompensation für Hygienemängel eingesetzt werden.

Bei ökologisch erzeugten Lebensmitteln ist die Anwendung von jedweder Bestrahlung verboten.

Wenn es süß schmecken soll

Bevorzugen Sie zum Süßen frisches Obst mit natürlicher Fruchtsüße und ungeschwefeltes Trockenobst (Seite 245). In beschränkten Maßen einzusetzen: Vollrohrzucker, Ahornsirup (Seite 248), Apfel- und Birnendicksaft (Seite 249), Zuckerrübensirup (Seite 249), Agavendicksaft (Seite 249) und Ähnliches sollten sparsam verwendet werden. Auch wenn die alternativen Süßungsmittel einige Mineralstoffe liefern, verdanken sie doch ihre Süßungskraft den kurzkettigen Zuckern (Mono- und Disaccharide), die bei übermäßigem Konsum problematisch sein können.

Stevia: Ein in der westlichen Welt relativ neues Süßungsmittel ist Stevia (»Honigkraut«), eine Pflanze, die seit Jahrhunderten in Paraguay und Brasilien zum Süßen von Speisen und Getränken verwendet wird. Stevia hat eine vielfach stärkere Süßkraft als Zucker und ist praktisch kalorienfrei. Sie können mit Stevia-Blättern experimentieren. Künstlich isolierte Extrakte daraus gehen mit einer vollwertigen Ernährung nicht konform.

Die meisten Süßungsmittel sind nicht zu empfehlen

Ungeeignet für die vollwertige, pflanzliche Ernährung sind künstliche Süßstoffe und Zuckeraustauschstoffe, raffinierter Zucker (= weißer Zucker) und alle Produkte, die diesen enthalten; »brauner Zucker« (industriell bearbeitet), verarbeiteter Rohrzucker, Malzzucker, Glukosesirup und Ähnliches, Maltodextrin, isolierter Frucht-, Trauben- und Milchzucker, bearbeitetes und geschwefeltes Trockenobst, kandierte Trockenfrüchte, klassische Süßigkeiten aller Art, gesüßte Ge-

tränke wie Softdrinks, Cola etc., auch wenn sie mit Zuckerersatzstoffen gesüßt sind. Der durchschnittliche jährliche Pro-Kopf-Verbrauch von Zucker in Deutschland liegt bei unglaublichen 33–34 kg (Angaben der wirtschaftlichen Vereinigung der Zuckerindustrie 2012).[39]

Vitamin-B1-Mangel

Thiamin (Vitamin B1) wird im Körper in seine aktive Form Thiamindiphosphat überführt und wirkt als wichtiges Coenzym im Zuckerstoffwechsel mit. Dort ist es maßgeblich an der Gewinnung von Energie aus der Nahrung beteiligt. Da der Hauptlieferant von Vitamin B1 aber vor allem Getreidekeime sind und Weißmehlprodukte diese Keime nicht mehr enthalten, verdichtet sich ein Vitamin-B-Mangelsyndrom durch erhöhten Zuckerkonsum in Kombination mit Weiß- und Auszugsmehlen, da Vitamin B1 (Seite 263) dann verstärkt aufgebraucht wird.

Auf künstliche Zuckerersatzstoffe (dazu zählen Süßstoffe und Zuckeraustauschstoffe) auszuweichen, ist allerdings in der Vollwerternährung keine Alternative.

Süßstoffe: süßer Geschmack ohne Kalorien

Zu den in der EU zugelassenen Süßstoffen zählen unter anderem Saccharin, Cyclamat, Aspartam, Acesulfam und andere. Süßstoffe haben keine oder vernachlässigbare Kalorien. Die Lebensmittelindustrie verwendet sie in Getränken, Milchprodukten, Konfitüren, Obstkonserven, Gelees, Süßigkeiten, Salaten, sogenannten Light-Produkten und sogar in alkoholfreiem Bier. Aspartam (E951) ist gefährlich für Menschen, die unter Phenylketonurie leiden, da sie die Aminosäure Phenylalanin (ein Bestandteil von Aspartam) nicht abbauen können. In der Wissenschaft wird noch darüber gestritten, ob die Süßstoffe Aspartam und Cyclamat (E952) krebserzeugend sind oder nicht. Der Süßstoff Thaumatin (E957) wird meist über gentechnisch veränderte Mikroorganismen hergestellt.

Obwohl der Süßstoff Saccharin (E954) schon 1885 auf den Markt kam, gibt es über die Langzeitwirkung auf den menschlichen Körper wenig Aussagekräftiges; vonseiten der Industrie und Politik scheint wenig Interesse zu bestehen, das zu ändern.

Einiges möchte ich jedoch zu bedenken geben: Beim Abbau von Aspartam entstehen als Stoffwechselzwischenprodukte Asparaginsäure, das schon erwähnte Phenylalanin und Methanol. Methanol ist ein toxischer Alkohol, der abgebaut wird zu Formaldehyd und Ameisensäure, beides starke Zellgifte.

Light-Produkte: Die USA sind ein Eldorado für sogenannte Light-Produkte und Diätgetränke, und trotzdem ist ein Drittel der erwachsenen Amerikaner adipös. Übergewicht wiederum ist ein starker Risikofaktor für Diabetes Typ 2. Die Diabetes-Inzidenz stieg dort von 1990 bis 1998 um 33 %.

Schweinemast: In der Schweinemast werden Süßstoffe statt billigerem Zucker eingesetzt. Warum? Sicherlich nicht, damit die Schweine mit einem Diätprodukt schlank bleiben. Die Tiermäster argumentieren so, dass Ferkel bis zum vierten Monat Futter mit Saccharin erhalten dürfen, um sie so schneller von süßer Muttermilch auf herber schmeckendes Folgefutter umzustellen. So können die Ferkel früher abgestillt und damit früher gemästet werden. Die Schweine fressen über ihren Hunger hinaus.

Heißhungerattacken: Es gibt unterschiedliche Untersuchungen, die zeigen, dass auch Menschen beim Süßstoffkonsum dazu neigen, größere Mengen zu verzehren. Wenn wir die Geschmacksrichtung süß essen und gleichzeitig aber keine Kalorien zuführen, löst das Gehirn Heißhungerattacken aus, weil über den süßen Geschmack auch eine hohe Energiedichte erwartet wird, die dann aber über das süßstoffhaltige Nahrungsmittel oder Getränk nicht geliefert wird.

Trinkwasserbelastung: Synthetische Süßstoffe werden mit dem Urin ausgeschieden und können über Kläranlagen nicht rückstandslos entfernt werden. Unser Trinkwasser, Oberflächengewässer und darüber manche Mineralwässer sind mit einigen dieser Süßstoffe mehr oder weniger belastet, was durch neue Analyseverfahren nachweisbar wurde.[40]

Zuckeraustauschstoffe

Zuckeraustauschstoffe sind Kohlenhydrate, die nicht den Insulinweg in die Zellen gehen und die deshalb von Diabetikern anstelle von Zucker verwendet werden. Zuckeraustauschstoffe haben zwar Kalorien, weisen aber eine viel stärkere Süßkraft als Zucker auf, weshalb man quantitativ weniger dieser Stoffe zum Süßen braucht. In großen Mengen können sie Blähungen und Durchfälle auslösen. Beispiele für Zuckeraustauschstoffe sind: Sorbit (E420), Mannit (E421), Isomalt (E953), Xylit (E967) und andere.

Getränke

Trinken Sie normales Trinkwasser, natürliches Mineralwasser aus der Region, Kräutertee, Früchtetee; naturreine, ungesüßte und verdünnte Obst- und Gemüsesäfte; Getreidekaffee, Carob (schokoladig schmeckende Frucht des Johannisbrotbaums). Gut verträglich sind auch Rooibostee, Honeybush-Tee oder ayurvedische Teemischungen wie Yogi-Tee.

- Quellwasser oder unbelastetes, natriumarmes Wasser und auch leichte Saftschorlen sollten den Hauptteil der Flüssigkeitszufuhr ausmachen.
- Hervorragend und aufgrund seiner basischen Wirkung im Körper auch entsäuernd ist Zitronenwasser: Den Saft einer frisch ausgepressten Zitrone auf 1 Liter Wasser ohne Kohlensäure geben (Kohlensäure würde den basischen Effekt wieder zunichtemachen).
- Arzneipflanzentees sind als Heilmittel zu betrachten und sollten nicht über einen längeren Zeitraum ohne Indikation eingenommen werden. Wechseln Sie aus diesem Grund spätestens nach sechs Wochen Teemischungen.
- Grün- und Schwarztee sowie Kakao sind in Maßen in Ordnung.
- Kaffee ist kein Getränk, sondern ein Genussmittel und sollte nur äußerst sparsam getrunken werden.
- Unverdünnte Frucht- und Gemüsesäfte gelten nicht als Getränk, sondern als kleine Mahlzeit.

Ungeeignet

Verzichten Sie auf Iso-Drinks, Softdrinks, Instantgetränke zum Anrühren, Fruchtsaftgetränke, zucker- oder süßstoffhaltige Getränke, Alkohol, Limonaden, koffein- oder guaranahaltige Aufputsch-Getränke, Energy-Drinks, Proteindrinks, gesüßte Teepulver und Ähnliches. Mineralwässer aus dem Ausland sind (nicht nur) wegen ihrer schlechten Klimabilanz infrage zu stellen.

Basispunkte einer modernen, vollwertigen Pflanzenkost

Vielleicht mag es für Sie zunächst kompliziert erscheinen, aber eigentlich ist eine Ernährung auf pflanzlicher Basis ganz einfach. Sie müssen keine Kalorien zählen, keine Kostpläne zusammenstellen, nichts abwiegen oder messen, sondern einfach ein paar ganz simple Grundsätze befolgen. Dieses sind die Basispunkte einer modernen, vollwertigen Ernährung mit Pflanzen:

- Es gibt (fast) keine Nähr- und Wirkstoffe für die menschliche Ernährung, die Sie nicht in exzellenter Weise über Pflanzen zur Verfügung gestellt bekommen. Streichen Sie also getrost alle Nahrungsmittel tierischen Ursprungs von Ihrem Speiseplan. Die Vitamine D und B12 und ein paar kritische Substanzen nehmen eine Sonderstellung ein, die im Laufe dieses Buches noch genau beleuchtet wird.
- Essen Sie sich satt. Mit einer vollwertigen, unraffinierten Pflanzenkost wird sich Ihr Gewicht ganz von allein regulieren. Komplexe Kohlenhydrate werden anders verstoffwechselt als raffinierte, deshalb wird Ihr Körper durch eine Ernährung auf Pflanzenbasis mit ziemlicher Sicherheit und etwas Geduld ganz von allein auf sein Idealgewicht kommen.
- Vermeiden Sie raffinierte Kohlenhydrate, also Weiß- und Auszugsmehlprodukte und Industriezucker sowie alle Nahrungsmittel, die diese enthalten.
- Steigen Sie um auf Vollkorn (Brot, Nudeln, Reis, Backwaren) und natürliche Süßungsmittel aus komplexen Kohlenhydraten (am besten Trockenfrüchte oder süßes Obst).
- In der Zubereitung ist zu beachten: Je mehr ein Nahrungsmittel von seiner ursprünglichen Form abweicht oder verändert wird, umso mehr Nähr- und Vitalstoffe gehen verloren und desto mehr entfernt es sich vom Vollwertaspekt.
- Verzichten Sie auf unnatürliche Nahrungsmittel und Konserven, Fertigprodukte, Fast Food, industriell hergestellte Lebensmittel und Ähnliches.
- Verwenden Sie am besten saisonale Frischkost aus der Region und fair gehandelte Lebensmittel, die Sie selbst zubereiten. Am hochwertigsten ist natürlich selbst angebautes Obst und Gemüse, denn dieses kommt am frischesten auf Ihren Teller. Bevorzugen Sie Freilandware, denn diese enthält am wenigsten Nitrat.
- Essen Sie in jedem Fall abwechslungsreich, das heißt bei Obst und Gemüse auch: von jeder Farbe etwas und von dem, was über und was unter der Erde wächst.
- Verwenden Sie Fette und Öle nur sparsam und in hochwertiger Qualität.
- Pflanzliche Rohkost (dazu gehören Obst, Gemüse, Salate, Nüsse, Sprossen, Samen und Saaten) sollte mindestens ein Drittel Ihres täglichen Speiseplans einnehmen.
- Vermeiden Sie Genussmittel, die Stress auslösen wie z. B. Kaffee, Alkohol, Nikotin und andere Stimulanzien oder Drogen.
- Trinken Sie genügend: mindestens 2 Liter am Tag (Kaffee und Schwarztee nicht eingerechnet), damit Ihre natürliche Entgiftung aufrechterhalten wird.

Erlauben Sie mir abschließend noch eine Bemerkung: Wenn Sie für sich spüren, dass für Sie persönlich eine Änderung Ihrer Ernährungsgewohnheiten richtig wäre, dann ist hier und jetzt der beste Zeitpunkt dafür, um damit zu beginnen. Oder wie es ein Spruch, der öfter als Graffiti zu lesen ist, ausdrückt: »Heute ist der erste Tag vom Rest deines Lebens!«

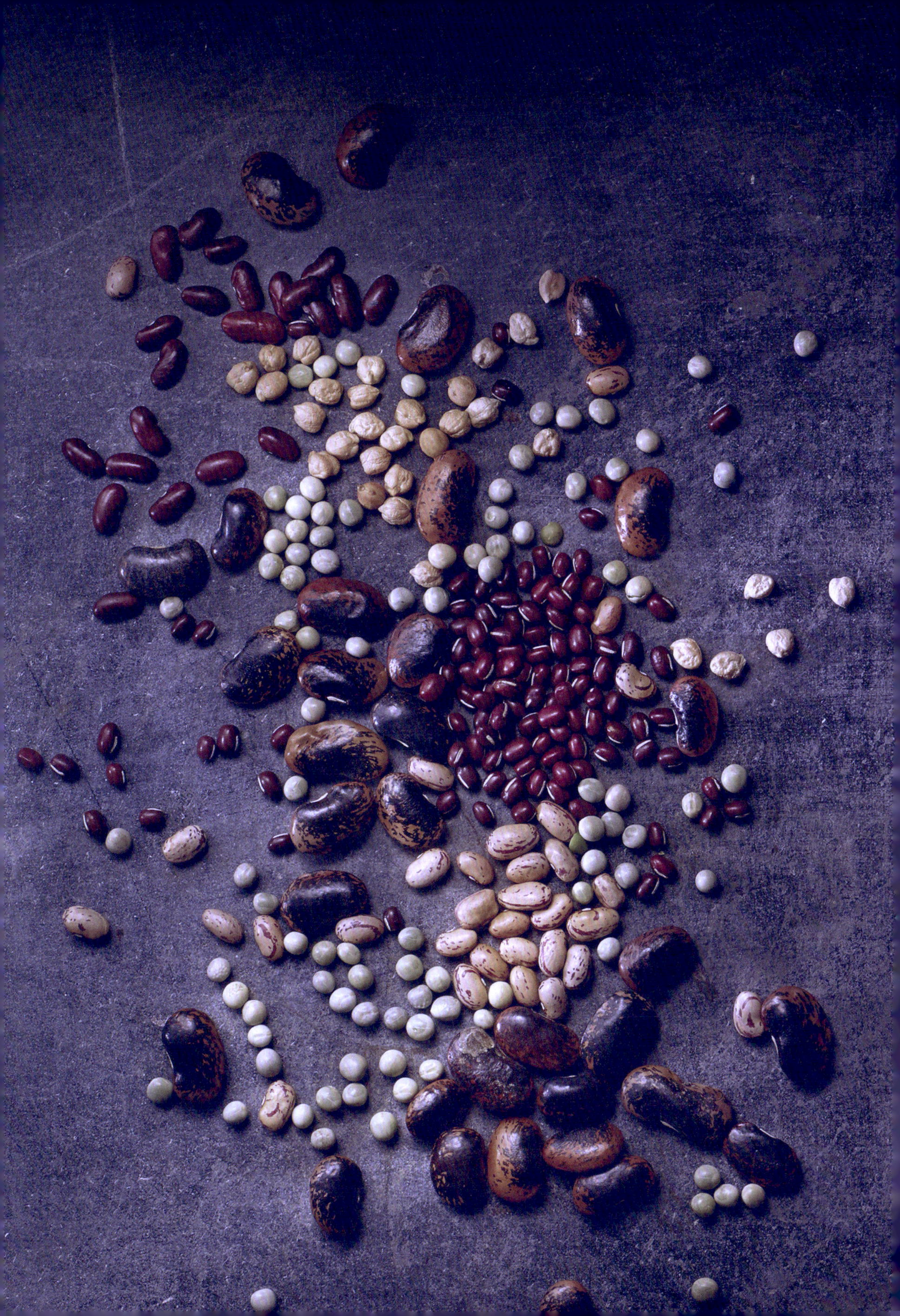

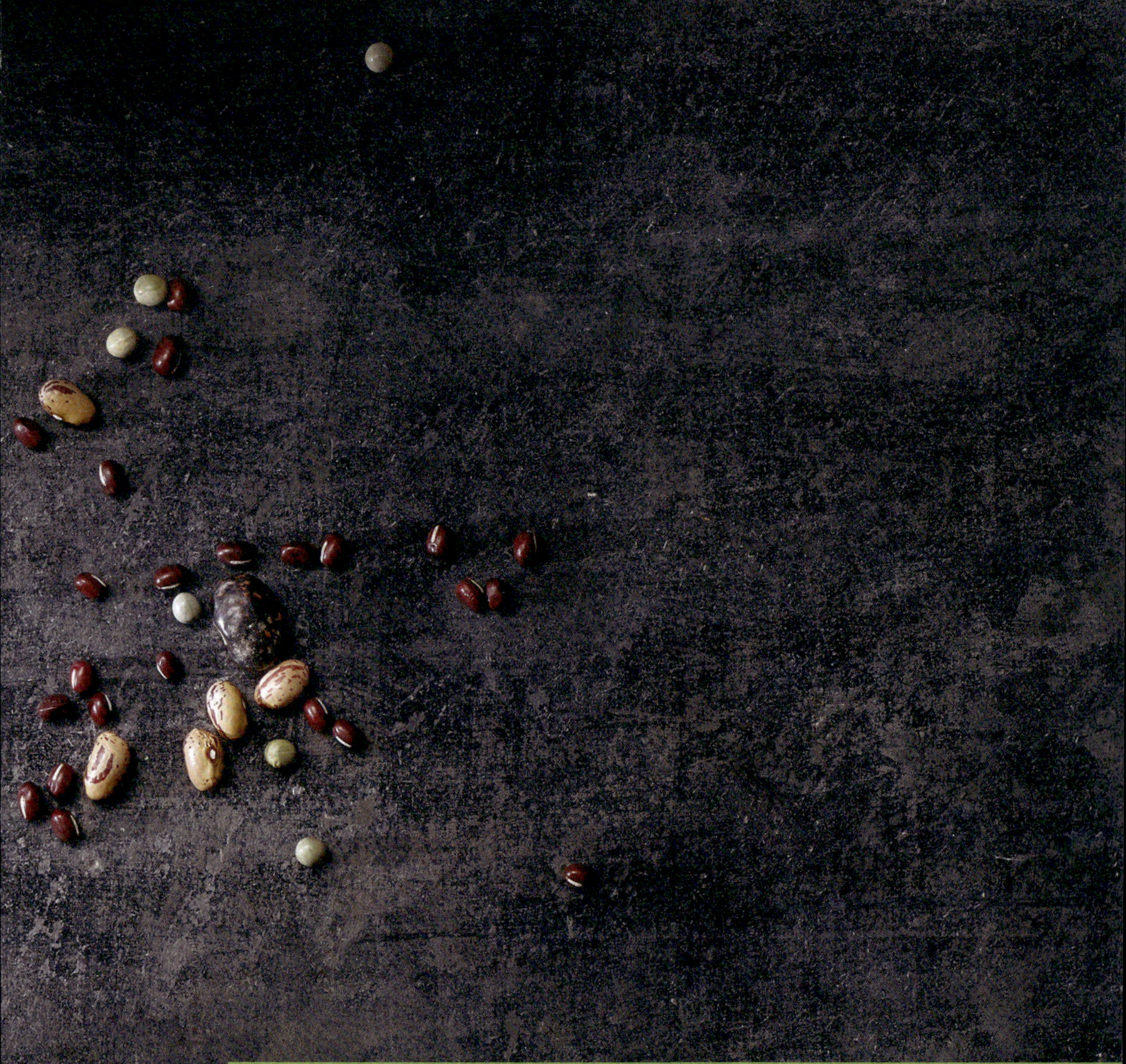

Eiweiß fürs Leben

Ohne Eiweiß ist Leben nicht möglich. Es ist der Baustoff für Zellen, Gewebe und unzählige Wirkstoffe. Primäre Quelle für lebenswichtige Aminosäuren sind Pflanzen!

Eiweiß für den Menschen

Jede Zelle unseres Körpers braucht Eiweiße. Diese sind aus Aminosäuren aufgebaut. Manche davon können nur von Pflanzen und bestimmten Mikroorganismen hergestellt werden.[41]

Der Begriff Eiweiße = Proteine bedeutet »die Ersten«, die »Wichtigsten« (griechisch protos), da jede Zelle im menschlichen Organismus Eiweiße enthält. Selbst Hormone, Antikörper und Enzyme können ohne Eiweißstoffe nicht aufgebaut werden, nicht mal der Schleim, der beim Schnupfen aus unserer Nase tropft. Ohne Eiweiße gibt es kein Leben.

Proteine sind aus Aminosäuren aufgebaut

Wie wir an den unterschiedlichsten Körpergeweben sehen können, handelt es sich bei Eiweißen um die verschiedensten Strukturen. Dies ist möglich, weil Eiweiße aus den Bausteinen Aminosäuren bestehen. Der menschliche Organismus benutzt insgesamt nur 20 dieser verschiedenen Grundbausteine, die er in unterschiedlicher Zahl und Reihenfolge kombiniert und somit eine unvorstellbare Vielfalt an Zellen, Stoffen und Geweben entstehen lässt.

Auf diese Art sind die Eiweiße im menschlichen Organismus anders zusammengefügt als im tierischen oder pflanzlichen. Auch die Eiweißstoffe des Menschen selbst haben je nach Eigenschaft und Funktion der entsprechenden Zelle einen anderen und spezifischen Aufbau. Eine Muskelzelle ist z. B. anders zusammengesetzt als eine Blut- oder Nierenzelle usw.

Die Vielfalt vergrößert sich noch dadurch, dass Eiweißstoffe sich mit Nichteiweißstoffen verbinden können, was man Proteide nennt. Diese enthalten in ihren Molekülen dann z. B. Metalle oder Kohlenhydrate. So ist z. B. der menschliche Blutfarbstoff Hämoglobin im roten Blutkörperchen (Erythrozyten) sehr komplex aus Häm (eisenhaltige Komponente) – O (Sauerstoff) – Globin (Eiweiß) aufgebaut.

Wie Pflanzen und Mikroorganismen Aminosäuren herstellen

Der menschliche und tierische Organismus kann zwar die einzelnen Aminosäuren

zusammensetzen und somit Eiweißstoffe bilden, wie wenn Perle an Perle an einer Kette aufgereiht wird, aber nur Pflanzen und einige Mikroorganismen vermögen die lebenswichtigen Aminosäuren aufzubauen. Aus der Stickstoffquelle Nitrat (z. B. in Verwesungs- und Fäulnisprodukten im Boden, Düngern u. Ä.) oder durch Knöllchenbakterien, die Luftstickstoff binden, bilden die Pflanzen Ammoniak und als Endprodukt dieser Stickstoffassimilation Aminosäuren, die durch Wasserabspaltung zu Eiweißen zusammengesetzt werden.

Der Mensch kommt zu diesen Aminosäuren, indem er entweder direkt die Pflanzen isst und deren Eiweißstoffe über seine Verdauungstätigkeit wieder in einzelne Aminosäuren trennt oder aber indirekt, indem er Tiere isst, die die Pflanzen gegessen haben. Oder indem er Tiere isst, die Tiere gegessen haben, die Pflanzen gegessen haben. Damit versorgen Pflanzen entweder unmittelbar oder mittelbar (über Tiere) den Menschen mit den wichtigen Aminosäuren.

Die Grundstruktur der Aminosäuren setzt sich zusammen aus einer Kohlenstoffkette mit einer Säuregruppe (COOH) und einer stickstoffhaltigen Aminogruppe (NH_2). Deshalb ist eine positive Stickstoffbilanz des Körpers eine der Messgrößen in Laboruntersuchungen dafür, ob wir genügend Eiweiß aufgenommen haben.

Essenzielle Aminosäuren

Es gibt 9–10 essenzielle Aminosäuren, die lebensnotwendig sind (Histidin, Isoleucin, Leucin, Lysin, Methionin, Phenylalanin, Threonin, Tryptophan, Valin). Arginin muss nur in bestimmten Lebenssituationen von außen zugeführt werden, z. B. beim Heranwachsen. Die restlichen der 20 verwendeten Aminosäuren kann unser Körper entweder aus den genannten oder aus anderen Stoffen selbst herstellen: Alanin, Asparagin (+ -säure), Cystein, Glutamin (+ -säure), Glycin (= Glykokoll), Prolin, Serin, Tyrosin.

Proteinstoffwechsel

Wenn wir komplex zusammengesetzte Eiweiße essen, sind verschiedene Organe an deren Aufspaltung und Verstoffwechselung beteiligt. Schauen wir uns die Prozesse im Einzelnen an.

Der Weg durch unseren Körper

Magen: Die Salzsäure lässt Eiweiße quellen, um sie für Verdauungsenzyme (= Stoffwechselkatalysatoren) angreifbar zu machen. Die aktivierten Enzyme Pepsin und Kathepsin spalten Eiweißmoleküle in Polypeptide (so nennt man große Aminosäuresequenzen).

Bauchspeicheldrüse: Sie liefert Vorstufen der Enzyme Trypsin, Chymotrypsin, Elastase und Carboxypeptidasen, die im Dünndarm aktiviert werden.

Dünndarm: Die aktivierten eiweißspaltenden Enzyme der Bauchspeicheldrüse spalten Polypeptide zu Peptiden (kleinere Aminosäuresequenzen). Die im Dünndarmsaft enthaltene Peptidase spaltet Peptide großteils zu Aminosäuren.

Leber: Vom Dünndarm aus gelangen die Aminosäuren über den Blutweg (Pfortader) zur Leber, die daraus körpereigene Bluteiweiße herstellt:

- Albumine (halten Flüssigkeit in den Blutgefäßen, bei Mangel entstehen Ödeme)

- Globuline (haben Transport- und Abwehrfunktionen)
- Fibrinogen (wichtig für die Blutgerinnung)

Der Aminosäure-Umbau in der Leber wird Transaminierung genannt. Dazu brauchen wir Transferasen bzw. Transaminasen: Gamma-GT, GOT (Glutamat-Oxalacetat-Transaminase), GPT (Glutamat-Pyruvat-Transaminase). Als Coenzym für die Aminosäure-Umstrukturierung benutzen wir Vitamin B6. Die Lebertransaminasen lassen sich im Blutlabor darstellen. Steigen diese normalerweise intrazellulär vorkommenden Stoffe im Blut an, zeigt das, das etwas mit der Leberzelle nicht stimmt. Von der Leber aus werden die restlichen Aminosäuren überallhin verteilt, wo sie gebraucht werden.

Hormone der Eiweißverdauung

An der Eiweißverdauung beteiligte Hormone sind unter anderem: Motilin, Pankreozymin, Sekretin und GIP = Enterogastron. Fett- und eiweißreiche Mahlzeiten lassen auch den Blutzuckerspiegel ansteigen, da ein Teil davon einige Stunden nach der Nahrungsaufnahme in Zucker umgewandelt wird, weshalb sich dann der Insulinverbrauch erhöht. Deshalb steigt bei Diabetikern (»Zuckerkranke«) massiv der Insulinbedarf an, wenn sie z. B. eine Salamipizza oder eine Bratwurst gegessen haben. Diese Erkenntnis ist relativ neu und wird leider viel zu wenig in der Diabetikerberatung berücksichtigt.

Die Salzsäureproduktion des Magens wird stimuliert durch das Hormon Gastrin. Eine tierproteinreiche Mahlzeit steigert damit die Säurebildung des Magens deutlich. Dies ist zu berücksichtigen für Patienten mit Magenschleimhaut- und Darmentzündungen sowie Geschwürleiden, da eine anhaltende Übersäuerung die Prognose dieser Krankheiten erheblich verschlechtert und chronisch progrediente (= anhaltend fortschreitende) Entzündungen der Magen-Darm-Schleimhaut als Präkanzerose (potenzielles Entartungsrisiko) zu werten sind.

Pflanzenprotein übersäuert nicht in dieser Art, da pflanzliche Nahrungsmittel mit dem Eiweiß gleichzeitig viele basische Pufferstoffe liefern.

Um eine Übersäuerung zu neutralisieren, produziert die Bauchspeicheldrüse Bicarbonat als alkalisierenden Stoff. Dieses Puffersystem ist aber nicht unerschöpflich.

Eiweißabbau in der Leber

Den Abbau von nicht mehr benötigten Eiweißen im Körper übernimmt die Leber, indem sie die Eiweiße spaltet in ihr Kohlensäureskelett (COOH, kann wie Zucker im Zitronensäurezyklus der Zellen zu Energie verbrannt werden) und die Aminogruppe (NH_2, eine Stickstoffverbindung), bei deren Spaltung mittels Enzymen Histamin oder Ammoniak entsteht, das wiederum mit Kohlendioxid (CO_2) in Harnstoff umgewandelt wird. Dabei wirkt die Dehydrogenase AP (alkalische Phosphatase) mit.

Harnstoffausscheidung über die Nieren

Harnstoff gelangt über den Blutweg zu den Nieren. Damit Harnstoff als ausscheidungspflichtige Substanz in den Urin überführt werden kann, brauchen wir funktionstüchtige Nieren. Steigt Harnstoff im Blut über gewisse Grenzen an, kommt es zu Vergiftungssymptomen.

Nierensteine und Osteoporose

Nachfolgend wird ersichtlich, warum ein Überschuss an tierischem Protein die Bildung von Nierensteinen und Osteoporose fördert (Veganer ernähren sich naturgemäß nicht so eiweißlastig wie Fleischesser):

Fleisch- und Milchprodukte, im Übermaß zugeführt, erhöhen die Säurelast im Blut. Dieser Säureüberschuss veranlasst den Organismus, Kalzium, das er aus den Knochen holt, als Puffer einzusetzen, um den pH-Wert zu neutralisieren. Der Knochen entkalkt und wird brüchiger, es kommt zur erhöhten Kalziumausscheidung über den Urin, die Nieren aber sind überfrachtet mit Kalzium, wo es sich zu Steinen zusammenlagern kann.[42]

Harnsäureüberschuss

Wenn vermehrt Harnsäure anfällt, wird das Entstehen der häufig verbreiteten Kalzium-Oxalat-Steine (ca. 75 % der diagnostizierten Steine) weiterhin begünstigt.[43] Aus Harnäure selbst können auch Nierensteine entstehen, wenn die Harnsäure durch Übersättigung nicht mehr in Lösung gehalten werden kann: Uratsteine (10–15 % der Nierensteintypen). Natürlich gibt es auch andere als ernährungsveranlasste Ursachen der Nierensteinbildung, aber ein Großteil der Nierensteinleiden könnte mit bedarfsangepasster Kost verhindert werden.

Und woher kommt Harnsäure? Sie ist ein Endprodukt des Purinstoffwechsels. Purine wiederum sind wichtige Bausteine der DNS, also der Erbinformation von Mensch, Tier und Pflanze. Werden Zellkerne abgebaut, fällt als ausscheidungspflichtiges Abfallprodukt Harnsäure an, die über die Niere ausgeschieden wird. Grundsätzlich gilt: Je komplizierter eine belebte Substanz aufgebaut ist, desto mehr DNS enthält sie auch. So beinhaltet ein Salatblatt um ein Vielfaches weniger Purine als kompliziert aufgebaute Tierzellen.

Gicht

Ein Harnsäureüberschuss kann neben Steinbildung in der Niere auch zu Ablagerungen in Geweben und Organen führen und diese entzünden. So entsteht unter Umständen aus einer Hyperurikämie (Harnsäureerhöhung im Blut) die Stoffwechselkrankheit Gicht. Fettreiche Nahrungsmittel verschlechtern das Beschwerdebild zusätzlich.

Innereien, viele Fischarten und alle Fleisch- und Wurstsorten sind am purinreichsten und sind diesbezüglich ursächlich für die meisten Beschwerden im Rahmen einer Hyperurikämie. Bis auf wenige Ausnahmen (z. B. Hülsenfrüchte) können alle pflanzlichen Nahrungsmittel vom Gichtpatienten hervorragend vertragen werden, zum Großteil werden sich erhöhte Harnsäurewerte durch Pflanzenkost normalisieren und der Patient wird beschwerdefrei.

Wir nehmen also komplex zusammengesetzte Eiweißstoffe mit der Nahrung auf, zerlegen diese wieder in ihre Bestandteile im Rahmen unserer Verdauungstätigkeit über Enzyme, liefern die Einzelbausteine über den Blutweg an den Ort des Bedarfs in unserem Körper und setzen dann die einzelnen Aminosäuren in anderen Reihenfolgen und Kombinationen völlig neu zusammen und bilden so unsere körpereigenen Eiweißstrukturen aus.

In dieser Weise wird artfremdes Eiweiß aus unseren Nahrungsmitteln in körpereigene Strukturen verwandelt. Das, was wir essen, wird zu einem Teil von uns.

Die isolierte Einnahme von Aminosäuren

Man mag vielleicht versucht sein, wenn man die sagenhaften Funktionen der einzelnen Aminosäuren im Körper studiert, die eine oder andere Aminosäure als Nahrungsergänzungsmittel einzunehmen, um einzelne Wirkbereiche im Organismus »aufzublasen«.

Dazu möchte ich zu bedenken geben, dass es mit der Substitution einzelner Bausteine bei Weitem nicht getan ist. Die Zufuhr von Eiweißstoffen kann nur intermediär betrachtet werden, da der Körper naturgegeben die Nahrungsproteine nicht isoliert aufnimmt, sondern stets im Verbund mit anderen Nährstoffen und deshalb der Proteinstoffwechsel nicht vom übrigen Stoffwechsel abgekoppelt werden kann. Wird dem Körper z. B. ausreichend Energie in Form von (vollwertigen) Kohlenhydraten zugeführt, verringert sich entsprechend der Proteinbedarf, weil nun das angelieferte Eiweiß als Baustoff zur Verfügung steht und nicht zur Energiegewinnung »verbraten« werden muss.

In der Natur kommen Aminosäuren in Nahrungsmitteln nicht einzeln vor, sondern immer in Kombination. Werden einzelne Aminosäuren isoliert substituiert, kann ein Ungleichgewicht zugunsten dieser einen entstehen. Bei zentralen Reaktionen im Aminosäurestoffwechsel ist Vitamin B6 als Co-Faktor beteiligt. Die Aminosäure Arginin z. B. verbessert die Insulinwirkung, was sich positiv auf den Blutzucker auswirkt. Insulin kann aber ohne Zink weder hergestellt noch gespeichert werden (dieses Wissen ist von großer Bedeutung für Diabetiker). Im Grunde wissen wir viel zu wenig über die komplexen Interaktionen der einzelnen Nahrungsmittelbestandteile, um einen einzigen davon herausgreifen zu können und isoliert als Substrat zu verabreichen.

Aminosäure Tryptophan

Das möchte ich Ihnen am Beispiel der Aminosäure Tryptophan veranschaulichen. Tryptophanreiche pflanzliche Lebensmittel sind Nüsse (besonders Erdnüsse und Cashewkerne), Hülsenfrüchte (besonders Sojabohnen) und Vollkornprodukte. Diese Aminosäure ist ein Baustein verschiedener Gewebshormone, so auch von Melatonin und Serotonin (unter Zuhilfenahme von Vitamin B6).

Melatonin ist unsere hormonelle Schlafsubstanz

Melatonin wird von lichtempfindlichen Zellen der Zirbeldrüse im Gehirn dann produziert, wenn es dunkel wird. Licht hemmt die Melatoninproduktion. Damit regelt Melatonin also den Wach-Schlaf-Rhythmus. Da die Zirbeldrüse über Licht und Dunkelheit gelenkt wird, gibt es immer dann Probleme, wenn wir dieses feine System austricksen, z. B. bei Fernflügen (Jetlag) oder Schichtarbeit. Im Winter, wenn wenig Tageslicht da ist, steigt der Melatoninspiegel. Es kommt zu Müdigkeit und gedämpfter Stimmung, wenn man nicht über Spaziergänge »Lichtduschen« nimmt. Ein gut funktionierendes Gedächtnis braucht als Voraussetzung einen ausgeruhten Geist. Melatoninmangel führt zu Schlafstörungen, und Schlafstörungen führen zu Konzentrationsdefiziten und Problemen der Merkfähigkeit. Melatonin sorgt also für einen ausgeruhten Schlaf und damit indirekt für eine intakte körperliche und geistige Leistungsfähigkeit. Insofern ist Melatonin unsere hormonelle Schlafsubstanz.

Das beste Mittel gegen Jetlag ist es folglich, sich im Freien im Sonnenlicht aufzuhalten,

weil darüber automatisch die Melatoninausschüttung der Zirbeldrüse gedrosselt wird und sich am Abend nicht zu lange Kunstlicht auszusetzen, sondern mit eintretender Dunkelheit Melatonin natürlich anfluten zu lassen. Aufputschmittel, Drogen und Stimulanzien stören dieses sensible System.

Serotonin ist unsere hormonelle Wecksubstanz

Serotonin ist ein anderer wichtiger Botenstoff für unsere Nervenzellen im Gehirn für unseren Wach-Schlaf-Rhythmus. Es verbessert unsere Stimmungslage und Aspekte unseres Gefühlslebens, indem es stark gemütsaufhellend wirkt. Als Gewebshormon wirkt es auf unterschiedlichste Systeme wie Herz-Kreislauf, schmerzvermittelnd, regulierend auf den Blutdruck, das Sexualverhalten und die Körpertemperatur. Serotonin ist unsere hormonelle Wecksubstanz und wird als Glückshormon gehandelt. Indirekt trägt es zu einem gesunden Schlaf deshalb bei, weil Melatonin aus Serotonin gebildet wird.

Das machte sich die Pharmaindustrie zunutze, indem Medikamente als Stimmungsaufheller (Antidepressiva) entwickelt wurden, die den Serotoninabbau blockieren, damit es länger wirksam bleibt (genauer gesagt die Serotoninwiederaufnahme in die Zellen hemmen und so seine Wirksamkeit im synaptischen Spalt verlängern). Mit steigender Dosierung werden jedoch heftigste Nebenwirkungen beobachtet.

L-Tryptophan als Schlafmittel

Serotonin und Melatonin haben also als gemeinsame Muttersubstanz Tryptophan. Der Grundbaustein Tryptophan macht all diese wunderbaren Vorzüge erst möglich. So war es naheliegend, dass die pharmazeutische Welt diese Aminosäuren für sich entdeckte. Das griechische Wort Pharmakon sagt es eigentlich schon: es bedeutet Arzneimittel und Gift zugleich.

In den USA wurde L-Tryptophan als Schlaf- und Entspannungsmittel ein Verkaufsschlager, und die Welle der Begeisterung schwappte (wie so oft) nach Europa. Für das Medikament wird Tryptophan über bestimmte Mikroorganismen erzeugt. Um die Ausbeute und damit den Gewinn zu maximieren, entschloss sich viele Jahre nach der Markteinführung ein japanischer Hersteller, das entsprechende Bakterium dahingehend genetisch zu verändern, dass es noch mehr Tryptophan »ausspuckt« – zu einem hohen Preis, wie sich später herausstellte. Tausende von Personen, die dieses (dem alten Tryptophan zwar chemisch weitgehend identische, aber mit neu entstandenen giftigen Substanzen belastete) neue Tryptophan-Präparat einnahmen, erkrankten schwer am sogenannten eosinophilen Myalgiesyndrom, viele mit bleibenden Lähmungen, einige starben sogar. Daraufhin wurde diese Abart verboten, die Hersteller gingen wieder auf die ursprüngliche Produktionsart zurück, denn in den herkömmlichen Produkten kamen diese toxischen Stoffe nicht vor. L-Tryptophan ist damit wieder als Schlafmittel auf dem Markt.[44]

Ich erzähle Ihnen diese Geschichte, um zu zeigen, wie wesentlich es ist, bei Nahrungsergänzungsmitteln die richtige Quelle zu wählen, Herstellungsmodi zu hinterfragen und das richtige Ding im rechten Maß an den richtigen Ort zu stellen.

Es ist auch heute noch wahr, was William Shakespeare um das Jahr 1597 herum den heilkräftigen Bruder Laurenzo in »Romeo und Julia« kundtun ließ[45]:

»Oh, große Kräfte sind's,
weiß man sie recht zu pflegen,
die Pflanzen, Kräuter, Stein' in ihrem
Innern hegen.
Was nur auf Erden lebt, da ist
auch nichts so schlecht,
dass es der Erde nicht besondern
Nutzen brächt'.
Doch ist auch nichts so gut, das,
diesem Ziel entwendet,
abtrünnig seiner Art, sich nicht
durch Missbrauch schändet.«

Jeder einzelnen Aminosäure könnten wir sehr viel Platz einräumen, um sie und ihre vielfältigen Funktionen im Körper zu würdigen. Von erheblicher Bedeutung ist aber nicht, dass wir eine einzelne herauspicken, sondern vielmehr, dass wir alle wesentlichen Eiweißstoffe, die wir brauchen, zu uns nehmen. Dies ist mit einer abwechslungsreichen pflanzlichen Ernährung absolut gegeben.

Ausnahmen sind Krankheiten des Aminosäurestoffwechsel

Bei schwerwiegenden Stoffwechselentgleisungen wie Leber- und Nierenstörungen der ernsteren Art, konsumierenden Krankheiten, Resorptions- und Enzymdefiziten und dergleichen kann es notwendig bis lebensrettend werden, in den Eiweißstoffwechsel über externe Gaben von Aminosäuren einzugreifen. Von Selbstversuchen rate ich aber dringend ab. Viel besser ist es, sich in die Hände eines sachkundigen Therapeuten zu begeben und sich nicht von den Werbeaussagen der Arzneihersteller konditionieren zu lassen.

Patienten mit genetischen Störungen im Aminosäurestoffwechsel wie z. B. Phenylketonurie, Ahornsirupkrankheit, Argininbernsteinsäurekrankheit, Cystinurie, Hyperglyzinämie und ähnlichen ererbten Erkrankungen müssen spezielle Ernährungsempfehlungen beachten.

Ungleichgewicht in der Eiweißzufuhr

Wenn wir weniger Eiweiß aufnehmen, als wir brauchen, gilt immer noch der Satz: Ohne Eiweiß kein Leben. Wir fangen an, zu schwinden, schließlich werden sogar Organstrukturen und Bluteiweiße abgebaut, um lebensnotwendige Systeme am Leben zu halten. Das kann man gut bei Magersüchtigen beobachten, aber auch bei Patienten mit konsumierenden Erkrankungen wie z. B. Krebs. Es kommt zu psychischen Veränderungen, Schwäche, Gewichtsverlust und durch den Mangel an Bluteiweißen zu einer Erniedrigung des kolloidosmotischen Drucks in den Gefäßen, was zu Ödemen (= Wasseransammlung im Gewebe) führt. Die Immunabwehr und die Wundheilung funktionieren nicht mehr, die Zellerneuerung ist nicht mehr gewährleistet. Bei Magersüchtigen, die dem Körper auch keinen Brennstoff in Form von Kohlenhydraten geben, wird schließlich der Baustoff Eiweiß in Ermangelung von Energie im Zitratzyklus verbrannt, innere Organe werden abgebaut.

Bei übermäßiger Eiweißaufnahme entstehen Fäulnisprozesse im Darm, weil das überschüssige Eiweiß unzureichend verdaut wird. Dadurch können Giftstoffe entstehen. Durch Eiweißmast (was beim Menschen praktisch nur mit tierischem Eiweiß möglich ist) können Allergien, Beeinträchtigung der Leber- und Nierenfunktion und Übergewicht entstehen. Wir werden uns im Folgenden

noch ganz genau anschauen, was ein Übermaß an Tierprotein im menschlichen Körper auslöst.

Denaturierung

Proteine = Eiweißstoffe entstehen also, wenn sich Aminosäuren zusammenlagern. Das sind bei menschlichen Eiweißen oft 100–1000 einzelne Aminosäuren. Sie haben eine dreidimensionale Struktur und sind mit ihrer schraubenartigen Form um eine imaginäre Achse gewunden und über Brücken miteinander verbunden. Wenn wir Eiweiße erhitzen, brechen wir diese Struktur auf. Deshalb sieht z.B. ein rohes Ei ganz anders aus als ein gebratenes. Auch beim Gerinnen von Milch ändern wir die Eiweißstruktur. Diesen Prozess nennt man Denaturierung. Das ist auch einer der Gründe, weshalb der Körper Fieber nur bis zu einem bestimmten Grade verträgt: Ab 42–43°C können die Bluteiweiße anfangen zu gerinnen, und der Organismus stirbt.

So wird es auch logisch, dass rohe Speisen weniger Energie zuführen als gekochte, denn: Bei gekochten Speisen sind die Eiweiße teils denaturiert, das bedeutet für die enzymatische Aufschlüsselung bei der Verdauungsarbeit werden weniger Kalorien verbrannt (einen Teil der Eiweißspaltung hat uns das Kochen ja schon abgenommen), als wenn man rohe Speisen zu sich nimmt (und der Körper die ganze Arbeit allein machen muss). Deshalb sollte Ihr Speiseplan genügend pflanzliche Rohkost beinhalten. Wenn man nur gekochte Speisen isst, werden weniger Kalorien für die Verdauung benötigt, und man nimmt eher zu.

Eiweiß von Pflanzen

Es ist äußerst einfach, sämtliches benötigtes Eiweiß aus Pflanzen zu beziehen. Die pflanzliche Vollwerternährung deckt unseren Proteinbedarf spielend ab.

Etwa 10% der Nahrungsenergie sollte aus Eiweiß bestehen. Die deutsche Gesellschaft für Ernährung rät ebenso wie internationale Ernährungsgesellschaften zu 0,8 g Protein pro kg Körpergewicht und Tag. Das wären bei 70 kg Körpergewicht 56 g. Als Veganer(in) brauchen Sie hier aber nicht zu rechnen: Wenn Sie abwechslungsreich und vollwertig essen, decken Sie Ihren Eiweißbedarf ganz automatisch.

Abwechslungsreich bedeutet, dass Sie Ihren täglichen Speiseplan aus den folgenden Nahrungsmittelgruppen zusammenstellen:

- Vollkorn-Getreideprodukte aller Art
- Hülsenfrüchte
- frische und getrocknete Früchte
- frisches Gemüse und Salate
- Samen
- Nüsse

Das Positionspapier der American Dietetic Association ADA (Amerikanische Gesellschaft der Diätassistenten) und der Dietitians of Canada DC (Verband kanadischer Ernährungswissenschaftler), veröffentlicht im Journal of the American Dietetic Association 2009, unterstreicht, dass Sie bei gut geplanter veganer Kost keinerlei Mangel zu befürchten haben:

»It is the position of the American Dietetic Association that appropriately planned vegetarian diets, including total vegetarian or vegan diets, are healthful, nutritionally adequate, and may provide health benefits in the prevention and treatment of certain diseases. Well-planned vegetarian diets are appropriate for individuals during all stages of the lifecycle, including pregnancy, lactation, infancy, childhood, and adolescence, and for athletes.«[46]

Dazu die PCRM (Physicians Committee for Responsible Medicine), US-amerikanische Ärztekommission für verantwortungsbewusste Medizin, die viel klinische Forschung in der Präventiv- und Ernährungsmedizin betreibt und ethische Richtlinien in der Medizin unterstützt:

»Vegane Ernährung, die keine Tierprodukte enthält, ist sogar gesünder als vegetarische Ernährung … Die wissenschaftliche Forschung zeigt, dass die gesundheitlichen Vorteile umso mehr zunehmen, umso mehr der Anteil der Nahrungsmittel aus tierischen Quellen abnimmt. Das macht die vegane Ernährung zur gesündesten überhaupt.«[47]

Diesen Erkenntnissen schließen sich viele weitere wissenschaftliche Institutionen an. Veganes Essen ist damit nicht nur salonfähig geworden, sondern erweist sich als umso gesünder und genießt umso breitere Anerkennung, je mehr in diese Richtung geforscht wird.

Vollwertige Pflanzenproteine

Früher glaubte die Ernährungswissenschaft, dass Proteine nur hochwertig sind, wenn Nahrungseiweiß in seiner Zusammensetzung möglichst dem menschlichen Aminosäuremuster ähnlich ist (wie das z. B. beim Eiweiß des Hühnereis der Fall ist), was man in einer hohen biologischen Wertigkeit ausdrückte.

Dahinter stand die Idee, dass Nahrungseiweiß möglichst gleichzeitig alle essenziellen Aminosäuren liefern muss. Ähnlich wie bei einer Kette, die nur so stark sein kann wie ihr schwächstes Glied, verstand man diejenige Aminosäure im Nahrungsmittel, die am wenigsten vorhanden war, als begrenzende Aminosäure und dachte, alle anderen, die im Nahrungsmittel darüber hinausgingen, seien verloren. Es ist tatsächlich so, dass der Aminosäuregehalt von Nahrungsmitteln sehr unterschiedlich ist. So ist Lysin die limitierende Aminosäure im Getreide, Methionin in Hülsenfrüchten und Kartoffeln, Tryptophan in Mais und Reis usw. Eine Aufwertung der biologischen Eiweißqualität erzielt man durch die Kombination verschiedener Proteinträger gleichzeitig.[48]

Mittlerweile weiß man aber, dass es nicht notwendig ist, alle 9–10 essenziellen Aminosäuren in einem Lebensmittel zu essen, sondern dass es völlig ausreicht, die Zufuhr der einzelnen Aminosäuren über eine abwechslungsreiche Küche zu garantieren. Pflanzliches Eiweiß steht dem Tiereiweiß in nichts nach, wird aber durch richtige Kombinationen noch weiter aufgewertet.

Richtig kombinieren

Die Aminosäuren in Hülsenfrüchten, Getreide, Nüssen und Samen sind komplementär, kombiniert vervollständigen sie sich also. In vielen Ländern dieser Welt haben solche Kombinationen bereits eine lange Küchentradition:

- Linsen mit Spätzle oder Semmelknödel
- Erbsen- oder Bohnensuppe mit Brot
- Dhal (indisches Linsengericht) mit Reis
- Bohnen mit Reis
- Kichererbsen mit Couscous
- Hummus (Kichererbsenpaste mit Sesam) und Fladenbrot
- Maistortilla mit Bohnen
- Erdnussbutter auf Vollkornbrot
- Falafel (orientalische Kichererbsenbällchen) mit Fladenbrot und Sesamsauce
- Reisgerichte mit Tofu
- Müsli mit Nüssen und Samen

Wichtige pflanzliche Proteinquellen

Wichtige Proteinquellen bei veganer Ernährung sind die folgenden Nahrungsmittel:

- Hülsenfrüchte (besonders eiweißreich sind Sojaprodukte, Linsen, Erbsen, Gar-

tenbohnen, Kidneybohnen, Kichererbsen, Erdnüsse)
- Getreide und Erzeugnisse daraus (allen voran Weizenkeime, Weizen, Roggen, Wildreis, Hafer, Hirse, Gerste, Naturreis, ebenso die glutenfreien Pseudogetreide Quinoa, Buchweizen, Amaranth)
- Nüsse (besonders Mandeln, Cashewkerne, Haselnüsse, Walnüsse, Paranüsse, Pistazien)
- Samen (vor allem Kürbiskerne, Sonnenblumenkerne, Sesam)
- Gemüse (vorrangig in Spinat, Brunnenkresse, Brokkoli, Rosenkohl, Grünkohl, Blumenkohl, Kohl, Champignons, Zucchini, Artischocken, Speiserübe, Kartoffeln)
- Früchte (enthalten zwar wenig Eiweiß, ergänzen aber eine positive Nährwertbilanz)

Wie bereits erwähnt, erreichen Sie eine Aufwertung der Einzeleiweiße, indem Sie zwei oder drei der eingangs erwähnten Nahrungsmittelgruppen in einer Mahlzeit miteinander kombinieren, die sich bezüglich ihrer limitierenden Aminosäuren ergänzen.

Sie müssen aber keinerlei Pläne oder Rechnungen bezüglich Ihrer Eiweißzufuhr aufstellen, denn die benötigte Proteinmenge wird mit einer veganen Ernährung automatisch erreicht, wenn Sie abwechslungsreich essen. Hülsenfrüchte beinhalten mit 26 % ihres Energiegehalts sogar mehr Eiweiß als Fleisch, bei Tofu sind es 43 % (lt. Dr. Gill Langley, »Vegan Nutrition«).[49]

Die Verdaulichkeit der Eiweißstoffe hängt nicht nur von ihrem Aminosäuremuster ab, sondern auch von in Nahrungsmitteln enthaltenen Begleitstoffen wie Ballaststoffe, Phytin, Tannine (Gerbstoffe) usw. Daher wird beim Eiweißbedarf bei rein pflanzlicher Ernährung ein Sicherheitszuschlag von 10 % höherer Menge empfohlen. Diesem Spielraum wird entsprochen, wenn Sie den obigen Richtwert (0,8 g Protein pro kg Körpergewicht) mit dem Faktor 1,1 multiplizieren.[50] Aktuell wird darüber nachgedacht, die Tagesempfehlung von ca. 0,9 auf 1 g Protein pro kg Körpergewicht anzuheben, wenn ausschließlich Pflanzen gegessen werden.[51]

Schon 1966 hat eine äußerst interessante Studie zum Thema Eiweiß ergeben, dass bei rein pflanzlicher Ernährung das über die Nahrung aufgenommene Aminosäuremuster dem von menschlicher Muttermilch glich, während bei Vegetariern und Allesessern, die viel tierisches Eiweiß gegessen hatten, das aufgenommene Aminosäuremuster eher dem von Kuhmilch glich.[52]

Die Proteinqualität von Soja hat eine Sonderstellung, denn sie ist dem Protein tierischen Ursprungs gleichwertig und liefert alle essenziellen Aminosäuren in einem, besitzt also die gleiche biologische Wertigkeit wie tierisches Eiweiß.

Im Naturkosthandel werden immer mehr Produkte aus Lupineneiweiß oder konzentriertem Weizeneiweiß (Seitan) angeboten, die vor allem zur Herstellung von Fleischimitaten benutzt werden, z. B. von Gyros, Bratlingen, Würstchen, Salami, Gulasch, hackfleischähnlichen Saucen usw. Es gibt diese Eiweißlieferanten aber auch unbehandelt, z. B. am Stück, das man dann weiterverarbeiten und z. B. kochen, braten, panieren, rösten kann wie Fleisch.

Seitan

Seitan wird aus Weizen hergestellt, indem man Weizenmehl mit Wasser zu einem Teig

verarbeitet, welcher nach gewissen Ruhezeiten und Waschungen immer wieder geknetet wird, bis die Stärke ausgewaschen ist und sich von der Kleie trennt. Was übrig bleibt, ist das Klebereiweiß des Weizens (Gluten). Dieses Eiweiß mit gummiger Konsistenz wird in die gewünschte Form gebracht und traditionell in einer Marinade aus Gewürzen, Sojasauce und Algen gegart, damit es ein herzhaftes Aroma annimmt.

Das entstandene »Weizenfleisch« kann man pur oder in Fertigprodukten weiterverarbeitet erhalten. Bei Glutenunverträglichkeit (Zöliakie, einheimische Sprue) sind Seitanprodukte ungeeignet.

Lupineneiweiß

Viele der wunderschönen Wildlupinen sind giftig, da sie Alkaloide enthalten. Doch gelang es dem Menschen schon in sehr früher Zeit, Sorten auszuwählen und für den Anbau weiterzuverlesen, die nur noch wenige dieser Bitterstoffe enthielten. Heutige Züchtungen sind praktisch frei von Gift, und Zubereitungen der Entbitterung wurden überflüssig.

Lupinen gehören zu den Hülsenfrüchten (Leguminosen), die mithilfe von Knöllchenbakterien an ihren Wurzeln aus dem Luftstickstoff wertvolles Protein herstellen. Demzufolge sind alle Hülsenfrüchte besonders eiweißreich und gelten in der Landwirtschaft als Bodenverbesserer, weil sie Stickstoff in den Boden einbringen und mit ihren Wurzeln den Boden lockern. Neben ihrem Eiweiß- und Mineralstoffreichtum macht Lupinenprodukte besonders einer ihrer Inhaltsstoffe interessant: Sie enthalten kleine Mengen an Vitamin E.

Die Verwendungsmöglichkeiten der glutenfreien Süßlupinen sind äußerst vielfältig. Wie Soja können sie zu Mehl, Milch, Quark, Burgern, Würstchen und anderen pflanzlichen Eiweißprodukten verarbeitet werden. Die natürlich emulgierende Eigenschaft des Lupinenmehls kann man beim veganen Backen nutzen: Wie Eier machen sie den Teig locker, binden die Zutaten und färben leicht gelblich.

Vegane Fleisch- und Wurstersatzprodukte

Eigentlich ist es ja so, dass stark bearbeitete Nahrungsmittel keinerlei Anspruch darauf haben, in der Vollwertküche einen Platz eingeräumt zu bekommen (nicht mal im Kleingedruckten unseres täglichen Speiseplans), da sie künstliche Produkte sind. Wenn wir uns die Inhaltsstoffe auf solchen Packungen genauer ansehen, werden wir feststellen, dass viele davon mit einer frischen Vitalstoffküche nicht konform gehen. Eigentlich.

Wenn ich aber diese Frage aus meiner täglichen Praxisarbeit mit Patienten heraus anschaue, dann stellt sich mir das etwas anders dar. Viele Patienten, die hilfesuchend aufgrund eines langjährigen chronischen Leidens in die Praxis kommen, haben oft eine Odyssee an schulmedizinischen Interventionen hinter sich. Viele von ihnen sind zunächst davon überzeugt, dass sie sich gesund ernähren – eben so, wie sie es jahrzehntelang gesagt bekamen. Und plötzlich soll das alles falsch sein? Etwas dabei erstaunt mich immer wieder und erweckt in mir tiefe Hochachtung: Viele dieser Menschen öffnen sich für die größeren Zusammenhänge und sind verblüffend schnell bereit, sich auf das Wagnis einzulassen, auf eine ganz neue Art zu essen.

Für einen jungen Menschen in seiner Sturm-und-Drang-Zeit ist eine Änderung von Gewohnheiten normalerweise keine so große Geschichte, Gewohnheiten haben noch nicht so tiefe Furchen in sein Lebensmuster gezogen. Was macht hingegen ein Pensionär im Seniorenalter mit seiner ganzen Umgebung, auf Familienfeiern, auf Grillfesten, bei Kuchennachmittagen, im Alpenverein mit seinen Kumpels? Wir stoßen bei einer radikalen Änderung unserer Lebensbedingungen ganz schnell an systemische und gesellschaftliche Grenzen. »Was soll ich dann essen, wenn ich zum Grillen eingeladen bin?« »Was tue ich mir aufs Brot?« Auch pubertierende Teenager streiken an diesem Punkt des Öfteren, wie mir ihre Mütter erzählen. Solche Gewohnheiten und Sozialisationen im Geschmacksbereich darf man nicht unterbewerten. Und jetzt kommen Sojawürstchen oder Weizeneiweißschnetzel ins Spiel ...

Was für eine Erlösung ist es da manchmal für einen tapferen umstellungswilligen Fleischliebhaber, ab und zu Produkte essen zu dürfen, die an Aussehen, Textur und Konsistenz Fleisch oder Würstchen sehr nahekommen. Viele können nicht mal unterscheiden, ob eine Hackfleischspeise mit »echtem« Fleisch oder mit feinen Sojaschnetzeln zubereitet wurde, und alles ist erst mal wieder gut. Und plötzlich stürzen sie sich hinein ins vegane Schlaraffenland und merken: »Ja, ich kann so überleben, und das schmeckt mir sogar«. Sollten wir ihnen das wegnehmen? Am Anfang keinesfalls, finde ich. Konsequent vegan zu essen, ist schon mal hervorragend, an den Feinheiten feilen wir dann immer mehr in der Umstellungsphase.

Wenn jemand, der von Kindheit an mit Fleisch ernährt wurde, bereit ist, sich auf eine rein pflanzliche Ernährung einzulassen, dann darf der Übergang leicht sein, und wir dürfen hier großzügig sein in unserer Bewertung. Bis wir also hineingewachsen sind in eine völlig neue Art zu kochen und uns zu ernähren, sind solche Produkte ab und zu durchaus legitim, da sie ja im Gegensatz zu Fleischwaren im Körper keinen Schaden anrichten (sofern deren Fettgehalt moderat ist, achten Sie unbedingt auf die Zutatenliste!). Wichtig ist nur, Maß zu halten und hier nicht hängenzubleiben, sondern solche Ersatzwaren als Anfang zu betrachten auf einem Weg zu einer immer gesünderen Art, sich zu ernähren. Wenn Sie bereit sind für eine konsequent gesunde Ernährung, lassen Sie diese Produkte wieder gehen.

Eines noch zum Abschluss dieser Überlegungen: Es ist weder nötig, Soja zu essen, noch brauchen wir Weizen- oder Lupineneiweiß, um unseren Eiweißbedarf mit einer auf Pflanzen basierenden Ernährung zu decken. Wenn Sie also aus Geschmacks- oder anderen Gründen Sojaprodukte und deren Verwandte ablehnen, so ist das völlig in Ordnung. Und wenn Sie sich sofort auf die vegane Vollwertküche ohne Tricks und Schummeleien einlassen möchten und damit Ersatzprodukte keinen Einlass in Ihre Küche finden: Umso vorteilhafter für Sie!

Eiweißallergien

Gegen jedes der genannten Eiweiße sind Allergien denkbar. Wenn wir allergisch auf einen Stoff reagieren, so ist dies in den allermeisten Fällen eine Allergie auf das artfremde Eiweiß des Stoffes. Dies ist besonders bei Kindern der Fall, die sehr früh auf eine »künstliche Eiweißzufuhr« umgestellt wurden, sprich nur kurz oder gar nicht mit Muttermilch ernährt wurden. Es gibt keinen

anderen Stoff, der besser auf die Bedürfnisse des menschlichen Babys abgestimmt ist als menschliche Muttermilch (Seite 124).

Wenn Sie für sich bemerken, dass Sie ein Nahrungsmittel nicht gut vertragen, ist es besser, dieses wegzulassen. Falls Sie Sicherheit haben möchten, ob tatsächlich eine Allergie vorliegt, ist dies über eine Blutuntersuchung durch ein Labor ganz einfach möglich: Mit IgE-RAST (Radio-Allergo-Sorbent-Test) oder neuen Enzymtests kann Ihr Blut ganz gezielt auf einzelne Allergene oder auch Allergengruppen untersucht werden. Sämtliche angebotene Hauttests sind diesbezüglich unzuverlässig und deshalb nicht gesichert verwertbar.

Abgesehen von Allergien, bei denen sich durch eine vorangegangene Sensibilisierung Antikörper der Klasse IgE entwickeln, die im Blut zu finden sind, gibt es individuelle Unverträglichkeitsreaktionen, ausgelöst von Lebensmitteln. So kann Ihr Körper z.B. Kaffee abwehren, indem er Symptome von Übelkeit erzeugt oder Sie entwickeln Kopfschmerzen nach einem Gericht mit Tomaten usw., ohne dass eine Nahrungsmittelallergie im eigentlichen Sinne vorliegt. Oft treten Symptome auch nicht bei einem Lebensmittel allein, sondern bei bestimmten Kombinationen auf. Bei solchen individuellen Unverträglichkeiten ist es ratsam, auf unseren Körper, dieses feinste aller Messinstrumente, zu achten und die entsprechenden Nahrungsmittel zu meiden.

Soja: Eine Bohne reist um die Welt

Die gelblichen, in einer Schote wachsenden Sojabohnen gehören zur Familie der Hülsenfrüchte und sind so unscheinbar, dass man ihnen ihre Wandlungsfähigkeit aufs erste nicht ansieht. Die Sojabohne kennt man in Europa seit dem 18. Jahrhundert, ihre Verbreitung fand sie aber erst in den 1960er Jahren als Viehfutter. In Asien hingegen ist die Sojabohne seit mehr als 3000 Jahren menschliches Grundnahrungsmittel. Die chinesische, japanische und indonesische Küche verarbeitet Soja schon seit vielen Tausend Jahren, insofern ist die Wirkung von Soja in vivo über eine lange Zeit gut zu beurteilen.

Die europäische Küche öffnet sich erst sehr allmählich für diese Schätze. An Soja geklebte Schlagworte wie »Regenwaldabholzung« und »Viehfutter« haben Soja in den Köpfen der westlichen Menschen in Verruf gebracht. Bei näherer Betrachtung ist die unschuldige kleine Bohne ins Zwielicht geraten durch die unstillbare Gier der Nahrungsmittel- und Chemieindustrie unserer reichen Industrienationen.

Futtersoja, Regenwald und Fleisch

Die Hälfte der weltweiten Getreideernte und 90% der weltweiten Sojaernte werden verfüttert an die sogenannten »Nutztiere« der fleisch- und milcherzeugenden industriellen Landwirtschaft.[53] Wird auf einem Hektar Land Soja angebaut, lassen sich daraus rund 400 kg verwertbares Protein gewinnen. Wird der gleiche Hektar Land für die Rinderzucht verwendet, ergibt das im Endergebnis nur 22 kg verwertbares Protein. Diese Rechnung stammt von William Shurtleff vom Soyfoods Center und wurde auf Grundlage von US- und FAO-Statistiken erstellt.[54] Tiere verbrauchen die meisten Futterkalorien zum

Erhalt ihrer Wärme, Körperfunktionen und Skelettaufbau und setzen nur einen kleinen Anteil der ihnen zugeführten Nahrung und Kalorien in Milch oder Fleisch um. Menschen, die sich mit tierischen Produkten ernähren, essen damit indirekt weit mehr Soja als Menschen, die direkt Erzeugnisse aus der Sojabohne auf ihren Speiseplan setzen.

Wenn man bedenkt, dass jeder US-Amerikaner jährlich durchschnittlich 123 kg Fleisch isst und laut Bundesverband der deutschen Fleischindustrie sowie statistischem Bundesamt der Fleischverbrauch pro Kopf in Deutschland derzeit um die 90 kg pro Jahr liegt, wundert es nicht, dass für die Mästung der Schlachttiere unvorstellbar große Landflächen vonnöten sind, die sich die Industrienationen in raubritterartiger Manier in Drittweltländern aneignen.[55]

Resignierte oder korrupte Regierungen ermöglichen (oft durch Wegschauen) die Abholzung von tropischen und subtropischen Waldgebieten, und das für Weideflächen zur Rinderzucht, für Tropenhölzer für unsere Gartenmöbel, für billiges Papier, für Palmölfelder, für »Biokraftstoff«, für Soja als Tierfutter.

Riesige Sojaplantagen für die Tierfutterproduktion

Regenwälder werden illegal brandgerodet, Tiere und ein unvorstellbarer Artenreichtum sterben im Flammenmeer, die Länder und deren Gewässer werden von künstlichen Düngemitteln und Pestiziden verseucht, Fische sterben, Trinkwasser wird unbrauchbar. Stellen Sie sich das bildlich vor: Dort, wo üppiger Dschungel sein sollte, erstrecken sich über mehrere Tausend Hektar Land am Stück Sojafelder. Sie blicken sich um und sehen nichts anderes als Soja für Tierfutter. Soja, so weit das Auge reicht, kein anderes Pflänzchen, alles ist insektizidverseucht – und: Es ist totenstill. Kein Vogel, kein Insekt, Lebensraum für nichts.[56]

Zwangsenteignungen von Kleinbauern sind keine Seltenheit, die Menschen werden aus ihren Lebensräumen vertrieben oder durch Arbeit in den Gift-Monokulturen ausgebeutet. Getreide wird für die hungernde Bevölkerung unerschwinglich, gleichzeitig wird Getreide und Soja in großen Mengen in unsere Industrieländer exportiert. Nach Angaben des statistischen Bundesamtes wurden 2012 rund 58 200 000 Schweine in Deutschland geschlachtet, Tendenz steigend. Können Sie sich solch ein Ausmaß an Tieren vorstellen?[57]

Um solch eine Masse möglichst schnell schlachtreif zu bekommen, werden die Tiere vollkommen unphysiologisch gefüttert. Jetzt kommt Soja wieder ins Spiel. Sojaschrot als Mastfutter wird massiv in Nordamerika, Europa, China und Japan für die Massentierhaltung eingekauft, dafür wurden und werden in Lateinamerika Millionen von Hektar Regenwald- und Trockengebiete voller Artenvielfalt zerstört. Im Amazonas-Regenwald leben die unterschiedlichsten indigenen Völker, denen der Regenwald Heimat, Nahrung, Medizin und heiliger Ort zugleich ist, doch ihre Rechte werden von den Regierungen nicht geschützt.[58] Diese Zerstörung weitet sich bereits nach Afrika aus und wird dort ebenso voranschreiten.

Auch in den USA, Brasilien, Argentinien und China gibt es riesige Anbauflächen für Soja, das Hühnern, Schweinen und Rindern gefüttert wird, aber gerade für Rinderernährung vollkommen ungeeignet ist. Für Rinder,

deren Verdauungssystem völlig anders aufgebaut ist als z. B. das des Menschen, ist strukturiertes Futter wie Heu oder Gras lebensnotwendig, denn ohne ausreichende Speichelsekretion übersäuern der Pansen und die unterschiedlichen Mägen des Tiers in einer Art, dass heftige Entzündungen und Geschwüre entstehen. Wenn gemästete Bullen mit ca. 1½ Jahren geschlachtet werden, sind sie aufgrund des falschen Futters und der schlechten Haltungsumstände häufig todkrank.

Gleichzeitig düngen Steuermilliarden Europas marode Landwirtschaft: Laut dem Magazin »Der Spiegel« 6/2013 gibt die Europäische Union allein in diesem Jahr 60 Milliarden Euro in die Landwirtschaft, das macht knapp 40 % des gesamten EU-Haushalts aus.[59]

Laut BUND subventioniert die Europäische Union die Massentierhaltung von Schweinen und Geflügel in Deutschland mit mehr als einer Milliarde Euro Steuergelder pro Jahr.[60]

Das meiste Soja stammt von gentechnisch veränderten Pflanzen

Es gibt aber noch ein weiteres Problem, denn ca. 80 % der weltweiten Sojaernte stammt nach Angaben des WWF von gentechnisch veränderten Pflanzen.[61] Diese Pflanzen wurden biochemisch so verändert, dass sie hochtoxische Allround-Pflanzenspritzmittel (wie z. B. Roundup, das zu einer traurigen Berühmtheit gelangte) überleben. Allerdings sind die Rückstände dieser Pestizide wiederum in der Pflanze, damit im Tierfutter und so im Tierfleisch zu finden.

Sojalecithin ist ein Emulgator für die Lebensmittelindustrie, auch Sojaöl, Sojamehl u. v. a. wird in der industriellen Lebensmittelfertigung häufig als Zusatzstoff verwendet. So findet sich transgenes Soja oder Produkte daraus direkt oder indirekt in vielen künstlichen Produkten der erfindungsreichen Nahrungsmittelindustrie (z. B. als Lecithin oder Glycerid in Eis, Schokolade, Brot, Gebäck, Fertigsuppen, und vielem anderen) aber auch indirekt in Fleisch, Eiern und natürlich allen möglichen Sojaprodukten aus entsprechendem Anbau.

Allein aufgrund der immensen Schadstoffbelastung von konventionell erzeugten Sojaprodukten ist für den Verzehr ausschließlich Bioware empfehlenswert. Selbst wenn wir Fleisch von Tieren essen, die mit konventionellem (also meistens transgenem) Soja gefüttert wurden, ist nicht absehbar, was dieses in unserem Organismus für langfristige Auswirkungen hat. Die Technologie ist viel zu jung, um deren Langzeitschäden für Mensch, Tier und Natur beurteilen zu können. Geben wir unseren Kindern solches Fleisch zu essen, machen wir sie unbeabsichtigt zu lebenden Versuchsobjekten für Folgeerscheinungen, die erst auf lange Sicht offenbar werden.

Trotz alledem: Auch wenn im konventionellen Soja-Anbau Natur, Tier und Mensch (von Menschen) ausgebeutet werden, ist die kleine Bohne für sich daran unschuldig. Oder anders gesagt: Nur weil Mussolini Äpfel liebte, sind deshalb nicht die Äpfel böse.

Soja im Biolandbau

Im Ökolandbau ist Gentechnik strikt untersagt. Auch giftige Insektizide und Herbizide sind verboten. Deshalb sind im Bioanbau auch große Monokulturen nicht machbar,

und die oben genannten Kettenreaktionen fallen alle weg. Durch regelmäßige Kontrollen des Saatguts und der fertigen Produkte besteht eine relative Sicherheit, GVO-freies Soja (= frei von gentechnisch veränderten Organismen) zu erhalten und Verunreinigungen aufzuspüren. Es gibt mittlerweile Sojabauern in Europa, z. B. in Österreich, die biologisch und GVO-frei produzieren, sodass Soja vom Regenwald entkoppelt werden kann.

Sie sind also auf der relativ sicheren Seite, wenn Sie biologische Sojaprodukte von vertrauenswürdigen Erzeugern aus Europa kaufen. Europäisches Bio-Soja zerstört keinen Regenwald. Je strenger das Ökolabel ist, unter dem der Produzent arbeitet, umso größer sind die gesundheitlichen Vorteile, die Sie aus den Sojaprodukten ziehen können.

Soja und Gesundheit

Eine vollwertige vegane Ernährung kommt gut ohne Soja aus. Soja kann aber sehr bereichernd sein, wenn man einige grundlegenden Dinge beachtet.

Soja enthält allerfeinstes Eiweiß, nämlich alle der für den Menschen essenziellen Aminosäuren. Allerdings darf die Sojabohne niemals roh verzehrt werden (wie übrigens andere Bohnenarten auch), da sie sog. Trypsininhibitoren (damit schützt sich die Pflanze vor Schädlingen; sie hemmen die Eiweißverdauung), Hämagglutinine (bilden Blutgerinnsel) und Phytinsäure (ein Stoff, der die Mineralstoffaufnahme blockiert) enthält.

Auf dieser Tatsache fußt übrigens der Großteil der Kritik an Soja als Nahrungsmittel.

Allerdings muss man dazu wissen, dass Kochen oder andere Vorbehandlungen der Sojabohne, wie z. B. Fermentieren, diese Substanzen minimiert, wodurch das Soja-Eiweiß gleichzeitig besser verdaulich wird. Auch im Vorgang des Keimens nehmen die problematischen Stoffe ab. Roh ist die Bohne allerdings ungenießbar. Damit steht sie nicht allein, denn auch die folgenden Nahrungsmittel sind für Rohköstler ungeeignet, weil sie nur in gekochtem Zustand bekömmlich sind:

- Kichererbsen (Phasin): deshalb werden diese einige Stunden eingeweicht, abgespült und dann in frischem Wasser weichgekocht
- grüne Bohnen (Phasin)
- Auberginen (Bitterstoffe, Solanin)
- Kartoffeln (Solanin)
- bestimmte essbare Wildpilze (Mykotoxine) usw.

Phytoöstrogene: Hormonwirkung von Soja

Frauen, die im Klimakterium und in der Menopause unter einer nachlassenden körpereigenen Östrogenproduktion Beschwerden entwickeln, profitieren von Sojanahrungsmitteln, da diese Pflanzenwirkstoffe mit östrogenähnlicher Wirkung (Phytoöstrogene) bereitstellen.

Die in Soja enthaltenen Phytoöstrogene (z. B. Isoflavone) haben nach dem heutigen Stand der seriösen wissenschaftlichen Forschung keine negativen Auswirkungen auf die Gesundheit. In der Fachliteratur sind seltene Fälle von Gynäkomastie (weibliches Brustwachstum beim Mann) durch übermäßigen Sojakonsum bei Männern als Überempfindlichkeitsreaktion beschrieben, ein Effekt, der allerdings durch Fleisch- und Milchkonsum und beim Biertrinken (pflanzliche Östrogen-

wirkung des Hopfens) deutlich häufiger bekannt ist.[62]

In der Natur kommen unzählige Pflanzen mit Hormonwirkung vor, z. B. viele Heilpflanzen, Granatapfel, Leinsamen, Kürbiskerne, Karotten, Alfalfa, Bockshornklee, Yams-Wurzeln, Papaya usw.

Die Östrogendominanz beim Hopfen ist deutlich stärker als bei anderen pflanzlichen Stoffen, die sogenannte Phytoöstrogene enthalten, weil die meisten anderen Pflanzen mit östrogenähnlichen Wirkstoffen – im Gegensatz zum Hopfen – gleichzeitig die Progesteronwirkung im Körper stimulieren oder progesteronähnliche Substanzen mitliefern, sodass die Östrogendominanz damit wieder ausgeglichen wird.

Soja-Eiweißpulver

Damit wären wir bei einem weiteren wichtigen Thema, das zunehmend an Bedeutung gewinnt: Soja-Eiweißpulver zum Muskelaufbau im Fitnessbereich wird in einer Konzentration verabreicht, die unverhältnismäßigen Riesendosen entspricht. Und Wechseljahresprodukte aus Soja, die aus isolierten pflanzlichen Östrogenen bestehen, werden ebenfalls in unphysiologischen Mengen verabreicht (ohne die vielen ausgleichenden Begleitstoffe der Pflanze), sodass überhaupt nicht absehbar ist, wie der Körper auf diese Überfrachtung reagiert. Auch gibt es Progesteron-Präparate aus Soja.

Dies ist ein altbekanntes Vorgehen der pharmazeutischen Industrie: Die Natur liefert einen gesunden Ausgangsstoff in einer perfekten Gesamtkomposition. Dann wird eine Einzelwirkung herausgepickt, diese teuer erforscht, der Hauptwirkstoff extrahiert, das ganze Drumherum fallengelassen, der Einzelwirkstoff wird im Idealfall nach dessen chemischer Entschlüsselung billig synthetisch nachgebaut, in ein Arzneimittel gebannt und in hohen Dosen hilfesuchenden Patienten als natürliches Heilmittel verkauft. Dass das nicht gut funktionieren kann, liegt auf der Hand. Ob das im Fall von Soja gefährlich ist, wissen wir noch nicht. Ich kann deshalb nur die Empfehlung aussprechen, isolierte Nahrungsergänzungsmittel aus Soja zu meiden, bis die medizinische Forschung dazu gesicherte Erkenntnisse liefern kann.

Wenn Sie kritische Berichte und Untersuchungen zu Soja lesen, die sich vor allem auf Tierversuche gründen, werden Sie feststellen, dass diese großteils durch drei Faktoren auffallen:

1. riesenhafte Mengen werden verabreicht, wie sie im Naturprodukt nie vorkommen
2. aus Soja isolierte Einzelstoffe werden in utopischen Dosen angewendet
3. die Versuchstiere brauchen andere Nährstoffzusammensetzungen als der Mensch, teils wurden die Tiere ausschließlich oder einseitig mit Soja gefüttert

Vermindertes Krebsrisiko

Tatsächlich gibt es viele Belege dafür, dass Soja bestimmte Krebsrisiken beim Menschen reduziert. Zum Beispiel ergab eine 20-jährige Untersuchung des japanischen Gesundheitsamts, dass die Menschen auf Okinawa äußerst gesund alt werden und ein extrem geringes Risiko haben, an Brust-, Prostata-, Eierstocks- und Darmkrebs zu erkranken. Auf Okinawa, das auch »die Insel der 100-Jährigen« heißt, findet man die geringsten Krebsraten und den höchsten Sojakonsum zusammen mit viel frischem Obst und Gemüse und wenig Fett.[63]

Gut für die Herzgesundheit

Das Nutrition Committee der American Heart Association veröffentlichte im Jahr 2000 in der Zeitschrift »Circulation« eine Erklärung, die Soja auf dem Speiseplan positive Effekte für die Herzgesundheit bescheinigt. Der Ernährungswissenschaftler John Erdmann von der University of Illinois empfiehlt in diesem Zusammenhang, bei einem Gesamt-Cholesterin von über 240 mg/100 ml Blut tierisches Protein durch Sojaprotein zu ersetzen und täglich 25 g Sojaprotein zu verspeisen, das entspricht ca. 200 g Tofu.[64]

Cholesterinsenkende Wirkung

Eine Auswertung mehrerer klinischer Studien hat ergeben, dass durch Soja vor allem der LDL-Cholesterinspiegel gesenkt wird (also das »schlechte« Cholesterin abnimmt). Für die cholesterinsenkende Wirkung werden mehrere Komponenten verantwortlich gemacht: Saponine, Isoflavone und Phytosterine.

Günstig bei Nierenkrankheiten

Sojaprotein wirkt sich äußerst günstig auf die Nierenfunktion aus. Chronische Nierenkrankheiten häufen sich durch die steigenden Diabetes-Raten, Bluthochdruck, Autoimmunkrankheiten und einen schlechten Gefäßstatus, alles Erkrankungen, die im Rahmen einer veganen Ernährung umso unwahrscheinlicher werden, je länger die rein pflanzliche Ernährung genossen wird.

Sogar das Fortschreiten von bestehenden chronischen Erkrankungen der Niere lässt sich positiv beeinflussen, wenn tierisches Protein durch Sojaprotein ersetzt wird. Diese Vorteile lassen sich auch bei Dialyse-Patienten feststellen und bei Patienten, die transplantiert sind.

Eine vierjährige Studie mit Typ-2-Diabetikern konnte zeigen, dass in der Soja-Gruppe die Blutfette, Nüchternblutzucker, Entzündungsparameter (CRP) und Nierenwerte deutlich besser waren als in der Kontrollgruppe (Azadbakht et al. »Soy Protein Intake, Cardiorenal Indices, and C-Reactive Protein in Type 2 Diabetes With Nephropathy«, 2008).[65]

So eiweißreich wie ein Steak

Eine halbe Tasse Sojabohnen liefert so viel Eiweiß wie ein Steak von 150 g. Soja ist reich an Kalium, Magnesium und den Vitaminen B1, B2 und E. Es enthält Kalzium, kostbare ungesättigte Fettsäuren (Linolsäure, Linolensäure), Ballaststoffe und viele lebenswichtige Spurenelemente wie z. B. Eisen und Zink, um nur einige der enthaltenen Mikronährstoffe zu nennen.

Zusammenfassend ist also zu sagen, dass Soja ein äußerst gesundes Lebensmittel ist, wenn Sie es in Maßen genießen, richtig zubereiten und dafür Sorge tragen, dass Sie Sojaprodukte im Rahmen einer abwechslungsreichen Kost und in Bioqualität servieren.

Als Säuglingsnahrung kann Sojamilch (Seite 128) die menschliche Muttermilch (Seite 124) genauso wenig ersetzen wie andere Pflanzenmilcharten (Seite 126).

Soja, die Wandlungskünstlerin: Tofu

Obwohl Soja auch als unverarbeitete Bohne gekocht gegessen werden kann, wird die

Sojabohne in der Bioküche klassisch in Form von Tofu verwendet. Tofu liefert hochwertiges pflanzliches Eiweiß (im Schnitt 13 g pro 100 g), ist äußerst kalorienarm und frei von Cholesterin. Im Gegensatz zu Fleisch wirkt Tofu im Verdauungstrakt nicht säuernd, sondern basisch und bietet all die Vorteile, die die Sojabohne auf den Tisch bringt. Damit ist Tofu eine ganz hervorragende Art, Soja zu genießen.

Seine Herstellung im Biobereich erinnert im weiteren Sinne an die Käseerzeugung. In Wasser eingelegte Sojabohnen quellen auf, dann werden sie zermahlen und gekocht, wodurch die störenden Bitterstoffe abgebaut werden. Ein dünnflüssiger Brei wird abgepresst und zu Tofu weiterverarbeitet. Die so gewonnene Sojamilch wird mit einem natürlichen mineralischen Gerinnungsmittel (Kalziumsulfat oder Magnesiumchlorid) versetzt. Im chinesischen Begriff findet sich dieser Prozess wieder: To = Bohne und Fu = Gerinnen. Die geronnene Masse wird gepresst, dadurch entsteht der festere Tofu. Tofu ist also nichts anderes als gestockte Sojamilch.

Tofu an sich ist geschmacksneutral und kann über Gewürze oder Räucherungen in jede gewünschte Geschmacksrichtung gelenkt werden. Wenn Sie also denken, Tofu schmeckt Ihnen nicht, dann haben Sie ihn nur noch nicht in einer Zubereitung gegessen, die Ihnen gefällt. Tofu kann roh gegessen oder gedämpft, gebraten, paniert, frittiert werden, Sie können ihn zum Kochen oder Backen verwenden. Es gibt z. B. wunderbare Rezepte mit Tofu und Seidentofu für veganen Käsekuchen. Selbst süße Desserts, raffinierte Füllungen, deftige Quiches oder »sahnige« Eisspezialitäten lassen sich aus Tofu zaubern.

So können Sie Naturtofu zubereiten

Würzige Tofusticks: Einen Tofublock in längliche Sticks schneiden, diese geduldig auf niedriger Hitze in wenig Öl in einer beschichteten Pfanne von allen Seiten anbraten, bis sie knusprig sind, am Schluss etwas Sojasauce in die Pfanne geben und weiterbraten, bis der Tofu die Sauce aufgesaugt hat und gebräunt ist. Aus der Pfanne nehmen und mit Gomasio bestreuen. Die würzig-knusprigen Sticks passen hervorragend als Beilage zu einem gemischten Salat, gebratenen Zuckermaiskolben, Gemüse- und Reisgerichten.

Gebratene Tofuwürfel: Tofu in Würfel schneiden, in wenig Öl in einer beschichteten Pfanne knusprig anbraten und folgenderweise würzen: Paprikapulver mild oder scharf, Curry, Sojasauce, Kräuter, Zwiebelringe oder Pilze mitrösten usw.

Marinierter Tofu: Tofu vor dem Einlegen in Scheiben schneiden oder in Würfel, und mit der Marinade in einem verschließbaren Gefäß über Nacht im Kühlschrank ziehen lassen. Zum Marinieren eignen sich in unterschiedlichen Kombinationen: Gewürzöle, Sojasauce, Gemüsebrühe, Gewürze, Zwiebeln, Chili- und Currypaste, Chilischoten, Knoblauch. Man kann ihm durch die Zugabe von etwas Kurkuma eine gelbe Farbe verleihen oder eine frische Note durch fein geschnittene Kräuter. Marinierter Tofu kann roh gegessen oder gebraten werden oder Sie legen die eingelegten Scheiben auf ein Backblech und bekommen so würzige Knusperscheiben, ohne in Fett zu braten.

Panierter Tofu: Der Tofu wird in Scheiben geschnitten und gewürzt. Als Panade passen ganz klassisch Semmelbrösel, aber auch

Sesam oder Kokosraspeln, bevor der Tofu gebraten wird.

Neben »Tofu natur« finden Sie vielfältige Geschmackvarianten im Angebot: Räuchertofu mit einer würzigen Rauchnote, Mandel-, Sesam-, Paprika-, Algentofu und vieles mehr. Wenn Ihnen mal nach einer deftigen Brotzeit ist: Probieren Sie Räuchertofu mit Senf zu Vollkornbrot.

Seidentofu

Der weichere Seidentofu hat einen höheren Wasseranteil und ist wegen seiner Konsistenz besonders geeignet, um süße Desserts oder cremiges Eis herzustellen. Seinen Namen erhielt er davon, dass er traditionell in Seidentücher eingeschlagen wurde.

»Sojasahne« selbst gemacht: Ein gesunder und fantastischer Ersatz zum Kochen mit Sahne für Suppen und Saucen sind einige Esslöffel pürierter Seidentofu. Rühren Sie diese aber erst in die Speise ein, wenn sie nicht mehr kocht, sonst könnte der Seidentofu ausflocken.

Sojamilch

Im traditionellen Verfahren werden die geschälten Sojabohnen eingeweicht, gemahlen, mit Wasser versetzt, aufgekocht und abgesiebt. Dieses Verfahren greifen Biohersteller auf. Konventionelle Sojamilchprodukte können jedoch sehr stark behandelt sein und sind deshalb für die Vollwertküche ungeeignet.

Beim Backen oder für Getränke ist Sojamilch ein hervorragender Kuhmilchersatz, allerdings flockt sie aus, wenn man sie in zu heißen Kaffee gibt. Sojamilch »natur« hat einen eigenwilligen, bohnigen Geschmack, weswegen viele gern auf aromatisierte Alternativen zurückgreifen, die aber teilweise durch Zusätze sehr ungesund sind (Zucker, Geschmacks- und Hilfsstoffe). Wenn Sie gesunde Varianten mögen, dann mixen Sie sich Ihre Sojamilch-Shakes ganz einfach selbst:

- Verwenden Sie als Süßungsmittel eingeweichte Feigen oder Datteln (kleingeschnitten und mit dem Einweichwasser püriert),
- für eine Fruchtmilch passen besonders gut Bananen, Erdbeeren oder Himbeeren
- oder Sie geben Kakao für Schokoladengeschmack, Vanille oder andere Gewürze dazu (Zimt, Nelke, Piment, Kardamom etc.).

Tempeh

Dieses Sojaprodukt kommt ursprünglich aus Indonesien. Bei seiner Herstellung werden die gekochten, geschälten Sojabohnen mit dem Edelschimmelpilz Rhizopus oligosporus geimpft und anschließend bei einer Temperatur von 30–35°C fermentiert. Dadurch entsteht ein Myzel, das die Bohnen zu einem festen Stück verbindet. Bei dieser Aufbereitung reichert sich das Sojaprodukt mit den Vitaminen B2, B6 und manchmal einem Hauch B12 an.

Sojamehl

Vollfettmehl wird aus geschälten und gerösteten Sojabohnen gewonnen und ist in der Vollwertküche ein ausgezeichneter Ei-Ersatz. Entfettetes Mehl ist ein Nebenprodukt der Sojaölgewinnung und nicht empfehlenswert.

Vollfett-Sojamehl als Ei-Ersatz

Um ein Ei zu ersetzen, verrühren Sie einen leicht gehäuften Esslöffel Sojamehl mit zwei Esslöffeln Wasser. Sie bekommen Ihre Lieblings-Kuchen-Rezepte ganz leicht vegan, indem Sie Sojamehl als Ei-Ersatz, Sojamilch als Milchersatz und Margarine aus ungehärteten Pflanzenfetten als Buttterersatz nehmen. Wenn Sie nun pflanzliches Öl, ein gesundes Süßungsmittel statt Zucker und Vollkorn- statt Weißmehl verwenden, modellieren Sie Ihr Rezept immer mehr in Richtung Vollwertkuchen um.

Sojamehl hat einen etwas hervortretenden Eigengeschmack, wenn man es zu hoch dosiert. Es lockert den Teig ganz hervorragend und macht ihn homogen, kann aber weder fluffig aufgeschlagen werden, noch hat es die Konsistenz und den Geschmack von Hühnereiern. Deshalb ist es nicht für Rezepte wie z. B. Biskuit, Reisauflauf, Rahmstrudel, Eierspeisen und Ähnlichem geeignet, bindet aber wunderbar Kuchenteige, die mit bis zu drei Eiern auskommen, wie Hefeteige, Mürbteige, Brotteige sowie Bratlinge, Füllungen und dergleichen. Damit ein Rührteig mit Sojamehl locker wird, fügen Sie etwas Backpulver hinzu.

Sojasprossen

Echte Sojasprossen sind in Deutschland wenig gebräuchlich, schon eher in Ländern wie China oder Korea. Zum Keimen eignet sich am besten eine grüne Verwandte der Sojabohne, die man bei uns als Mungbohne oder Mungobohne kennt. Man könnte die Mungbohnen-Keimlinge roh essen, da der Keimvorgang problematische Stoffe aus der rohen Bohne weitgehend abbaut. Bekömmlicher werden sie aber, wenn Sie sie kurz blanchieren oder mit anderem Gemüse zusammen dünsten.

Sojasaucen

Traditionell fermentiert ein Brei aus Sojabohnen, Quellwasser, Salz und einem Edelschimmelpilz bis zu zwei Jahre in Zedernholzfässern. Die Familienrezepturen der Sojasaucen-Hersteller werden wie ein Schatz gehütet und an nachfolgende Generationen weitervererbt. Eine gute Sojasauce reift langsam und mit Zuwendung wie ein guter Wein. Industriell werden leider die meisten der verkauften Sojasaucen nicht mehr auf so edle Weise zum Reifen gebracht, sondern aus billigem Sojaextrakt im chemischen Schnellverfahren hergestellt. Zwischen den beiden Ergebnissen liegen Welten. Deshalb lohnt sich auch hier Bioware, die sich an die traditionellen Rezepte hält. Eine intensive Würze bringt das weizenfreie Tamari, das mildere Shoyu ist wegen seines Weizenanteils süßlich-mild.

Miso

Auch die Rezepturen dieser vitamin-, enzym- und mineralstoffreichen Würzpasten sind ein gut gehütetes Familiengeheimnis. In der traditionellen Herstellung reifen Sojabohnen, Meersalz und ein Edelschimmelpilz in Holzfässern und werden den Temperaturen unterschiedlicher Jahreszeiten ausgesetzt. Bei der Fermentierung entsteht eine Paste von hell über rotbraun hin zu dunkelbraun, die Spuren von Vitamin B12 enthalten kann. Mildere Misos haben Naturreis oder Gerste in ihrer Starterkultur. Miso sollte erst gegen Ende der Kochzeit als Würzmittel zum Gericht gegeben werden,

damit die Vitamine erhalten bleiben. Klassisch kennt man Misosuppe mit Gemüse.

Sojajoghurt

Beim Sojajoghurt gibt es enorme Geschmacks- und Qualitätsunterschiede. Achten Sie unbedingt darauf, dass Sie nur Joghurt kaufen, der ganz einfach aus Sojamilch (Sojabohnen plus Wasser) und Joghurtkulturen (z. B. Bifidus, Acidophilus) besteht und sonst gar nichts – keine Zusätze, keine Verdickungsmittel, keine Stabilisatoren. Bei Sojajoghurt sind die Geschmacksunterschiede der einzelnen Produkte erstaunlich, wahrscheinlich müssen Sie einige Hersteller ausprobieren, bis Sie Ihren Lieblingsjoghurt gefunden haben.

Sojaquark können Sie ganz leicht selbst zaubern: Lassen Sie Sojajoghurt über Nacht im Kaffeefilter (Filterpapier einlegen und Kaffeefilter auf ein Schälchen setzen) im Kühlschrank abtropfen. Den entstandenen Sojaquark können Sie nach Belieben weiterverarbeiten.

Sojaöl

Dieses findet vor allem in der modernen Lebensmitteltechnologie Verwendung. Bei den meisten der in den USA erhältlichen Speiseöle handelt es sich um Sojaöl, und dieses überwiegend aus genveränderten Pflanzen. Zudem wird es größtenteils wegen des geringen Fettgehalts der Sojabohne nicht kalt gepresst, sondern als Nebenprodukt des Kraftfutteranbaus raffiniert, d. h. stark chemisch behandelt, wobei viele seiner Inhaltsstoffe verloren gehen. Sojaöl (Seite 189) gibt es aber auch in biologischer Qualität.

Weitere Sojaprodukte

Mittels Zusätzen werden Sojaprodukte immer kunstvoller, damit aber auch künstlicher: Als Fleischersatz wird entfettetes Sojamehl bei der hochindustrialisierten Herstellung auf bis zu 200 °C erhitzt, chemisch behandelt und durch Düsen gepresst. Dadurch entsteht eine fleischähnliche Fasertextur, das auch Sojafleisch genannt wird. Dieses »texturierte Eiweiß« (textured vegetable protein = TVP) ist ein typisch westliches Kunstprodukt. Da die entstandene Substanz das Mundgefühl von Fleisch imitiert, erlaubt es die Herstellung vieler bekannter Fleischgerichte auf vegane Art, beispielsweise Chili, Sauce Bolognese, Hackfleischgerichte, Gyros, Geschnetzeltes und vieles mehr.

Sojaschnetzel

Der Naturkostbereich hat seine eigene Antwort auf TVP: Sojaschnetzel, die ausschauen wie getrocknete Brotbröckchen. Es gibt sie sehr fein, fein und grob, und ihre Herstellung kommt mit weniger Druck und Temperatur aus als obiges TVP und ohne Chemie. Trotzdem wird die Sojabohne stark verarbeitet.

Das Zubereitungsgrundrezept sieht so aus: 100 g Sojaschnetzel fein werden für 15 Minuten eingeweicht in 200 ml heißer Gemüsebrühe (würziger wird es, wenn 2 EL Sojasauce zugesetzt und entsprechend weniger Brühe genommen wird). Eventuell restliche Brühe abtropfen lassen und die Schnetzel in einer beschichteten Pfanne in wenig Öl anbraten. Dann im Rezept weiterverwenden wie Hackfleisch.

Um sie von ihren tierischen Äquivalenten abzuheben, werden in jungen veganen Koch-

büchern, Restaurants oder Internet-Blogs die pflanzlichen Alternativen ein bisschen umgetauft. So lesen Sie:

- Soja-Vleisch (statt dem tierischen »Fleisch«),
- Saane oder »wie Sahne« anstelle von »Sahne«
- und Sojamilch heißt oft Sojadrink (dies vor allem deshalb, weil die Tiermilchindustrie das Wort »Milch« rechtlich für sich beansprucht).

Stark verarbeitete Sojaprodukte

Im Naturkosthandel entdecken Sie Sojabutter, Sojafrischkäse, Sojasahne (gibt es sogar aufschlagbar oder aus dem Spender), Sojasauerrahm, Sojaburger, Bratlinge, Aufstriche, Fertiggerichte und Fertigsaucen mit Soja aller Art. In deren Zutatenliste finden sich Verdickungsmittel, Stabilisatoren, Aromen usw., sodass diese Produkte im Normalfall für eine vollwertige Frischkost nicht empfehlenswert sind, da sie viel zu stark bearbeitet sind und großteils viel zu viel Fett enthalten. Der Fantasie sind hier keine Grenzen gesetzt: Es gibt sogar »Fisch-Stäbchen«, »Chicken-Nuggets« und »Steaks« aus Soja.

Spätestens an diesem Punkt sollten wir uns noch einmal ganz deutlich in Erinnerung rufen, dass es bei einer Ernährungsumstellung absolut nicht darum geht, alles, was wir gewohnt sind 1:1 zu ersetzen und auszutauschen, sondern ganz im Gegenteil: Es geht uns wirklich darum, über eine neue und andere Ernährungsweise den größtmöglichen gesundheitlichen Vorteil zu erlangen.

Natürlich kann man auch vegan völlig ungesund leben: Es gibt vegane »Butter«cremetorten, Pudding, in Fett gebackenes veganes Gyros, frittiertes Schnitzel, Junk Food, Süßigkeiten aller Art, sogar Raucharoma aus der Dose. Nur weil etwas vegan ist, ist es nicht automatisch gut für uns. Am einfachsten können Sie ein Nahrungsmittel und daraus zubereitete Speisen nach folgendem Grundsatz beurteilen: Je besser sie in der Speise die Pflanze erkennen, aus der sie gemacht ist, umso mehr Vollwertpunkte darf sie sich auf die Fahne schreiben. Allein vollwertige vegane Nahrungsmittel, die wir mit Herz und Verstand auswählen und zubereiten, stellen einen Gewinn für uns selbst und unsere Mitwelt mit all ihren Geschöpfen darin sicher.

Fleisch als Risikofaktor

Viele glauben, Fleisch sei gesund und für die Ernährung unverzichtbar. Tatsächlich macht es uns krank und gründet sich auf dem Leiden von Milliarden »Nutztieren«.

Vor vielen Jahren erschien auf der Titelseite eines Magazins die Frontaufnahme eines Afroamerikaners, der eine Straße entlangrennt, sein offenes Gesicht drückt große Überraschung aus, die Arme wie in Siegerpose zum Himmel erhoben. Es scheint so, als ob der junge Mann gerade als Gewinner ins Ziel läuft. Auf der nächsten Seite sieht man das ganze Bild: Ihm wird in den Rücken geschossen.

Nichts anderes begegnet uns beim Essen von Tieren: Wir sehen nur einen winzig kleinen Ausschnitt (eine Scheibe Eiweiß auf unserem Teller), der ganze große Rest vom Bild wurde retuschiert oder herausgeschnitten. Wir täuschen uns sehr oft, denn wenn wir nicht das ganze Bild kennen, urteilen wir aufgrund von Scheinbarkeiten und Fehlinformationen. Unsere Ernährungsentscheidung können wir erst dann klar treffen, wenn wir die Fakten zum Thema kennen. Gerade wenn wir erste unsichere Schritte in Richtung einer auf Pflanzen basierenden Ernährung unternehmen, werden wir immer wieder mit Situationen konfrontiert, die uns zaudern und zögern lassen: Essenseinladungen, ein kleiner Imbiss unterwegs, Mittagessen in der Kantine, kritische Fragen besorgter Mitmenschen, Spötter, Unsicherheit oder einfach verführerische Gedanken an all unsere Lieblingsspeisen, die voller Tiereiweiß stecken. An diesem Punkt brauchen wir gute Argumente – für uns selbst, aber auch für andere, denn:

»Nichts wird so fest geglaubt wie das, was wir am wenigsten wissen«
(Michel de Montaigne, 1533–1592).

Lassen Sie uns deshalb im Folgenden den kleinen Bildausschnitt in unseren Köpfen weiten, indem wir den Gesundheitsaspekt von tierischem Eiweiß belichten!

Märchen und Fakten

Blühende, duftende Wiesen, wogende Getreidefelder, glückliche Kühe, gackernde

Hühner, ein Schwein streckt sich in der Sonne aus, eine fröhliche Bäuerin mit Kopftuch und Gummistiefeln kümmert sich im Naturidyll um ihre Schützlinge – das sind Bilder, die die Werbung der Agrarindustrie in unseren Köpfen platziert. Und diese Bilder weigern sich hartnäckig, einer Realität Platz zu machen, die immer wieder durchblitzt, wenn uns Tierrechtsorganisationen über kurze Notizen in den Abendnachrichten einen Blick durchs Schlüsselloch auf die Realität aufdrängen.

Durch die Industrialisierung der Fleischproduktion wurde unsere Verbindung gekappt zum Produkt, wir kennen Fleisch in Plastik eingeschweißt oder am Stück hinter einer hübschen Verkaufstheke, sind aber völlig der Tatsache entfremdet, welchen Stoff wir da eigentlich kaufen und wem wir Geld dafür bezahlen, damit die ganze Sache am Laufen bleibt.

Verbinden wir im zwischenmenschlichen Gespräch Fleisch mit dem lebendigen Tier, das es einmal war (das gestorben ist, damit es Fleisch werden konnte), dann ist das oft so, als würde man eine Bombe zünden, so viel emotionale Sprengkraft hat dieses Rütteln an der Illusion, die wir doch so gern halten würden.

Wir leben in einer Ära der Entfremdung

Werbespots säuseln uns Sätze ins Ohr wie »Fleisch ist ein Stück Lebenskraft« (mit diesem Satz der Fleischproduzenten sind wir aufgewachsen) und erklären uns, wie gesund Milchprodukte und Putenwurst sind; und wie hypnotisierte Kaninchen sitzen wir da, während solche Aussagen unser Unterbewusstsein vernebeln. Wollen wir unsere Informationen über Nahrungsmittel wirklich aus der Werbung nehmen?

Die Vertuschungspraktiken, die die Massentierhaltung überhaupt erst möglich machten, bekommen Risse, durch die das Licht der Wahrheit sickert. Wir gehören zu der Generation, die langsam eine Ahnung davon bekommt, was für ein ausgeklügeltes industrielles System an Tierfabriken uns Fleisch, Wurst, Eier und Milch liefert. Nicht, um uns optimal und gesund zu ernähren, sondern um möglichst viel von unserem Geld zu verdienen.

Es ist richtig, dass Fleisch hervorragend verwertbares Protein und Nährstoffe für den Menschen liefert. Das war's auch schon, denn: Schauen wir uns genauer an, was wir außerdem automatisch mit den Fleischgerichten in unsere Körper lassen (gesättigte Fettsäuren, Cholesterin, Tierarzneimittel, Biozide, Karzinogene, Krankheitserreger, Hormone usw.), dann schmilzt die Wahnidee vom gesunden Fleisch wie Butter in der Sonne. Auf den Punkt gebracht: Fleisch macht krank. Und das aus vielerlei Gründen. Wenn wir die zugrunde liegenden Fakten genauer unter die Lupe nehmen, lassen diese keinen anderen Schluss zu.

Herz-Kreislauf-Erkrankungen

Herz-Kreislauf-Erkrankungen sind die Nummer eins auf der Statistik der Todesursachen in Industrie- und Schwellenländern, die meisten davon sind zurückzuführen auf einen miserablen Gefäßstatus.

Nur 100 g Fleisch und Wurst täglich erhöhen das Risiko, an einer koronaren Herzkrankheit, also einer Erkrankung der Herzgefäße,

zu erkranken, um 150 % (CORA-Studie des Deutschen Instituts für Ernährungsforschung und der Universitätsklinik Hamburg-Eppendorf).[66]

Gesättigte Fettsäuren und Cholesterin begünstigen deutlich das Entstehen von Herzkrankheiten. Alle tierischen Produkte enthalten Cholesterin. Pflanzen enthalten keinerlei Cholesterin.

Stress als Risikofaktor verschlechtert insofern, weil Menschen unter hohem psychischem Druck einen explosiven Cocktail an Stresshormonen ausschütten, nicht entspannen, wenig und schlecht schlafen, oft rauchen, sich mit Kaffee und Alkohol aufputschen - und aus Zeitmangel extrem schlecht essen!

Veränderungen der Blutgefäße

Unsere Blutgefäße dienen als Transportwege für Sauerstoff, Nähr- und Botenstoffe, damit jede Zelle optimal mit den Stoffen versorgt wird, die sie braucht, auf Erfordernisse reagieren und Schlacken- und Abfallstoffe loswerden kann. Damit Stoffe vom Blut ins Gewebe und von den Zellen ins Blut wandern können, muss eine gute Wanddurchlässigkeit gegeben sein. Wenn sich Ablagerungen an den Gefäßwänden bilden, werden diese immer schlechter durchlässig, verhärten und die betreffenden Gewebe werden immer schlechter ver- und entsorgt. Dann fehlen den Zellen Sauerstoff und Nährstoffe, die Organe können nicht mehr richtig arbeiten und Giftstoffe werden unzureichend entsorgt. Wenn sich eine Arterie komplett verschließt, stirbt das nachfolgend an sie angeschlossene Gewebe ab, da es von der Versorgung mit Blut abgeschnitten wurde. Diesen extrem schmerzhaften Prozess nennt man Infarkt.

Gefäßwandveränderungen stehen in engem Zusammenhang mit einer Erhöhung des Blutcholesterinspiegels. Das Herzinfarktrisiko steigt um jeweils 2 % für jedes einzelne Prozent, das der Blutcholesterinspiegel erhöht ist. Demzufolge verringern Sie Ihr Risiko für Herzinfarkt um jeweils 2 % Prozent, wenn Sie Ihren Blutcholesterinspiegel um je 1 % absenken.[67]

Welche Rolle spielt der Cholesterinwert?

Als unkritisch gilt ein Gesamtcholesterin erst dann, wenn es unter 150 mg/dl Blut liegt. Erst bei solch niedrigen Cholesterinwerten lassen sich bereits bestehende Koronargefäßerkrankungen, also Veränderungen der Herzkranzgefäße, umkehren. Interessanterweise kann aber eine Senkung des Blutcholesterinspiegels unter die kritische Grenze von 150 mg/dl allein über Medikamente (also nur mit chemischen Cholesterinsenkern und ohne Ernährungsumstellung) allem Anschein nach erneute Herzinfarkte nicht verhindern (Dr. Caldwell B. Esselstyn).[68]

Der Konsum von pflanzlicher Kost hingegen kann den Cholesterinwert (Seite 201) im Blut viel überzeugender absenken als eine fett- und cholesterinarme Diät. Dies bedeutet: Wenn Sie Ihren Fleisch- und Wurstkonsum lediglich reduzieren, werden Sie keine oder kaum positive Effekte auf Ihren Cholesterinspiegel und damit auf Ihre Blutgefäße erreichen. Stellen Sie Ihre Ernährung aber auf eine vollwertige Pflanzenkost um, wird sich beides dramatisch bessern lassen.

In der Naturheilkunde der alten Zeit gab es den Spruch: »Der Mensch ist so alt wie seine Gefäße«. Erschreckend ist, dass wir die

Samen für eine sich schleichend entwickelnde Gefäßwanderkrankung schon in jüngsten Jahren legen. Dr. Charles Attwood konnte feststellen, dass bereits 70% der untersuchten amerikanischen Kinder im Alter von 12 Jahren Fettablagerungen an ihren Gefäßwänden hatten, die Wegbereiter zu Herzerkrankungen.[69]

Arteriosklerose bleibt oft lange Zeit unbemerkt

Gehen Sie gesichert davon aus, dass eine Arteriosklerose (»Arterienverkalkung« im Sinne einer Gefäßwandverhärtung) eine systemische Erkrankung ist. Wenn also Ihr Arzt, angeleitet durch Ihr Beschwerdebild, z.B. über Ultraschall feststellt, dass Sie an bestimmten Stellen Ihres Körpers verengte und schlecht durchlässige Gefäße haben, dann ist es sehr wahrscheinlich, dass eine solche Gefäßsituation in Ihrem gesamten Körper – mehr oder weniger drastisch – zu finden ist. Beschwerden treten oft erst auf, wenn bereits ein Großteil des Gefäßes verschlossen ist.

Besagte Ablagerungen in den Gefäßen, auch Plaques genannt, bestehen aus Cholesterin, Phospholipiden und Fettsäuren, also aus Fetten, die die vormals glatte Gefäßinnenhautstruktur aufrauen, sodass andere Stoffe des vorbeiströmenden Blutes hängenbleiben. Kalziumverbindungen werden eingelagert, und es entsteht die klassische Gefäßwandverkalkung (Arteriosklerose). In diesen organisierten Herden finden sich im weiteren Verlauf Bindegewebsfasern und Lipoproteine, die Wände werden dicker und härter, infolgedessen weniger elastisch und die Gefäßdurchblutung und damit die Sauerstoff- und Nährstoffversorgung des angeschlossenen Gebietes verschlechtert sich.

Wie ein Thrombus entsteht

Bricht solch ein Herd auf, entsteht an der verletzten Stelle ein Blutgerinnsel (Thrombus), das sich lösen kann und eine kleinere oder größere Arterie verstopft, oder aber die Plaques lösen sich, werden vom Blutstrom weitergespült, bis sie an engen Stellen hängen bleiben und ein Gefäß verschließen, sodass das nachfolgende Versorgungsgebiet zugrunde geht. Das passiert schneller, wenn ein höherer Druck auf die Gefäßwände wirkt, wobei die Gefäßwandveränderung selbst durch das abnehmende Lumen (= lichte Weite) im Innenbereich des Gefäßes den Druck erhöht. Der Druck im Gefäß steigt, die Durchblutung des Gewebes wird immer schlechter. Infarktgefährdete Organe durch Blutgerinnsel sind: Herz, Gehirn, Auge, Milz, Darm, Niere.

Ein übergewichtiger Fleischesser erfüllt alle Kriterien der Virchow'schen Trias der Thrombenentstehung:

1. Gefäßwandschädigung (Ablagerungen durch erhöhte Blutfettwerte)
2. verringerte Strömungsgeschwindigkeit des Blutes (Stase)
3. erhöhte Viskosität (das Blut wird »zäher« durch die Blutfetterhöhung) und veränderte Blutzusammensetzung (damit erhöhte Gerinnungsneigung)

Bluthochdruck

Hoher Blutdruck verschlechtert die Situation immens. Rund 26% aller Todesfälle in Deutschland sind darauf zurückzuführen (WHO, Europäischer Gesundheitsbericht 2005). Folgen von Bluthochdruck (Hypertonie) sind: Schlaganfall, Herzerkrankungen, Nierenversagen, Durchblutungsstörungen, Demenz, Sehstörungen bis Blindheit – dies, weil entweder die Gefäße kaputtgehen oder

die Versorgung mit Sauerstoff und Nährstoffen nicht mehr gewährleistet ist. Studien zeigen, dass das Risiko für Bluthochdruck mit steigendem täglichen Konsum von rotem Fleisch korreliert (Wang, Journal of Hypertension, 2008).[70] Starke Blutdruckerhöhungen kommen bei Fleischessern 13-mal häufiger vor als bei Vegetariern.[71]

Rund 90% der Bluthochdruckerkrankungen sind »essenziell«, das heißt »ohne bekannte Ursache« – und ließen sich damit deutlich über einen Verzicht auf Tierprotein verbessern. Die Hauptursache für die sekundäre Hypertonie (Bluthochdruck aufgrund von Folgekrankheiten) sind Nierenerkrankungen, denn die Niere hat neben ihrer Entgiftungsfunktion die Aufgabe, den Blutdruck zu regulieren. Allerdings schädigt ein zu hoher Blutdruck wiederum das empfindliche Nierengewebe, da beißt sich also die Katze in den Schwanz.

Weitere Risikofaktoren für Bluthochdruck sind unter anderem Übergewicht, Diabetes mellitus Typ 2 (»Zuckerkrankheit«), geringe Kaliumzufuhr (kann entstehen, wenn zu wenig Obst und Gemüse gegessen wird), hohe Kochsalzaufnahme, hoher Fettkonsum – alles Gegebenheiten, die mit einem hohen Fleischverzehr einhergehen. In Deutschland wird der Hauptanteil an Salz über verarbeitete Lebensmittel wie z. B. Fleisch, Wurst, Käse (und Brot) aufgenommen.

Nieren- und Harnwegsleiden

Bluthochdruck und Arteriosklerose begünstigen zusammen mit Diabetes mellitus Krankheiten, die zu chronischem Nierenversagen führen. Bei bestehenden chronischen Leistungseinbußen der Niere (d. h. bei Ausscheidungsdefiziten von harnpflichtigen Substanzen) verschlechtert sich die Prognose beim Verzehr von Tierprodukten aus verschiedenen Gründen:

Phosphorüberschuss im Blut

Fleischesser weisen einen höheren Serumphosphatspiegel auf als Veganer, dadurch steigt der Phosphorüberschuss im Blut, den der Körper durch die Bildung von Kalzium-Phosphat-Komplexen zu binden versucht. Leider werden diese Komplexe in Gefäßwände eingelagert, und eine bestehende Wandverkalkung von Arterien verschlechtert sich. Auch die Niere selbst verkalkt dabei (Nephrokalzinose), wodurch ihre Filtrations- und Entgiftungsleistung weiter abnimmt.[72]

Kalziummangel

Kalzium fehlt nun im Blut; der Körper reagiert mit Ausschüttung von vermehrtem Parathormon aus der Nebenschilddrüse, es entsteht ein sogenannter Hyperparathyreoidismus. Parathormon steigert den Blutkalziumspiegel unter anderem dadurch, dass Kalzium aus den Knochen geholt wird; der Knochen entkalkt. Normalerweise würde nun Vitamin D für eine verstärkte Resorption von Kalzium aus der Nahrung über den Darm sorgen und damit den Blutkalziumspiegel wieder ansteigen lassen, damit der Knochen sein Kalzium zurückbekommt. Allerdings muss Vitamin D dazu in der Niere aktiviert werden, und eine kranke Niere schafft das nur noch unzulänglich. Die Folge ist: Vitamin D bleibt inaktiv, und der entkalkte Knochen bleibt kalkarm und wird brüchig. Deshalb sollte die Nahrung von Nierenpatienten arm an Phosphat und reich an Kalzium sein. Innereien, Wurst,

Milch, bestimmte Käsesorten, Softdrinks etc. sind hingegen besonders phosphatreich und deshalb als Nierendiät unangemessen.

Natriumreiche, also kochsalzreiche Kost fördert die Ausscheidung von Kalzium und erhöht gleichzeitig den Blutdruck, da Natrium Flüssigkeit in den Gefäßen hält. Mehr Volumen bedeutet mehr Druck. Nierenpatienten haben aber naturgemäß ein Blutdruckproblem. Deshalb ist eine natriumarme Kost für Nierenpatienten in der Regel unumgänglich und hilfreich. Durch die verminderte Ausscheidungsfähigkeit von harnpflichtigen Substanzen übersäuert der Körper stark. Dieser Säuerungseffekt wird durch eine tierproteinreiche Ernährung verstärkt. Nierenpatienten brauchen – genau auf Sie abgestimmt – hochwertiges Eiweiß mit ausreichender Nährstoff- und Kaloriendichte; als nachteilig erwies sich eindeutig tierisches Protein. Es konnte deutlich gezeigt werden, dass tierproteinreiche Kost das Fortschreiten einer chronischen Niereninsuffizienz forciert.[73]

Fett- und eiweißreiche Ernährung begünstigen über die Säurewirkung im Körper die Entstehung von Harnsteinen zusammen mit weiteren Risikofaktoren wie Übergewicht, zu wenig Trinken, zu viel Kochsalz und eine sitzende Lebensweise.

Purine

Gerade purinreiche Nahrungsmittel (Fleisch, Wurst, Innereien, viele Fischarten, Meerestiere) sind bedenklich, da Purine (Bestandteile der DNS und RNS) zu Harnsäure abgebaut werden und diese Kristalle bildet, wenn sie nicht mehr in Lösung gehalten werden kann. Auf diese Weise züchten Patienten mit chronischer Harnsäureerhöhung entsprechende Steine in ihren Harnwegen aus einem Kern, um den herum sich immer mehr Schichten anlagern, ähnlich wie bei einem Baum Jahresringe entstehen.

Mit einer sehr hohen Wahrscheinlichkeit werden Sie gerade bei chronischen Erkrankungen eine erhebliche Besserung Ihrer Beschwerden erfahren, manche Leiden werden ganz ausheilen, wenn Ihre Ernährungsumstellung genau an Ihr persönliches Krankheits- und Blutbild angepasst ist und im Bedarfsfall auch Medikamentendosen an Ihre Besserung angeglichen werden. Bei manchen Krankheiten ist die Umbildung Ihres Speiseplans diffiziler als bei anderen. Bei fortgeschrittener chronischer Niereninsuffizienz verschiebt sich beispielsweise der Kaliumspiegel in bedrohliche Bereiche, und eine falsche Kostzusammenstellung kann schnell gefährlich werden. Vertrauen Sie sich deshalb unbedingt einem hierin erfahrenen und fachkundigen Therapeuten an und gehen Sie diesen Weg nicht allein.

Stoffwechselerkrankungen

Harnsäureüberschüsse sind nicht nur im Harntrakt ein Problem, sondern können sich auch an Gelenken ablagern und diese entzünden.

Gicht

Dadurch entsteht die Stoffwechselkrankheit Gicht, eine typische Wohlstandskrankheit, denn in Industrieländern ist die Hauptpurinquelle Fleisch. Gicht ist keine Lokalerkrankung, die sich auf Gelenke beschränkt, sondern kann auch innere Organe wie z. B. Herz und Niere schädigen. Gicht geht in vielen Fällen mit Übergewicht, Diabetes

mellitus (»Zuckerkrankheit«), erhöhten Blutfetten und Bluthochdruck einher. Dieser Symptomenkomplex ist mittlerweile so häufig kombiniert, dass er unter dem Begriff »metabolisches Syndrom« zusammengefasst wird. Das typische Ernährungsprofil der Industrienationen ist als Hauptauslöser dieses Syndroms zu werten.

Übergewicht

Weltweit leiden inzwischen mehr Menschen an Übergewicht als an Hunger, wie aus dem jährlichen Katastrophenbericht des internationalen Komitees des roten Kreuzes hervorgeht. Knapp sieben Milliarden Menschen leben auf dieser Erde. Etwa 925 Millionen (ca. 13 %) sind unterernährt, dagegen sind 1,5 Milliarden (ca. 21 %) übergewichtig.

Vor allem in Asien nimmt die Zahl der Dicken immer mehr zu, weil mit steigendem Wohlstand auch der Fleischkonsum in Schwellenländern rapide ansteigt. Mit der Orientierung am Westen übernehmen die Menschen auch die Last des Übergewichts und seiner Risikofaktoren: Fettstoffwechselstörungen, Gicht, Arteriosklerose, Gelenk- und Rückenleiden, Gallenleiden, Bluthochdruck, Herz- und Gefäßerkrankungen, Schlaganfall, Krebs und Diabetes mellitus Typ 2. Dabei ist die Protein- und Fettaufnahme über tierische Nahrungsmittel das entscheidende Element, das den Body-Mass-Index (BMI) beeinflusst, gerade in Zusammenhang mit Bewegungsarmut.

Insulinresistenz

Übergewicht und Fettleibigkeit sind mittlerweile auch bei Kindern ein ernstzunehmendes Gesundheitsrisiko. Sie stehen in Verbindung mit der Entwicklung einer Insulinresistenz, was als Vorstufe von Diabetes mellitus Typ 2 zu werten ist. Diese Erkrankung war früher nur als »Altersdiabetes« bekannt, nun tritt sie immer häufiger bei Kindern und Jugendlichen auf. Insulinresistenz heißt: Die Körperzellen reagieren nicht mehr ausreichend auf das Hormon Insulin. Als Auslöser für die Insulinresistenz der Zellen wird ein von Fettzellen im steigenden Maß produzierter Eiweißstoff (RBP-4, das eigentlich Retinol, also Vitamin A, transportiert) vermutet. Normalerweise ist Insulin der Schlüssel für Zucker in die Zelle, und dieser Schlüssel kann dann die Zelle nicht mehr aufsperren. Die Konsequenz ist: Die Körperzellen können Zucker aus dem Blut nicht einlassen und bleiben hungrig und energieschwach, der Zucker überfrachtet das Blut und richtet Schäden an.[74]

Diabetes-Risiko steigt mit Fleisch- und Wurstverzehr

Eine Langzeitstudie der Harvard School of Public Health in Boston, die die Daten von 442 000 Menschen auswertete, zeigt, dass allein der Verzehr von täglich 100 g unverarbeitetem roten Fleisch (Rind, Schwein, Schaf, Wild) das Diabetes-Risiko um 19 % ansteigen lässt. Ist das rote Fleisch verarbeitet (z. B. Wurst, Fertigprodukte, Würstchen, Schinken etc.), steigt das Diabetes-Risiko schon bei einem täglich Konsum von 50 g auf 51 %.[75]

Zahlreiche andere Studien konnten ähnliche oder drastischere Ergebnisse liefern. Es wird vermutete, dass freie Sauerstoffradikale durch Hämeisen im roten Fleisch die Insulin produzierenden Zellen der Bauchspeicheldrüse schädigen. Der auffällig negative Effekt von verarbeitetem rotem Fleisch könnte auf dessen hohen Natrium- und Nitritgehalt zurückzuführen sein.[76]

Im Rahmen einer Diabeteserkrankung kommt es zu Gefäßschäden, die früher oder später in Nieren- und Herzerkrankungen münden. Für eine koronare Herzkrankheit stellt nicht erst ein voll entwickelter Diabetes einen wesentlichen Risikofaktor dar, sondern bereits eine Insulinresistenz, die lange unentdeckt bleibt.

Krebs

Krebserkrankungen sind grundsätzlich multifaktorielle Geschehen. Jeder Krebspatient hat eigene Risikofaktoren, eine sehr persönliche Krankheitshistorie und einzigartige psychische Komponenten seiner Erkrankung. In der Therapie ist es deshalb unabkömmlich, für jeden Patienten ein individuelles Behandlungsschema auszuarbeiten und jedweder Besonderheit Rechnung zu tragen. Zweifelsfrei ist jedoch eine Ernährungsanpassung ein grundlegendes Instrument, über das sich sowohl die Krankheitsentwicklung als auch der Verlauf einer Krebserkrankung deutlich beeinflussen lassen. Sie ist sozusagen der fruchtbare Boden, auf dem eine erfolgreiche Therapie erst erblühen kann.

Ernährungsfaktoren, die das Krebsrisiko erhöhen

Krebsfördernde Risikofaktoren aus dem Ernährungssektor sind:

- häufiger Verzehr von folgenden Nahrungsmitteln: Fleisch und Erzeugnisse daraus, Salz, Fett, gesättigte tierische Fettsäuren, gehärtete Fette, Trans-Fettsäuren, Gegrilltes, Geröstetes, Gepökeltes, Geräuchertes, Milch, raffinierter Zucker
- Alkohol spielt bei vielen Krebserkrankungen eine Rolle, nicht nur bei der Leber, sondern ebenso bei Verdauungsorganen und der weiblichen Brust
- geringer Verzehr von folgenden Nahrungsmitteln: Obst, Gemüse, Ballaststoffe
- Übergewicht und Bewegungsmangel

Häufiger Fleischverzehr begünstigt verschiedene Krebsarten

Der häufige Verzehr von Fleisch und seinen Produkten korreliert mit folgenden Krebsarten:

- Verdauungsorgane: Mund-Rachen-Raum, Speiseröhre, Magen (weiteres Risiko durch zu heiße und zu scharfe Speisen und Röststoffe), Dickdarm, Dünndarm, Mastdarm (Risikofaktor Ballaststoffmangel)
- Drüsen: Bauchspeicheldrüse (weitere Ernährungsfaktoren: raffiniertes Mehl und raffinierter Zucker), Leber (weitere Ernährungsfaktoren: Alkohol, Aflatoxine, Diabetes, Übergewicht)
- Atmungsorgane: Kehlkopf, Lunge (signifikant bei Nichtrauchern)
- Harnorgane: Niere, Blase
- Sexualorgane: Gebärmutter, Eierstöcke, Prostata, Hoden, Brust
- andere: Blut (Leukämie), Haut etc.

Vielzählige Studien kommen zu diesem Ergebnis, basierend auf Untersuchungen von mehreren 100 000 Menschen (allein die EPIC-Studie zu Magen-Darm-Krebs umfasst Daten von 519 000 Testpersonen aus 10 europäischen Ländern).[77]

Dabei steigt das Krebsrisiko – je nach Organ – um 20–60 %, je mehr rotes Fleisch verzehrt wird, wie eine Studie mit 500 000 Teilnehmern in den USA offenbarte: Für kolorektalen Krebs, also Krebs im Dickdarm-Mastdarm-Bereich, erhöht sich das Risiko um 24 %, für Lungenkrebs um 20 %, für

Bauchspeicheldrüsenkrebs um 43 % und für Leberkrebs um 60 %.[78]

Auf Geflügel auszuweichen, macht es nicht besser: Laut dem American Journal of Epidemiology liegt das Darmkrebsrisiko bei Menschen, die einmal pro Woche Geflügel essen, um 55 % höher im Vergleich zu Menschen, die gar kein Geflügel verspeisen.[79]

Brustkrebs

In Bezug auf Brustkrebs ist mittlerweile erwiesen, dass es ernährungstechnisch mehrere Relevanzen gibt: Zum einen steigert der Verzehr von rotem Fleisch die Aufnahme von Hämeisen und heterozyklischen Aminen (Seite 116), was sich negativ auf Gewebe auswirkt – dies ergab eine Untersuchung des National Cancer Institutes.[80] Des Weiteren sind Übergewicht, übermäßige Fettzufuhr und hohes Blutcholesterin mit einem erhöhten Risiko für Brustkrebs assoziiert.

Hohe Östrogenwerte

Langjährige hohe Östrogenwerte im Körper wirken ebenso begünstigend für die Brustkrebsentstehung. Eine frühe Menarche (erste Menstruation) und späte Menopause bedingen im weiblichen Organismus lange Jahre hohe Östrogenspiegel. Frauen, die wenig vollwertige Pflanzennahrung und viele Tierprodukte konsumieren, bekommen meist sehr jung ihre erste Monatsblutung und kommen üblicherweise später in die Menopause. Gerade wenn in der Familienhistorie genetische Vorbelastungen von Brust- und Eierstockskrebs bekannt sind, sollte dieser Faktor große Beachtung finden. Die Mädchen der Industrienationen kommen häufig schon extrem jung in die Pubertät, eine Folge der typisch westlichen Ernährung mit viel Fett und Tierprotein und wenig pflanzlichen Faserstoffen. Eine fettarme Ernährung hingegen mit wenig tierischen Nahrungsmitteln kann die frühen, unnatürlich hohen Spiegel der Sexualhormone bei den Kindern nachweislich absenken (»China Study«, T. Colin Campbell).[81]

Ein hoher Spiegel an Steroidhormonen (zu denen Sexualhormone zählen) entsteht nicht nur durch unbeschränkten Fleischgenuss, sondern ebenso durch den reichlichen Verzehr von Milchprodukten und ist eng verflochten mit dem Risiko für Brust- und Prostatakrebs (Seite 116). Auch bösartige Tumoren von anderen Geschlechtsorganen erweisen sich als hormonabhängig.

Unsere Ernährung passt nicht zu unseren Zellen

Der Mensch nahm seine Entwicklung über einen unvorstellbar langen Zeitraum von etwa 2½ Millionen Jahren, wenn man seine Vorfahren mit einrechnet. Unsere Ernährungsweise hat sich hingegen erst vor 10 000 Jahren elementar verändert, und nochmals sehr einschneidend in den letzten 100 Jahren. Das Erbgut der Zellen modifizierte sich innerhalb der vergangenen 40 000 Jahre nur um 0,02 %, wurde also minimal angepasst. Die menschlichen Zellen arbeiten demzufolge fast noch genauso wie im »Jäger-Sammler-Zeitalter«.[82]

Nur passen unser Lebensstil und unsere Ernährungsweise nicht mehr zu unserer genetischen Veranlagung. Zum einen geben wir unseren Zellen nicht genügend von dem, was sie brauchen, um ihr inneres Gleichgewicht in dem dynamischen System unseres Körpers zu bewahren. Zum anderen stören wir mit Nahrungskomponenten, die nicht genkompatibel sind, eben dieses innere

Gleichgewicht. In Abhängigkeit der weiteren genetischen Disposition, des psychosozialen Klimas und zusätzlicher Umweltfaktoren entstehen dadurch individuelle Beeinträchtigungen unserer Gesundheit.[83]

Unsere Reparatursysteme brauchen Pflanzenkost, um zu funktionieren

Oxidativer Stress durch aggressive Stoffwechselzwischenprodukte, sogenannte freie Radikale, die Zellen beschädigen, fehlerhafte Zellteilungen, DNS-Schäden der Zellenkerne, zu hohe Zellteilungsraten, Defekte in der Eiweißsynthese usw. führen im gesunden Organismus normalerweise dazu, dass Reparatursysteme und Abwehrzellen zur Eliminierung dieser Fehlverhalten aktiviert werden.[84]

Im Wesentlichen ist die Funktion unserer Reparaturmechanismen auf Nährstoffe angewiesen, die wir über die Nahrung zuführen müssen, wie etwa Antioxidanzien, so z. B. Spurenelemente, sekundäre Pflanzenstoffe und Vitamine aus Obst und Gemüse sowie mehrfach ungesättigte Fettsäuren, beispielsweise Omega-3-Fettsäuren. Also: Keine Pflanzennahrung, keine adäquaten Reparaturmöglichkeiten, eine ganz einfache Gleichung. Die Defekte bleiben dann zum Großteil bestehen, und der Körper versucht, mit Ausschüttung von Gewebsmediatorstoffen und Fresszellen die Defekte einzudämmen. Es entstehen chronische Entzündungen als Kompensation. Bereits der Arzt Rudolf Virchow (1821–1902), der als Begründer der modernen Pathologie gilt, wies auf den Zusammenhang von chronischen Entzündungen und der Entwicklung von Tumorerkrankungen im Körper hin.[85]

Fleisch, Milch und Eier hingegen lösen aufgrund ihrer Inhaltsstoffe die Bildung von Entzündungsmerkmalen aus, zusätzlich zeichnet sich Fleisch aus der industriellen Tierhaltung und verarbeitetes Fleisch durch seinem schlechten Omega-6-:Omega-3-Quotienten (Seite 187) und ein Fehlen von giftstoffbindenden Ballaststoffen aus, was die Situation weiter verschlechtert.

Warum Fleisch und Fleischprodukte kanzerogen wirken können

In Hinblick auf die Pathogenese von Krebserkrankungen sind die folgenden Substanzen in Fleisch und Erzeugnissen daraus sehr problematisch[86]:

- Eine Anhäufung von Tierprotein kann zu Fäulnisprozessen im Darm und damit zur Bildung von Ammoniak, Sulfiden und anderen Problemstoffen beitragen, die den Stoffwechsel belasten.
- Durch Erhitzen von Fleisch und Fisch über 200°C entstehen heterozyklische aromatische Amine, die krebsfördernd (kanzerogen) wirken – also beim Grillen und Braten.
- Durch unvollständige Verbrennungsprozesse, z. B. beim Grillen von Fleisch über offenem Feuer, bilden sich krebsverdächtige polyzyklische aromatische Kohlenwasserstoffe, z. B. Benzpyrene.
- Nitritpökelsalz (in verarbeitetem Fleisch, Wurst, Speck, Schinken, Fischerzeugnissen, aber auch in Käse etc.) kann sich im Körper in potenziell kanzerogene Nitrosamine verwandeln.
- Hämeisen ist die Eisenverbindung im roten Blutfarbstoff von Fleisch und Fisch und fördert die Bildung von Nitrosaminen und freien Radikalen – beides äußerst aggressive bis zellschädigende Produkte.

Unsere Ernährungsweise ist ein komplexes Geschehen, in dem Tausende von bioche-

mischen Variablen ineinander verzahnt wirken. Es ist nahezu unmöglich, aus diesem vielschichtigen Vorgang heraus die Wirkung von Einzelsubstanzen in einem belebten und dynamischen System isoliert zu bewerten. Aber: Eine entzündungswidrige Ernährungsweise, die alle Reparatursysteme des Körpers bedient, bietet die besten Voraussetzungen dafür, um etwaige Risiken zu begrenzen, und dies ist eine vollwertige Ernährung mit Pflanzen.

Demenz und Alzheimer

Ein großes Schreckgespenst des Alters ist der Verlust von kognitiven Fähigkeiten. Denkvermögen, Lernen, Konzentration, Orientierung, Gedächtnis und selbst Persönlichkeitscharakteristika schwinden bei Demenzerkrankungen. Natürlich gibt es bei Demenzerkrankungen vielfältige Krankheitsvorgeschichten. Aber: Arteriosklerose, Diabetes und Bluthochdruck – also Zeitzeugen einer tierproteinreichen Ernährung – können eine vaskulär bedingte Demenzerkrankung auslösen, der eine Minderversorgung mit Sauerstoff und Nährstoffen zugrunde liegt: Schlechte Gefäße können die Gehirnzellen nicht ausreichend versorgen. Eine hohe Zufuhr an gesättigten Fettsäuren, wie sie in Fleisch und Erzeugnissen daraus enthalten sind, erweist sich als äußerst ungünstig.

Beim Morbus Alzheimer lagert sich ein Eiweißkörper, genannt Beta-Amyloid, in bestimmten Gehirnarealen als Plaque an. Dies wird durch freie Radikale begünstigt, die eigentlich durch Antioxidanzien unschädlich gemacht werden sollten – so sie dem Körper zur Verfügung stehen. Im normalen Stoffwechsel werden Beta-Amyloide zwar gebildet, lagern sich aber nicht ab. Beim Alzheimer-Patienten bilden sie Plaques im Gehirn. Schützende Antioxidanzien finden sich hauptsächlich in Obst, Gemüse, Nüssen und Vollkornprodukten. Tritt ein Mangel an antioxidativen Nährstoffen im Blut auf, wie das bei Demenzerkrankungen häufig beobachtet wird, schädigen freie Radikale die unterschiedlichsten Zellstrukturen.

Ein erhöhter Cholesterinspiegel regt die Produktion von Beta-Amyloiden im Gehirn an.[87] Untersuchungen zeigen, dass Demenzkranke häufig folgende Defizite aufweisen: Vitamin E, Vitamin C, Beta-Carotin, Vitamin B6, Vitamin B12, Selen, Folsäure, Omega-3-Fettsäuren.[88] Auffällig ist, dass die bloße Substitution der fehlenden Einzelsubstanzen nie die gleiche nutzbringende Wirkung auf die Gefäße zeigt wie eine radikale Ernährungsumstellung auf eine pflanzliche, fettarme Vollwertkost.

Homocystein

Es gibt noch einen weiteren Grund, weshalb es ratsam ist, auf Fleisch zu verzichten, wenn Sie Ihre geistige Leistungsfähigkeit möglichst bis in hohe Alter erhalten möchten: Homocystein ist ein toxisches Zwischenprodukt des Eiweißstoffwechsels, das aus der essenziellen Aminosäure Methionin gebildet wird. Insbesondere Fleisch enthält große Mengen von Methionin. Steigt Homocystein sehr stark im Blut an, kann es vor allem in arteriellen Blutgefäßen Schäden einleiten, die eine gesteigerte Cholesterin- und Kalziumeinlagerung im Sinne einer Arteriosklerose nach sich ziehen. Besonders gefährdet sind Arterien von Herz und Gehirn. Im Gehirn konkurriert Homocystein mit den Andockstellen von Botenstoffen des Nervensystems, z. B. Glutamat, und besetzt dessen Rezeptoren,

es können Gedächtnisprobleme auftreten. Zusätzlich multipliziert Homocystein die schädliche Wirkung von Cholesterin, indem es die Oxidation von LDL, dem »schlechten« Blutcholesterin, vorantreibt.

Wenn der Stoffwechsel intakt ist, droht dem Gesunden keine Gefahr, denn mithilfe von Vitamin B12, Vitamin B6 und Folsäure wird Homocystein in unschädliche Stoffwechselprodukte umgewandelt. Durch bestimmte Medikamente, Enzymdefekte, Krebs, Schilddrüsenunterfunktion, Psoriasis, Tabakmissbrauch und chronisches Nierenversagen aber ist der Homocysteinabbau gebremst.

Folsäuremangel

Der Name Folsäure stammt vom lateinischen Begriff »folium« (= Blatt). Folsäure ist eine Verbindung, die in der Hauptsache in pflanzlichen Nahrungsmitteln wie grünem Gemüse und Blattgemüse enthalten ist, aber auch in Getreide, Hülsenfrüchten und Zitrusfrüchten. Bei alten Menschen finden sich häufig massiv erniedrigte Folsäurewerte und, waren es Fleischesser, signifikante Homocysteinerhöhungen. – Aber: Vegetarier und Veganer, die nicht auf eine vollwertige Ernährung zusammen mit einer ausreichenden Substitution von Vitamin B12 (Seite 266) über Nahrungsergänzungsmittel achten, können ebenso hohe Homocysteinspiegel im Blut aufweisen.

Die Framingham-Studie konnte nachweisen, dass ein hoher Homocysteinspiegel im Alter ein unabhängiger Risikofaktor für die Entwicklung einer Demenzerkrankung ist: Eine Erhöhung des Homocysteinspiegels um 5 µmol/l steigert das Risiko für die Alzheimer-Krankheit um 40%. Bei einem Homocystein-Blutspiegel von über 14 µmol/l steigt das Risiko sogar um fast das Doppelte.[89]

Fruchtbarkeit

Auf der europäischen Fruchtbarkeitskonferenz in Stockholm wurde eine Studie vorgestellt, nach der die Spermienqualität mit zunehmendem Leibesumfang schlechter wird. Laut Paul Cohen-Bacrie (Labor Eylau-Unilabs in Paris) führt Übergewicht zu Störungen im Hormonsystem: Die Anzahl der Samenzellen ist verringert und diese sind kurzlebiger und langsamer im Vergleich zum Sperma von normalgewichtigen Männern.[90] Erektionsstörungen (erektile Dysfunktionen) liegen – abgesehen von psychologischen oder hormonellen Ursachen – häufig Durchblutungsdefizite durch vaskuläre Veränderungen zugrunde, die beispielsweise auftreten bei erhöhten Blutfettwerten, Arteriosklerose, Bluthochdruck usw.

Auch die Fruchtbarkeit von Frauen nimmt mit steigendem Körpergewicht ab. In diesem Zusammenhang sollte unbedingt die Schilddrüse überprüft werden, denn häufig liegt bei unfruchtbaren Frauen mit Hormonstörungen eine Schilddrüsenfehlfunktion zugrunde, oftmals autoimmunologisch. Verschiedene Autoimmunerkrankungen treten oft kombiniert auf, bei einigen konnte bereits ein Zusammenhang zu tierproteinreicher Kost hergestellt werden, z.B. bei Multipler Sklerose[91] und rheumatoider Arthritis (Seite 82).

Magen-Darm-Erkrankungen

Im Rahmen der Eiweißverdauung im Magen wird Salzsäure benötigt. Eine chronisch erhöhte Säurelast im Magensaft führt zu Erosionen der Magenschleimhaut, die in anhaltende Entzündungen oder Geschwüre münden können. Jede chronische Entzün-

dung gilt als Präkanzerose, also als Prozess, der statistisch gehäuft in eine bösartige Tumorerkrankung mündet.

Gerade für Patienten mit Entzündungen oder Geschwüren der Magen- und Darmschleimhaut (Ulcus ventriculi und duodeni, Gastritis, Morbus Crohn, Colitis ulcerosa, Divertikulitis, Divertikulose u. Ä.) ist wichtig zu wissen, dass sich einzelne lokal und systemisch wirkende Risikofaktoren addieren. Dementsprechend kann die Kombination von einer chronischen Entzündung und einer toxischen Ernährung ein latent vorhandenes Krebsrisiko zementieren. Ohne radikale Änderungen der fleischreichen Ernährungsgewohnheiten wird es schwierig bis unmöglich, dieser Patientengruppe in eine Besserung oder Heilung hineinzuhelfen.

Rheumatoide Arthritis

Allen Erkrankungen des rheumatischen Formenkreises liegen autoimmunologische Prozesse zugrunde. Das bedeutet, dass der Körper durch eine Umprogrammierung im Immunsystem nun körpereigenes Gewebe angreift, sozusagen Anteile seiner selbst zerstört, was ein höchst autoaggressiver Akt ist. Das kann sich an den unterschiedlichsten lokalen Zellstrukturen abspielen oder aber systemisch, wobei die Grundstörung immer gleich ist.

Natürlich muss man sich hier die Frage stellen, was im Leben eines Menschen passiert ist, damit eigene Strukturen als feindlich und bekämpfenswert eingestuft werden. Neben psychischen Komponenten sind die Ernährungsgewohnheiten der Patienten die wesentlichen Taktgeber für das Fortschreiten einer Rheumaerkrankung.

Arachidonsäure

Entzündungen im Körper werden durch die Bildung von Entzündungsmediatoren vermittelt und aufrechterhalten, z. B. durch Prostaglandine, Leukotriene etc. Solche Entzündungsprozesse verstärkenden Gewebshormone werden aus Arachidonsäure gebildet, die in ihrer Reinform nur im tierischen Organismus vorkommt. Bei industriezuckerreicher Ernährung wird die Einschleusung dieser Fettsäure in die Zellen forciert. Unser Körper stellt Arachidonsäure aus Linolsäure her, einer essenziellen Omega-6-Fettsäure (Seite 186). Pflanzenöle enthalten zwar selbst nicht die reine Arachidonsäure, aber manchmal eben viel des Baustoffes, wenn sie Omega-6-überschüssig sind.

Zwei Dinge werden dadurch deutlich: Eine fleisch-, fett- und zuckerreiche Ernährung heizt die Bildung von Entzündungsstoffen im Körper an, und natürliche Reparaturmechanismen werden blockiert. Diese neuen Erkenntnisse führen zu dem drängenden Rat an alle Patienten mit chronischen Entzündungen, möglichst hochwertige Pflanzenöle zu verwenden, die ein positives Omega-6-:Omega-3-Muster aufweisen und eine Diät einzuhalten, die arm an Arachidonsäure ist – das bedeutet im Klartext: Fleisch, Wurst und Fisch möglichst komplett zu meiden.

Ich konnte in meiner Praxis feststellen, dass sich sowohl der Krankheitsverlauf als auch Entzündungsparameter im Blutlabor bei Patienten mit rheumatoide Arthritis über die Ernährung deutlich beeinflussen lassen. Einige Wochen nach der Umstellung auf eine fettarme, vegane Ernährung, die konsequent beibehalten wurde, ließen die Schmerzen nach, die Beweglichkeit nahm zu und die entzündeten Gelenke schwollen ab.

Augenkrankheiten

Beim Grauen Star (Katarakt), einer weltweit verbreiteten Augenerkrankung, trübt sich zunehmend die Augenlinse ein, wodurch es zu einer Trübsichtigkeit kommt. Die Makuladegeneration ist die führende Ursache für eine Erblindung von Menschen ab dem 60. Lebensjahr. Die Macula lutea, der sog. »gelbe Fleck«, ist der Ort des schärfsten Sehens auf der Netzhaut, wo Lichtstrahlen auftreffen und über Nervensignale zum Gehirn weitergeleitet werden, damit das Gesehene wahrgenommen werden kann.

Bei der Makuladegeneration, ausgehend von der Pigmentschicht der Netzhaut, gehen diese Sehzellen zugrunde. Die komplizierten photochemischen Prozesse, die durch Licht ausgelöst werden, erzeugen während des normalen Sehvorgangs zahlreiche Stoffwechselprodukte, die von der Pigmentschicht unschädlich gemacht und entsorgt werden müssen, damit sie im sensiblen Sehapparat keinen Schaden anrichten. Mithilfe von Antioxidanzien aus Obst und Gemüse werden solche hochreaktiven und aggressiven Sauerstoffverbindungen entschärft, sodass sie für den Körper ungefährlich werden.[92]

Wir Menschen haben die Angewohnheit, dass wir Körperteilen, die duldsam ihren Dienst an uns verrichten, keine Beachtung schenken. Unsere Augen machen uns den wundervollen Akt des Sehens möglich, sie sind unsere Fenster zur sichtbaren Welt. Doch diese wichtigen und vitalen Organe leben von dem, was wir ihnen mit unserer Nahrung anliefern. Augengefäße sind sehr fein strukturiert und störanfällig. Im Rahmen einer systemischen Arteriosklerose nimmt die Versorgung mit Sauerstoff und Nährstoffen ab, die den Augen zur Verfügung stehen. Bluthochdruck, Rauchen und Übergewicht gelten als Risikofaktoren für die Makuladegeneration aus dem Ernährungsbereich. Mit erhöhten Blutfettwerten gefährden Sie tatsächlich die Gesundheit Ihrer Augen und Ihr Sehvermögen!

Sie entscheiden, was Sie sich in den Mund stecken

Wenn wir Krankheiten ergebnisoffen ausforschen, finden wir immer bei jeder einzelnen die unterschiedlichsten Einflüsse, die Fehlfunktionen im Organismus einleiten können. Krankheit ist ein vielschichtiger Vorgang. Und wenn wir einmal darüber nachdenken: Was haben wir denn schon wirklich unter Kontrolle? Recht wenig, nicht wahr? Weder lässt sich unsere genetische Historie mit bloßem Willen verändern noch haben wir einen erwähnenswerten Einfluss auf die Unwägbarkeiten des Lebens. Eines bestimmen wir aber definitiv selbst: Wir entscheiden, was wir uns in den Mund stecken. Diese tägliche Entscheidung hat viel mehr Einfluss auf unsere Gesundheit, als die medizinische Wissenschaft lange Zeit glaubte. Doch das ändert sich jetzt.

T. Colin Campbell brachte mit seiner China Study (der bis dato umfassendsten Studie über Ernährung, Lebensumstände und Krankheit in der medizinischen Forschung) ganz Erstaunliches zutage. Er konnte aufzeigen, dass selbst bei Einwirkung von Karzinogenen (krebserzeugenden Stoffen) auf den Organismus oder bei genetischer Disposition die Ernährung das Zünglein an der Waage ist, die das System in Richtung Krankheit oder Gesundheit kippen lässt. Jedes Mal, wenn wir Essen in den Mund nehmen, schaffen wir Tatsachen.

Tierarzneimittel

Durch Untersuchungen des Umweltbundesamtes wurde festgestellt, dass in Deutschland mittlerweile mehr als 270 verschiedene Arzneimittelwirkstoffe aus der Human- und Veterinärmedizin in Grundwasser, Böden, Oberflächengewässern und Sedimenten nachweisbar sind. Ökosysteme sind in erheblichem Maße bedroht. Antibiotika hemmen das Wachstum von Wasserpflanzen und Wasserbakterien; Antiparasitika töten Würmer, Einzeller, Insekten und Krebstiere; Hormonrückstände im Wasser behindern die Reproduktionsfähigkeit von Wasserlebewesen. Obgleich Medikamente flächendeckend in Gewässern und Böden nachzuweisen sind, fehlen verbindliche europäische Grenzwerte für Arzneistoffe. Fakt ist, dass wir Menschen zumindest Spuren dieser Arzneicocktails aufnehmen.[93]

Vor allem aus der landwirtschaftlichen Intensivtierhaltung gelangen erhebliche Arzneimittelmengen in die Umwelt über Tierausscheidungen, Düngemittel, Abwässer, Hofabflüsse, Aquakulturen oder »Pour-on-Arzneien«, mit denen Weidetiere übergossen werden. Neue Tierarzneimittel müssen auf ihre Umweltwirkung hin überprüft werden (der Arzneimittelhersteller gibt die Nachweise auf Unbedenklichkeit seines Präparats selbst in Auftrag, die Zulassungsbehörde überprüft die eingereichten Unterlagen auf ihre Aussagekraft), doch sind unzählige Altarzneimittel bereits zugelassen, von denen nichts hinsichtlich ihrer Umweltschädlichkeit bekannt ist.[94]

»Zum Verzehr bestimmte Tiere«

In Bezug auf Tierarzneimittel unterscheidet das Gesetz zwischen zwei Tiergattungen[95]:

- Tierarten, die zur Gewinnung von Lebensmitteln bestimmt sind: Schwein, Rind, Ziege, Kaninchen, Fisch, Pferd, Esel, Nutzgeflügel, Huhn, Gans, Ente, Pute, Taube
- Tierarten, die als Heim- und Gesellschaftstiere gelten: Hund, Katze, Frettchen, kleine Heimnager, Kaninchen als Heimnager, Zierfische, Pferd, Esel, Ziervögel, Kanarienvögel, Sittiche, Papageien, Zierfinken, Brieftaube

Laut Gesetz dürfen Tiere, die zum Verzehr bestimmt sind, nur mit für diese zugelassenen Arzneimitteln behandelt werden. Nach Arzneigabe ist eine Frist bis zur Schlachtung oder Verwendung von Milch und Eiern einzuhalten, damit die Arzneimittel nicht in die Mägen der Verbraucher gelangen. Das ist zumindest die Theorie. Da viele Tiere in Intensivhaltung mehrere Medikamente ohne Pause verabreicht bekommen, zeigt die Praxis immer wieder, dass Rückstände von Arzneimitteln in den Tierprodukten nachzuweisen sind. Sie können sich sicher sein, dass es bei utopisch hohen Schlachtzahlen und einer verschwindenden Anzahl von Stichproben eine hohe Dunkelziffer gibt. Ab und zu wird einmal ein Skandälchen ins öffentliche Bewusstsein gespült, wie z. B. 1996, als Eier Rückstände des krebsverdächtigen Tierarzneimittels Ronidazol und Nikotin enthielten.[96] Gesetze greifen nur dort, wo eine wirksame Überwachung praktiziert wird.

Haustiere

Da Haustiere nicht zum Verzehr bestimmt sind, erlaubt das Gesetz für sie auch Arzneimittel, die Stoffe enthalten, die für die Behandlung von Tieren, die der Lebensmittelgewinnung dienen, verboten sind. Viele Medikamente, die aufgrund ihrer drasti-

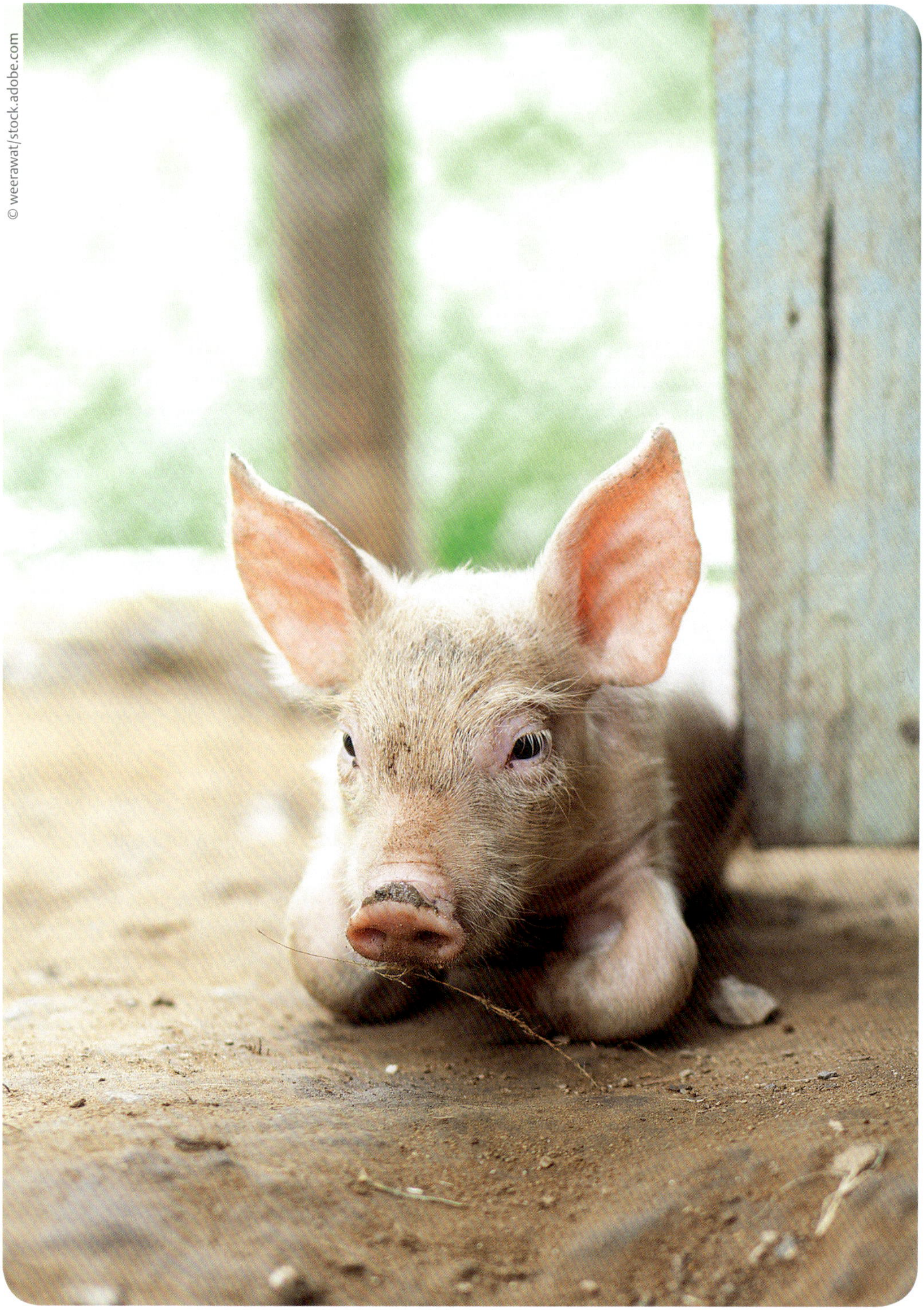

schen Nebenwirkungen in der Humanmedizin verboten sind, werden in der Tiermedizin in ungleich höheren Dosen eingesetzt. Möglicherweise gewinnt dieser Umstand für Sie an Bedeutung, wenn eine medikamentöse Behandlung Ihres Haustieres ansteht.

Entwurmungsmittel und andere Arzneien für Pferde

Die Ausscheidungen von Pferden, die mit bestimmten Entwurmungsmitteln behandelt wurden (insbesondere mit Ivermectin- oder Moxidectin-haltigen Präparaten), sind für manche Hunderassen so lebensgefährlich, dass sie bereits vergiftet sind, wenn sie ein bisschen von entsprechenden Pferdeäpfeln naschen. Da kommt man vom Spaziergang heim, plötzlich taumelt der Hund, speichelt, ist desorientiert, krampft mit weit aufgerissenen Pupillen, fällt ins Koma und stirbt. Viele Hunde sind schon auf diese Art verstorben, ohne dass die Tierhalter die wahren Hintergründe erfahren hätten. »Ist halt Schicksal«, heißt es dann. Auch andere Pferdearzneien sind hochgiftig für Natur und Umwelt. Vermutlich wirft all das ein etwas anderes Licht auf Pferdemist, der gern als »Biodünger« im Garten verwendet wird.

Medikamentenrückstände im Fleisch

So manches panierte Schnitzel könnte mit einem Beipackzettel neben der Zitrone serviert werden, denn Medikamentenrückstände gelangen durch illegalen Gebrauch, missbräuchliche Auslegung von Gesetzen und zu kurze Wartezeiten auf den Verbraucherteller.[97] Selbst wenn alles in den engen Grenzen des Gesetzes abläuft und die Rückstandshöchstmengen für einzelne Arzneimittel nicht überschritten werden, ist fraglich, welche potenzielle Risiken durch Kombinationen von Wirkstoffen entstehen.

Hormonmast

Es hat sich im Tierzuchtbereich eine europaweit agierende »Chemiemafia« organisiert, die jährlich Milliardenbeträge mit illegalen Medikamentengeschäften umsetzt. Auch Veterinärmediziner werden in diese Geschäfte mit eingebunden, da diese die Medikamente an die Tierhalter abgeben. So kommen Wachstumshormone (die teils genmanipuliert sind), Antibiotika oder Östrogene als Masthilfe illegal ins Fleisch. Synthetisch hergestelltes Somatotropin als Hormonmastmittel ist schwer nachzuweisen, da es auch vom Tier selbst hergestellt wird. Auch positiv getestete Androgenproben (männliche Geschlechtshormone) können nicht beanstandet werden, selbst wenn diese ein Vielfaches über der Norm liegen, da geschlechtsreife männliche Tiere Steroidhormone in unterschiedlichen Konzentrationen selbst produzieren.[98, 99]

In Europa ist die Hormonmast zwar streng verboten, und auch Antibiotika als Mastmittel sind seit 2006 nicht mehr erlaubt, doch erst seit 2010 besteht in Deutschland eine Meldepflicht für die Verkäufe von Tierarzneimitteln. Daraufhin konnte ermittelt werden, dass in manchen Putenmastanlagen jedem Tier bis zu 80 Einzelgaben an Antibiotika verabreicht werden. Das durchschnittliche Schlachtalter von Puten liegt zwischen 3 und 4 Monaten.

Antibiotikaresistenz

Das Bundesamt für Verbraucherschutz und Lebensmittelsicherheit veröffentlichte Daten, deren zufolge Pharmakonzerne im Jahr

2011 in Deutschland 1734 Tonnen Antibiotika an Tierärzte auslieferten.[100]

Nutztiere bekommen üblicherweise dieselben antibiotischen Wirkstoffe wie Menschen. Wenn Hühner in künstlich beleuchteten Hallen in Gruppen von 10 000 und mehr Tieren gehalten werden (übliche Bodenhaltung), kann unmöglich ein einzelnes Tier behandelt werden, und so wird über Futter und Tränkanlagen die ganze kranke und gepferchte Gruppe auf Antibiose gesetzt. Es ist nicht kontrollierbar, wie viel Wirkstoff das einzelne Tier aufnimmt, und so überleben immer Keime, die sich durch Mutation so schützen, dass sie gegen die Antibiotika resistent werden.[101]

In den engen Ställen unter schlechten hygienischen Bedingungen werden resistente Keime wie Salmonellen, Kolibakterien und Campylobacter schnell von Tier zu Tier weitergetragen. Durch unsaubere Weiterverarbeitung, durch Fäkalien und Abluft der Ställe, durch Abwässer und den Verzehr von Fleisch gelangen die Bakterien zum Menschen. Dadurch tragen nun die Menschen multiresistente Keime in sich, gegen die – sollte es zu Infektionen kommen – Antibiotika nicht mehr helfen. Für immungeschwächte Personen, die z. B. durch Vorerkrankungen in Kliniken behandelt werden, kann das ein Todesurteil sein. Durch weltweite Vernetzung von Handel und Fleischerzeugung werden die Keime über Ländergrenzen hinausgetragen.[102]

Clenbuterol

Clenbuterol ist ein Wirkstoff zur Behandlung von Asthma und Bronchitis, wird aber aufgrund seiner anabolen Wirkung bei Bodybuildern und Sportlern als Dopingmittel verwendet und in der Tiermast als Wachstumsmittel missbraucht, da es Muskelmasse aufbaut bei gleichzeitigem Fettabbau. Wer belastetes Fleisch konsumiert, riskiert positive Dopingkontrollen. Nebenwirkungen sind Zittern, Muskelkrämpfe, Übelkeit, Sodbrennen, Kreislaufprobleme usw. 1996 traten in Frankreich, Spanien und Italien massive Vergiftungserscheinungen bei Verbrauchern auf, die Fleisch und Leber gegessen hatten, die mit Clenbuterolrückständen belastet waren.

Durch die katastrophalen Haltungsbedingungen entwickeln die Tiere Herzerkrankungen, Magengeschwüre, Krebs, Hautwucherungen, Lungen-, Harnwegs- und Herzbeutelentzündungen, Eiterungen, Verletzungen, Leberschäden durch Parasitenbefall, Mangelzustände aller Art, Wucherungen und Entzündungen der Fortpflanzungsorgane und viele andere Erkrankungen. Und all dies wird mit Chemie behandelt. So finden sich im Fleisch Herzmittel wie Beta-Blocker, Kortison, Psychopharmaka, Schmerzmittel und Entzündungshemmer, Hormone und andere Medikamente, wenn auch in Spuren, wieder. Medikamente, die die Schilddrüsenfunktion dämpfen (Thyreostatika) senken beim Tier den Energiebedarf und bewirken damit schnelleren Fleischansatz. Auch Beruhigungsmittel wirken sich positiv auf die Mast aus: Ein verlangsamtes Tier, das sich nicht bewegt, wird schneller fett.

Um zu verstehen, warum ein Schlachttier in seinem kurzen Leben so viele Medikamente braucht, um am Leben zu bleiben, müssen wir die Stalltüren öffnen und einen Blick in die Ställe werfen. Nur dort finden wir die Erklärungen.

Kein Fleisch ohne Leiden

Nun kommt die Schilderung dessen, was Fleischesser lieber verdrängen: Was mit den Tieren geschieht, bevor ein Stück von ihnen auf unserem Teller liegt.[103]

Schweine sind sehr tapfere Tiere, die enge Bindungen eingehen. Sie lieben es, gekrault zu werden, und kuscheln sich gern dicht aneinander. Genau wie Hunde haben Schweine schon viele heldenhafte Taten vollbracht, um ihre Menschen zu retten. Sie sind neugierig und empfindsam. Ihre Intelligenz entspricht der eines dreijährigen Menschenkindes. Durch Quieken und Grunzen kommunizieren sie unablässig miteinander, Schweinemütter pflegen ihre Ferkelchen innig und »summen« ihnen beim Säugen etwas vor. Schweine träumen im Schlaf. Nie würden die reinlichen Tiere dort ruhen, wo ihr Kotplatz ist.

Ein »modernes Schweineleben«

Ein Leben in der Intensivtierhaltung bedeutet für die Schweine, dass sie auf Betonspaltenböden leben, durch die ihr Urin und Kot in eine darunterliegende Grube fällt. Wenn im Winter die Grube vollläuft, kann es passieren, dass sie knöcheltief in ihren eigenen Exkrementen stehen und liegen. Die Stallluft ist voll von Staub und Keimen. Ammoniakdämpfe verätzen die empfindlichen Schleimhäute ihrer Augen und Luftwege. Sie werden auf Beton geboren, gemästet und zwangsbesamt. Sie leben im besten Fall nur wenige Zentimeter über ihrem Urin und Kot, und das leistet Infektionen und Wurmbefall Vorschub.

Schweine haben keinerlei Möglichkeit für Sozialleben oder Pflege ihres Nachwuchses, da die Muttertiere in Abferkelbuchten (Metallkäfige ohne jede Bewegungsfreiheit) von ihren Jungen getrennt sind. Schon fünf Tage, nachdem der Muttersau ihre Jungen im Alter von vier Wochen weggenommen werden, wird sie bereits wieder künstlich besamt.

Bei wenigen Tage alten Ferkeln werden Kastration männlicher Tiere, Teilamputation von Schwänzen und Abkneifen von Eckzähnen ohne Betäubung durchgeführt.

Durch Bewegungsarmut und Züchtung auf maximale Gewichtszunahme sind Mastschweine am Ende der Mast kaum mehr fähig zu gehen. Ein Mastschwein ist meist ein halbes Jahr alt, noch nicht einmal ausgewachsen, wenn es geschlachtet wird, und so krank durch die schlechten Haltungsbedingungen, dass es nur mit Chemie am Leben gehalten werden kann. Zuchtsauen werden meist nach 2½ Jahren »Nutzungsdauer« geschlachtet, weil sie am Ende sind.

Masthühnchen

Masthühnchen ergeht es nicht besser. Das Robert-Koch-Institut empfiehlt Privathaushalten seit einiger Zeit, bei der Zubereitung von Hähnchenfleisch Einmalhandschuhe zu tragen, Schneidebretter und Messer nicht mit Gemüse in Berührung zu bringen und das Fleisch nur zu essen, wenn dieses unter hoher Hitze durchgegart wurde.

Das Huhn als ehemaliger Waldbewohner hat ein starkes Bewusstsein für die eigene Person und ein ausgezeichnetes Gedächtnis. Es mag erhabene Schlafplätze, z.B. auf Stangen oder Baumzweigen. Hühner sind den ganzen Tag beschäftigt: Sie fliegen, rennen, scharren, picken und bilden in kleinen Gruppen natürliche Rangordnungen unter dem Schutz eines Hahns. Sie kommunizieren auf vielfältige Weise miteinander. Die biologische Lebenserwartung eines Huhnes liegt bei bis zu 15 Jahren. Die Greisinnen unter den Hennen legen zwar keine Eier mehr, kümmern sich aber liebevoll um Jungtiere und Neuzugänge und wirken beruhigend auf die ganze Gruppe.

In der Intensivhaltung erreichen sie ihr Endgewicht bereits nach 30–34 Tagen. Sie sind dann so schwer, dass ihnen oft die Beine unter dem eigenen Gewicht wegbrechen. Ihr ganzes Leben verbringen sie auf ihrem ätzenden Kot und verdreckter Einstreu, da diese erst nach einem Mastdurchgang gewechselt wird. Qualzüchtungen lassen übermäßige Brust- und Schenkelbereiche entstehen, innere Organe verkümmern. Es werden Kreaturen gezüchtet, die mehr leiden.

Puten

Truthähne (männlich, Puter) und Puten (weiblich, Truthenne) sind gesellige, verspielte Tiere, die Nester bauen, gerne auf Bäumen sitzen, sich bereitwillig die Federn streicheln lassen und sehr komplexe Persönlichkeiten entwickeln. Eine Truthahnmutter verteidigt ihre Jungen in Freiheit voller Tapferkeit. Wilde Truthähne fliegen bis zu 80 km/h. Sie lieben es, in Sand zu baden und voller Lebensfreude durch die Welt zu rennen.

Doch 88 % der Puten werden in Geflügelfarmen mit 10 000 und mehr Vögeln gehalten. Hohe Besatzdichten erfordern praktisch Dauerantibiose. Mastputen werden fast ununterbrochen Licht ausgesetzt, damit sie unablässig die Futterstellen aufsuchen. Ihr Sättigungsgefühl wurde ihnen weggezüchtet. Bereits vor Mastende brechen die meisten Vögel zusammen und sind keiner Bewegung mehr fähig, weil ihre Beine ihr Gewicht nicht mehr tragen können. Bis zu 13 % verhungern oder verdursten im Maststall, weil sie es nicht mehr zu den Futterapparaturen schaffen. Die hohe Besatzdichte verbirgt die verwesenden Kadaver, zwischen denen sich die lebenden Tiere drängen. Permanenter Schlafentzug, Lärm, Atemnot,

Verätzungen der Fußballen durch Kot und Urin, Krankheit und Stress treibt die Vögel in den Wahnsinn. Blaulichtbestrahlungen sollen dann die Aggression der gestressten Vögel dämpfen. Den entstehenden Kämpfen begegnet der Tiermäster, indem er den Tieren Teile ihres Schnabels amputiert. Dies beschert den sensiblen Vögeln lebenslange Schmerzen.[104]

Enten und Gänse

Enten sind Zugvögel, die auf ihren Wanderungen in Freiheit jährlich viele Hundert Kilometer zurücklegen. Zur Balzzeit tanzen und singen die Männchen, um ihrer Partnerin zu imponieren. Sie leben in monogamen Beziehungen. Als Wasservögel verbringen sie die Hauptzeit ihres Lebens im nassen Element. Enten sind kommunikativ und unterhalten sich mit den verschiedensten Lauten. Es gibt sogar lokale Akzente, wie Wissenschaftler berichten.

Wasser als ihr natürliches Element wird Enten in Tierfabriken vollständig vorenthalten. Damit sie in Großgruppen (bis zu 15 000 Tiere) in einen apathischen Dämmerzustand fallen, wird das Licht im Stall gedrosselt, was konkret bedeutet, dass sie Ihr Leben unentwegt im Dunkeln verbringen müssen. Die Ställe werden bei einem Mastdurchgang nicht gereinigt. Bestenfalls wird frische Einstreu über Kot und Urin gestreut. Routinemäßiges Krallenschneiden bringt Amputationen des längeren mittleren Zehengliedes mit sich, da der Landwirt aus Zeitersparnis alle Krallen am Vogelfuß in einem Rutsch abschneidet.

Bei der »Delikatesse« Foie gras (Stopfleber) handelt es sich um einen grausamen Nebenzweig der Enten- und Gänsezucht. In vielen europäischen Ländern ist das Stopfen von Enten und Gänsen verboten, nicht aber die Einfuhr solcher Produkte. Arbeiter stoßen mehrmals täglich ein ca. 50 cm langes Metallrohr in den Hals der Tiere und drücken große Mengen von Futterbrei in deren Mägen. Dabei schwillt die Tierleber auf das 10fache ihrer normalen Größe an, manchmal reißt sie. Das Metall zerstößt den Hals der Vögel und reißt Löcher ins Gewebe, Flügel brechen, die Leberverfettung führt zu Herz-, Kreislauf-, Stoffwechsel- und Atemproblemen.[105]

Wenn der Partner einer Gans stirbt oder ihre Eier vernichtet werden, zieht sie sich zurück, um allein zu trauern. Oft bleibt sie ein Leben lang Witwe und verweigert eine neue Paarung, und das kann lange sein, denn Gänse werden in der Natur bis zu 25 Jahre alt. Ist eines ihrer Küken krank, weicht sie ihm nicht von der Seite. Eine Gänsemutter, die erfolgreich Eier bebrütet und den geschlüpften Nachwuchs großzieht, steigt immens im Ansehen der gesamten Gänsegruppe. Wird eine Gans auf ihren Formationsflügen von Jägern abgeschossen, bleiben einige aus der Gruppe zurück, um nach ihrem Artgenossen zu sehen und ihm zu helfen. Im Flug orientieren sich Gänse an Landschaften und Sternen, sie sind mit einem hervorragenden Gedächtnis ausgestattet. In der Mast ergeht es ihnen wie den anderen Federtieren.[106]

Besonders schlechte Haltungsbedingungen erfahren Wachteln in vielen europäischen Ländern (Ausnahme Österreich und Schweiz). Sie werden in Batteriekäfigen gehalten, in denen jede Wachtel den Platz einer Postkarte erhält. Der Markt für Wachteleier und -fleisch erfährt derzeit großen Zuwachs.[107]

Kaninchen

Auch Kaninchen sitzen derzeit noch in Drahtkäfigen, die für die Mast übereinander gestapelt werden können, sodass Kot und Urin der oberen durch die Gitter auf die unteren Tiere tropfen. Statt Kräuter, Salat, Gemüse, Wurzeln und Blätter zu mümmeln, bekommen sie Pelletfutter, was zu schmerzhaften Auftreibungen und Stoffwechselstörungen führt. Dazu kommen wunde Läufe, Bewegungsmangel, Wirbelsäulenschäden, Knochenbrüche etc. Zur Zucht wird eine Häsin bereits zwei Tage, nachdem sie ihre Kinder geboren hat, wieder zwangsgeschwängert. Kaninchen werden aber nicht nur zur Fleischproduktion in winzige Käfige gestopft, sondern auch als Versuchstiere, Wollproduzenten (Angora), Pelzlieferanten und zur Rassezucht verwendet.

Schafe

Schafe sind sanfte, sehr ängstliche Tiere, die Schutz in der Gruppe suchen. Sie reagieren sichtbar auf die Mimik des Menschen, ein Lächeln mögen sie besonders. Sie können sich gut an Gesichter erinnern. Schafe werden zur Woll-, Milch- und Fleischproduktion gehalten. Extrem schmerzhafte Klauenentzündungen entstehen bei Vernachlässigung und Haltung auf feuchten Matschböden. In Europa dienen Schafe und Lämmchen vor allem der Fleisch-, Milch- und Käseproduktion.

Ausgediente Wollschafe aus Australien und Neuseeland erfahren besonderes Leid, denn sie werden lebend in den Nahen Osten und ins nördliche Afrika exportiert. Allein von Australien aus schickt man jährlich 6,5 Millionen Schafe auf einen qualvollen Trip auf verdreckten, überfüllten Schiffen, wo sie wochenlang jeder Wetterlage ausgeliefert sind und kaum Wasser oder Futter erreichen können. Viele von ihnen ersticken oder werden zertrampelt. Kranke Tiere wirft man ins Meer, woraufhin sie ertrinken, oder zermahlt sie in einem riesigen Fleischwolf lebendig. Am Zielort kaufen sie Händler oder Privatpersonen, die sie ohne Betäubung schlachten.[108]

Rinder

Kälber schließen im Spielalter mit Artgenossen enge Freundschaften, die sie bis ins Erwachsenenalter pflegen, indem sie zusammen liegen, grasen, oder sich gegenseitig pflegen. Kühe sind sanfte Tiere, jedes für sich eine ganz eigene Persönlichkeit. Sie mögen intellektuelle Herausforderungen. Kühe sind zutiefst empfindungsfähige Lebewesen. In ihren dunklen Augen spiegeln sich ihre Gefühle. Manchmal kann man sie sogar weinen sehen. Rinder brauchen für ihr Wohlbefinden Sozialkontakte in der Herde und viel Bewegungsfreiheit.

Bullen (unkastrierte männliche Rinder) und Ochsen (kastrierte männliche Rinder) erleiden in der Mast Ähnliches wie Schweine. Auf Betonspaltenböden voller Urin und Kot stehen und schlafen sie ohne Einstreu und können sich kaum bewegen. Ein Teil der Rinder ist in Anbindehaltung unbeweglich über Ketten ein Leben lang an eine Stelle gebannt. Oft bleiben sie im Spaltenboden stecken und verletzen sich Klauen oder Gelenke, liegen wund durch exkrementverschmierte Böden, Gelenkdeformationen entstehen durch überdimensional überzüchtete Muskelmasse.
Bei manchen Rassen sind bereits Kälber im Mutterleib so groß, dass sie nicht auf natürliche Weise entbunden werden können, son-

dern aus den Kuhkörpern herausgeschnitten werden müssen. Durch unphysiologisches Mastfutter und schlechte Haltungsbedingungen sind die Tiere im Schlachtalter bereits todkrank. An diesem Schicksalstermin sind sie erst 1–2 Jahre alt.

Während Verbraucher immer wieder mit der Illusion von lückenlosen Kontrollen und Herkunftsnachweisen eingelullt werden, peitscht uns der raue Wind der Wirklichkeit ins Gesicht. Der Fleischmarkt ist außer Kontrolle. Immer wieder landet verrottetes Gammelfleisch aufgehübscht auf Verbrauchertellern. Im Februar 2013 finden europäische Kontrolleure in Hackbällchen und Lasagne Pferdefleisch im großen Stil. Nachforschungen im April 2013 ergeben, dass zu diesem Zeitpunkt 50 Millionen Kilogramm Fleisch nicht zugeordnet werden können.

Pferde

Mit EU-Subventionen werden deutlich mehr Pferde gezüchtet, als der Markt abnehmen kann. Allein deutsche Züchter verkaufen 90 % der gezüchteten Pferde zu Dumpingpreisen an Schlachter oder an Mäster, die sie auf langen Transportwegen erreichen. In südeuropäischen Mastanlagen werden die bewegungsfreudigen Herdentiere angebunden in Dunkelheit gehalten. Auch die meisten ausgedienten Reit- und Rennpferde werden billig durch Schlachtung entsorgt. Auf Ferienhöfen sind Fohlen im Sommer ein Touristenmagnet, und im Herbst werden die ängstlichen Jungtiere im Alter von 3–6 Monaten von ihrer Mutter getrennt und als Billigware auf Viehmärkten in ihren Tod verkauft.[109]

Tödliche Langeweile, Überreizung und Stress, chronische Schmerzen, keinerlei Rückzugsmöglichkeit, Leben Haut an Haut oder Feder an Feder mit Artgenossen macht die Tiere verrückt. Sie beißen oder picken sich, Vögel reißen sich selbst und Artgenossen Federn aus, Verletzungen mit Blutaustritt können bei Hühnern und Schweinen Kannibalismus auslösen. Schweine zeigen Stereotypien, trinken ihren Urin, beißen in Metallstangen oder »Trauern« (Sitzen auf den Hinterbeinen mit hängendem Kopf), dann ist die letzte Hoffnung gestorben und sie haben aufgegeben. Puten schlagen mit ihren Köpfen auf den Boden, bis sie zusammenbrechen, Kaninchen verstümmeln sich selbst oder ihre Artgenossen, nagen an Gittern, belecken Metallteile. Die Tierindustrie nennt das Verhaltensstörung. Ich nenne das Verzweiflung.

Selbst wenn man Herz und Augen vor all der Not verschließt, selbst wenn Tierarzneimittel nach Vorschrift verwendet werden und Wartezeiten bis zur Schlachtung nach gesetzlichen Vorgaben eingehalten werden, selbst wenn die erlaubten Rückstandsmengen nicht überschritten werden, ist doch völlig unbekannt, welche Auswirkungen Wirkstoffadditionen und -interaktionen auf den menschlichen Körper haben, gerade wenn diese menschlichen Körper selbst mit Medikamenten therapiert werden sollen.

Biozide und anderes Gift

Zur Stallhygiene werden Desinfektionsmittel und Chorverbindungen hergenommen. Diese reichern sich in fetthaltigem Gewebe an. Chlorverbindungen werden auch eingesetzt für Dichtungsmassen, Flammschutzmittel, Holzschutzmittel und als Pestizide in der Agrarindustrie. Als Abwässer oder über die Luft kommen diese Chemikalien ins Wasser.

Beim Menschen lösen Chlorchemikalien vielerlei Beschwerden aus: Unfruchtbarkeit, Hormonstörungen, embryonale Entwicklungsstörungen, Krebs, Nervenschäden, Leber- und Nierenschäden, Hautausschläge und vieles mehr.

Dioxin

Dioxin ist ebenso ein Gift, das über Unkrautvernichtungsmittel und anderes in die Nahrungskette gekommen ist und sich im Fettgewebe anreichert. Dort kann es krebsauslösend wirken. Dioxinlieferanten sind fetthaltige tierische Nahrungsmittel wie Milch, Sahne, Fleisch, Fisch und Eier. Dioxine finden sich aber auch in Kleidung, bei der Müllverbrennung, in Holzprodukten u.v.a.

Die erhebliche Dioxinmenge, die über Fleisch, Fisch und Milchprodukte vom Menschen aufgenommen wird, ist einer der Gründe dafür, dass bei Fleischessern das Krebsrisiko deutlich höher liegt als bei Veganern. Dies ist besonders bei Brustkrebs aus Studien deutlich hervorgegangen. Übergewicht (Fettgewebe!) verstärkt diesen Effekt noch.

Dioxin ist über die Plazenta auf den Föten und über die Muttermilch auf den Säugling übertragbar. Dioxine und PCB (polychlorierte Biphenyle) sind zwar Umweltgifte, tatsächlich stammen aber 90–95 % unserer Belastung mit diesen Stoffen aus der Nahrung, hauptsächlich aus dem Verzehr von Tierprodukten (Umweltbundesamt 2013).

Pestizide

Pestizide sind ein weiteres gravierendes Problem in der Agrarwirtschaft. In der Dritten Welt werden massenweise Gifte eingesetzt, die teils in Deutschland verboten sind, hier aber für den Export produziert werden. Durch Nahrungsmittelimporte kommen diese Gifte wieder zu uns zurück. Europaweit wird ein großes Volumen an pflanzlichem Tierfutter aus Asien, Afrika und Südamerika importiert. Der Mensch als Endglied der Nahrungskette wird so zum Endlager dieser Giftstoffe.

Schimmelpilzgift Aflatoxin in Futtermais

Oder denken Sie an den letzten Futtermittelskandal, der allein in Niedersachsen 4500 Höfe betraf. Mindestens 10 000 Tonnen des belasteten Futters sind verfüttert worden. Einerseits wird mit (zugegebenermaßen mit Spritzmitteln belastetem) deutschem Mais »Biogas« erzeugt, auf der anderen Seite importieren Bauern billigen Futtermais aus anderen Ländern. Der serbische Mais war in diesem Fall stark mit dem Schimmelpilzgift Aflatoxin belastet. Aflatoxine wirken toxisch, krebsfördernd und allergieauslösend für Mensch und Tier und gehen auch in die Milch über.

Bei Milliarden von Schlachttieren und unzähligen problematischen Stoffen in Chemie und Umwelt kann nur eine verschwindende Menge an Rückstandsproben entnommen werden. Viele dieser unerwünschten Stoffe nehmen die Tiere in Form von Futtermittelverunreinigungen auf und tragen sie damit in ihren Körpern.[110]

Futtermittelverunreinigungen

Während der Erzeugung, Ernte, Lagerung, Verarbeitung und des Transports kommen Futtermittel mit Stoffen in Kontakt, die zu einer gesundheitlichen Beeinträchtigung von Mensch und Tier führen können:

- Abrieb von Metallen, Farben und Oberflächenbeschichtungen während der mechanischen Bearbeitung von Futtermitteln finden sich genauso im Futter wie Rückstände aus Verpackungen, Farben, Kunststoffen, Antirutschmaterialien, Mineral-, Alt- und Schmierölen von Maschinen, Lösungsmitteln, Dichtungsmassen, Anstrichen, Flammschutzmitteln, Oberflächenbehandlungen von Lagerräumen, Rohrleitungen, Silos und Transporteinrichtungen.[111]
- Im Tierfutter können Rückstände von Pilzgiften (Mykotoxine) ebenso zu finden sein wie Gifte gegen Schadinsekten, Nagetiere und Schimmelpilze, die in der Landwirtschaft und beim Transport eingesetzt werden.[112]
- Werden Abfallreste, die bei der Getreidereinigung in Mühlen anfallen, als Futtermittel verwendet, enthalten diese Pflanzenschutzmittel, Altlastpestizide, Dioxine, PCB, Pilzgifte, Krankheitserreger und anderes.[113]
- Trockengrünfutter aus Gras, Klee und Luzerne wird mit heißer Abgasluft getrocknet, gehäckselt und zu Pellets verarbeitet. Brennstoff in diesem Prozess können Holzabfälle, Kohle, Heizöl und Erdgas sein. Bei allen Brennstoffen außer Gas kann es zum Eintrag von polyzyklischen aromatischen Kohlenwasserstoffen (PAK, wirken kanzerogen und genotoxisch und entstehen, wenn organisches Material unvollständig verbrennt oder hoch erhitzt wird), Dioxin, aber auch Blei und Arsen kommen.[114]
- Bleicherden sind natürlich vorkommende Aluminiumsilikate, die zur Aufarbeitung von Futtermitteln und als Fließhilfsmittel verwendet werden. Aluminium steht in engem Zusammenhang mit der Alzheimer-Krankheit.[115]
- Klärschlamm enthält toxische Schad- und Fremdstoffe, Arzneimittel, Hormone und vieles andere, die bei Ausbringung als Dünger auf Felder, die der Lebens- und Futtermittelerzeugung dienen, über Pflanzen oder Tiere in den menschlichen Organismus gelangen können.[116]
- Weichmacher (Phthalate) in Folien und Kunststoffen treten aus Verpackungsmaterial besonders leicht in fetthaltige Nahrungsmittel über. Von einigen dieser Stoffe wird vermutet, dass sie fetale Fehlbildungen auslösen können.
- Es gibt erfolgversprechende Versuche, Tiere mit aufgearbeitetem Müll und Schweine mit Klärschlamm zu mästen. In Amerika wird Rindern Kot aus Legebatterien und Schlimmeres verfüttert. Im Anhang III der EU-Futtermittelverordnung aus dem Jahr 2009 sind verbotene Stoffe für Futtermittel in Europa gelistet: Kot, Urin, Gerbstoffe, mit Holzschutzmitteln behandeltes Holz und fester Siedlungsmüll.[117] Dass solche Bestandteile überhaupt Erwähnung in einer Verordnung finden, verdeutlicht, dass viele Reststoffe kostensparend über Tierfutter entsorgt werden. Das Gesetz legt immerhin Höchstmengen für unerwünschte Stoffe fest.

Pflanzengift Glyphosat

Eine kürzlich veröffentlichte Studie von Dr. Monika Krüger, Fachärztin für Mikrobiologie an der Universität Leipzig, ergab, dass alle untersuchten dänischen Kühe aus konventioneller Haltung positiv auf Glyphosat getestet wurden. Des Weiteren wurden Hinweise auf Organ- und Muskelschäden der betroffenen Tiere gefunden (Journal of Environmental & Analytical Toxicology). Quelle sind höchstwahrscheinlich importierte transgene

Futtermittel wie Soja, Mais, Raps, Alfalfa und Zuckerrüben.[118]

Roundup vernichtet alle Gewächse außer Genpflanzen

Glyphosat ist das meistverkaufte Pflanzengift der Welt. Der Agrar- und Gentechnik-Großkonzern Monsanto brachte es 1974 unter dem Namen Roundup auf den Markt. Genau genommen vernichtet dieses Gift alle Pflanzen, die nicht von Monsanto genmanipuliert wurden, damit sie den Glyphosat-Regen überleben. Doch auch ohne Anbau von Genpflanzen gibt es fantasievolle Einsatzmöglichkeiten, z. B. wird der Acker kurz vor Ausbringung des Saatguts damit unkrautfrei gespritzt, Obst- und Weihnachtsbaumplantagen werden unkrautfrei gehalten, Roundup findet breiten Einsatz auf Industrieflächen, Wegen, Gleisbereichen, im Weinanbau und im heimischen Garten. Es gibt kaum mehr ein Fleckchen Erde, das von Glyphosat unbelastet blieb. In Deutschland werden 75 % des Eiweißfutters importiert, überwiegend handelt es sich um glyphosatresistentes Gensoja. Über Fleisch, Eier und Milch gelangt das Gift und seine gefährlichen Zusatzstoffe und Abbauprodukte (z. B. POEA, AMPA) in die Mägen der arglosen Verbraucher.[119]

Eine vom BUND initiierte Studie, bei der der Urin von Großstädtern in 18 europäischen Ländern getestet wurde, fand eine Belastung mit Glyphosat in 70 % der Fälle.

Auswirkungen auf den Menschen

Folgende Auswirkungen auf den menschlichen und tierischen Organismus sind bekannt aus ländlichen Regionen Lateinamerikas, in denen Genpflanzen per Flugzeug mit Roundup und dessen Abkömmlingen besprüht werden: Schädigung von Erbgut, Immunsystem, Leber, Nervensystem und Fruchtbarkeit, Missbildungen und Fehlgeburten, Anstieg der Krebsraten, Absterben von Bodenleben, Insekten, Amphibien und Fischen, Entwicklung von nicht beherrschbaren Pflanzenkrankheiten und Super-Unkräutern.[120]

Fleisch von Wildtieren kann ebenfalls stark belastet sein

Das ganze Thema Tierfutter macht nicht gerade Appetit. Falls Sie damit liebäugeln, auf Wildfleisch auszuweichen, das nicht aus Zuchtbetrieben stammt, gibt es auch hierzu Einwände, die in puncto Gesundheit zu bedenken wären. Die Tiere dürfen zumindest ihr Leben in Freiheit verbringen, beileibe aber nicht in Gesundheit.

Umweltgifte

Wildtiere sind relativ häufig mit Organochlorverbindungen kontaminiert. Diese finden wegen ihrer Wirkung als Nervengift Verwendung in Schädlings- und Unkrautvernichtungsmitteln. Organochlorverbindungen reichern sich über lange Zeit im Körperfett des Tieres an. Je älter ein Tier daher ist, umso höher ist seine Giftstoffbelastung. Auch andere Umweltgifte sowie Schwermetalle wie Quecksilber belasten unsere heimischen Wildtiere.

Mit Blei vergiftet

Als Wild verzehrt werden Reh, Hirsch, Wildschwein, Hase, Fasan. In Großbritannien und Schweden ist Bleimunition längst verboten, in vielen anderen europäischen Ländern ist

bleihaltige Munition erlaubt. Laut Schätzungen des NABU (Naturschutzbund Deutschland) kommen jährlich zwischen 3000 und 9000 Tonnen Blei durch die Jagd in die Umwelt. Raubvögel, die bleivergiftete Wildreste fressen, verenden.[121] Das Bundesinstitut für Risikobewertung rät Schwangeren, Frauen mit Kinderwunsch und Kindern, auf mit Blei geschossenes Wildfleisch zu verzichten.[122] Erhöhte Bleikonzentrationen können unter anderem zu Intelligenzdefekten, Blutbildungsstörungen, Knochen- und Nervenschäden führen.

Radioaktiv belastet

Am 26. April 1986 ereignete sich der Reaktorunfall in Tschernobyl, bei dem wir lernen mussten, dass sich Radioaktivität nicht an Ländergrenzen hält. In unseren Köpfen ist die Halbwertszeit längst vorbei, in den Waldböden bleibt der radioaktive Eintrag sehr konstant erhalten. Die Humusoberfläche mit nachfolgendem humuslosen Mineralboden sind im Wald ideale Caesium-Speicher, zumal Waldböden nicht bearbeitet und abgeerntet werden. So sind Pilze, Beeren, Kräuter und besonders Wildtiere weiterhin radioaktiv belastet.

Blinde Passagiere und große Seuchen

Nicht zu unterschätzen ist die Gefahr, die von Krankheitserregern in der Fleischnahrung ausgeht. Für einen Fleischesser ist es ganz normal, hin und wieder an Lebensmittelinfektionen zu erkranken. Er nimmt das einfach hin. Wenn Sie nach einer üppigen Mahlzeit an Übelkeit, Durchfall und Erbrechen leiden, ist der Übeltäter meist schnell entlarvt. Sie brauchen nur an das Essen zu denken – bei welchem Bestandteil davon wird Ihnen am schnellsten schlecht?

Fleisch als Bruststätte für Keime

Aufgrund der Zustände in den Tierfabriken, Hygienemängel in Transport und Verarbeitung sowie der einfachen Tatsache, dass Fleisch zur billigen Massenware verkommen ist, können folgende Keime schwere und sogar lebensbedrohliche Infektionen beim Menschen auslösen: Salmonellen, Escherichia coli und seine besonders gefährliche Variante EHEC, Campylobacter, Listerien, Clostridium perfringens, Eitererreger wie der Staphylococcus aureus mit seiner Problemvariante MRSA, Shigellen, Yersinia enterocolitica, Bacillus cereus, Protozoen wie z. B. Amöben, verschiedene Würmer, Rota-, Astro- und Noroviren etc.

Schweinegrippevirus H1N1

Den Urvater des vor einigen Jahren ausgebrochenen Schweinegrippevirus H1N1 konnten Wissenschaftler einem Intensivmastbetrieb in North Carolina zuordnen, einem amerikanischen Bundesstaat mit der höchsten Präsenz an Schweinefarmen. Dieses Virus trägt als Mutant das genetische Material von Schweine-, Vogel- und Menschengrippeviren in sich vereinigt.[123]

Vogelgrippevirus H5N1

H5N1, das »Vogelgrippevirus«, ist erstmals von Hühnern auf den Menschen übergegangen. Die Grippe nahm ihren Anfang in China, wo Milliarden von Hühnern in Kleinstkäfigen zusammengestopft unter katastrophalen hygienischen Bedingungen leben. In solchen stinkenden und schmutzigen Erregerbrutnestern kam es zum Etagensprung:

Von infizierten Arbeitern und Schlachtern weitete sich die Epidemie über die ganze Welt aus.[124]

Haltungs- und Schlachtbedingungen

Dabei sind nicht die Tiere an sich das Problem. Es sind die Haltungs- und Schlachtbedingungen. Die Tiere stehen in ihrem eigenen Kot, die Luft ist verseucht von scharfen Dämpfen und dem hochgiftigen Ammoniak, die Pferchung lässt massenweise Infektionen entstehen. Beim automatischen Schlachten reißen Metallhaken Hühnern die Därme aus dem Leib und beschmutzen so die Bauchhöhle des Vogels mit Fäkalien. Wegen des hohen Infektionsrisikos ist es in manchen Ländern gestattet, Fleisch mit radioaktiven Strahlen oder Röntgenstrahlen zu behandeln, um die Keimbelastung zu reduzieren.

BSE

Erinnern Sie sich noch an den »Rinderwahnsinn« = BSE (bovine spongiforme Enzephalopathie)? An torkelnde und zuckende Rinder, die unter Schmerzen zusammenbrachen und dann starben? Die Krankheit überschritt die Artengrenze und ist auch bei Katzen, Schafen, Rotwild und anderen Tieren bekannt. Anfangs wurden betroffene Rinder als Tierfutter verarbeitet und in mehr als 70 Länder exportiert. Befallende Schafe wurden zu Knochenmehl zermahlen und an Kühe verfüttert. Knochen, Gehirne, Fleischreste und Fäkalien wurden zu Futter gemacht und an Schweine und Hühner verfüttert, bestehende gesetzliche Richtlinien wurden systematisch missachtet.

Creutzfeldt-Jakob-Krankheit

Mittlerweile ist bekannt, dass BSE beim Rind über den Verzehr von betroffenen Tiergeweben (v.a. Gehirn und Rückenmark, aber beim Schlachtvorgang kommen diese Zellen auch mit Muskelfleisch in Berührung) beim Menschen die Creutzfeldt-Jakob-Krankheit entstehen lassen kann: eine progressive Zerstörung des Gehirns mit einhergehender Demenz, die tödlich verläuft. Die Inkubationszeit ist sehr lange: Von der Ansteckung bis zum Auftreten der Symptome können 10–30 Jahre vergehen. Erst bei der Autopsie eines an Demenz Erkrankten könnte über eine genaue Gehirnuntersuchung nachgewiesen werden, ob der Betroffene an CJ erkrankte oder z.B. an Alzheimer. Wir wissen also nicht, wie viele Menschen sich mit CJ angesteckt haben. Eine angeborene CJ-Krankheit ist sehr selten.

Der Mensch zwang pflanzenfressenden Rindern Nahrung aus Fleischabfällen auf, die mit Krankheitserregern verseucht waren. Es war üblich, zu Tiermehl verarbeitete Rinder an Rinder zu verfüttern. Von Natur aus Vegetarier, wurden die Rinder zum Kannibalismus verdammt. Dies war mit hoher Wahrscheinlichkeit der Auslöser für BSE beim Rind und dessen menschlicher Variante.

BSE ist nach wie vor nicht ausgerottet. Noch immer werden Tiere positiv getestet. Seit der BSE-Krise war es bis vor kurzem allerdings verboten, zu Tiermehl verarbeitete Kadaver an Nutztiere zu verfüttern, wobei Futter für Haus-, Zoo- und Pelztiere, die ja nicht gegessen werden, von dem Verbot ausgenommen war und ist. Auch als Dünger wird Tiermehl in der Landwirtschaft verwendet.

Tiermehl als Futtermittel

Still und heimlich ändert sich jetzt etwas: Das im Juni 2013 auslaufende Fütterungs-

verbot wurde von der Europäischen Union nicht verlängert. Seit dem darf Tiermehl aus nicht wiederkäuenden Tieren (z. B. Schweine, Hühner) an Fische in Aquakulturen verfüttert werden. Fische fressen also Schweine.

Demnächst könnte Tiermehl für Schweine und Geflügel wieder zugelassen werden. Kannibalismus soll aber vermieden werden. Die Verfütterung von Wiederkäuern (z. B. Rinder, Schafe, Ziegen) sowie kranken Tieren soll hingegen untersagt bleiben.

In der Tierkörperverwertung wird aus einer stinkenden Brühe aus Kadaverresten und Schlachtabfällen über physikalisch-chemische Prozesse Tiermehl und Tierfett hergestellt. Am Ende bekommen Tiermäster die bestellten Pellets geliefert. Wer soll überprüfen, was in den kleinen braunen Pressstücken enthalten ist? Nur teure Gentests könnten die Ursprungsstoffe identifizieren. Und wer kontrolliert, vor welches Tier der Landwirt das Futter kippt? Der Preis regiert die Agrarwelt – und nicht nur diese – und Fakt ist: Tiermehl ist Abfallverwertung, kann im Land produziert werden und ist viel billiger als Importfutter.

Sie können sich nie sicher sein, welche »blinden Passagiere« aus dem Fleisch, das Sie in Ihrer Küche zubereiten, bei Ihnen oder in Ihnen eine neue Heimat finden. Nicht von ungefähr wird beispielsweise dazu geraten, alle Gegenstände, die mit rohem Hühnerfleisch in Kontakt gekommen sind, gründlich zu desinfizieren.

Wenn Sie Ihre Küche also nicht in einen Hochsicherheitstrakt verwandeln wollen, gibt es nur einen Weg: Streichen Sie Fleisch von Ihrer Einkaufsliste.

Angst und Verzweiflung zum Sattessen[125]

Viele von ihnen sind bereits am Ende ihrer Kräfte, wenn sie am Ziel ankommen. Europäisches Gesetz erlaubt einen 14-stündigen Transport von Rindern, Schafen und Ziegen, ohne dass die Tiere sich hinlegen können – und nach einer theoretischen einstündigen Pause mit Tränken weitere 14 Stunden am Stück ohne jede Wasser- und Futterversorgung.[126]

Während sich der teils mehrstöckige Viehtransporter an der Laderampe positioniert, hört man sie gackern, muhen und grunzen. Hungrig, verängstigt, dehydriert und todkrank durch das Leben im Mastbetrieb wäre ein kurzer Tod Gnade. Aber so schnell geht das nicht. Mit Gummischläuchen (üblich) oder Elektroschocker (verboten) versucht der Treiber, die torkelnden, zitternden, panischen Tiere in einen freien Pferch zu dirigieren. Manche brechen sich dabei Gliedmaßen, andere stürzen und bleiben zuckend liegen. Hühner werden in fertigen Verpackungseinheiten in Kisten gestopft angeliefert.

Im Schlachthof

Hinter hohen Mauern: weiße Fliesen und Edelstahl. Ohrenbetäubender Lärm. Riesige Elektrosägen, die zum Kühlen Wasser speien, Maschinengeklapper, besudelte Plastikkittel, Tierhälften mit zuckenden Muskeln an Fleischerhaken. Die Luft angefüllt mit dem Dunst von Blut und Wasser, dem Gestank von angesengter Haut und dem Geruch nach Tod. Fluchtversuche, Panik, Schreien, Schläge, Fluchen, Augen stumpf vor Schmerzen – das ist die Atmosphäre im Schlachthof.[127]

Bei den Tieren löst das eine biochemische Explosion im Körper aus. Sie wissen, was passiert, und niemand hilft. Gewaltige Wellen von Angst- und Stresshormonen werden ins Blut geflutet und erreichen jede Zelle. Der Körper schaltet auf ein Notprogramm von Flucht, aber es gibt kein Entrinnen. Eine Woge der Panik lähmt den Organismus, lässt Muskeln krampfen, das Herz rasen und die Atmung stocken. Todesangst ist eine biochemische Reaktion im Körper. Die Todesbotschaft wird durch jede einzelne Zelle transportiert. Fleisch speichert diese Emotion durch chemische Botenstoffe.

Die Frage ist doch: Wenn Schweineinsulin als Diabetiker-Medikament Zucker in die menschliche Zelle schleust, was macht das tierische Adrenalin, Noradrenalin, Kortison und gewisse Gewebshormone – was machen all die Angst- und Stresshormone mit uns Menschen, wenn wir Fleisch essen, das solche Botschaften biochemisch transportiert?

Bei Hühnerschlachtung mit Wasserbadbetäubung werden die Tiere mit ihren Füßen in Metallbügel einer automatischen Förderkette eingehängt, was ihnen oft die Knochen bricht. Dann werden sie mit dem Kopf in ein Elektrowasserbad getaucht, zum Halsschnittautomaten weiterbefördert und kommen dann ins Brühbad. Alles ein vollautomatischer Prozess. Da die hängenden Hühner aber beim Abtauchen ihren Kopf hochhalten, um dem Wasser zu entkommen, bleiben viele Tiere bei ihrer Schlachtung bei Bewusstsein.[128]

In Hochleistungs-Schlachthöfen stehen nur 2 Sekunden Zeit zur Verfügung, um ein Tier zu betäuben (mit Elektrozange, Bolzenschuss oder Genickbruch – die Erstickungsbetäubung beim Vergasen mit CO_2 dauert länger). Deshalb schlägt die Betäubung oft fehl, die Schweine und Rinder sind bei Bewusstsein oder wachen wieder auf, während sie an ihren Füßen mit dem Kopf nach unten hängen, in kochendes Wasser getaucht, gehäutet, aufgeschnitten, ausgeweidet und zerlegt werden oder verbluten. Im Massenschlachthof werden bis zu 1500 Tiere pro Stunde im Akkord getötet. Laut einem Bericht der EU-Kommission im Mai 2011 auf Anfrage von Schweden erleben je nach Staat bis zu 75 % der Tiere lebendig ihre eigene Schlachtung mit.

Die Hölle für die Tiere und auch alle Menschen, die dort arbeiten

Wenn Sie als Akkordarbeiter im Schlachtbetrieb schuften, haben Sie einen knochenharten und mies bezahlten Job. Entweder Sie schaffen rechtzeitig den Absprung, bevor Sie zerbrechen, oder Sie werden stumpf. Wenn Ihr Mitgefühl wegbricht, verrohen Sie. Die vielen Überstunden, die Überanstrengung, die Erschöpfung, der Zeitdruck, der Lärm und Gestank, der Geschmack und Geruch von Blut in der Luft, machen Sie aggressiv. Sie knipsen Leben im Akkord aus, überschreiten Grenzen, begehen in Auftrag gegebene Tabubrüche, sind bis zum Gesicht mit Blut besudelt.

Dieses ständige Quieken und Brüllen, das Ausschlagen, Zucken und Aufbäumen der halbtoten Tiere, dieses Nicht-Sterben-Wollen, lässt eine Wut hochkochen, die Ihnen immer mehr Ihre Menschlichkeit nimmt. Dann kommen Sie in einen Zustand, wo Sie sich nur noch abreagieren wollen. Es ist nicht genug, dass sie sterben, sie sollen leiden, und so ist es gängige Praxis an Schlachthöfen auf der ganzen Welt, dass die Tiere von Arbeitern vor ihrem Tod mit den

perfidesten Mitteln gequält werden. Das passiert zu jeder Stunde auch in Europa. Veterinärmediziner, Tierrechtsorganisationen und ehemalige Mitarbeiter belegen solche Abgründe immer wieder, geahndet werden sie nicht. Im Schlachthof tut sich für die Tiere die Hölle auf, aber für die Menschen dort ebenso.[129]

Das Brüllen und Schreien der Tiere beim Geschlachtetwerden klingt so, wie auch Menschen klingen würden. Das Fleisch auf unserem Teller hat kein Gesicht mehr, in das der Todeskampf gemeißelt ist, es ist stumm.

Fleisch von »glücklichen Tieren«

Ein glückliches Rind grast auf einer grünen Wiese, und nun haben wir es als »glückliches« Fleisch auf unserem Teller – aber halt, bei dieser Prilblumenromantik haben wir doch etwas ausgelassen! Auch wenn »Bio« draufsteht, ist totes Tier drin. Tiertransport bleibt Tiertransport, und Schlachthof bleibt Schlachthof. Und wenn »Bio« draufsteht, ist keineswegs automatisch Tierschutz drin.

Die EG-Ökoverordnung hat seit Januar 2009 einige Neuerungen erfahren, die beispielsweise Landwirtschaftbetrieben konventionelle Bewirtschaftung parallel mit biologischer erlauben, was zum Missbrauch förmlich einlädt. Selbst das Schnabel- oder Schwanzkürzen, das Kappen der Ohren und das Abtrennen von Hörnern ist in Ausnahmefällen gestattet. Das europäische Biosiegel regelt nur Mindestanforderungen. Daneben gibt es Biosiegel wie z. B. Demeter, die höhere Standards vorschreiben in Bezug auf Haltungsbedingungen und Futterqualität. Und es gibt sie vereinzelt tatsächlich, die idyllischen Ausnahmehöfe mit »artgerechter Tierhaltung«, eine zuverlässige Imagepflege für die ganze Biotierbranche.[130]

Unabhängig von der Haltungsform, lebt ca. ein Drittel der Milchkühe derzeit in Deutschland in Anbindehaltung; auch biologische Milchkühe werden zwangsgeschwängert, damit sie Milch produzieren, und auch ihnen werden die Kälber weggenommen. Auch diese Tiere leben in Gefangenschaft und sehen einen Großteil ihres Lebens keinen blauen Himmel, und auch Biotiere leiden unter Qualzuchtproblemen und bekommen Medikamente.

Zu wenige staatliche Kontrollen öffnen Betrug Tür und Tor, wir erinnern uns noch sehr gut an Bilder von mit Wunden übersäten, apathischen, dreckigen, federlosen »Biohühnern«, die in tageslichtfreien Bunkern zu tausenden ihr elendes Dasein fristen und für uns »Bio-Eier« legen dürfen.

Wenn wir schon bei Hühnern sind: Jedes Jahr werden in den Brütereien der EU rund 330 Millionen männliche Küken lebendig geschreddert oder vergast.[131] Eier legen bekanntlich nur weibliche Hühner, deshalb wird die Hälfte der Küken, die schlüpfen (da sie das falsche Geschlecht haben), getötet. Als Masthuhn sind sie nicht zu gebrauchen, weil sie ausschließlich auf eine hohe Legeleistung gezüchtet werden. Züchtungen von »Zweinutzungsgeflügel«, also Geflügel mit großem Brustmuskel (Fleisch) und hoher Legeleistung (Eier) zugleich, konnte bisher nicht mit zufriedenstellender Leistung gezüchtet werden.

Ökologische Elterntierhaltung ist die Ausnahme, und so bestellen die meisten Biobauern ihre Hühner in ganz konventionellen

Brütereien. Erst wenn die Küken zur Fleischproduktion oder Junglegehennen geliefert werden, werden sie ab Hof zum »Biotier«.

Ich habe »Bioschweine« gesehen, die knöcheltief in ihren Fäkalien waten und schier am Gestank davon ersticken, verdreckte Kühe in Ketten mit eitrigen Eutern und Geschwüren, tote kleine Ferkel, die im Matsch verwesen. Die Wahrheit ist: Sobald Geld ins Spiel kommt, tritt der Tierschutz zurück. Auch wenn wir in bester Absicht Produkte vom Biotier kaufen, können wir uns nie sicher sein, ob dieses Tier wirklich ein besseres Leben hatte. Einen besseren Tod hat es jedenfalls nicht. Und auch wenn Sie den »Metzger Ihres Vertrauens« persönlich kennen und dieser ein besonders netter Mann ist, hat das gar nichts damit zu tun, wie es der Ware Tier ergeht, die er vermarktet.

In Amerika bedeutet »biologisches Fleisch« nur, dass das Tier (meist im Massenbetrieb) mit Biofutter gemästet wurde. Ansonsten besteht im Tierleben zu konventionellen Betrieben kein Unterschied.

Das Elend in Zahlen

Etwa 98 % der in Deutschland zum Verzehr gehaltenen Tier stammen aus der Massentierhaltung (diese Zahlen basieren auf einer 2008 veröffentlichten Studie des statistischen Bundesamtes). In Amerika stammen 99 % der verzehrten Tiere aus Massentierhaltungsbetrieben.

»Wie viele Tiere isst der Deutsche in seinem Leben?« Sebastian Zösch vom Vegetarierbund: »Wir haben bei unseren Berechnungen Zahlen des statistischen Bundesamtes und das Durchschnittsalter der Bundesbürger zugrunde gelegt. Danach verspeist jeder Deutsche in seinem Leben durchschnittlich 1094 Tiere (Fische und andere Wassertiere ausgenommen): 4 Kühe oder Kälber, 4 Schafe, 12 Gänse, 37 Enten, 46 Truthähne, 46 Schweine, 945 Hühner.«[132] Rechnet man Fische statistisch mit ein, isst jeder deutsche Bundesbürger im Schnitt 150 Tiere pro Jahr.[133]

Der durchschnittliche Fleischverbrauch des Europäers liegt bei 93 kg pro Jahr.[134] Bis zu 30 % vom Fleisch werden in den Müll geworfen – im Schlachthof, beim Transport, beim Metzger, in den Supermärkten, in Restaurants oder durch den Verbraucher, der im Gasthaus oder seiner eigenen Küche Reste der mächtigen Fleischportionen auf dem Teller zurücklässt. Fleisch ist so billig geworden, dass das nicht groß schmerzt. Ausgehend davon, dass im Jahr 2011 allein in Deutschland mehr als 59 Millionen Schweine mit milliardenschweren Subventionen gemästet und geschlachtet wurden, heißt das ganz konkret: ca. 20 Millionen von ihnen landeten im Müllcontainer und haben völlig vergeblich gelitten.[135] Ganz abgesehen davon, sind sowieso nur das edelste Fleisch und ein paar Innereien an den Kunden zu bringen.

Nach Berechnungen der Albert Schweitzer Stiftung im Jahr 2010 werden in Deutschland durchschnittlich 12 Milliarden Land- und Wassertiere Tiere pro Jahr gegessen. Den Zahlen liegen Quellen des deutschen Landwirtschaftsministeriums zugrunde.[136]

»An einem Tag werden in den USA 90 000 Kühe und Kälber geschlachtet. Pro Minute werden in den USA 14 000 Hühner geschlachtet.«[137]

Ausgehend von den Zahlen erfasster Tiertransporte, werden laut der Tierschutzor-

ganisation »Animals' Angels« weltweit rund 50 Milliarden Tiere pro Jahr zum Schlachter transportiert.

Zu dieser unglaublichen Zahl von 50 Milliarden Tieren pro Jahr sind noch die Tiere aus der Massentierhaltung hinzuzurechnen, die aufgrund der erbärmlichen Haltungsbedingungen vor ihrer Schlachtung erbärmlich verenden.

Wenn wir unsere »eingefleischten Gewohnheiten« nicht ändern, treiben wir diese Perversion immer weiter: Die Ernährungs- und Landwirtschaftsorganisation der Vereinten Nationen (FAO) schätzt, dass sich der Fleischkonsum bis 2050 mehr als verdoppeln und der Milchkonsum in diesem Zeitraum um 80 % steigern wird.

Selbst wenn alle Menschen nur noch Fleisch von »glücklichen Tieren« verlangen würden – der Biomarkt könnte diese Menge unmöglich bedienen. Und artgerechte Tierhaltung im großen Stil für flächendeckende Versorgung mit Fleisch und Milch ist allein schon deshalb nicht möglich, da unsere Erde für diese Masse den Platz nicht hergibt. Es wäre nicht mal machbar, wenn jeder Mensch nur noch einmal pro Woche seinen Sonntagsbraten verlangen würde.

Es bleibt kein Zweifel: Des Menschen Speisekarte ist ein sehr blutiges Stück Papier.

Ansichtssachen

Es gibt ein paar sehr aufschlussreiche Fragen, die wir uns zum Thema Tierfleisch gefallen lassen müssen:

- Wieso regen wir uns auf über illegales Pferdefleisch in Fertigprodukten?
- Wieso finden wir die Vorstellung abstoßend, uns ein Steak vom Hund oder ein Gulasch von der Katze zuzubereiten?
- Und wieso sehen wir eine Gans oder ein Schwein als Braten, nicht als Tier?

Die Antwort auf diese Fragen ist eigentlich ganz einfach: Wir lieben unsere Haustiere und haben eine persönliche Beziehung zu ihnen aufgebaut. Sie gehören zu unserer Familie, sind uns wertvoll und nah. Wir fühlen uns verbunden mit diesen Tieren und haben verstanden, dass sie Lebewesen mit eigenem Charakter und Persönlichkeit sind, mit Bedürfnissen und Gefühlen, genauso wie wir.

Wir haben verstanden: Ein Menschenbaby schreit, wenn es verzweifelt ist, ein kleiner Hundewelpe tut das auch. Wir erkennen in unseren Haustieren viel Vertrautes. Wir haben sie ganz nah an uns herangelassen, und durch diese Nähe haben sie Schlüssel zu unseren Herzen. Wären wir nicht so abgetrennt von der Fleischproduktion (dies ist eine der großen Leistungen der Fleischindustrie), würden wir erkennen, dass auch kleine Ferkel, Kälbchen und sogar Küken schreien, wenn sie verzweifelt sind. Zwischen uns Lebewesen gibt es viel mehr Verbindendes als Trennendes.

Das Schwein als »menschliches Versuchsobjekt«

In der Tat existiert beispielsweise zwischen Mensch und Schwein eine so hohe Übereinstimmung in Genetik, mikro- und makroskopischer Anatomie und Physiologie, dass Schweine für viel mehr als zur Fleischproduktion benutzt werden:

- Bis vor einigen Jahren wurden menschliche Diabetiker mit Schweineinsulin behandelt, einem Hormon, das beim Tier

ebenso wie beim Menschen den Blutzuckerspiegel reguliert.

- Es werden erfolgreich Schweineherzklappen auf Menschen mit Klappendefekten verpflanzt.
- Biotech-Unternehmen in Cambridge und Princeton haben bereits transgene Schweine erzeugt, in deren Erbgut man menschliche Gene eingeschleust hat, um sie immunkompatibler für Xenotransplantationen zu machen, also Transplantationen von Tierorganen auf den Menschen. Dazu werden bereits experimentell Organe aus den genetisch veränderten Schweinen auf Menschenaffen transplantiert.[138]
- Im Jahr 2010 versuchten Wissenschaftler im Tierversuch herauszufinden, wie es verschütteten Lawinenopfern geht. Für dieses Experiment im Ötztal, Österreich, wurden Schweine betäubt und lebendig im Schnee eingefroren, währenddessen deren Erstickungstod beobachtet und analysiert wurde. Die Versuche waren durch die Tierethikkommission gestattet worden.[139]
- Soldaten aus Großbritannien, Norwegen, Dänemark und Polen werden in sogenannten Trauma-Trainings an lebenden Schweinen ausgebildet. Diese werden auf dem Übungsgelände verstümmelt, erstochen oder angeschossen, ihnen werden Knochen gebrochen oder Beine amputiert, damit die Soldaten sich am Nähen, Wundversorgen und Blutstillen üben können, bevor die Tiere schlussendlich getötet werden.[140]
- Um den Effekt von Terrorakten auf den Menschen zu untersuchen, sprengten Wissenschaftler in Großbritannien 2002 und 2003 lebende Schweine in die Luft, um zu beobachten, wie lange sie nach den schweren Brandverletzungen ausbluten, um die Versuchsergebnisse auf den Menschen zu übertragen.[141]

Wie ist so etwas möglich, werden Sie vielleicht fragen? Es ist nur ein kleiner Ausschnitt dessen, was passiert. Und es ist möglich, weil wir eine deutliche Distanz herstellen zwischen dem Menschenwesen und dem Tier. Diese Trennung findet bereits in der Sprache statt: Wir sagen füttern statt ernähren, fressen statt essen, trächtig statt schwanger, werfen statt gebären, säugen statt stillen, Schlachtkörper statt Leiche. Damit entwerten wir bereits in der Sprache das Tier und spalten es vom Menschen ab.

Man kann die Realität verdrängen, doch sie bleibt real

Die meisten von uns können Fleisch nur essen, wenn sie es als etwas Abstraktes ansehen und Fleisch nicht mehr mit dem Lebewesen in Verbindung bringen, das fühlt, das liebes- und leidensfähig ist und unseres Schutzes bedarf. Diese Abspaltung entsteht aus einer Illusion des Getrenntseins heraus. Von Kindheit an dieser Indoktrination ausgesetzt zu sein, schafft eine Selbstverständlichkeit, bestimmte Tiere zu benutzen und andere zu lieben. Schon der Begriff Nutztierhaltung beschreibt diese Betrachtung.

Wir haben alles um den Fleischkonsum herum ausgeblendet. Doch die Wahrheit ist: Schnitzel wachsen nicht am idyllischen Waldrand auf dem Schnitzelbaum. Wenn wir Fleisch essen, dann stecken wir uns ein Stück vom toten Tier in unseren Mund. Die Fleischproduktion ist verbunden mit unermesslicher Qual für das Tier, bis es denn endlich auf unserem Teller landet. Auch wenn das Leiden unter Ausschluss der Öffentlichkeit stattfindet (eine weitere grandiose Leistung der Fleischindustrie): Wie kann etwas für uns Menschen gut sein, das

mit so viel Brutalität, Schmerz und Elend erzeugt wurde?

In dem Moment, wo wir verstehen, dass zu unserem »ich esse Fleisch« gleichzeitig und unabwendbar gehört »ich werde gegessen«, können wir uns wieder mit unserem Mitgefühl verbinden und die Konsequenzen daraus ziehen. Will ich das eine, verursache ich das andere ganz automatisch, Fleischkonsum hat immer diese beiden Seiten. Selbst wenn wir wegschauen: Die Realität bleibt wie sie ist. Sich einer solchen Realität zu stellen, erfordert sehr viel Mut. Die Namenlosigkeit der Opfer hat das erst alles möglich gemacht. Paul McCartney sagte einmal:

»Wenn die Mauern der Schlachthöfe aus Glas wären, würde jeder Vegetarier werden.«

Rosa Luxemburg schrieb zwischen 1916 und 1918 in ihren »Briefen aus dem Gefängnis« ein paar Worte, die mich sehr berührt haben. Trotz ihrer lebensbedrohlichen Lage schaffte sie es, ihr Herz in Mitgefühl zu öffnen für die Geschöpfe ihrer Umgebung:

»Die Tiere standen dann beim Abladen ganz still, erschöpft, und eins, welches blutete, schaute dabei vor sich hin mit einem Ausdruck in dem schwarzen Gesicht und den sanften schwarzen Augen wie ein verweintes Kind. Es war direkt der Ausdruck eines Kindes, das hart bestraft worden ist und nicht weiß wofür, weshalb, nicht weiß, wie es der Qual und der rohen Gewalt entgehen soll.«

Die meisten Menschen sind gegen Massentierhaltung

Werden Menschen befragt, so sind die Allermeisten gegen grausame Schlachtpraktiken, gegen Massentierhaltung und für artgerechte Tierunterbringung. Die Fleischindustrie jedoch kann mit ihrem Tun nur dann weitermachen, wenn wir sie durch den Kauf ihrer Produkte dazu ermutigen. Immer mehr Fleisch soll immer billiger produziert werden. Das geht nur mit Ausbeutung: Die Tiere werden ohne Frage ausgebeutet, aber auch die Menschen und die Umwelt:

Unter dem Einsatz von illegal beschäftigten Osteuropäern, nach Deutschland gebracht durch Menschenhändler, die 12–18 Stunden täglich für Stundenlöhne von 1,50 bis 4 Euro im Akkord in Tierindustrieanlagen arbeiten, kann man kaum erwarten, dass ein artgerechter Umgang mit den Tieren erfolgt.

Was die Tiere vorher in ihrem kurzen Leben erdulden müssen, ist bei jeder Tierrechtsorganisation über Videomaterial und Literatur belegt. Natürlich besteht von Seiten der Fleischindustrie definitiv kein Interesse daran, am bestehenden und äußerst lukrativen System etwas zu ändern. Mahatma Gandhi (1869–1948) sagte schon vor vielen Jahren:

»Je hilfloser ein Lebewesen ist, desto größer ist sein Anspruch auf menschlichen Schutz vor menschlicher Grausamkeit.«

Die Politik fördert Massentierhaltung mit unserem Steuergeld

Die politische Landschaft in Deutschland sieht aber anderes vor: Laut einer Studie vom BUND (Bund für Umwelt- und Naturschutz Deutschland) im Jahr 2011 wird die industrielle Massentierhaltung in Deutschland jährlich mit über einer Milliarde Euro Steuergeld subventioniert. Großschlachtereien erhielten EU-Fördergelder in Millionenhöhe. Die zehn größten Schlachtfirmen in Deutsch-

land bekamen jährlich fast 20 Millionen Euro Fördergelder, meist Exportsubventionen, die nicht an Umwelt-, Verbraucher- oder Tierschutzrichtlinien gekoppelt sind, sondern gegenleistungsfrei vergeben werden. Dazu kommen Steuervorteile für Züchter, Subventionen für Biogasanlagen, Baufördergelder und weitere Finanzspritzen.[142]

Mittlerweile wird in Deutschland deutlich mehr Fleisch produziert, als verzehrt wird. Der Bau großer Mastanlagen wurde laut BUND 2008 und 2009 mit ca. 80 Millionen Euro bezuschusst.[143] Staatlich subventioniert wurden bis zu 50 % der Gesamtinvestitionskosten eines Betriebes etwa für den Neubau oder die Erweiterung eines Stalls und Mastanlagen, und das auf immer miserablerem Tierschutzniveau. Mehr Tierschutz heißt weniger Gewinn, deshalb ist eine nachhaltige Fleischerzeugung zu Weltmarktpreisen nicht zu bewerkstelligen. Ein weiterer Antagonismus besteht zwischen maximaler Gewinnausschöpfung und Umweltschutz.

In der europäischen Landwirtschaft liegen allein die Schäden, die durch den Einsatz von Nitrodüngern entstehen, bei 70–320 Milliarden Euro (Schätzungen des European Nitrogen Assessment)[144], gleichzeitig stellt die EU im Jahr 2013 für die gemeinsame Agrarpolitik fast 60 Milliarden Euro Fördergelder zur Verfügung, das sind 40 % des Gesamtetats (wie bereits an anderer Stelle erwähnt), von denen vor allem die Intensivlandwirtschaft profitiert. Das ist viel Geld für einen Wirtschaftsbereich, der in Europa noch nicht einmal 2 % des Sozialprodukts erarbeitet.[145]

In Anbetracht dessen, wie die Gelder aus Europas Steuerkassen zum Großteil verwendet werden, kann man sagen, dass dies subventionierte Umweltverschmutzung und staatlich geförderte Tierquälerei ist, finanziert vom Geld der Steuerzahler.

Wer haftet für Risiken und Nebenwirkungen?

Das industrielle Agrarmodell beinhaltet einen großen Einsatz an Chemiedünger, Schädlings- und Unkrautvernichtungsmitteln, Tierarzneimitteln, Bioziden und anderen Giftstoffen, die zu einem hohen Schadstoffeintrag in die Umwelt führen. Große Bereiche des Amazonaswaldes sind bereits zerstört, zu 70 % zur Gewinnung von Weideflächen für Rinder.[146]

Aufgrund von Bodenüberdüngung und Mastanlagen in Küstengebieten finden sich in Bächen, Flüssen, Seen und Meeren nicht nur Phosphate und Stickstoff, sondern auch Kalium, Medikamente, Schwermetalle, Krankheitskeime, Gülle, Jauche und Nitrate, die viele Hunderttausend Quadratkilometer Wasser in Todeszonen ohne Sauerstoff verwandelt haben. Durch unsachgemäße Ausbringung von Tierexkrementen auf Felder können diese durch Sickerwasser aus dem Boden gewaschen werden und gelangen ins Grundwasser. Gerade Nitrate sind für den Menschen problematisch, da sie im Körper in krebsauslösende Nitrosamine umgewandelt werden können.[147]

Nach Berechnungen des Weltagrarberichts werden 70 % der landwirtschaftlichen Nutzfläche und 30 % der weltweiten Landfläche von der Tierhaltung beansprucht.

Nur noch wenige biotechnologische Spezialunternehmen halten den Genpool für industrielle Züchtungen für Hochleistungs-

tiere zur Fleisch-, Eier- und Milchproduktion unter ihrer Kontrolle und liefern Hybrid-Tiere für die Massentierhaltung, die sich selbst nicht mehr vermehren können. Traditionelle Nutztierrassen, deren Genetik und Immunsystem sich über lange Ahnenreihen an die lokalen Lebensbedingungen anpassen konnte, gibt es hauptsächlich noch in kleinbäuerlichen Parzellen der Entwicklungsländer.[148]

Mastunternehmen bestellen von den Zuchtunternehmen für Geflügelgenetik Eintagsküken, die in Kartons verpackt mit der Post um die ganze Welt verschickt werden. Den Weltmarkt für hybride Puten bedienen derzeit drei, für Enten zwei, für Masthühnchen vier und für Legehennen drei Unternehmen. Da es dem Biobereich an geeigneten Züchtungen fehlt, bestellen auch Biobauern aus diesem Pool.[149]

Als Konsumenten bezahlen wir für die Ware Fleisch dreimal:

1. für die Zerstörung von Leben, Gesundheit, Natur und Umwelt
2. als Steuerzahler für verdeckte staatliche Subventionen
3. das Geld, das wir auf die Ladentheke legen

Heilung ist das Wiederherstellen von Harmonie

Krankheit und Leid entsteht dort, wo ein Ungleichgewicht herrscht. Grundsätzlich kennen wir Krankheiten des Überflusses und Krankheiten des Mangels. Den 925 Millionen Hungernden stehen 1,5 Milliarden Übergewichtige gegenüber.

Heilung ist das Wiederherstellen von Harmonie. Wenn ich hier das Wort »Gesundheitsvorsorge« ins Spiel bringe, woran denken Sie? Vielleicht an Ultraschall, Blut- und Urintests, Mammografie, Darmspiegelung oder Blutdruckprotokolle? Jetzt vielleicht auch an Ernährung? Ein Leben in friedvoller und harmonischer Koexistenz mit der Natur und all den Geschöpfen, die aus ihr entspringen, ist der einzige Pfad hin zu Wohlsein. Für sich genommen ist ein auftretendes Beschwerdebild keine Krankheit. Es ist die Art, wie unser Körper uns mitteilt, dass etwas auf einer tieferen Ebene Beachtung finden muss, das aus dem Gleichgewicht geraten ist. Wenn wir umsichtig und verantwortungsbewusst reagieren, schenken wir einem solchen Signal Beachtung, ist es doch ein Medium, durch das Körperbedürfnisse in unser Bewusstsein treten können.[150]

Negative Gefühle wie Wut, Neid, Hadern, Selbstzweifel usw. setzen über sogenannte Neurotransmitter biochemische Reaktionen in uns frei, die sehr zerstörerisch wirken können. Auf diese Weise können durch die emotionalen Wirbelstürme auch genetische Dispositionen von schlummernden Krankheitstendenzen hochgespült werden und zu tatsächlichen Störungen heranwachsen. Wenn wir uns durch eine falsche Lebensführung selbst beeinträchtigen, warnt uns die Intelligenz unseres Körpers in ihrem Mitgefühl zunächst mit kleineren sich häufenden Wehwehchen, und wenn wir keine Korrektur vornehmen, setzt sie uns mit ernsteren Erkrankungen Grenzen. Krankheit ist eine erzwungene Schonhaltung. Krankheitssymptome sind Kompensationserscheinungen als bestmögliche Notlösung für den aktuellen Moment. Gesundheit wiederzuerlangen bedeutet, sich auf die Reise zurück zur Harmonie zu machen.[151]

Leider wird unsere innere Weisheit, dieses feine Stimmchen, erstickt von Phrasen, Trug-

bildern, Werbeaussagen und alten Glaubenssätzen. Deshalb ist es gut, den Staub der Zeit zu entfernen und auszumisten. Nur ein leeres Gefäß kann sich füllen. Streichen Sie alles aus Ihrer Ernährungs- und Lebensweise, was Sie krank macht, und nehmen Sie alles auf, was Ihre Gesundheit fördert.

Unser persönlicher Umgang mit dem Thema Essen und Massentierhaltung macht ganz ungeschminkt sichtbar, wie wir aus freier Entscheidung handeln, ohne genötigt zu werden, wenn wir auf Schwache treffen, die keine Rechte und keine Stimme haben. Entscheiden wir uns für das Schlachten? Oder für Ernteprodukte? Was erhoffen wir für uns selbst, das wir anderen nicht zugestehen?[152] Ein einziger Satz kann uns zeigen, um was es eigentlich geht:

»Ich bin Leben, das leben will,
inmitten von Leben, das leben will.«
(Albert Schweitzer, 1875–1965)

Das indische Volk ist für seine Gastfreundschaft bekannt. In Indien gibt es die Redensart »atithi devo bhava«, übersetzt »ein Gast ist Gott«, was die Haltung ausdrückt, dass ein Besucher genauso achtsam, liebevoll und respektvoll behandelt wird als würde Gott am Tisch des Gastgebers Platz nehmen. Was würde Gott wohl als Nahrung gefallen?

Wir haben die Wahl

Ich möchte keine Diskussion darüber anstrengen, ob der Mensch grundsätzlich ein Fleischesser war oder nicht. Fakt ist aber: In der heutigen Zeit und in unserer Welt haben wir die Wahl. Wir leben in dem Luxus, wählen zu können. Eine Wahl wird immer dann selbstbestimmt, wenn wir uns möglichst viel Hintergrundwissen aneignen und dann entscheiden. Die Dinge stellen nicht per se einen Wert dar, sondern deren Wert resultiert aus unserer Be-Wertung. So ist eine wichtige Frage: Wollen wir so weitermachen oder schlagen wir neue, heilbringende Wege ein? Wir halten alle Möglichkeiten in unseren Händen.

Schauen wir in die Welt hinaus, mag es passieren, dass wir von Fassungslosigkeit, Wut oder Hilflosigkeit überschwemmt werden. Wenn wir uns diesen Gefühlen hingeben, sind wir gelähmt und können tatsächlich für uns und unsere Umgebung nichts bewirken. Ein indianisches Sprichwort sagt: »Wenn jemand ein Problem erkannt hat und nichts zu seiner Lösung beiträgt, ist er selbst ein Teil des Problems.«

Das Herz öffnen, für alle Geschöpfe

Öffnen wir aber unser Herz in Achtsamkeit und Mitgefühl für uns selbst und für die Geschöpfe dieser Welt, machen wir damit alles wieder möglich. Wir brauchen nicht darauf zu warten, perfekt zu sein, alles zu wissen und alles richtig zu machen. Wir können hier und jetzt damit anfangen, unsere Situation zu verbessern. Jeder kleine Beitrag dazu ist wichtig und kostbar. Das Meer könnte nicht diese beeindruckende Urkraft sein, wenn sich nicht unzählige einzelne Wassermoleküle zusammenfügen würden.

Wenn wir so leben, dass wir das Gute und Schöne mehren, erlangen wir unseren ursprünglichen Edelmut wieder. Wenn wir unser Herz öffnen, entdeckt sich uns eine innewohnende Weisheit, die uns lenkt und stärkt. Mögen wir heilsam sein für uns selbst und für die Welt.

Wurst

Für Wurst gilt alles, was bereits zu Fleisch gesagt wurde. Dazu kommen sonderliche Zutaten, die die wenigsten von uns gezielt essen würden.

»Je weniger die Leute davon wissen, wie Würste und Gesetze gemacht werden, desto besser schlafen sie.«
(Otto von Bismarck, 1815–1898)

Was in Wurst steckt

Der beste Weckruf sind die Wurstrezepturen selbst. Das einfache Grundrezept lautet wie folgt:

- Man zerkleinere Fleisch, Speck, Innereien, Schwarten, Knorpel, Häute, Schnauzen, Zungen, Lippen, auf Bedarf auch Hühnerfüße, Schweineohren oder Gehirne,
- füge je nach Sorte Blut, Kochsalz, Gewürze, Geschmacksverstärker, Konservierungsstoffe, Antioxidationsmittel, Emulgatoren, Nitritpökelsalz, Natriumkaseinat aus Milcheiweiß, Säuerungsmittel, Salpeter, Stabilisatoren, Zucker- und Farbstoffe oder anderes zu,
- mische das Ganze gut durch und zerkleinere es grob im Fleischwolf oder fein im Kutter,
- fülle es in Naturdärme vom Schwein, Rind, Pferd oder Schaf, in Kunststoffhüllen, Harnblasen oder Tiermägen,
- anschließend lasse man das Ganze räuchern, backen oder kochen, trocknen und reifen,

und fertig ist die kuriose Gaumenfreude Wurst. Provokant könnte man auch sagen, dass Wurst durch Zusätze und physikalische Behandlungen am Verwesen gehindertes Fleisch ist. Von einer höheren Warte aus betrachtet: Ist es nicht grotesk, ein Tier zu mästen, zu schlachten und zu zerstückeln, um es wieder in einen Tierdarm zurückzustopfen, also in ein Organ, das eigentlich mit Ausscheidungen gefüllt ist?

Typische Herstellungsschritte von Naturdärmen: Reinigen, entschleimen und salzen des Tierdarms, Kalibrierung und Konfektionierung in China, internationale Vermarktung. Der ungenutzte Darmschleim geht zur Weiterverarbeitung an Arzneimittelhersteller, die daraus Heparin gewinnen.[153]

Nitritpökelsalz ist eine Mischung aus Kochsalz und Natriumnitrit. Es ist ein beliebtes Konservierungsmittel der Wursthersteller, da es Bakterienwachstum hemmt, Aroma gibt und Farbverluste und Ranzigwerden in Wurstwaren verhindert. Problematisch ist diese Substanz, weil sie über Nitrit im Verdauungsprozess zu krebsverdächtigen Nitrosaminen umgewandelt werden kann.

Räucherwaren werden in der Tat immer seltener im buchstäblichen Sinne geräuchert, sondern mit künstlichem Raucharoma in eigens dafür eingerichteten »Duschvorrichtungen« überzogen. Über Gesundheitsbedenken von synthetischem Flüssigrauch gibt es keine aussagekräftigen Untersuchungen.

Gelatine

Gelatine gewinnt man aus dem Bindegewebe von Rindern, Schweinen, Geflügel oder Fisch. In der Praxis heißt das: Häute, Knochen, Schwarten etc. werden geschrotet, entfettet, entmineralisiert und mit Säure oder Lauge behandelt, damit als Endprodukt Gelatine entsteht.

Gelatine findet nicht nur in der Wurstherstellung breiten Einsatz, sondern ist auch eine wichtige Zutat für Sülze, Aspik, Gummibärchen, Tortenguss, Schaumwaffeln, Schokoküsse, Wackelpudding etc. Außerdem ersetzt sie in »Light-Produkten« Fett, stabilisiert Sahne- und Cremefüllungen und dient als Geliermittel für Quark-, Joghurt- und Kefirzubereitungen. Zur Entfernung von Trübstoffen kommt Gelatine bei der Weinherstellung zum Einsatz, außerdem klärt sie Essig und klare Fruchtsäfte und macht Multivitaminsäfte sämig.

»Unter Schutzatmosphäre verpackte« Fleisch- und Wurstprodukte sehen rosig und frisch aus. Dies wird erreicht, indem ein stark mit Sauerstoff angereichertes Gasgemisch in der Verpackung sogar ranzigem Fleisch eine rosige Farbe verleiht, obwohl der Fäulnisprozess voranschreitet.

Aber, was soll ich dann aufs Brot tun?

Kommen Wurst und Käse nicht mehr in die Tüte, beginnt für frischgebackene Veganer die Suche nach dem richtigen Brotbelag. Vielleicht lassen Sie sich von den folgenden Vorschlägen für Brotzeiten, Pausensnacks oder unterwegs inspirieren:

- Getreide-, Linsen- und Gemüseküchlein
- pikante Muffins oder Gemüsekuchen
- Pasten aus getrockneten Tomaten oder Oliven
- Räuchertofu mit Senf
- Sojaquark mit Kräutern, Radieschen, Sprossen, Meerrettich oder Paprika
- pflanzliche Brotaufstriche aus Getreide, Pilzen, Bohnen, Nüssen, Wildkräutern oder Gemüse
- Nussmus
- Hummus
- das klassisch-schlichte Schnittlauchbrot
- Gemüse-Rohkostteller mit Sprossen, Oliven, getrockneten Tomaten und Dips
- Eingelegtes, gegrilltes oder gebackenes Gemüse
- frische Salate mit Extra-Dressings
- warme Süppchen für kalte Tage (in der Thermoskanne für unterwegs)
- Müsli mit Saaten, Nüssen und frischen Früchten
- Obstsalate mit Nüssen
- mit Reis gefüllte Weinblätter

Milch

Denken wir an Milch, dann ist sie weiß, rein und voller Unschuld. Es gibt kaum ein Nahrungsmittel, das so eng mit Gesundheitsmythen verwoben ist, wie Kuhmilch.

Schauen wir uns also die vielen Irrtümer, die über Kuhmilch kursieren, genauer an. Am Ende des Kapitels geht es dann auch um Milch anderer Tierarten und um unsere eigene Milch, also die Muttermilch, mit der Säuglinge gestillt werden.

Doch zunächst zur Kuhmilch: Abgesehen von Käse, wird Milch nicht nur in Form von Milchgetränken, Joghurt, Sahne, Pudding, Cremes, Quark und Butter direkt gegessen, sondern findet sich mittels Milchzucker oder Milcheiweiß in Fertiggerichten, Würzmischungen, Suppen, Backwaren, Süßigkeiten, Energieriegeln, Brotaufstrichen, sogar in Hautpflegeprodukten, Zahnpasta und Tabletten. Sie erkennen versteckte Quellen von Milch in der Zutatenliste als Molke, Kasein, Natriumcaseinat, Kalziumcaseinat, Laktose, Lactoglobulin, hydrolized milk protein, milk amino acids, Butterreinfett, hydrogenated milk lipids etc.

Milchsäure als Zusatz in Nahrungsmitteln kann ebenso pflanzlichen Ursprungs sein. Der vierte Magen des Kalbs enthält ein Enzym für die Kuhmilchverdauung, das Milch gerinnen lässt: Lab. Lab wird zur Käseproduktion verwendet, wobei es mittlerweile auch möglich ist, Käse mit mikrobiell erzeugtem Lab herzustellen.

Auf den folgenden Seiten lege ich dar, dass eigentlich keines der Attribute, die wir Kuhmilch von Kindesbeinen an zuschreiben, Bestand hat, wenn man ein bisschen genauer hinschaut.

Irrglaube: Milch ist ein natürliches Lebensmittel

Das, was Sie in der Milchpackung nach Hause tragen, entspricht absolut nicht dem, was aus dem Euter der Kuh kommt.

Bevor Kuhmilch für den Verkauf bereit ist, durchläuft sie verschiedene technische Prozesse. Diese beginnen in der Molkerei, nachdem der Bauer seine Milch abgegeben hat.

Die Milch aus vielen verschiedenen Betrieben und den unterschiedlichsten Kühen aus dem In- und Ausland kommt in einer Molkerei zusammen. Separatoren befreien die Milch von groben Verunreinigungen. Durch eine Zentrifuge werden Schwebstoffe entfernt, die Milch wird in einen Rahm- und Magermilchanteil getrennt. Aus dem dünnflüssigen Mageranteil werden Keime abfiltriert. Soll die Milch als Vollmilch verkauft werden, wird der Rahm wieder in die Flüssigkeit zurückgegeben. Der gewünschte Fettgehalt der Milch wird nun genau eingestellt.

Danach wird die Milch entkeimt oder homogenisiert. Homogenisierung bedeutet, dass Fettkügelchen in der Milch in feinste Tröpfchen zerteilt werden, sodass sich das Milchfett nicht als Rahm an der Oberfläche absetzt. Dabei wird die Milch unter hohem Druck auf eine Metallplatte gespritzt. Auch das Milcheiweiß wird bei dieser Prozedur zerschlagen. Diese Zerkleinerung von Milchfett bedeutet gleichzeitig eine massive Oberflächenvergrößerung, also auch mehr Kontakt zur Darmschleimhaut. Wissenschaftler streiten noch darüber, ob die winzigen Tröpfchen als Nanopartikel bezeichnet werden sollen oder nicht.

Beim kurzfristigen Hocherhitzen der Milch lagern sich Kaseinpartikel der Milch an die Fettkügelchen an und können als hochpotente Allergene leichter in den Körper eingeschleust werden. Je nach Milchart werden verschiedene Erhitzungsarten eingesetzt. Die Wärmebehandlung der Milch dient dem Abtöten pathogener Keime und einer verlängerten Haltbarkeit, allerdings werden dabei auch Milchproteine denaturiert und Enzyme inaktiviert. Mit Natur jedenfalls hat das alles nichts mehr zu tun.

Irrglaube: Milch macht schöne Haut

Kühe werden während ihrer Schwangerschaft gemolken. Die Hormone in solcher Milch lassen Brustgewebe wachsen, denn gerade am Ende der Schwangerschaft bereitet sich der Organismus auf das Stillen vor. Androgene, also männliche Sexualhormone, nutzt die Kuh zur Herstellung von anderen Hormonen. Diese Androgene aus der Milch regen beim Menschen massiv die Talgdrüsenproduktion an, es entstehen Pickel, Komedonen und Akne.

Neurodermitis- und Aknepatienten werden nach einigen Monaten eine deutliche Verschönerung ihres Hautbildes sehen, wenn sie sich vollwertig und rein pflanzlich ernähren. Dabei sind folgende Ernährungsempfehlungen herauszustellen:

- keinerlei Milch und Milchprodukte, auch nicht ausnahmsweise
- kein Weißmehl (stattdessen nur Produkte aus vollem Korn)
- kein Industriezucker und Nahrungsmittel, die diesen enthalten (stattdessen gesunde Süßungsmittel wie z. B. Trockenfrüchte)

Hautausschläge beim Baby

Häufig treten Hautausschläge und Unverträglichkeitsreaktionen beim Baby erst auf, wenn künstliche Kost, also Fremdeiweiß, nach der Vollstillzeit zugefüttert wird. Bei gestillten Säuglingen mit starker Neurodermitis mag es notwendig werden, dass sogar die Mutter auf obige Nahrungsmittel verzichten muss, damit das Kind ausheilen kann.

Eine solche Ernährungsumstellung der Mutter hätte weitere deutliche Vorteile für

das Stillkind. Um die 30% der Säuglinge erleiden schmerzhafte Koliken in den ersten Lebensmonaten. Tiermilch trinkende Mütter können solche Koliken bei ihren Kindern auslösen, weil Partikel aus der Kuhmilch ins mütterliche Blut und anschließend in die Milch der Mutter gelangen. Durch angelieferte Antigene aus der Kuhmilch wird das Entstehen von Nahrungsmittelallergien angetriggert. Auch Windeldermatitis, Durchfälle und anhaltende Verstopfung können Effekte einer Kuhmilchernährung beim Baby sein.[154] Vermindert sich über einen geschwächten Verdauungstrakt die Giftstoffausscheidung des Körpers, wird die Haut automatisch schlechter.

Viele der genannten Symptome sind Unverträglichkeitsreaktionen (Diagnosesicherung erfolgt über die beobachtete Symptomatik des Patienten), und diese betreffen auffällig viele Säuglinge. Eine wirkliche Allergie auf Eiweiße der Kuhmilch (z.B. Beta-Lactoglobulin, Kasein) kann über eine Blutuntersuchung mittels IgE-RAST gesichert werden. Bei ca. 2–3% der Bevölkerung wird tatsächlich eine Milcheiweißallergie nachgewiesen. Die Dunkelziffer dürfte um ein Vielfaches höher sein, denn nur die wenigsten Menschen mit Asthma, Hautausschlägen, Verdauungsproblemen, Migräne usw. werden getestet.

Irrglaube: Milch ist gut für Kinder

Milch ist ein Nahrungsmittel mit extrem hoher Energiedichte. Schließlich soll durch die reichhaltige Milchnahrung ein 40-kg-Kälbchen nach 9–12 Monaten zu einem Rind von mehreren hundert Kilogramm heranwachsen, so ist es von der Natur gedacht. Solch ein Wachstumsanspruch besteht bei Menschenkindern nun wirklich nicht. Kinder macht Kuhmilch nicht stark, sondern dick. Folgendes Beispiel soll dies verdeutlichen:

- 1 Liter Cola enthält 110 g Zucker (= 37 Würfelzucker) und hat ca. 420 kcal
- 1 Liter Milch enthält (unabhängig von ihrem Fettgehalt) 50 g Zucker = 15 Würfelzucker, dabei hat Milch mit 3,5% Fett 640 kcal und Milch mit 1,5% Fett immerhin noch 470 kcal pro Liter

Kalorientechnisch ist Milch ein echter Bomber. Eiweiß, Zucker, Fett und gesättigte Fettsäuren aus einer milchreichen Ernährung im Kindesalter fördern das Entstehen von Übergewicht, Fettleibigkeit, Herz- und Gefäßerkrankungen und Diabetes mellitus beider Typen (Zuckerkrankheit Typ 1 und Typ 2).

Viel Tierprotein in der Ernährung kleiner Kinder begünstigt die Herausbildung von Insulinresistenz (Seite 76). Ballaststoffarme Ernährung (Industriezucker, Weißmehl, wenig Obst und Gemüse, wenig Vollkornprodukte) tut dies ebenso.

Kuhmilch im Säuglingsalter kann Auslöser für Typ-1-Diabetes sein

Übergewicht ist ein Hauptrisikofaktor für Diabetes Typ 2 (Seite 76), eine Form der Zuckerkrankheit, die früher nur bei Erwachsenen vorkam, heute aber schon Kinder betrifft.

Wenn Kinder womöglich schon im Säuglingsalter eine Nahrung auf Kuhmilchbasis erhalten, wird das darin enthaltene Eiweiß nicht immer vollständig verdaut, und Proteinfragmente gelangen ins Blut. Das kindliche Immunsystem erkennt die Eindringlinge

als Fremdeiweiß und versucht, diese über Abwehrmechanismen zu zerstören. Fatalerweise sind die Oberflächenstrukturen von einigen Kuhmilcheiweißstücken und den für die Insulinherstellung verantwortlichen Zellen der Bauchspeicheldrüse ähnlich, und so passiert es, dass die gebildeten Antikörper auch die Insulinproduktionsstätten der Bauchspeicheldrüse angreifen und teilweise zerstören. Das Kind wird Typ-1-Diabetiker.[155]

Das ist der Grund, weshalb bei diabetischen Kindern Antikörper gegen bovines Serumalbumin (BSA), einem Rindereiweiß, erhöht im Blut nachzuweisen sind, ganz im Gegensatz zu Kindern ohne Diabetes mellitus. Gefährdet sind Kinder mit einem genetischen Hintergrund, die früh abgestillt und auf Kuhmilchnahrung umgestellt wurden. Anschaulich dokumentiert wurde dieser Prozess von T. Colin Campbell in seinem Buch »China Study«.[156]

Irrglaube: Milch macht starke Knochen

Es ist richtig: Milch enthält Kalzium. Richtig ist aber auch: Milch nimmt dem Körper Kalzium. Eine tierproteinreiche Nahrung führt – ganz anders als pflanzliches Protein – im Körper zu einem Säureüberschuss und damit zu einer Säuerung von Blut und Gewebe. Um die Säure zu puffern, wird Kalzium als Lauge aus den Knochen ins Blut geholt, schlussendlich scheiden die Nieren das erhöhte Kalzium über den Urin wieder aus, und es geht zum Teil verloren.[157]

Die Elemente Kalzium und Phosphor sind eng miteinander verwoben, im Knochen werden sie als Verbindung gemeinsam eingelagert. Deshalb haben sie auch gemeinsame Regulationsmechanismen. Ein hoher Verzehr von phosphathaltigen Lebensmitteln führt zum Anstieg des Blutphosphatspiegels. Um diesen Überschuss wieder loszuwerden, schüttet die Nebenschilddrüse Parathormon aus. Parathormon führt zwar zur Ausscheidung von Phosphat, als Nebeneffekt führt es aber auch zur Herauslösung von Kalzium aus den Knochen, denn normalerweise wird dieses Hormon dann benötigt, wenn der Blutkalziumspiegel ansteigen soll. Da dieser aber in unserem Fall normal war, werden sowohl überschüssiges Phosphat als auch Kalzium über die Niere wieder ausgeschieden, was die negative Kalziumbilanz stark phosphathaltiger Nahrungsmittel erklärt. Der Phosphatgehalt von Kuhmilch ist fast siebenmal so hoch wie der von Muttermilch.

Verbleibt beispielsweise aufgrund einer Ausscheidungsstörung ein Kalziumüberschuss im Blut, führt das zu Kalkablagerungen in diversen Systemen. Kalziumablagerungen sind beteiligt an Steinleiden von Niere und Galle, Arteriosklerose, Gelenk-, Weichteil- und Wirbelsäulenverkalkungen.

Zur Einlagerung von Kalzium in die Knochen wird Vitamin D benötigt. Dieses entscheidet auch darüber, wie viel Nahrungskalzium aus dem Darm in den Körper geholt wird. Werden jedoch über lange Zeit große Kalziummengen z. B. via Milchprodukte konsumiert, verliert der Körper unter Umständen seine Regulationsfähigkeit über Vitamin D, was die Aufnahme und Ausscheidung von Kalzium stören kann.[158]

Kuhmilch schützt nicht vor Osteoporose – im Gegenteil

Nicht von ungefähr ist demgemäß die Osteoporoserate am höchsten in Ländern mit dem

höchsten Verzehr von Molkereiprodukten und am niedrigsten in Ländern mit dem niedrigsten Milchkonsum. T. Colin Campbell legte in seiner »China Study« klar dar, dass die Bruchrate von Hüftknochen mit steigendem Konsum von Tierprotein korreliert.[159]

Es ist wahr, dass Milch extrem viel Kalzium liefert. Eigentlich hat die Natur es so eingerichtet, dass Kühe Grünfutter und Rohfaser fressen. Der grüne Pflanzenfarbstoff (Chlorophyll) ist ähnlich aufgebaut wie unser roter Blutfarbstoff (Hämoglobin), nur dass Chlorophyll ein Magnesium-Zentralatom eingebaut hat, und beim Hämoglobin ist es Eisen. Magnesium hilft bei der Kalziumaufnahme mit, Eisen behindert sie. Säugetiere, die kalziumhaltiges Grünfutter fressen, lagern Kalzium in ihre Knochen ein, was diese stark und stabil macht (sofern sie nicht durch menschliche Manipulation ihr ganzes Leben lang Milch produzieren müssen und ihr Knochenkalzium in die Milch übergeht).[160]

Magnesium verbessert deutlich die Bioverfügbarkeit des Nahrungskalziums. Magnesium ist beteiligt an der Knochenmineralisation und am Aufbau der Knochenmatrix (ca. 55 % des Körpermagnesiums wohnt im Knochen). Außerdem trägt es zur Aktivierung von Vitamin D in der Niere bei.[161] Vitamin D wiederum holt Nahrungskalzium aus dem Darm in den Körper. Milch ist voll von Kalzium, hat aber wenig Magnesium. Pflanzen hingegen haben viel davon. Das ist ein Grund dafür, weshalb die Kalziumverfügbarkeit aus manchem Gemüse sogar doppelt so hoch ist wie die aus Milch (Seite 289). Und es erklärt, warum Länder mit dem höchsten Konsum an Molkereiprodukten auch die höchste Osteoporoserate haben, und das, obwohl sie so viel Kalzium zu sich nehmen.

Wichtige Faktoren zur Osteoporose-Entwicklung sind – neben ernsthaften Störungen im Organismus – Östrogendefizite in den Wechseljahren, zu hoher Konsum von Speisesalz, Zigarettenrauch, Alkohol, Kaffee, Vitamin-D-Mangel, zu wenig Bewegung und inadäquate Ernährung. So lässt sich das Osteoporoserisiko deutlich durch die richtige (also pflanzliche) Ernährung, dem Meiden von Genussgiften und einem dosierten körperlichen Training verringern.

Pflanzliche Kalziumlieferanten

Von der Milchindustrie wird uns immer sehr gerne Glauben gemacht, ohne Kuhmilch würden wir einen eklatanten Kalziummangel erleiden. Das ist schlichtweg Unsinn, denn eine ganze Reihe pflanzlicher Nahrungsmittel sind ganz fantastische Kalziumlieferanten:

- grünes Gemüse wie Brokkoli, Grünkohl, Rosenkohl, Lauch, Fenchel, Chinakohl, Brunnenkresse
- grüne Kräuter wie Schnittlauch, Petersilie, Basilikum, Kresse usw.
- Bohnen aller Art
- Vollgetreideprodukte
- Samen wie Mohn, Sesam, Sonnenblumenkerne
- Nüsse
- kalkhaltige Wässer

Irrglaube: Milch ist Bestandteil einer gesunden Ernährung

Bevor der Mensch Säugetiere wie Kühe, Schafe und Ziegen zur Milchproduktion domestizierte, hatte der kindliche Organismus des Menschen ausschließlich während der Stillzeit Milchanteile zu verdauen. Insofern produzierte er das milchverdauende Enzym

Laktase nur in der Säuglings- bzw. Kleinkindzeit.

Das änderte sich vor ca. 8000–10 000 Jahren, als Tiermilch auf den alltäglichen Speiseplan des Menschen gesetzt wurde und damit auch außerhalb der Kleinkindzeit verdaut werden musste. Der Verdauungstrakt verschiedener Völker, die seit langer Zeit Milchviehwirtschaft betreiben, passte sich durch eine Genmutation daran an – allerdings nicht bei allen Menschen. So wurde die Laktaseproduktion und damit die Milchverdauung über das Kleinkindalter hinaus für manche Menschen möglich, für andere blieben Milchanteile unverdaulich.

Milchzucker (= Laktose) als Zweifachzucker wird von dem Verdauungsenzym Laktase in die beiden Einfachzucker Glukose (= Traubenzucker) und Galaktose (= Schleimzucker) aufgespalten. Milchzucker ist sowohl in Muttermilch als auch in Kuhmilch enthalten. Die Laktaseproduktion nimmt bei vielen Menschen ganz natürlich im Laufe der Kindheit und Jugendzeit allmählich ab, falls sie nicht über die oben genannte Genmutation verfügen.

Wenn ein Mensch, der wenig oder keine Laktase zur Verfügung hat, dennoch Milch verzehrt, entstehen schwere Verdauungsstörungen. Der nun unverdauliche Milchzucker wird im Darm durch Bakterien in Milchsäure, Methan, Kohlendioxid und Wasserstoff zersetzt. Bauchweh, Durchfälle, unreine Haut, Kopfschmerzen, Übelkeit, Blähungen, Schwindel und sogar Hautausschläge, Asthma und Migräne können als Folge auftreten, des Weiteren wegen der schlechten Darmsituation Aufnahmestörungen von Vitaminen und Mineralstoffen und entsprechende Mangelzustände.

Laktose-Intoleranz

Falls Laktose nicht vertragen wird, hat das aber nichts mit einer Allergie zu tun. Vielmehr ist es die Folge einer ganz natürlichen Produktionsminderung des Milchzucker spaltenden Enzyms, das ja nach der Stillzeit eigentlich nicht mehr gebraucht wird, so war es naturgemäß vorgesehen. Tatsächlich können 75 % der erwachsenen Menschen auf der Erde Milchzucker nicht verdauen. Von Laktose-Intoleranz sind beispielsweise ca. 10 % der erwachsenen Nordeuropäer betroffen, mehr als zwei Drittel der Südeuropäer, in Schwarzafrika 95 % und fast alle Asiaten.[162]

Wenn ich Ihnen zu Ihrem Frühstück eine Tasse warme menschliche Muttermilch anbieten würde, würden Sie diese mit Sicherheit angewidert zurückweisen. Ohne Frage ist für einen Erwachsenen Muttermilch ein denkbar unpassendes Getränk. Kuhmilch jedoch ist Muttermilch der Kuh. Mit jedem Schlückchen dieser Milch nehmen Sie eine Flut von Stoffen auf, die eigentlich für das Kalb bestimmt sind, so z. B. Antikörper, Wachstumsfaktoren wie IGF-1, Eiweiße, Cholesterin, aber auch Sexualhormone (Östrogene, Progesteron, Prolaktin, Androgene u. a.). Dazu kommen unerwünschte Stoffe wie Antibiotika, unzählige Medikamente, polychlorierte Biphenyle, Dioxine, Pestizide und andere Schadstoffe, Krankheitskeime und Eiterreste aus den häufigen Brustdrüsenentzündungen (Mastitis) von Hochleistungskühen – im besten Fall sind diese abgetötet durch Ultrahocherhitzen der Milch – zusätzlich (je nach Land legal oder illegal) können synthetische Hormone wie das rekombinante Rinder-Wachstumshormon (rBGH = recombinant bovine growth hormone) im weißen Getränk verborgen sein.[163, 164, 165]

Krankheitskeime

Vergessen dürfen wir ebenso wenig, dass es sich bei Kuhmilch um ein Körpersekret von kranken Tieren handeln kann. So können über die Milch Krankheitskeime an uns weitergeben werden. Das hitzebeständige Mycobakterium paratuberculosis, der Erreger von Paratuberkulose mit chronisch verlaufenden Darmentzündungen der Kuh, wird häufig bei Patienten mit Morbus Crohn positiv getestet, einer schweren chronischen Erkrankung des Darms, die mit Eiterungen und systemischen Entzündungen einhergeht. Auch andere Reizdarmsyndrome können im Hintergrund diesen Erreger haben.[166]

Kuhmilch ist eine Östrogenbombe

Da Kühe für die Milchproduktion praktisch dauerschwanger gehalten werden und nur die letzten Wochen vor einer bevorstehenden Geburt nicht gemolken werden, liefert die heutige Milch – gerade im Vergleich zur traditionellen Kuhhaltung von vor 100 Jahren – ein Hormonfeuerwerk. Ganz im Gegensatz zu ihren grasenden Vorfahren werden die Milchkühe von heute auch während ihrer fortgeschrittenen Schwangerschaft weitergemolken, einer Zeit, in der sich Östrogene und schwangerschaftserhaltendes Progesteron in der Milch deutlich erhöhen.

So enthält Milch von hochträchtigen Kühen eine bis zu 33-mal höhere Konzentration an Estronsulfat (eine Östrogenart) als Milch von Kühen, die frisch entbunden haben.[167]

Über die Rolle von Sexualhormonen in der Milch von trächtigen Kühen bei der Entwicklung von hormonabhängigen Tumoren bei Männern und Frauen (Brust, Eierstöcke, Gebärmutter, Hoden, Prostata) wird viel geforscht, und es wurden viele – wenn auch unpopuläre – Antworten gefunden.

Fleisch- und Milchkonsum fördern hormonabhängige Tumore

Eine aufschlussreiche Studie, veröffentlicht im Jahr 2005, untersuchte Frauen aus 40 verschiedenen Ländern auf ihre Ernährungsgewohnheiten in Zusammenhang mit Brust-, Eierstock- und Gebärmutterkrebs. Für das Forscherteam besteht ein klarer Zusammenhang zwischen dem Konsum von hormonhaltigen Milchprodukten und der Häufung hormonabhängiger Tumorerkrankungen der Geschlechtsorgane. Fleischreiche Ernährung ließ die Brustkrebsraten jedoch am stärksten ansteigen, gefolgt von Milch und Käse.[168]

Ein großer Anteil von Östrogenen aus der täglichen Nahrung entstammt Milchprodukten. Östrogene und deren Metabolite gelten als Risikofaktor für hormonassoziierte Tumorerkrankungen wie Brustkrebs, Eierstockkrebs, Prostatakrebs. Die WHO-Auswertung über das Vorkommen von Brustkrebs weltweit bestätigt, dass westliche Länder mit dem höchsten Milchkonsum auch die höchsten Brustkrebswerte aufweisen.[169]

Umgangssprachlich heißt Brustkrebs in China »Reiche-Frauen-Krankheit«. Dies schlichtweg deshalb, weil nur die Besserverdiener dort sich eine typisch westliche Ernährung mit viel Fleisch leisten können. Chinesen hingegen, die ein traditionelleres Leben führen, essen vor allem pflanzliche Kost, fettarm und keine Molkereiprodukte. Solche schon deswegen nicht, weil über 90 % der Chinesen Laktose nicht vertragen. Somit

kann nur jeder 10. erwachsene Chinese Milchzucker verdauen. Auffällig ist die niedrige Brust- und Prostatakrebsrate in China.

Nicht nur Östrogene aus der Milch zeigen ihre Wirkung. Spezielle Androgene, die sich auch in der Milch finden, stimulieren die Ausbildung von mehr Östrogenrezeptoren im Körper, woraufhin eine stärkere Reaktion der Gewebe auf Östrogene erfolgt. Die Rolle einer lang anhaltenden und hohen Östrogenexposition auf den weiblichen Körper bezüglich Krebserkrankungen wurde bereits im Kapitel »Fleisch als Risikofaktor« (Seite 70) ausgeführt.

Kuhmilch enthält den Wachstumsfaktor IGF-1

Ein weiterer Botenstoff, der mit einem erhöhten Krebsrisiko assoziiert ist, ist der sogenannte insulinähnliche Wachstumsfaktor 1 (insulin-like growth factor = IGF-1), ein Wachstumsfaktor, der strukturell dem Hormon Insulin ähnelt. IGF-1 ist nicht nur in Kuhmilch reichlich zu finden (schließlich braucht ein kleines Kälbchen starke Wachstumsimpulse, um zu einem großen Rind zu werden), sondern Milchverzehr führt zusätzlich zur Ausschüttung von körpereigenem IGF-1 beim Menschen.[170] IGF-1 und IGF-2 als Wachstumsfaktoren sind bei Mensch und Rind identisch.

IGF-1 stimuliert Zellwachstum – auch das von Krebszellen

Normalerweise steuert das Wachstumshormon (human growth hormone = hGH) die IGF-1-Herstellung im menschlichen Körper und stimuliert darüber das Zellwachstum. Entgleist dieses feine System, entstehen unkontrollierte Zellvermehrungsreize im Gewebe. IGF-1-empfindliche Rezeptoren sind auf den meisten Zelltypen nachweisbar, damit ist fast jede Zellstruktur empfänglich für die Impulse von IGF-1. Das ist auch gut so, denn ohne diese Anreize könnte der kindliche Organismus nicht wachsen und Gewebe könnten sich nicht regenerieren oder erneuern. Das bedeutet aber auch: Steigt jener Wachstumsfaktor im Organismus des Menschen ohne Bedarf an, fangen Gewebe an zu wachsen, die das eigentlich nicht tun sollten, und es entstehen Tumorerkrankungen. Bedenken Sie, dass wir in einer Welt leben, in der unzählige Umweltfaktoren Krebs auslösen können, auch unsere Genetik spielt eine große Rolle. Treten aber einmal veränderte und entartete Zellen auf, brauchen sie etwas, das sie gedeihen lässt, und der Schlüsselfaktor dafür ist IGF-1.

Bei Milchtrinkern ist IGF-1 im Blut erhöht

Die Milchindustrie will uns glauben machen, dass Hormone und andere Eiweißstrukturen aus der Milch durch Pasteurisieren unwirksam werden. Dem widerspricht aber die Realität: IGF-1 wird zum Beispiel in deutlich erhöhter Konzentration im Blut von regelmäßigen Milchkonsumenten nachgewiesen (EPIC Study, Eur. J. Cancer, 09/2010). Die EPIC-Studie stellte des Weiteren heraus, dass der Konsum von Milchprodukten und Milchkalzium das Risiko für Prostatakrebs signifikant steigen lässt. Kalzium aus Pflanzen tut dies nachweislich nicht.[171]

Für Zweifler gibt es eine ganz einfache Möglichkeit, sich Klarheit zu verschaffen: Lassen Sie Ihr Blut auf IGF-1 untersuchen. Sie werden feststellen, dass IGF-1 im Blut dann ansteigt, wenn Nahrungsmittel tierischen

Ursprungs auf Ihrem alltäglichen Speiseplan stehen. Durch vegane Ernährung sinkt der IGF-1-Spiegel ganz deutlich.

Eine unabhängige Studie des britischen Krebsforschungsinstituts Cancer Research UK untersuchte 1,3 Millionen Frauen auf die 10 häufigsten Krebsarten und kam zu dem interessanten Ergebnis, dass mit steigender Körpergröße auch das Krebsrisiko deutlich ansteigt. Die vermehrt ausgeschütteten Wachstumshormone, die die Zellteilung anregen, wurden als ein möglicher Grund dafür genannt.[172] Fettleibigkeit lässt das Krebsrisiko noch deutlicher ansteigen. Folgendes Beispiel soll die Frühindikatorfunktion von IGF-1 in Bezug auf Krebs veranschaulichen: Bei Untersuchungen auf Prostatakrebs ließ sich feststellen, dass Männer mit einen erhöhten IGF-1-Spiegel im Blut ein rund 5-mal so hohes Risiko für Prostatakrebs zeigen.[173]

Tierproteine in der Nahrung senken den Vitamin-D-Spiegel

Hinzu kommt, dass tierproteinreiche Kost die Aktivierung von Vitamin D blockieren kann. Auch ein hohes Nahrungskalzium lässt den Vitamin-D-Spiegel im Blut sinken (Vitamin D wird ja hier nur gebraucht, wenn zu wenig Kalzium da ist). In welchem Nahrungsmittel ist Kalzium- und Proteinreichtum vereinigt? Ganz genau, in Milch! Anhaltend niedrige Vitamin-D-Spiegel im Blut begünstigen Osteoporose, das ist bekannt. Vitamin D hat aber eine viel breitere Wirkung als lange angenommen. Niedrige Spiegel fördern auch Tumor- und Autoimmunerkrankungen.[174]

Um ein Beispiel zu nennen: Patienten mit Multipler Sklerose zeigen sehr niedrige Blutspiegel von Vitamin D. Bei Autoimmunerkrankungen entgleist häufig ein bestimmter Zelltyp von T-Helferzellen (spezielle weiße Abwehrzellen), die dann entzündungsfördernde Reizstoffe (Zytokine) bilden. Vitamin D wirkt regulierend auf die Immunantwort der T-Helfer-Zellen ein, indem es entzündliche T-Helferzellen hemmt. Deshalb ist es sehr wichtig, auf ausreichende Vitamin-D-Spiegel zu achten.[175]

Kuhmilch ist reich an Kasein

Fast 90 % des Milcheiweißes ist Kasein. T. Colin Campbell stellte in seinem Buch »China Study« fest, dass Kasein eines der überraschendsten Karzinogene ist, die je identifiziert wurden. Aber nicht nur das: Aus der Milch gewonnenes Kasein kann als Klebstoff verwendet werden und als Holzleim. Bei enzymatischen Aufspaltungsproblemen kann besagtes Kasein aus der Milch selbst als leimartige Substanz die Darmwände verkleben. Weitere Schleimbildung und Fäulnisprozesse sind die Folge. Wenn Sie Kasein essen, erkennt Ihr Körper dieses als Fremdeiweiß und produziert das Gewebshormon Histamin, das unter anderem eine starke Schleimhautschwellung mit vermehrter Schleimproduktion bewirkt, und das nicht nur in den Darmschleimhäuten. Milch wirkt massiv schleimbildend im ganzen Körper.[176]

Kuhmilch macht Menschen krank

Das ist die Erklärung dafür, warum Sie durch den radikalen Verzicht auf Milchprodukte bei folgenden akuten und chronischen Erkrankungen eine große Verbesserung

erfahren können: Entzündung von Nebenhöhlen, Bronchien, Lunge, Augen, Darm und Mandeln; Asthma bronchiale, vaginaler Ausfluss und andere Störungen, die mit verstärkter Schleimbildung einhergehen. Für den Therapieerfolg ist eine konsequente Milchkarenz unerlässlich. Reichlich in Milch enthaltene gesättigte Fettsäuren und Cholesterin verdeutlichen ihren negativen Einfluss auf Blutdruck, Herz- und Gefäßgesundheit und Gedächtnisleistung. Milchprodukte einschließlich Butter sind die Hauptquelle für gesättigte Fettsäuren bei einer nicht veganen Ernährungsweise. Fettreduzierte Milchprodukte sind zwar im Handel erhältlich, die restlichen gesundheitlichen Risiken der Milch bleiben aber auch bei diesen unvermindert bestehen.

Alzheimer-Erkrankung

Das Taub Institute for Research on Alzheimer's Disease an der New York Columbia Universität bestätigte in einer Studie, dass fettreiche Milchprodukte (z. B. Butter und Käse) das Risiko einer Alzheimer-Erkrankung erhöhen.[177]

Parkinson-Erkrankung

Viele Veröffentlichungen zeigten auch einen Zusammenhang zwischen Morbus Parkinson bei Männern und einem täglichen Konsum von Milchprodukten, so z. B. eine Ernährungsstudie der Harvard University, USA, in den Annals of Neurology, im Dezember 2002.[178] Parkinson hat ohne Zweifel viele Ursachen. Interessant für unser Ernährungsthema sind die zwei folgenden:

- gefäßbedingte Ursachen und infolgedessen eine minderwertige Gehirndurchblutung (Stichwort: Cholesterin und gesättigte Fettsäuren) und
- diverse Pestizide in Obst und Gemüse. In Frankreich ist Parkinson seit 2012 eine anerkannte Berufskrankheit bei Bauern, wenn diese nachweislich mindestens 10 Jahre mit Pestiziden arbeiteten.

All das ist noch lange nicht alles, was zu Kuhmilch zu sagen wäre. Dieser Überblick soll lediglich Verstehen machen, warum der Mythos von der gesunden Kuhmilch längst nicht mehr haltbar ist. Es gibt aber noch eine andere Seite der Milch, die wir uns anschauen wollen:

»Wenn du die Herrlichkeit einer Kultur erfahren möchtest, beobachte die Mütter, wie sie ihre Wiege schaukeln.«
(Sathya Sai Baba, 1926–2011)

Was hat die Natur für Kuh und Kalb vorgesehen?[179]

In einem natürlichen Herdenverband in Weidehaltung sucht sich die Kuh am Ende ihrer neunmonatigen Schwangerschaft einen abseits gelegenen Platz für ihre Niederkunft. Nach der Geburt leckt sie das Neugeborene trocken, nicht nur, um das Kleine zu säubern und dessen Atmung und Blutkreislauf anzuregen, sondern auch als Zeichen ihrer mütterlichen Zuneigung.

In der ersten Woche wird das Kälbchen intensiv von der Mutter gepflegt, bis sie es der Herde vorstellt. Dort wird es von seinen Artgenossen lernen und zu einer ganz eigenen Persönlichkeit heranwachsen. Manche Kühe sind scheu, harmoniebedürftig oder zurückhaltend, andere abenteuerlustig, erfinderisch und keck. Alle jedoch verfügen über ein breites Repertoire an Gefühlen, dazu gehören auch Trauer, Sorgen, Wut und

Glück. Bei überschießender Freude sieht man sie sogar Luftsprünge machen.

Die Kleinen werden während ihrer ersten Lebensmonate in einer Art »Kindergarten« von einer erfahrenen Kuh beaufsichtigt, während sie lernen, herumtollen und die Weide erkunden. Die Mutterkuh sucht ihren Nachwuchs mehrmals täglich zum Säugen, Pflegen und Spielen auf. Ihre Biestmilch (»Kolostrum«, Erstmilch) – genau abgestimmt auf die Bedürfnisse des Kalbs – ist voller Nährstoffe, Hormone und abwehraktiver Antikörper, die das Kalb robust und immunstark machen und wachsen lassen. Nach neun Monaten setzt die Kuh ihr Kuhkalb, nach zwölf ihr Bullenkalb ab, doch die tiefe Bindung zu ihrem Nachwuchs bleibt ein Leben lang erhalten. Verwandte Tiere stehen gern zusammen und zeigen sich ihre Zuneigung über zärtliche Kontakte.

Und so sieht die Realität aus

Solche natürlichen Herdenverbände sind längst Geschichte. Die Milchviehwirtschaft verwertet nämlich genau die Milch, die fürs Kälbchen bestimmt wäre. Wie jedes andere Säugetier auch, bildet die Mutterkuh nur Milch, wenn sie einen Säugling geboren hat. Als industrialisierte Nutztiere geraten Milchkühe in einen Teufelskreis aus aufgezwungener Schwangerschaft durch künstliche Befruchtung einmal pro Jahr, Geburt, Kindesentzug und erzwungene Turbomilchproduktion.

Das Kalb wir der Mutter schon am ersten Tag entzogen

Das Kalb wird der Mutter kurz nach der Geburt weggenommen, meist schon am ersten Tag, und dies verursacht bei beiden eine tiefe Traumatisierung und Trauer, weshalb sie tagelang muhen und wimmern. Es gibt viele Geschichten, wonach Kuhmütter voller Verzweiflung und Tapferkeit vom Hof ausbrechen, um nach ihren Kälbchen zu suchen, oder Neugeborene auf der Weide vor dem Bauern verstecken, damit er sie ihnen nicht wegnimmt.

Die Kälbchen kommen isoliert in kleine Boxen und bleiben dort allein, sehr verstört und mit großer Traurigkeit zurück. Nie haben sie die Möglichkeit, ihre Bedürfnisse auszuleben. Nur in der ersten Woche bekommen sie in der Regel mütterliche Kuhmilch (die Kolostralmilch, die die ersten fünf Tage nach der Geburt von der Kuh produziert wird, darf wegen ihres hohen Hormongehaltes nicht an die Molkerei abgegeben werden), danach gibt es Milchersatz am Nuckelkübel, und die Kuhmilch ist fortan für den Milchfarmer bestimmt. Ohne Muttermilch haben sie wenig Immunschutz und können schwere Infektionen bekommen. In den USA stirbt jedes zehnte Kälbchen in der Box, die bayerische Landesanstalt für Landwirtschaft gab die Mortalitätsrate für 2005 mit 14 % an, Tendenz steigend.[180]

Sind sie weiblich, steht ihnen das Schicksal ihrer Mütter bevor, sind sie männlich, werden sie entweder am Hof direkt gemästet oder auf Auktionen an Rind- und Kalbfleischproduzenten verkauft. Bereits mit sechs Wochen steht Kastration ohne Betäubung an. Häufig sind Kälber nur dazu zu bringen, den unnatürlichen Mastbrei zu fressen, indem man sie dursten lässt. Anstatt faserreiche Kost wiederzukäuen, werden Rinder später mit Kraftfutter (oft aus Sojaschrot, gemischt mit Zusatzstoffen aus dem Chemiebaukasten) auf Leistung und Gewicht

gebracht, dabei entwickeln sie schwere Stoffwechselschäden, Übersäuerung und schmerzhafte Magengeschwüre.

Milchkühe werden zur Turbomilchproduktion missbraucht

Milchkühe werden ca. 60 Tage, nachdem sie geboren haben, wieder zwangsbefruchtet und weitergemolken bis zwei Monate vor der nächsten Geburt, nur diese zwei Monate haben sie Pause und werden »trockengestellt«, was mit Antibiotika oder Hormonen erfolgt. Die Milch, die Kühe in der Schwangerschaft geben, ist die Milch, die für ihr voriges Kalb bestimmt war.

Im Jahr 1950 lag die Milchleistung einer Kuh bei 2500–3500 Litern im Jahr, mittlerweile sind es 10 000 Liter, bei Hochleistungsrassen sogar 15 000 Liter jährlich und mehr.

Die Folge dieser Qualzüchtungen sind über-dimensionale und zum Bersten gefüllte Euter, die ungleich mehr Milch halten, als das Kalb trinken könnte, und der Kuh Rückenschäden, Wundreiben an Schenkeln, eitrige Brustdrüsenentzündungen (Mastitis), Verletzungen und große Schmerzen bescheren. Unter normalen Umständen würde die Kuh ihr Kälbchen mehrmals täglich säugen. Melkmaschinen entziehen die gebildete Milch zweimal täglich. Sitzen sie nicht perfekt auf den empfindlichen Kuhzitzen, läuft der ganze Melkvorgang unter Schmerzen ab.

Für die Bildung von einem Liter Milch muss das Drüsengewebe im Euter von 500 Litern Blut durchströmt werden. Eine unglaubliche Menge, wenn Sie bedenken, dass eine Hochleistungskuh bis zu 50 Liter Milch täglich produzieren muss, um nicht als unrentabel aussortiert zu werden (für das Kälbchen bräuchte die Kuh nur 8 Liter Milch täglich herzustellen).

Die abnorme Milchbildung laugt die Kuh völlig aus

Milchbildung im Überfluss ist eine kraftzehrende Energie- und Stoffwechselleistung. Trotz großer Kraftfuttermengen geraten viele Milchkühe in ein lebensbedrohliches Energiedefizit und müssen ihr eigenes Körperfett abbauen, wobei saure Ketonkörper entstehen. Dieser Vorgang kann vorbeugend mit dem neuen Medikamentenwirkstoff Monensin behandelt werden – Nebeneffekt: nochmals eine deutlich gesteigerte Milchleistung, also Doping für die Kuh. Die Kühe macht das alles kaputt.[181]

Deshalb ist eine Milchkuh nach spätestens fünf Jahren so ausgelaugt, dass ihr die Beine versagen, wenn sie zum Schlachter gebracht wird. Ihr Körperkalzium befindet sich nun in Milchprodukten. Ihre natürliche Lebenserwartung läge bei 20 Jahren.

In Anbindehaltung gefangen[182]

Knapp ein Drittel der Milchkühe lebt in sogenannter Anbindehaltung. Faktisch halten Ketten oder Halsrahmen die Kuh im stickigen, dämmrigen Stall nahezu bewegungslos an ihrem Standplatz, ein Schritt vor, ein Schritt zurück, mehr Bewegung ist nicht drin. Kühe können sich nicht einmal scheuern, wenn es sie juckt. Gestank, Dreck und tödliche Langeweile bestimmen ihren Alltag. Draußen gibt es saftige Wiesen, aber für den Milchbauern ist es bequemer, das Gras in den Stall zu bringen als die Hochleistungskuh ins Freie.

Mit ihrem empfindlichen Euter liegt die Kuh auf dem fäkalien- und urinverschmutzen, glitschigen Spaltenboden oder auf Gummimatten, nur manchmal auf Einstreu mit Stroh. Oft rutscht sie von ihrem engen Standplatz auf das Gitter der Güllerinne hinter ihr und zieht sich schwere Verletzungen und Entzündungen zu. Im überfüllten Stall können sich die Kühe nicht einmal nebeneinander hinlegen, sondern wegen Platzmangels nur abwechselnd.

Die Geburt ihres Kälbchens ist für die Kuh ein einschneidendes Ereignis, für das sie sich normalerweise zurückzieht. Sie wechselt häufig ihre Position und pflegt das Neugeborene hingebungsvoll. Ist die Kuh aber durch Anbindung ihr Leben lang – so auch beim Gebären – an einen Platz gebannt, dann klatscht das kleine verletzliche Kalb bei fehlender Einstreu auf den nackten, verdreckten Betonboden und landet im Mistgraben. Statt mütterlicher Zuneigung sind Fäkalien sein Willkommensgruß in dieser Welt. Für die Mutterkuh ist das Kälbchen dort unerreichbar.

Auslauf

Nicht einmal die Hälfte der Kühe wird für einige Monate im Jahr auf die Weide gelassen, wobei »Weide« teilweise nur heißt, dass sie auf matschigem, kotübersätem Gelände stehen. Schöne Wiesen sind echte Glücksfälle für die Kuh. Europa plant, das Modell »Anbindehaltung« schleichend auslaufen zu lassen, für kleinere Milchviehbetriebe wird es aber weiterhin erlaubt bleiben.

Laufstallhaltung

In Laufstallhaltung erfahren Kühe zwar etwas mehr Bewegungsfreiheit, aber die gleichen Haltungsbedingungen. Um Probleme in den unnatürlichen Großgruppen zu vermeiden, werden die Tiere enthornt. Das betäubungslose Ausbrennen der reich innervierten und durchbluteten Hornanlagen ist eine extrem schmerzhafte Prozedur für die Kälber, beim Menschen käme das einem Ausbrennen der Fingernägel gleich.

Botulismus

Durch die Milchbetriebe schleicht noch ein ganz anderes Schreckgespenst: chronischer Botulismus. Akuter Botulismus ist eine Erkrankung, die man als Lebensmittelvergiftung kennt, verursacht durch die Stoffwechselprodukte aktiver Clostridien, die auf unseren Körper als Gift wirken. Diese Gifte werden unter Sauerstoffabschluss produziert und spielen in der Natur eine wichtige Rolle bei der Zersetzung von totem organischem Material. Als Überlebensform bilden Clostridien-Bakterien Sporen, die Jahre bis Jahrzehnte unter widrigsten Umständen überleben können und resistent sind gegen Hitze und Austrocknung. Geraten solche Sporen in einen geeigneten Herd, verwandeln sie sich wieder in aktive Clostridien und bilden von neuem ihre Gifte, Botulismustoxine.

Botulismustoxin wird bei spastischen Leiden als Arzneimittel eingesetzt, Karriere machte das gefährliche Gift aber als »Botox« zur Faltenbehandlung. Das Medikament lähmt die mimische Muskulatur als emotionale Ausdruckmöglichkeit und glättet so Falten, interessanterweise schränkt die zuständige Hirnregion für Gefühlsverarbeitung dann ebenso ihre Aktivität ein und die Anwenderin hat zwar weniger Falten, bekommt aber Schwierigkeiten, Gefühle zu verstehen.

Jede erzeugte Medikamentencharge von Botulismustoxin muss wegen ihrer enormen Giftigkeit im Tierversuch getestet werden, indem je 100 Mäusen das Gift in den Bauch gespritzt wird. Innerhalb von drei bis vier Tagen erleiden die Tiere diverse Lähmungen, bis sie schließlich ersticken. Weltweit kostet dieser vorgeschriebene Routinetest jährlich rund 600 000 Mäuse das Leben, obwohl tierfreie Testmethoden denkbar wären.[183]

Wie kommen Clostridiensporen in die Kuh?

Nimmt eine geschwächte Kuh mit veränderter Darmflora Clostridiensporen auf, besteht ein Infektionsrisiko für sogenannten chronischen Botulismus für den ganzen Kuhstall – Lähmungserscheinungen, Schmerzen, Auftreibungen und Tod sind die Folge davon. Fleisch- und Knochenmehle als Dünger für die Futterpflanzen und Gärreste aus Biogasanlagen (die neben Gülle zum Gärsubstrat auch Geflügelkot und Nachgeburten erhalten) als Grasdünger werden als Infektionsquelle diskutiert. Clostridiensporen finden sich aber auch in Tierleichenteilen von Wildtieren wie Vögeln, Wildschweinen und Rehen, die in Feldern versteckt sitzen und von monströsen Erntemaschinen erfasst und zerhäckselt werden. Überreste der Tiere vermodern luftdicht verpackt in Mais- oder Grassilage, um dann im Futtertrog der Milchkühe zu landen.

Im modernen Hightec-Kuhstall ist der Bauer ein »Betriebsleiter« und eher am Computer als im Stall zugange, denn Futtermanagement, Tränken, Melken und Säuberung erfolgen vollautomatisch, und die Milchleistung einer jeden Kuh ist genauestens dokumentiert. Über Chips ist die Kuh unter maschineller Kontrolle und geht sogar allein zum Melken. Die Kühe haben längst keine Namen mehr, sondern sind Produktionseinheiten mit Nummern. Weg vom Tier und hin zur Maschine, und die großen dunklen Augen bleiben ungesehen. Das passt besser zu den weißen, unschuldigen Milchprodukten, die wir später im Kühlregal finden.

Deutschland ist der größte Milchproduzent der EU

Laut Deutschem Bauernverband ist die EU größter Milcherzeuger im internationalen Vergleich, mit einer Milchproduktion von geschätzten 158 Millionen Tonnen im Jahr 2012.[184] Aber auch Kühe selbst sind ein Exportschlager. Kräftige Exportsubventionen aus Steuergeld machen es möglich. So werden hochträchtige Jungtiere per Schiff oder LKW in viele verschiedene Länder verschickt und gehen beispielsweise auf eine lange Reise nach Russland oder Marokko.

Auch mit erwachsenen Kühen wird kräftig gehandelt. In Deutschland finden wöchentliche Rinderauktionen statt, auf denen Kälber, Bullen und Milchkühe ihren Besitzer wechseln. Bei diesen Gelegenheiten will der Milchbauer die ganze Pracht in all ihrer Üppigkeit zeigen, und so gehen die Kühe morgens ungemolken auf Tour und werden erst nach der Auktion gemolken, mit zum Platzen überfüllten, schmerzenden, zum Teil entzündeten Eutern. Gesetzlich vorgeschrieben ist zwar ein Melkintervall von 12 Stunden, in der Praxis dauert es aber unter solchen Umständen häufig 20 Stunden und mehr bis zum Melken. Unter den Kühen bilden sich weiße Lachen, weil ihnen die Milch aus den übervollen Eutern spritzt. Die zuständigen Amtstierärzte sind nur morgens bei der Eingangskontrolle vor Ort.[185]

Deutsche Milchkühe werden Tausende von Kilometern weit in andere Länder transportiert. Veterinärmediziner nicken immer wieder solche Langstreckentransporte ab, obwohl auf vielen Strecken geeignete Melkanlagen fehlen und die Kühe 20 Stunden und länger ungemolken bleiben. So müssen Milchkühe unerträglich lange erschöpft, durstig und gequält in den Tiertransportern zusammengepfercht stehen, bis sie an ihrem Bestimmungsort endlich entladen werden. Dann geht ihr Leben als Milchproduzent für den Menschen weiter.[186]

Der Mensch ist das einzige Säugetier, das sich zeitlebens – wenn auch indirekt – von einer Kuh stillen lässt oder Muttermilch einer anderen Spezies trinkt. Kuhmilch ist für das Kälbchen Muttermilch. Doch nicht einmal das Kalb würde Kuhmilch trinken, wenn es ausgewachsen ist. Ganz egal, von welcher Warte aus man das Thema Milch beleuchtet: Es gibt keinen einzigen vernünftigen Grund, Kuhmilch zu trinken.

Milch von anderen Säugetieren

Jedes Säugetier braucht Muttermilch. Die Natur hat die Stillzeit als Grundlage für das Hineinwachsen des Säuglings in sein Erdenleben eingerichtet. Die Muttermilch eines Säugetiers ist ganz perfekt auf die spezifischen Bedürfnisse der jeweiligen Spezies abgestimmt und nicht so einfach austauschbar.

Deshalb gilt alles, was zur Milch von Kühen erörtert wurde, für die Milch von Schafen, Ziegen, Stuten, Eseln, Kamelen, Büffeln und anderen Säugetieren sinngemäß. Milch ist von der Mutter für ihr Kind bestimmt. – Und für niemanden sonst.

Milch vom Menschen (Muttermilch)

Der Stillvorgang nährt einen Säugling nicht nur auf der körperlichen Ebene, sondern schafft eine innige Verbindung zwischen Mutter und Kind, ein zärtliches Band von Geborgenheit und Gehaltensein, das auch Liebe, Urvertrauen und das Gefühl von tiefer Sicherheit wachsen und gedeihen lässt. Deshalb sollten Mutter und Kind die Stillzeit genießen, wenn es die Umstände erlauben.

In den ersten Lebensmonaten ist die Darmschleimhaut des Säuglings viel durchlässiger für Eiweißstrukturen, als das bei Erwachsenen der Fall ist. In der Kuhmilch sind besonders potente Allergene enthalten, nämlich Kasein, Alpha-Lactalbumin und Beta-Lactoglobulin, die als Fremdeiweiße schwere Allergien auslösen können. Beim Stillen hingegen hat der Säugling nur Kontakt mit arteigenem Eiweiß, das für das Baby optimal verträglich ist. Außerdem erhält es neben einer perfekt angepassten Nährstoffversorgung auch einen gewissen »Nestschutz« in Form von Immunglobulin A, der es in seiner ersten Lebenszeit vor bestimmten Infektionen schützt.

Trinkt die Mutter Kuhmilch, kann das ihr Stillkind beeinträchtigen

Wenn bei einem Kind, das nur von Muttermilch ernährt wird, schwere Koliken oder Hautausschläge und Entzündungen mit viel Schleimproduktion der oberen Luftwege auftreten, kann die Situation bereits deutlich entschärft werden, indem die stillende Mutter konsequent Milchprodukte von ihrem Speiseplan streicht. Eine Mutter, die während der Stillzeit Kuhmilch trinkt, gibt an ihr Kind Rinder-Antigene weiter, die

beim Säugling kolikartige Bauchschmerzen und Bauchauftreibungen auslösen können.

Je vollwertiger und gesünder sich die Mutter ernährt, umso qualitativ hochwertiger ist ihre Muttermilch. Weder Pflanzenmilch noch Tiermilch kann so einfach eins zu eins Muttermilch ersetzen.

Da viele Umweltgifte über die Quellen Fleisch, Wurst, Milch und Fisch in den menschlichen Körper gelangen, weist besonders die Muttermilch von Veganerinnen signifikant weniger Schadstoffe auf als die einer Mischköstlerin. Der durchschnittliche Wert der Schadstoffe beträgt bei Vegetarierinnen/Veganerinnen nur minimale Mengen der Werte, die bei omnivoren Frauen gemessen wurden.[187] Bäuerinnen, die Kontakt mit chemischen Dünge- und Pflanzenschutzmitteln haben, können ihre Muttermilch beim Gesundheitsamt auf Schadstoffe analysieren lassen.

Besonders chlorierte Kohlenwasserstoffe lagern sich im Fettgewebe ab und gehen als fettlösliche Gifte in die Milch über. Dies geschieht vor allem beim Einschmelzen von Fettgewebe in großem Umfang, wie zum Beispiel im Rahmen einer Diät, weshalb unbedingt davon abgesehen werden sollte, dass eine Mutter während der Stillzeit an Gewicht abnimmt.

Wenn ich Ihnen an dieser Stelle weitere Ausführungen schuldig bleibe, so liegt das daran, dass die vegane Ernährung in der Schwangerschaft, Stillzeit, Säuglings- und Kleinkinderzeit ein ganzes Buch füllen würde und eine oberflächliche Zusammenfassung dem Thema nicht gerecht wird.

Pflanzenmilch

Pflanzenmilch ähnelt in ihrem Aussehen Kuhmilch, ist aber vollkommen cholesterin- und laktosefrei. Sie ist reich an Mineralstoffen und ungesättigten Fettsäuren.

Da der Begriff Milch – rechtlich betrachtet – den Körperabsonderungen aus dem Gesäuge eines Tieres vorbehalten ist, verwenden wir bei Pflanzenmilch meistens den Begriff »Drink« oder »Getränk«, also z. B. Sojadrink oder Sojagetränk. Pflanzendrinks sind äußerst vielseitig verwendbar. Ihr Nährwert wird bestimmt von den verwendeten Grundzutaten. Ungesüßte Pflanzenmilchgetränke liefern weniger Kalorien als Vollmilch, wobei Sojamilch am kalorienärmsten ist. Soja- und Getreidedrinks enthalten deutlich weniger Fett als Vollmilch, dafür aber verdauungsfördernde und entgiftende Ballaststoffe. Ihr Kalziumgehalt liegt zwar unter dem von Kuhmilch, manche Hersteller setzen pflanzlichen Milchalternativen natürliches Kalzium aber z. B. durch Algen zu.

Probieren Sie unbedingt verschiedene Hersteller aus, der Geschmack von einzelnen Pflanzenmilchgetränken variiert mehr, als man denkt, und bald finden Sie so Ihre Lieblingssorten. Erwarten Sie keinesfalls den Geschmack von Kuhmilch. Pflanzenmilch schmeckt anders. Wenn Sie einige Zeit vegan essen und Ihre Geschmackszellen sich umgewöhnt haben, werden Sie sagen: Pflanzenmilch schmeckt besser.

Schokoladiger Reismilchkakao oder cremigsüßes Vanillegetränk aus Soja, Pudding mit Karamell oder Sojajoghurt mit Blaubeerzubereitung klingen zwar sehr verführerisch, sind aber durch zugesetzte Zucker, Aromen und Stabilisatoren nicht unbedingt die gesündesten Lebensmittel. Kaufen Sie deshalb die Pflanzenmilcharten und auch Joghurt »natur« und ohne Zusätze und verleihen Sie diesen durch Gewürze, püriertes Obst, Kakao oder Trockenfrüchte auf vollwertig-gesunde Art das gewünschte Aroma.

Drinks aus Nüssen

Nussdrinks aus dem Handel sind oft gesüßt, und jedweder Zuckerzusatz ist nicht empfehlenswert. Bevorzugt man eine ungesüßte

Variante, ist Nussmilch ganz leicht selbst herzustellen. Wegen ihrer nussigen Geschmacksnote passen Nussgetränke besonders gut als Milchersatz für Müslis, Kakao- und Vanille-Milchgetränke, Gebäck und Desserts, aber auch süß-cremige Vanille- oder Schokosaucen gelingen mit Nussdrinks ganz ausgezeichnet.

Mandeldrink

Dieser schmeckt genau wie zu erwarten nach den zugrundeliegenden Mandeln mit einer feinen Note von Marzipan und eignet sich zum Backen genauso wie als erquickendes Getränk. Manche Mandelmilchsorten sind für Kakao oder Kaffee aufschäumbar. Eine schnelle Variante von Mandelmilch können Sie selbst erzeugen, indem Sie weißes Mandelmus mit Wasser verquirlen.

Aufgrund der verschiedenen Verarbeitungsschritte von Pflanzenmilchgetränken lehnen strenge Vollwertköstler kommerzielle Produkte ab. In diesem Fall sind die Milchgetränke aus Nüssen oder Saaten aber ganz leicht selbst herzustellen. Die mit Abstand natürlichste und vollwertigste Pflanzenmilch ist ein hausgemachter Mandeldrink.

Mandelmilch selbst machen

Weichen Sie 150 g ungeschälte Mandeln über Nacht in Wasser ein. Anschließend die Mandeln im Sieb gut abspülen und die weichen Mandeln mit 600 ml Wasser im Mixer pürieren, bis eine homogene Flüssigkeit entstanden ist. Die Flüssigkeit durch ein Haarsieb abseihen und die Reste im Sieb so fest ausdrücken, bis sie trocken sind (diese können zum Backen oder für Müsli verwendet werden). Einfacher wird das Auspressen, wenn Sie die Mischung durch ein Mulltuch gießen. Es entstehen ca. 600 ml konzentrierte Mandelmilch, die nach Belieben verdünnt und gesüßt werden kann. Im Kühlschrank hält sich das Getränk 1–2 Tage.

Pflanzenmilcharten

Getränk	Ausgangsprodukt
Nussdrink	Mandeln, Cashewkerne, Haselnüsse, Kokos
Getreidedrink	Dinkel, Hafer, Gerste, Reis, Hirse etc.
Drinks aus Hülsenfrüchten	Soja, Erdnüsse
Drinks aus Saaten	Hanf, Sesam, Sonnenblumenkerne

In gleicher Weise können auch Erdnüsse, Cashewkerne, Haselnüsse und Samen zu Pflanzenmilch verarbeitet werden. Eine süße Note gibt ein Schuss Agavendicksaft oder – noch besser – ein Püree aus getrockneten Datteln, die vorher klein geschnitten und in ein wenig Wasser eingeweicht und mit dem Einweichwasser püriert wurden (im Folgenden »Dattelpüree« genannt).

Kokosmilch

Diese wird hergestellt, indem das Fruchtfleisch der Kokosnuss mit Wasser püriert und dann gefiltert wird (die Flüssigkeit in den Kokosnüssen heißt Kokoswasser). Meist ist sie in Dosen erhältlich. Sie wird für Gemüsegerichte oder Mixgetränke mit dem typisch exotischen Touch verwendet. Durch ihren hohen Fettgehalt hat sie eine sehr cremige Textur, aber auch mehr Kalorien. Für indische Currys, asiatische Wokgerichte und auch Suppen bildet das weiche Kokosaroma die perfekte Saucengrundlage. Auch für

Süßspeisen und süße Getränke passt sie gut. Übrigens: Eisgekühlte Kokosmilch lässt sich schaumig aufschlagen, wobei der Schaum aber nicht stehen bleibt.

Getreidedrinks

Das gemahlene oder geschrotete Getreidekorn wird gekocht und mit natürlichen Enzymen behandelt, um einen schmackhaften Drink zu bekommen. Die Enzyme spalten einen Teil der Pflanzenstärke in kürzere Zucker. Deshalb schmecken Getreidedrinks durch ihre milde Eigensüße auch ohne weiteren Zuckerzusatz leicht süß. Überdies schmeckt das jeweilige Getreide charakteristisch durch. Nach dem Abfiltern wird dem wässrigen Extrakt etwas Pflanzenöl zugesetzt, wodurch das milchig-weiße Aussehen zustande kommt. Eine Prise Meersalz rundet den Geschmack ab.[188]

Haferdrink, Dinkeldrink und Dinkel-Mandel-Drink

Hafer- und Mandelgetränke haben einen etwas höheren Eiweißgehalt als Dinkel- und Reisdrinks. Die glutenfreie Hirse liefert reichlich Kieselsäure, die Knochen, Haare, Haut und Nägel stärkt. Hafer ist reich an löslichen Ballaststoffen, z. B. Beta-Glucanen, die nachweislich den Cholesterinspiegel reduzieren können, den Blutzuckerspiegel senken und das Immunsystem unterstützen. Diese Getreidegetränke eignen sich ganz fantastisch wegen ihrer Eigensüße für Müslis und Milchgetränke wie heiße Schokolade und Milkshakes, da nicht mehr zusätzlich nachgesüßt werden muss. Auch Grießbrei, Milchreis, süße Pfannkuchen, Vanille- und Schokosauce und Süßspeisen gelingen ganz hervorragend mit Getreidedrinks.

Reisdrink

Ein Reisdrink ist von besonders leichter Konsistenz und die geschmacksneutralste Pflanzenmilchart, allerdings schmeckt auch der ungesüßte Reisdrink wegen der natürlichen Fermentation im Herstellungsprozess leicht süß. Verwenden Sie Reisdrink wie Getreide- und Nussgetränke.

Glutenunverträglichkeit

Wenn Sie das Klebereiweiß Gluten nicht vertragen, sollten Sie auch glutenhaltige Getreidegetränke meiden. Bekömmlich sind in diesem Fall Nuss-, Hirse-, Reis- und Sojadrinks. Manche Menschen reagieren aber auch allergisch auf Nüsse oder Soja. Der milde Reisdrink ist in diesen Fällen wohltuend und verträglich.

Sojadrinks

Diese pflanzlichen Getränke zeichnen sich durch ihren hohen Eiweißgehalt aus, der dem tierischen Protein in nichts nachsteht. Dabei enthält Sojadrink gut die Hälfte weniger Fett als Kuhvollmilch. Bedingt durch ihre Herstellungsweise, haben Getreidedrinks deutlich mehr natürlichen Zucker als Sojagetränke. Sojadrinks liefern mehr Eisen und Magnesium als Kuhmilch, aber weniger Kalzium.[189] Der leicht bohnige Geschmack von Sojagetränken ist problemlos mit anderen Geschmackskomponenten zu überlagern, sodass sich diese ganz hervorragend zum süßen oder deftigen Kochen und Backen eignen. Diese sind ein Allroundtalent der veganen Küche, sofern Sie ungesüßte Sojadrinks verwenden.

Ob Kartoffelpüree, Milchbrötchen oder Polenta, Sojamilch ersetzt perfekt tierische

Milch in Ihren süßen und deftigen Lieblingsrezepten. Gerade in Rezepturen, in denen mit Ei-Ersatz gearbeitet wird, wie z. B. Dampfnudeln, Kuchen, Knödel, Spätzle usw., macht der eiweißreiche Sojadrink Teige homogen und fügt die Einzelzutaten harmonisch zusammen. Für Milchkaffee und Cappuccino ist Sojadrink aufschäumbar. Heiße Sojamilch braucht Ihre Betreuung, denn wie Kuhmilch kocht sie ganz schnell über.

Pflanzliche »Milchprodukte«

In Kuchen- oder Brotrezepten ersetzt Sojamilch mit Zitronensaft oder Apfelessig in folgendem Mengenverhältnis die Zutat Buttermilch: 150 ml Sojamilch + 1 Teelöffel Zitronensaft oder Apfelessig.

Pflanzensahne

Sahneersatz ist aus Hafer, Dinkel, Reis und anderem Getreide erhältlich – und natürlich aus Soja. Sie heißen Hafer oder Dinkel Cuisine, Soja wie Sahne, Vegetal Cuisine, Reiscreme usw. Selbst Sprühsahne aus der Dose oder Sahne zum Aufschlagen mit Sahnesteif für Torten ist im Angebot. Den pflanzlichen Sahnealternativen ist gemeinsam, dass sie ihre sahneartige Beschaffenheit und ihr Kochverhalten nur durch Verdickungsmittel, Emulgatoren und/oder Stabilisatoren erhalten, weshalb sie in der Vollwertküche keine Verwendung finden.

Seidentofu statt Sahne

Eine ganz hervorragende Möglichkeit, Suppen und Saucen eine sahnige Note zu verleihen, ist der geschmacksneutrale Seidentofu. Rühren Sie ihn püriert erst am Ende des Kochvorgangs in die zubereitete Speise ein, sonst flockt er aus. Sie können auch feine Schokoladenmousse, Eis und süße Cremes daraus herstellen, aber aufschlagbar wie Schlagsahne ist Seidentofu nicht. Falls Sie Seidentofu für süße Cremes verwenden möchten, verleihen Sie dem pürierten Tofu Stabilität durch Nussmus und Kakaopulver oder durch das geschmacksneutrale Johannisbrotkernmehl.

Sojajoghurt

Für Ihre Vollwertküche sollten Sie beim Kauf auf Produkte achten, die ohne Zusätze wie Stabilisatoren, Verdickungsmittel, Zucker oder Aromen auskommen. Ein empfehlenswerter Sojajoghurt »natur« besteht lediglich aus Wasser, europäischen Bio-Sojabohnen und Joghurtkulturen. Natürlich können Sie Joghurt aus Sojamilch (Seite 68) mit den geeigneten Kulturen auch selbst herstellen. Aus Sojajoghurt lässt sich ganz leicht Sojaquark machen, den Sie süß mit Früchten oder deftig mit Kräutern und Gewürzen als Brotaufstrich zubereiten können.

Pflanzliche Käse-Alternativen

Beim Kochen gibt es gute Möglichkeiten, Speisen das »gewisse Etwas« auch ohne Kuhkäse zu verleihen. Als würzige Note für Saucen, Bratlinge, Pizza, Gemüsekuchen und deftige Strudel passen Hefeflocken als Käseersatz.

Für Pastagerichte oder zum Bestreuen von Salaten und Gemüse eignen sich:

- Hefeflocken
- Gomasio (Gewürzzubereitung aus geröstetem Sesam und Meersalz)
- »Mandelparmesan«: 50 g Mandeln, 15 g Hefeflocken, 10 g Semmelbrösel und

½ TL Meersalz in der Küchenmaschine fein zermahlen.

- Weitere vegane Parmesanalternativen: 50 g Walnüsse oder Pinienkerne mit 20 g Hefeflocken und ½ TL Meersalz im Mörser oder mit der Küchenmaschine nach Belieben grob oder fein zermahlen.

Für Aufläufe zum Überbacken eignete sich veganer »Schmelzkäse«:

- 30 g weißes Mandelmus mit 1 TL Hefeflocken, ½ TL indischem Currypulver, Salz, Pfeffer und etwas Wasser glatt rühren.

Wenn Sie sich für eine vollwertige, pflanzliche Ernährung entscheiden, dann essen Sie keine Kunstprodukte. Das heißt: Schauen Sie sich die Zutatenlisten auf den Packungen von Käsealternativen ganz genau an. Die meisten Ersatzprodukte enthalten so viel Fett, dass sie mit einer gesunden Kost nicht konform gehen.

Pflanzliches Speiseeis

Die Grundlage von konventionellem Speiseeis bilden zumeist Sahne und Milch. Als Ersatz dafür eignen sich für die Speiseeiszubereitung folgende Kompositionen, die jeweils zusammen püriert und in der Eismaschine kaltgerührt werden (wenn Sie keine Eismaschine haben, füllen Sie die Creme in eine verschließbare Schüssel, stellen Sie diese in den Gefrierschrank und rühren Sie sie nach 30 Minuten nochmals kräftig durch, damit sich keine Eiskristalle bilden):

Zutaten für Nusseis: 300 g Seidentofu, 200 ml beliebiger Nussdrink, 5 EL Agavendicksaft, 90 g gemahlene Nüsse, Bourbon-Vanille. Eine Variante davon: Seidentofu, Haselnussdrink, Haselnussmus, Dattelpüree, Vanille – probieren Sie die Zutaten in Mengenverhältnissen, die Ihnen belieben.

Zutaten für sahniges Erdbeereis: 400 g frische Erdbeeren, 80 g Tofu, 80 ml Sojadrink, 2 EL Zitronensaft, 3 EL Agavendicksaft, Bourbon-Vanille.

Zutaten für Fruchteis: 2 Bananen, 250 g frische Beeren, 2 EL Zitronensaft, nach Belieben Dattelpüree zum Süßen.

Zutaten für Joghurteis: 250 g Sojajoghurt, 2 süße Bananen, 2 EL Zitronensaft, auf Bedarf etwas Agavendicksaft oder Dattelpüree. Schmeckt auch gut mit zusätzlich etwas Heidelbeeren oder Himbeeren.

Wenn Sie sich von der Vorstellung verabschieden, dass pflanzliches Essen exakt so schmecken muss wie ein Gericht mit Tierprodukten, dann werden Sie mit der Zeit nie geahnte Genüsse kennenlernen. Ja, es schmeckt anders. Geben Sie sich und Ihren Geschmackszellen Zeit. Je natürlicher Sie sich ernähren, umso mehr wird Ihr Körper zurückfinden zu seinen angeborenen Instinkten und sein Gefühl zurückerlangen für Nahrung, die der Gesundheit förderlich ist. Allmählich werden Sie feststellen, dass Sie nie in Ihrem Leben so gut gegessen haben.

Eier

Ein Ei ist ein wirkliches Schatzkästchen, denn es enthält Nährstoffe, Vitamine, Aminosäuren und Fettsäuren, also alles, was ein Hühnerembryo zur Entwicklung benötigt.

Wenn man sich vorstellt, dass ein Ei so etwas wie eine aus dem Vogelkörper ausgelagerte »Gebärmutter« ist, wird der Appetit darauf schon deutlich gemindert. Viele Menschen ekeln sich auch vor rohen Eiern und ihrem glibberigen Aussehen; erkennt man am rohen Ei doch oft noch, wofür es eigentlich gedacht war, ein Hühnerküken heranreifen zu lassen.

Und weil ein Hühnerembryo viele Zellen aufbauen muss, enthält das Ei viel Cholesterin, nämlich rund 250 mg. So wird das heranwachsende Küken mit allem versorgt, was es braucht, bis es ausschlüpft. Deshalb verkörpert das Ei in vielen Schöpfungsmythen den Ursprung des Lebens und gilt als Symbol für Fruchtbarkeit und Auferstehung (Ostern).

Eier sind nicht gesund für uns

Erwachsene Menschen haben aber ganz andere Nährstoffbedürfnisse als heranwachsende Embryos. Für uns enthalten Eier viel zu viele gesättigte Fettsäuren und Cholesterin. Die »Harvard Nurses Heath Study« konnte aufzeigen, dass der tägliche Konsum der Cholesterinmenge, die in einem einzigen Ei vorkommt, die Gefäße genauso belastet wie das Rauchen von fünf Zigaretten am Tag – bei beidem steigen die Plaques in den Arterien signifikant an (»Nutritionfacts«, Dr. Michael Greger).[190]

Stark fetthaltige Ernährung und Übergewicht begünstigen, wie bereits an anderer Stelle ausgeführt, das Entstehen von Diabetes mellitus Typ 2 und bestimmten Krebsarten. Bei Männern wird das Risiko, an einer tödlichen Variante von Prostatakrebs zu erkranken, bereits bei 2½ Eiern pro Woche um 81 % erhöht im Vergleich zu Männern, die weniger als ½ Ei pro Woche essen.[191]

Je besser und natürlicher das Futter der Hühner und deren Haltungsbedingungen sind, desto höher ist der Vitalstoffgehalt ihrer Eier. Damit der Eidotter möglichst üppig orange aussieht, werden dem Hühnerfutter

synthetische Farbstoffe (manchmal auch Paprikapulver) zugesetzt. Das ist billiger, als die Hühner mit Pflanzenstoffen wie Paprika, Mais, Grünfutter und Luzernegrünmehl zu füttern, deren Carotinoide dem Dotter ebenfalls eine kräftige Farbe verleihen.

Futtermittel in der gewerbsmäßigen Tierhaltung sollen überhaupt so billig wie möglich sein. Das rückte Eier in den letzten Jahren immer wieder in den Mittelpunkt von Lebensmittelskandalen. Wenn z. B. Futtermittel mit billigen Industriefettabfällen gestreckt werden, gelangen krebserzeugende Dioxine ins Ei, die sich im Körperfett anreichern. Auch stammt das Futter der Tiere häufig von genveränderten Pflanzen, die stark pestizidbelastet sind. Mögliche Rückstände in Eiern können des Weiteren sein: Antibiotika und andere Medikamente, Stoffe zur Desinfektion und Parasitenbekämpfung, Schwermetalle, Pilzgifte, Verunreinigungen aus der Futterbehandlung etc.

Salmonellen und andere Keime

Das rohe Hühnerei ist einer der produktivsten Nährböden für Keime und deswegen ein äußerst empfindliches Lebensmittel. Die porösen Schalen und die katastrophalen Haltungsbedingungen machen Eier zum perfekten Wirt für Salmonellen und andere Keime. Das betrifft nicht nur verdorbene Gammeleier, die unseriöse Unternehmen zu Flüssigei für die Nahrungsmittelindustrie verarbeiten – auch das kommt vor.

Der jährliche Pro-Kopf-Verbrauch von Eiern lag 2012 in Deutschland bei 217 Schaleneiern (Bundesanstalt für Landwirtschaft und Ernährung, Agrarnachrichten Proplanta vom 29.3.2013).[192] Dabei werden Eier nicht nur in Form von Eierspeisen direkt verzehrt, sondern auch über Kuchen, Gebäck, Nudeln, Speiseeis, Teige, Soufflés, Süßspeisen, Desserts, Mayonnaise und unendlich viel mehr. Die meisten Menschen können sich gar nicht vorstellen, dass man ohne Eier kochen oder backen kann.

Von Hennen und ihren Eiern

Schätzungsweise 17 Milliarden Hühner leben heute auf der Erde, also kommen auf jeden menschlichen Erdenbürger fast drei Hühner. Es gibt weltweit keine einzige Kultur, in der Hühner oder Eier auf dem Speiseplan verpönt sind. Die wenigsten werden älter als einen Monat – sie werden gegrillt, gebraten, paniert. Ein Teil von ihnen ist zum Eierlegen in vollendeter Weise versklavt.[193]

In der Natur legt ein Huhn wie das Bankivahuhn in Südostasien 6–12 befruchtete Eier pro Gelege. Unter optimalen Umständen gibt es ca. zwei Gelege pro Jahr. Der einzige Grund dafür ist, wie bei anderen Vögeln auch, Nachkommen zu erzeugen. Das Nest wird geschützt, gehegt und um die 20 Tage lang bebrütet. Die Eier werden mehrmals gewendet. Die Küken fangen bereits kurz vor dem Schlüpfen zu fiepen an, und die Hühnermutter kommuniziert mit ihnen. Wird dem Huhn beispielsweise durch Fressfeinde ein Teil seiner Eier in einem frühen Stadium geraubt, legt das Huhn als Ersatz dafür noch mal Eier nach.[194]

Und genau das nutzt der Mensch aus. Durch die tägliche Nestplünderung sieht sich das Huhn gezwungen, praktisch täglich das weggenommene Ei zu ersetzen. Mehr als eines am Tag ist nicht machbar, denn die Entwicklung des Eis dauert im Huhn 24 Stunden. Ein solches Hühnerei ist keine

Gabe des Überflusses, sondern etwas Gestohlenes. Hochleistungshühner schaffen auf diese Weise um die 300 Eier im Jahr. Spezialzüchtungen und künstliche Beleuchtungsprogramme, die die Tiere von den Jahreszeiten entkoppeln und sie ihres Biorhythmus berauben, machen es möglich.[195]

Der Vogelkörper ist für solche Strapazen nicht ausgelegt, und so ist der riesige Kalziumbedarf zum Aufbau der Eierschalen auch über Futter kaum zu kompensieren, weswegen der Körper diesen Mineralstoff aus den Knochen des Tieres holt. Osteoporose, Verkrüppelungen und Knochenbrüche sind die Folgen. Häufig läuft der ganze Legeprozess unter Schmerzen ab.

Die Haltungsformen von Legehennen

Die Kennzeichnung von Eiern als Bio-, Freiland-, Boden- oder Käfighaltung ist abhängig von der Besatzdichte der Ställe und den Fütterungs- und Haltungsbedingungen. Immer wieder werden Verstöße publik mit falscher Kennzeichnung, die jedoch meistens nur mit Geldbußen geahndet werden. Allein den mutigen und engagierten Recherchen von Tierrechtsorganisationen ist es zu verdanken, dass die Öffentlichkeit überhaupt von den inakzeptablen Lebensbedingungen in den weltweiten (auch deutschen) Hühnerställen erfährt.

Aufgrund von Stress, Ausbeutung, miserablen Haltungsbedingungen, bakteriellen und viralen Infektionen, Parasitenbefall wie Milben und Würmer, Geschwüren, Verletzungen, Entzündungen usw. liegt die vorzeitige Sterblichkeit der Hühner bei jeder Haltungsform bei 10–11 %. Das ist leicht vorstellbar, wenn man an muffige Ställe mit bestialischem Gestank, Fliegen und anderem Getier, Schädlingsbekämpfungsmitteln, einer Menge Keime und Antibiotika im Futter denkt. Es gibt sogar Eierfarmer, die ihre Hühner über Stromschläge dazu bringen, ihre Eier nur in die dafür vorgesehenen Bereiche abzulegen. Das ist zwar nicht erlaubt, aber Vorschriften werden immer wieder umgangen.

Seit Januar 2010 ist die Käfighaltung von Hühnern in Deutschland verboten. An ihre Stelle trat die Kleingruppenhaltung: Pro Huhn steht in einem niedrigen Drahtkäfig kaum mehr Platz als ein DIN-A4-Blatt zur Verfügung, in dem eine Gruppe von Hühnern eng aneinandergedrängt dahinvegetiert. Also wieder Käfighaltung, nur in anderen Worten. Die Käfige werden in fensterlosen Gebäuden übereinandergestapelt.[196]

Bei der Bodenhaltung leben die Hennen zu Tausenden in einer großen Halle. Neun Hennen teilen sich einen Quadratmeter Platz, bis zu 6000 Tiere leben in einer Gruppe zusammen. Großbetriebe halten auf diese Weise 200 000 Tiere und mehr. Bei Freilandhaltung würden jedem Huhn theoretisch vier Quadratmeter Freilauf zur Verfügung stehen, aber bei einem Besatz von vielen Tausend Hühnern pro Halle finden die meisten von ihnen nicht einmal den kleinen Ausgang. Ohne Betäubung wird den Hühnern die hochempfindliche Schnabelspitze abgetrennt, damit sie sich nicht gegenseitig attackieren, weil sie im Gedränge keine einzige Sekunde ihres Lebens Ruhe finden und keine natürliche Rangordnung herstellen können, geschweige denn ihren Bedürfnissen nachgehen können.[197]

In ökologischer Haltung werden sechs Hennen pro Quadratmeter gehalten, maximal

pro Gruppe 3000 Tiere.[198] Auch hier ist der Weg zu immer mehr Masse deutlich, schaut man auf die zunehmende Zahl der Großbetriebe mit mehreren 10 000 Tieren. Bio ist in den allermeisten Fällen nicht das, was Sie sich unter Bio vorstellen. Immerhin erhalten die Tiere ökologisch erzeugtes Futter, Freigänge und ein bisschen mehr Platz – zumindest dann, wenn die Vorschriften eingehalten werden. Alle restlichen Probleme bleiben bestehen.

Die heutzutage im Handel erhältlichen Eier sind in der Regel nicht befruchtet. Die vorläufige Versorgungsbilanz der Bundesanstalt für Landwirtschaft (BLE) gibt für 2012 eine jährliche deutsche Eierproduktion von 13,3 Milliarden Eiern an. Zusätzlich wurden in diesem Jahr 367 000 Tonnen Eier ins Land importiert (Agrarnachrichten von Proplanta am 1.4.2013).[199]

Das instrumentalisierte Legehuhn

Hinter dem »Wunderwerk der Natur« im Eierkarton steht eine präzise konzipierte Industrie. Das Leben eines Legehuhns ist minuziös geplant, selbst der ihm gewährte Platz in Zentimetern, die Menge an Futter, Luft, Wärme und Licht, auch welche Medikamente es bekommt, sogar die Mauser des Vogels wird vom Mensch bestimmt. Jedes noch so kleine Detail seines Lebens ist von vornherein festgelegt.[200]

Männliche Küken werden nach dem Schlüpfen getötet

Eier werden im Brutschrank bei 37°C 18 Tage lang bebrütet, dann durchleuchtet, um unbefruchtete Eier auszusortieren. Befruchtete Eier werden in den Schlupfschrank gesetzt, wo sich die Küken nach 3 Tagen durch die harten Schalen ins Leben ringen. Alle Küken, die es jetzt nicht schafften, schon komplett auszuschlüpfen (»Nachschlupf«) oder die nicht der Norm entsprechen, werden zusammen mit den Eierschalen vernichtet und zu Mus zerstampft. [201]

Die piepsenden Neugeborenen werden über Fließbänder weitertransportiert und im Sekundentakt von Akkordarbeitern »gesext«, also nach Geschlechtern getrennt, denn für männliche Küken der Legezuchtlinie endet das Leben bereits an ihrem ersten Tag. Als Masthahn wäre diese Züchtung ungeeignet, weil Spezialzüchtungen auf eine hohe Legeleistung zu kleine Brustmuskeln entwickeln und zu langsam wachsen, um lukrativ zu sein. Also wird die Hälfte der Küken lebendig in den Schredder geworfen oder vergast, weil sie das falsche Geschlecht haben: 45–50 Millionen Eintagsküken sind das in Deutschland jedes Jahr.[202, 203] Zaghafte Vorstöße der Landesregierung von Nordrhein-Westfalen im Herbst 2013, das zumindest in NRW zu ändern, wurden mit Klagen der heimischen Brütereien erst einmal lahmgelegt.[204]

Hennen haben 12–15 Monate »Nutzungsdauer«

Jedes weibliche Küken wird sofort gepackt und mit einem Stich in den Oberschenkel geimpft, dann in einen Trichter geworfen, wodurch das Küken auf eine Palette fällt und maschinell gezählt wird. In aufeinandergestapelten Kisten werden die Küken eng gedrängt zur Aufzuchtstation gebracht, wo sie bei dämmrigem Licht in Käfige oder Riesenhallen gepfercht als Waisen ihrem trostlosen Dasein als Legehenne entgegenwachsen. Nach 18 Wochen übersiedeln sie

als Junghennen in Ställe, um mit 20 Wochen ihren Sklavendienst als Eierspender zu beginnen. Das Legehuhn legt nun fast jeden Tag ein Ei.[205]

Wenn das Huhn in sein zweites Lebensjahr kommt, weichen die Eier immer mehr vom erwarteten Ergebnis ab: Sie werden größer, die Schale brüchiger. Die unrentable Henne wird nach spätestens 80 Wochen Lebenszeit getötet, meistens wird ihre »Nutzungsdauer« auf 12 bis 15 Monate beschränkt.[206] Ihre toten Körper landen in Biogasanlagen, wo sie in Energie verwandelt werden. Oder sie werden brutal in Kisten gestopft (wobei ihnen oft Beine und Flügel brechen und Gliedmaßen ausgerenkt werden) und zum Schlachthof transportiert und enden als Suppenhuhn, Haustierfutter, Dünger oder als Futter für Pelztierfarmen (ja, die gibt es immer noch!). Dann wird der Stall mit neuen Junghennen besetzt. – Diesen fortlaufenden Kreislauf von leidvollem Werden und Vergehen könnten wir beenden. Wir könnten aufhören, Eier zu essen.

Tatsächlich kommen wir in der veganen Küche völlig ohne Eier aus und zaubern noch dazu gesunde Gerichte, die köstlich schmecken. Man muss nur wissen, wie.

Kochen und Backen ohne Ei

Zunächst einmal ist beachtenswert, dass Eier in süßen oder deftigen Rezepturen mehrere Koch- und Backeigenschaften in sich vereinen: Sie verbinden Einzelzutaten zu einem harmonischen Ganzen, machen Teige weich und saftig, wirken über Lecithin emulgierend, bewirken eine Festigung, lassen sich schaumig aufschlagen und geben damit Volumen und Leichtigkeit. Deshalb gibt es nicht die vollwertige pflanzliche Zauberzutat, die ein Ei mit all diesen Eigenschaften so einfach in Ihren Lieblingsrezepten ersetzen kann, sondern es ist oft nötig, je nach gewünschtem Ergebnis einige der Ei-Ersatzmittel miteinander zu kombinieren und ein bisschen zu experimentieren, bis ein zufriedenstellendes Ergebnis beim »Veganisieren« Ihrer Ursprungsrezepte erreicht wird.

Behalten Sie beim Austausch von Zutaten unbedingt das Verhältnis der festen und flüssigen Rezeptzutaten im Auge. Es mag erforderlich sein, hier bei den verwendeten Mengen zu variieren. Falls Eier beispielsweise durch flüssige Zutaten ersetzt werden, wird es notwendig, die Gesamtflüssigkeitsmenge des Rezepts zu reduzieren. Zu trockene Teige werden hart und bröselig, zu weiche Teige breiig. Am simpelsten wird Kochen und Backen ohne Ei, wenn Sie auf Rezepte übergehen, die von Haus aus vegan kreiert wurden. Im Handel erhältliche künstliche Ei-Ersatzpulver finden in der veganen Vollwertküche keine Verwendung. Es geht ganz wunderbar ohne diese.

Eiweißreiche Pulver als Ei-Ersatz

Sojamehl: Dies ist ein perfekter Ei-Ersatz, da sein hoher Proteingehalt ganz hervorragende Koch- und Backeigenschaften aufweist und für süße und herzhafte Rezepte passt. Verwenden Sie als Ei-Ersatz Sojamehl mit Vollfettgehalt. Für Vollfett-Sojamehl werden die Bohnen normalerweise vor dem Mahlen leicht geröstet, wodurch natürliche Giftstoffe neutralisiert werden. Mehl aus ungerösteten Bohnen darf nicht roh gegessen werden. Ein Ei entspricht einem gehäuften Esslöffel Sojamehl, angerührt mit 2 Esslöffeln Wasser – oder, wenn der Teig locker werden soll –

1 Esslöffel Sojamehl, vorsichtig angerührt mit 2 Esslöffeln Mineralwasser (nehmen Sie in diesem Fall zusätzlich Backpulver).

Kichererbsenmehl: Es handelt sich um ein eiweißreiches Pulver aus gemahlenen Kichererbsen. Wurden diese vor dem Mahlvorgang nicht geröstet, darf das Mehl nur gegart verzehrt werden. Gerade deftige Gerichte wie Spätzle und Knödel gelingen ganz hervorragend mit diesem Ei-Ersatz. Nehmen Sie statt 1 Ei 1 Esslöffel Kichererbsenmehl, das Sie mit 2 Esslöffeln Wasser oder Sojamilch verrühren.

Leinsamen: Bei fein gemahlenem Leinsamen wird 1½ Esslöffel mit 3 Esslöffeln Wasser verrührt. Diese Menge ersetzt 1 Ei. Gemahlener Leinsamen eignet sich besonders für schwere und pikante Teige.

Süßlupinenmehl: Ein Esslöffel davon ersetzt 1 Ei. Allerdings sollten Allergiker Süßlupinen vorsichtig testen. Wer allergisch auf Soja und Erdnüsse ist, könnte auch auf Lupinenmehl reagieren.

Johannisbrotkernmehl: Ein Esslöffel substituiert 1 Ei. Das Mehl wird gewonnen aus den vermahlenen Fruchtsamen des Johannisbrotbaumes. Aus dem Fruchtfleisch dieser Pflanze wird übrigens Carob gewonnen, ein vitamin- und mineralstoffreiches Pulver, das als Kakaoersatz verwendet werden kann.

Die meisten veganen Ei-Alternativen enthalten im Gegensatz zum Vollei kaum Fett, weshalb bei fettfreiem Ei-Ersatz zum Gelingen des Rezepts etwas zusätzliches Pflanzenöl zugegeben werden sollte, damit der Teig nicht brüchig wird. Eischnee kann nicht auf natürliche Art ersetzt werden, aber damit lässt sich leben.

Zur Teiglockerung

Um den Teig aufgehen zu lassen, ist es wichtig, zusätzlich zum Ei-Ersatz ein Lockerungsmittel zuzufügen.

- Weinstein-Backpulver lockert Rührteige und Pfannkuchenteige auf. Verwenden Sie ruhig eine größere Menge als in traditionellen Rezepten angegeben, um den Teig locker zu machen, z. B. 1–2 Päckchen Backpulver. Ersetzen Sie die angegebene Flüssigkeitsmenge im Rezept mit einem eiweißhaltigen Pflanzendrink.
- Mineralwasser mit Kohlensäure lockert Teige ebenfalls auf. Ersetzen Sie dabei einen Teil des Pflanzendrinks in den Rezepten mit Mineralwasser. Als zusätzliche Zutat zum Backpulver und Ei-Ersatz ist Mineralwasser für Teige empfehlenswert, die leicht werden sollen.
- Wenn das Backergebnis ein besonders leichter, fluffiger Teig sein soll, eignet sich als Ei-Ersatz pro Ei folgendes Gemisch: 1 EL Sojamehl + 1 EL Backpulver + 1 TL Rapsöl + 2–3 EL Wasser. Solche Rezepturen harmonieren in Rezepten mit bis zu drei Eiern.

Mürb- und Hefeteige brauchen naturgemäß keine Lockerungsmittel, genauso wenig Strudel-, Plunder-, Nudel-, Blätter- und »Quark«-Öl-Teige.

Für saftige Kuchenteige

- Apfelmus im Rührkuchen verleiht diesem ein fruchtiges Aroma: pro Ei ca. 80 g. Ideal ist die Kombination mit einer eiweißreichen Pflanzenmilch, z. B. Sojamilch, als flüssige Rezeptzutat, für eine harmonische Bindung der Einzelzutaten im Rezept.
- Pürierte Banane passt für Schokokuchen oder Schokoladen-Muffins; rechnen Sie pro Ei ½ größere, reife Banane. Die Banane

ist im fertigen Kuchen zu schmecken. Reduzieren Sie bei jedem Fruchtpüree die Flüssigkeitsmenge und erhöhen Sie die Backpulvermenge im Rezept.

- Kürbispüree ist passend für pikantes Gebäck und färbt dieses orange; ein Ei wird ersetzt durch ca. 75 g Kürbispüree.
- Zwei Esslöffel Sojajoghurt pro Ei passen gut zu frischen, fruchtigen Rezepten.
- Pürierter Seidentofu oder pürierter Tofu als Ei-Ersatz harmoniert mit Rührkuchen, ca. 50–75 g ersetzen 1 Ei.

Als kleine Anmerkung (obwohl es nichts mit Ei zu tun hat): Verwenden Sie für saftige Kuchen Öl statt Margarine, das lässt Kuchen nicht austrocknen und ist zudem gesünder.

Zum Trocknen der Zutaten

Damit Teige nicht matschig werden kann man Hartweizengrieß und Polenta (Maisgrieß) zugeben, diese speichern ganz hervorragend Flüssigkeit und sind gut geeignet als Zutat für Knödel, Spätzle oder auch für süße Kuchen, die eine flüssige Auflage vor dem Backen erhalten.

Ei-Ersatz in Bratlingen und deftigen Füllungen

Sehr gut funktionieren Soja-, Lupinen- und Kichererbsenmehl; auch püriertes Gemüse oder Tomatenmark; und wenn der Teig zu weich ist: Semmelbrösel.

Ei-Ersatz in süßen Cremes und Quiches

Ein idealer Ei-Ersatz ist pürierter Seidentofu, aber auch Sojajoghurt. Falls eine festere Konsistenz erwünscht ist, rühren Sie einfach etwas pflanzliches Bindemittel wie beispielsweise das geschmacksneutrale Johannisbrotkernmehl unter.

Safran macht den Kuchen gel(b)

- Ein Teelöffel gemahlener Kurkuma pro 500 g Mehl gibt bei (fast) neutralem Geschmack eine herrlich eiergelbe Farbe, eignet sich aber eher für pikante Gerichte wie z. B. Spätzle, Reis oder würzige Pfannkuchen. Kurkumapulver schmeckt in stärkeren Gaben leicht bitter. Süßes wie Vanillesauce wird mit einer Messerspitze Kurkuma appetitlich hellgelb, ohne an Geschmack zu verlieren.
- Mildes Paprikapulver färbt in Richtung orange.
- In Süßspeisen und indischen Gerichten harmoniert Safran ganz wunderbar und färbt gelb; dieses Gewürz der Könige ist aber sehr teuer.

Mit der Zeit werden Sie unzählige Rezepte entdecken, die Sie lieben werden. Und in jedem Essen, das Sie aus Pflanzen zubereiten, schwingt die Leichtigkeit einer Ernährungsweise mit, die kein Leid erzeugt – nicht in Ihnen selbst, und auch nicht in der Welt.

»Eine andere Welt ist nicht nur möglich,
sie ist schon im Werden.
An einem stillen Tag kann ich sie
atmen hören.«
(Inschrift der indischen Schriftstellerin
Arundhati Roy in der Greenpeace-Zeitkapsel)

Fische und andere Wassertiere

Es war ein wunderschöner Sonnentag, den wir am verwilderten Strand des kalabresischen Meeres verbrachten. Die Hitze machte uns träge. – Dann änderte sich alles.

Ein kleiner Junge kletterte aus dem Wasser, in der Hand eine Harpune, auf der er einen Tintenfisch aufgespießt hatte. Sein ganz offensichtlich stolzer Vater ging zu ihm und lobte seinen Fang, ein Beitrag zum Abendessen. Die kleine Schwester schrie und wollte, dass ihr Bruder das Tier zurück ins Meer wirft. Der Vater nötigte das Mädchen, den Tintenfisch anzufassen. Das Tier bewegte langsam und schmerzerfüllt seine Arme auf der Suche nach Halt durch die Luft und wickelte schließlich einen seiner Arme um die Hand des Mädchens. Der Tintenfisch wand und krümmte sich, seine Schmerzen waren förmlich zu schmecken, und ich erstarrte. Ich wohnte soeben der Ermordung eines Lebewesens an einem beliebigen Strand Italiens bei und tat – nichts. Irgendwann warf der Vater das gequälte Tier auf einen Felsen und schlug so lange mit einem Stein auf es ein, bis es tot war.

Ich war tief erschüttert. Dann bin ich aufgewacht. Zu dieser Zeit aß ich schon lange keine Tiere mehr, aber jetzt begriff ich, dass es beileibe keine persönliche Entscheidung ist, wie wir uns ernähren. Von da an wollte ich mich nicht mehr heraushalten.

Jeder von uns hat sein eigenes »Sesam öffne dich«, seine eigenen Geschichten, durch die unser Herz plötzlich aufreißt und wir über unser Mitgefühl ein neues Verständnis entwickeln können und einen echteren Blick auf die Welt. Zwischen intellektuellem Wissen und emotionalem Erleben besteht ein großer Unterschied. Das fremde Wesen aus dem Meer war für mich ein tiefer Berührungspunkt mit der lebendigen Kraft, die uns alle, die wir leben, beseelt und verbindet. Ich trauerte lange um diesen Tintenfisch.

Wesen aus dem fremden Element

Es gibt Menschen, die Fische essen, und von sich sagen, sie leben vegetarisch. Uns ist allen klar, dass Fische kein Gemüse sind. Doch

sie sind uns fremd, fern, und wenn wir sie beobachten, erscheinen sie uns stumm und emotionslos, ohne erkennbaren Intellekt. Aber eben das sind sie nicht! Wir Menschen haben nur nicht die richtigen Sinnesorgane, um diese Wesen aus dem wässrigen Element richtig wahrzunehmen.

Fische sind weder stumm noch dumm

Unter Wasser ist es ganz und gar nicht still – da wird gequiekt, geknurrt, gegurrt, gequakt, Fische knirschen mit den Zähnen und erzeugen Töne, indem sie gezielt Luft durch ihre Schwimmblasen pressen oder mit Wasser blubbern. Und sie können hören: Kleine, flüssigkeitsgefüllte Kanälchen in Augennähe mit Gehörsteinchen werden durch Schallwellen in Schwingung versetzt und leiten die Informationen über Sinneszellen an ihr Gehirn weiter. Solche Töne im Niederfrequenzbereich können für Menschen nur durch spezielle Instrumente hörbar gemacht werden.[207]

Manche Fische pflegen wie kleine Gärtner ihre Algenbeete, andere bauen Nester, manche sammeln Steinchen für Verstecke. Es gibt Fische, die Werkzeuge benutzen, und andere, die mit Blättern ihre Eier fortbewegen.[208]

Zahllose Stoffe liegen im Wasser in gelöster Form vor. Der Fisch nimmt Geruch und Geschmack solcher Substanzen gemeinsam über ein Sinnesorgan wahr, zu dem Wasser über kleine Nasenöffnungen gespült wird und das mit mehr als einer Million Nervenendigungen pro Quadratzentimeter ausgestattet ist. Das ermöglicht eine Präzision der Wahrnehmung, bei der der Mensch nicht mithalten kann. Ein Aal könnte auf diese Weise einen einzigen Zuckerwürfel finden, der im Bodensee versenkt wurde.[209]

Der wichtigste Tastsinn des Fisches ist das Seitenliniensystem, das seitlich am Fischkörper in Form einer mit Flüssigkeit gefüllten Röhre verläuft und feinste Erschütterungen, Strömungen und Töne erspüren kann, sodass sich Fische in der endlosen Weite des Wassers perfekt zurechtfinden. Über Lichteinfall, Töne, Geräusche, Gerüche und die strukturellen Eigenheiten der Unterwasserlandschaften sind Fische bestens orientiert, wenn ihnen ein Lebensraum unter akzeptablen Bedingungen gestattet wird.[210]

Lärmverschmutzung unter Wasser

Durch Menschen erzeugter Lärm gefährdet zunehmend die Unterwasserwelten. Rotierende Schiffsschrauben, Sprengungen beim Aufspüren von Ölfeldern, Schallwellen von Militärradar, Radargeräte monströser Fangflotten usw. erzeugen eine so große Geräuschkulisse unter Wasser, dass nicht einmal mehr die Gesänge der Wale diese übertönen können. Blauwale konnten auf ihren Wanderungen durch die Ozeane über 500 km Entfernung miteinander kommunizieren und so Brutplätze, Nahrungsstätten und Partner finden. Durch von Menschen verursachten Lärm sind Wasserbewohner schwer in ihrer Orientierung, ihren Grundbedürfnissen und ihrem Wohlgefühl gestört.[211]

Nur weil sie nicht schreien können, sind sie lange nicht schmerzfrei

Auch wenn Wassertiere kein kuscheliges Fellchen haben und kein kleines Schnäuzchen, mit dem sie uns und unser Mitgefühl anstupsen können: Sie leiden entsetzliche Schmerzen, wenn man sie durchspießt, wenn sie am Haken hängen, sich in Schnüren verheddern, wenn man sie an die Luft

zieht, in Netzen über messerscharfe Felsen schleift, sie zerquetscht und erstickt und ihre Haut abschabt bis aufs rohe Fleisch. Sie haben nicht die Anatomie, auf eine Art Schmerz zu zeigen, die uns Menschen begreifen lässt, was sie wirklich erleiden. Allerdings leiden sie ganz unzweifelhaft, denn ihr Körper ist mit einem feinen Nervensinnessystem durchwirkt, das Schmerz wahrnimmt, das sie Panik und Angst empfinden und um ihr Leben kämpfen lässt.[212]

»Gottes Werk und Teufels Beitrag«

Vor unseren Augen verborgen, entfaltet sich unter der Meeresoberfläche ein Leben voller atemberaubender Schönheit in flammenden Farben und ästhetischen Formen. Manche der Unterwassergeschöpfe könnten Science-Fiction-Filmen entsprungen sein, andere erinnern an die prähistorischen Saurierzeiten, einige schweben in feenhaftem Zauber anmutig durch die Unterwasserwelt. Sie sind Einzelgänger, Schwarmschwimmer, Jäger, Sammler, Wirbelträger, wirbellos, weich, stachelig, glitschig, bunt, unscheinbar, glamourös, schlicht, schwammig, knochig, grazil, surreal und unendlich vielfältig. [213]

Einige Wassertiere können sehr alt werden

Manchen von ihnen ist eine viel längere Lebensspanne gegeben als dem Menschen: Grönlandwale können deutlich über 100 Jahre alt werden, auch 200 Jahre sind keine Seltenheit, bis sie durch Menschenhand zu Tode kommen. Ende des 20. Jahrhunderts erlegten Walfänger in der Arktis eines dieser Säugetiere, das nachweislich 211 Jahre alt wurde. Auch wenn der kommerzielle Walfang eingeschränkt wurde, bleiben die sanften Riesen weiterhin großen Bedrohungen ausgesetzt: Unterwasserlärm, Schiffsschrauben, Fischernetzen, Klima-Erwärmung, zunehmender Meeresverschmutzung.[214]

In die Gattung der über 100-Jährigen dürfen sich zudem folgende Wassertiere einreihen:

- Der Methusalem unter den Wasserbewohnern ist ein Riesenschwamm namens Scolymastra joubini, der 10 000 Jahre zählen kann.
- Störe (die Eier des weiblichen Störs werden als Kaviar verkauft) belegen einen hohen Platz auf der Ältestenliste und erreichen bis zu 150 Lebensjahre.
- Die Flussperlmuschel wird weit über 110 Jahre alt, wenn die Wasserqualität angemessen ist.
- Manche Arten von Wasserschildkröten erreichen ein Lebensalter von 100 Jahren.
- Hummer können bis zu 150 Jahre alt werden, wenn man sie lässt.

Was wir Hummern antun

Doch als »Delikatesse« werden Hummer lebendig in kochendes Wasser geworfen, ihr Todeskampf dauert bis zu sieben Minuten, in denen sie sich winden, zucken, zu entkommen versuchen und am Topf schaben; sie leiden so lange, bis ihr Nervensystem durch Kochen zugrunde geht.

Aber zuvor müssen sie gefangen werden. Dazu werden korbartige Drahtfallen ausgelegt, die jedes Jahr zu Zehntausenden verloren gehen. Die gefangenen Hummer treiben dann vergessen bis zu ihrem Lebensende auf dem Meeresgrund. Über große Hummerfabriken werden gefangene Tiere in die ganze Welt verschickt: Mit zusammengebundenen Scheren in winzigen Boxen, gut

heruntergekühlt wochenlang ohne Futter, bis sie schließlich in enge Bottiche kommen, die Scheren bleiben gebunden, wieder ohne Futter, damit sie das Wasser mit ihren Ausscheidungen nicht verschmutzen.[215]

In siedendes Wasser geworfen zu werden, verursacht Schmerzen, die sich jeder Mensch gut vorstellen kann. Es werden die unterschiedlichsten Versuche gestartet, um Hummer schmerzfrei zu töten, kein einziger erreicht sein Ziel. Eine besonders grausame Praktik ist es, Hummer als Meeresbewohner in ungesalzenes Leitungswasser zu setzen. Sie winden sich und würgen, ihre Gelenke schwellen an, sie erleiden große Qualen, weil das Wasser über ihre Kiemen in den Körper eindringt und nicht mehr ausgeschieden werden kann, während ihr harter Panzer eine Ausdehnung nach außen unmöglich macht.[216] Allein nach Deutschland werden jährlich eine Million Hummer importiert, die zum Verzehr bestimmt sind. [217]

Vernichtungsfeldzug gegen das Leben im Wasser

Erste Fische besiedelten vor 500 Millionen Jahren unsere Meere, sie sind die älteste und artenreichste Wirbeltiergruppe. 500 Millionen Jahre, die in unseren Händen liegen. Anstatt unserer Fürsorgepflicht gerecht zu werden, haben wir Menschen einen nie dagewesenen Vernichtungsfeldzug gegen das Leben im Wasser begonnen.

Technischer Fortschritt machte es möglich: Innerhalb von wenigen Jahrzehnten breitete sich der kommerzielle Fischfang über alle Meere hinweg aus. Die riesenhaften Fangschiffe nutzen Kriegstechnologie, um ihre Beute genau zu orten. Ihr Kontrollraum ähnelt dem Hightech-Zentrum eines Raumschiffes mit den digitalen Karten, Radar- und Echolotsystemen (früher zum Aufspüren feindlicher U-Boote verwendet), vollautomatischen Navigationssystemen, satellitengelenkter GPS und elektronischen Temperaturmessern, um Fische zu lokalisieren.[218]

Technologie, die auch den letzten Fisch noch aufspürt

Hochsensible 3D-Sonargeräte werden über den Meeresboden gezogen und senden Hochfrequenz-Akustiksignale in einem engen Streuwinkel aus, die vom Meeresboden reflektiert werden und sich über eine Software in digitale Bilder umwandeln.
Auf dem Wasser treibende Ortungsgeräte senden Funksignale aufs Schiff und liefern genaue Informationen über die Anzahl und Position der einzelnen Fische im Wasser. Der Kapitän des Fangschiffs kann jedes einzelne Tier aufspüren, das sich im Meer befindet, selbst in großer Tiefe, nichts bleibt mehr dem Zufall überlassen. Hochseefangflotten dringen mit ihren Netzen in eine Tiefe bis zu 2000 m ein. Die Technologie erlaubt eine metergenaue Befischung, bis auch das letzte Exemplar erbeutet ist.[219, 220]

Schleppnetze

Schleppnetze müssen Sie sich vorstellen wie überdimensionale Trichter mit einer Öffnungsgröße von bis zu 23 000 Quadratmetern, die am Ende in einen Sack münden. Die Netze werden mit ihren weit aufgespannten Rachen von einem oder mehreren Trawlern durch das Wasser geschleppt.[221] Riesige Meeresbereiche werden damit über viele Stunden leergefegt, bis die Netze an Bord geholt werden. Beim Einholen werden die Fische zerdrückt oder

erstickt, und durch den plötzlichen Druckabfall beim Hochholen aus der Tiefsee platzen ihre Schwimmblasen, es drückt ihnen die Augen aus dem Kopf oder ihre Eingeweide quellen aus Mund und Anus.[222]

Enormer Beifanganteil bei Grundschleppnetzen
Grundschleppnetze haben einen Beifanganteil von bis zu 90% und werden über den Meeresbogen gezogen.[223] Die Rollen der Netze und Metallketten zum Aufscheuchen des Bodenlebens zermalmen auf dem Boden lebende Arten wie Muscheln, Schwämme, Korallen, Seegraswiesen etc. und zerstören damit auch die Kinderstuben der Jungfische. Korallenriffe mit ihren Blumentieren gelten als die »Regenwälder der Meere«. In der Nordsee pflügen Grundschleppnetze viele Gebiete dreimal pro Jahr um und zerstören auf diese Weise die zerbrechlichen Unterwasserlandschaften.[224]

Kiemennetze: Wände des Todes

Diese stehen im Meer wie eine kilometerlange Wand (Stellnetze werden verankert, Treibnetze treiben frei im Meer). Für die Fische sind die feinen Strukturen unsichtbar, und so bleiben sie mit ihren Kiemen in den Maschen hängen, fügen sich bei Befreiungsversuchen Schnitte und Verletzungen zu oder ersticken. Alles, was im Wasser lebt, verheddert sich in diesen Netzen. Deshalb heißen unbefestigte Kiemennetze auch »Wände des Todes«.[225, 226]

Langleinenfischen

Beim Langleinenfischen hängen an bis zu 130 km langen Leinen Haken mit Ködern, bis zu 20 000 Einzelhaken können an einer Leine sein. Oft werden als Köder lebende Fische aufgespießt. Der gefangene Fisch bleibt an Lippen, Kiemen oder Augen am Haken hängen und zappelt manchmal tagelang im Überlebenskamp an seinem Folterinstrument. Während dieser Zeit ist er schutzlos Fressfeinden wie Seevögeln und Raubfischen ausgeliefert. Häufig verfangen sich auch Seevögel und Meeresschildkröten an den Langleinen. Während die Zieltiere eingeholt werden, schneiden die Fischer oft nur die Schnüre ab, die aus dem Maul der Schildkröten hängen, und sie bleiben mit den Haken zurück und sterben einen langen und qualvollen Tod. Seit Jahrmillionen bewohnen Meeresschildkröten die Ozeane, heute macht sie der Beifang zu einer bedrohten Tierart.[227]

Ringwaden

Ringwaden sind riesige Netze, die wie ein Ring um einen Fischschwarm gelegt und dann mit einer Schnur zugezogen werden. Die gefangenen Fische werden schließlich mit einer Pumpe zum Schiff gesaugt. Thunfische schwimmen gern mit Delfinen. Jahrzehntelang fingen kommerzielle Flotten über Ringwaden Delfine, um an die unter ihnen schwimmenden Thunfischschwärme zu kommen. Millionen von Delfinen starben dabei. Heute sind die Fangflotten dazu verpflichtet, die Delfine wieder frei zu lassen.[228]

Daneben gibt es Fischsammler, Zugnetze, Ruten, Leinen, Schleppangeln und Fischfallen in Form von Körben und Reusen. Viele Möglichkeiten also, um die Meere leerzufischen. Zahlreiche Fischbestände bringt das an den Rand des Kollapses.

Herrenlose im Meer treibende Netze, bekannt als Geisternetze, fischen für unendliche Zeiten weiter und werden zur tödlichen Falle für viele Wasserbewohner.

Beifang

Über 40 % von den eingeholten Meerestieren werden als sogenannter »Beifang« (= kommerziell nicht nutzbare Lebewesen) halbtot, verletzt oder bereits gestorben wieder über die Reling geschaufelt und ins Meer geworfen, dazu gehören jedes Jahr Millionen von Wassertieren wie Delfine, Wale, Meeresschildkröten, Haie, Rochen, Seepferdchen, Seesternchen, Seehunde und zahllose ungenannte Meeresbewohner.[229] Um Ihnen nur zwei Zahlen zu nennen: Allein bei den Robben sind es 650 000 Tiere jährlich.[230] Und jedes Jahr ertrinken rund 300 000 Delfine und Wale als ungewollter Beifang, weil sie sich nicht aus den Netzen befreien und zum Atmen auftauchen können. Auch wenn sich große Meeresbewohner wie Wale wieder losreißen können, wickeln sich Netzteile um Flossen oder Kopf der Tiere oder Haken bleiben stecken und verursachen lebensbedrohliche Verletzungen. Wenn Maschen und Schnüre sich um den Filterapparat von Bartenwalen legen, können sie kein Plankton mehr aus dem Meereswasser filtern und verhungern.[231]

Der Wahnsinn des Beifangs ist kommerziellen Interessen und den zerstörerischen Fangmethoden zuzuschreiben, ist aber auch gesetzlich verordnet. Fischer werfen kleinere Fische weg, weil sie nicht marktfähig sind. Manche Fischarten dürfen erst ab einem bestimmten Alter und damit einer bestimmten Größe eingeholt werden, die Jungfische landen (dann tot oder verletzt) wieder im Meer oder der Fischer darf nur bestimmte Arten fangen, die anderen wirft er zurück (auch wenn diese der Zielfang eines anderen Fischers sind). Deshalb sind manche Arten wie z. B. der Kabeljau stark überfischt, und gleichzeitig sterben seine potenziellen Nachkommen als Beifang im Netz.[232]

Ein Teil des Fangs, jährlich rund 20 Millionen Tonnen, wird von der Industriefischerei in der Nordsee (genannt Gammelfischerei) lebend zerkocht und zu Fischmehl und Fischöl weiterverarbeitet, welche in der Lebensmittelindustrie Absatz finden oder als billiges Tierfutter für Hühner, Schweine oder Fische in Aquakulturen verwendet werden.[233, 234]

Auch andere Tiere leiden unter der Überfischung

Sogar Vögel wie Albatrosse, Möwen, Sturmvögel, Enten und Pinguine gehören zu den Opfern der Fischerei. Sie ertrinken, weil sie nach den Ködern fischen, verheddern sich aussichtslos in den Netzen und verenden. Die kommerzielle Fischerei ist verantwortlich für den Populationsrückgang einiger Seevogelarten um mehr als 80 %.[235]

Aber auch andere Tiere bekommen die Überfischung deutlich zu spüren. Aufgrund der dramatischen Bestandsminderung kommen nur noch wenige Lachse zum Laichen in die Flüsse. Zudem bringen Fischläuse aus Aquakulturen die Jungtiere um. Waren Lachse früher eine Nahrungsquelle für Wildtiere wie Bären und Weißkopfadler im Überfluss, sterben heute die vom Aussterben bedrohten Weißkopfadler in Kanada an Hunger.[236]

Während die Supertrawler der reichen Industrienationen durch den billigen Erwerb von Fischereirechten die Weltmeere leer fegen, bleiben die Netze der einheimischen Fischer in Entwicklungsländern leer. Illegale Piratenfischerei, die auf internationale Abkommen pfeift, verschärft die Situation weiter. Ihre Flotteneigentümer sitzen nicht selten in der EU, den USA oder Japan.[237] Die weltweite Begeisterung für das japanische Lifestyle-Essen Sushi bringt Blauflossen-

thunfisch bereits an den Rand des Aussterbens. Des Menschen Fischhunger frisst die Meere leer.

Robbenindustrie

Ach ja, und Robben fressen auch Fisch. Seit Jahrtausenden kommen Sattelrobben aus Grönland an kanadische Küsten, um auf dem Eis ihren Nachwuchs zu gebären. Und jeden Frühling färbt sich der Schnee rot vom Blut der Robbenbabys, erschlagen und gehäutet mit staatlicher Genehmigung von Arbeitern der ansässigen Robbenindustrie. 2012 und 2013 wurden von der kanadischen Regierung Jagdquoten von je 400 000 Sattelrobben freigegeben (die traditionelle Jagd durch Ureinwohner wie die Inuit würde die Robbenbestände nie derart ausbluten). Begründung für diese utopischen Quoten: Robben fressen (auch) Kabeljau, und die Kabeljaubestände in kanadischen Gewässern sind zusammengebrochen.[238, 239, 240]

Weltweit werden schätzungsweise jährlich 90 Millionen Tonnen Fisch und Meerestiere gefangen, das sind 1–2,7 Billionen Fische.[241] Dazu kommt der Beifang, der wieder über Bord geworfen wird. Dabei gelten fast 87 % der weltweiten Fischbestände als überfischt oder bis an ihre biologische Grenze befischt (Stand 2012, Food and Agriculture Organization of the United Nations, FAO = Welternährungsorganisation).[242] Die Grenzen der maximalen Plünderung, nach der sich der Fischbestand erholen kann, sind für diese 87 % überschritten.

Das Aussterben des Lebens im Meer ist ein ökologischer Supergau. Helden auf hoher See wie Sea Shepherd und Greenpeace machen immer wieder in mutigen Aktionen darauf aufmerksam.

Maritime Müllhalden

Unsere Ozeane werden als unerschöpfliche Abfallbecken missbraucht. Weltweit verschmutzen 140 Millionen Tonnen Plastik die Ozeane, so die Schätzungen des Bundesumweltamtes. Teppiche aus Wohlstandsmüll, giftig und gefährlich, sammeln sich in Strudeln und sind sogar vom Weltraum aus auf den Meeren sichtbar, obwohl 70 % davon im Meer versinken. Im windstillen Bereich des Pazifiks treibt seit Jahrzehnten ein Müllkontinent, der so groß ist wie Mitteleuropa. In jedem Quadratkilometer Meeresoberfläche schwimmen mittlerweile durchschnittlich 13 000 Plastikteile (Umweltprogramm der Vereinten Nationen UNEP).[243, 244]

Alles vergeht, Plastik besteht

Bis zu 500 Jahre können vergehen, bis Plastik zersetzt ist, indem es in immer feinere Partikel zerrieben ist. Gerade diese Mikropartikel geraten wiederum in die Meerestiere und verbleiben dort. Deshalb sind kleine Plastikkügelchen, wie sie in Peelings und Reinigern zu finden sind, besonders problematisch. Sie werden von Kläranlagen nicht gefiltert und gelangen über Abwässer ins Meer. Auch Wäschewaschen von Kunstfasern wie Fleece trägt zum Abrieb von winzigen Plastikfasern bei, die ungeklärt ins Meer gelangen und von den Meerestieren aufgenommen werden. Dazu kommen Tourismus- und Schiffsmüll, illegale Abfallentsorgung, Abwässer, verlorene Schiffsladungen, Eintrag aus Flüssen und Müll vom Festland, der durch Hochwässer, Fluten oder Winde ins Meer getrieben wird.[245, 246]

Wassertiere verwechseln die bunten Teilchen mit Nahrung, verschlucken diese und verhungern bei gefülltem Magen. Vor eini-

gen Jahren wurde ein toter Zwergwal an einen Strand Schottlands gespült – mit 800 kg Plastikmüll im Bauch (WWF). Oft verfangen sich Meerestiere im Müll und verenden. Sogar Seevögel bauen aus Plastikteilen Nester und füttern ihre Jungen damit.[247]

Plastikmüll enthält Giftstoffe wie Weichmacher und Flammschutzmittel, die Meerestiere aufnehmen und in ihrem Fettgewebe in hohen Konzentrationen ablagern. Je weiter ein Tier am Ende der Nahrungskette steht, je größer und älter ein Meerestier wird, umso mehr akkumulieren diese schwer abbaubaren Stoffe. Solche Umweltgifte können wie Hormone wirken, unfruchtbar machen, fruchtschädigend und krebsauslösend sein. Hormonell wirkende künstliche Substanzen (wie Kunststoffe, Pestizide, Weichmacher in Verpackungen, UV-Filter in Sonnencremes, Antibiotika, Verhütungsmittel, Reinigungsmittel, Anstriche etc.) führten dazu, dass mittlerweile zwei Drittel aller Fische in den fließenden Gewässern Österreichs weiblich sind.[248]

Atommüll im Meer

Zwischen 1946 und 1992 versenkten viele Länder Teile ihres Atommülls – Abfälle aus Atomkraftwerken, Atomwaffenherstellung und Wissenschaft – im Meer. So sollen 100 000 Tonnen atomarer Abfall auf dem Meeresgrund vor Europas Küsten liegen (Greenpeace 2013, »Versenkt und vergessen«).[249] Bis heute werden radioaktive Abwässer ins Meer gepumpt. Auch die Reaktorkatastrophe von Fukushima im März 2011 führt zu einem hohen Eintrag an Radioaktivität ins Meer. Blauflossenthunfische sind in manchen Fanggebieten verseucht. Sie laichen an Japans Küste, dann wandern die Jungfische in kalifornische Gewässer ab.[250]

PCB und DDT

Polychlorierte Biphenyle (PCB) sind giftige Chlorverbindungen aus der Industrie, die sich besonders im Fettgewebe anreichern und über Fischverzehr aufgenommen werden. Beim Menschen können sie folgende Beschwerden auslösen: Unfruchtbarkeit, Immunstörungen, Tumorerkrankungen, Wachstumsverzögerungen, Störung der geistigen Entwicklung und vieles mehr. PCB und DDT sind Umweltgifte, die gleichermaßen das Immunsystem schwächen und die Fortpflanzungsfähigkeit beeinträchtigen. Das führt z. B. zu Totgeburten bei kalifornischen Seelöwen und zu Robbensterben durch Viruserkrankungen.

Quecksilber

Langlebige große Raubfische, die sich von vielen kleinen Fischen ernähren, reichern einen weiteren gefährlichen Schadstoff an: Quecksilber. Quecksilberverbindungen wirken hauptsächlich im Nervensystem und führen zu Intelligenzdefiziten und Nervenleiden, außerdem Hyperaktivität und Konzentrationsminderung, verursachen aber auch Leber- und Nierenstörungen. Durch Mikroorganismen im Wasser wird Quecksilber in das noch giftigere Methylquecksilber verwandelt. Fisch ist eine so bedeutende Quecksilberquelle geworden, dass Schwangeren und Stillenden von offiziellen Stellen wie dem Bundesinstitut für Risikobewertung vom Verzehr dringend abgeraten wird.

Weitere Schadstoffe in Fisch sind Blei, Arsen, Cadmium und hochgiftige Chemikalienrückstände aus Industrie und Landwirtschaft wie z. B. Pestizide und Dioxine (die unerwünschte Nebenprodukte bei Verbrennungsprozessen in Anwesenheit von Chlor und organischem Kohlenstoff sind und in

der chemischen Industrie erzeugt werden – sie ähneln den PCBs).

Außerdem enthält Fisch eine ganze Menge an Cholesterin und tierischem Eiweiß. Dazu kommt, dass Fisch relativ schnell verdirbt und bereits beim Verkauf eine hohe Keimzahl enthalten kann.

Wenn wir noch einmal zurückgehen zu dem Ursprungsbild aus den einleitenden Worten des ersten Kapitels in diesem Buch, dass wir nur das ernten, was wir ausgesät haben, erscheint das Wort »Meeresfrüchte« nun in einem ganz neuen Licht.

Die vielgelobten Omega-3-Fettsäuren aus Fisch liefern ebenso gut pflanzliche Nahrungsmittel wie Rapsöl, Leinöl, Hanföl, Walnussöl, Sojaöl, Walnüsse und gemahlene Leinsamen. Auch Chiasamen sind eine hervorragende Omega-3-Quelle.

Lautloses Massensterben

In Deutschland sind laut Albert-Schweitzer-Stiftung zulässige Tötungsmethoden von Fisch[251]:

- Kopfschlag (muss punktgenau platziert sein),
- elektrische Durchströmung (werden die Fische zu früh entnommen, sind sie nur gelähmt),
- Betäubung mit Kohlendioxid (die Fische kämpfen während der Erstickung heftig, Bewusstlosigkeit tritt erst nach 4–6 Minuten ein) und
- Einsatz von Betäubungsmitteln (theoretisch).

Aber: 96 % der Aquakulturen befinden sich außerhalb der EU, wo es überwiegend keine Vorschriften gibt. Und auf hoher See gelten andere Regeln.

Die meisten erbeuteten Fische werden nicht betäubt, wenn sie getötet werden. Entweder lässt man sie an der Luft ersticken (was mehrere Stunden dauern kann) oder man beginnt, die Fische lebend auszunehmen. Häufig werden Fische nach dem Fang sofort zur Lebendkühlung auf Eis geworfen. Dies verlängert ihr Leiden erheblich, bis sie bewegungslos (aber nicht bewusstlos) sind und aufgeschnitten werden. Ebenfalls üblich ist es, bei großen Fischen wie Kabeljau, Schellfisch und Thunfisch die Kiemen zur Ausblutung einzuschneiden und sie sofort lebendig auszuweiden oder die Fische auf Eis zu legen. Auch hier beginnt ein langwieriger Todeskampf.[252]

Keiner dieser Fische hat einen leichten Tod.

Intensivtierhaltung unter Wasser

Kommerzielle Fischfarmen gehören mit ihrem durchschnittlichen Zuwachs von jährlich 9 % zu den weltweit am rasantesten wachsenden tierischen Lebensmittelsektoren. In Teichen, Becken, feststehenden Netzen und Meereskäfigen werden Salzwasserfische wie Lachs, Dorade, Heilbutt und Thunfisch oder Süßwasserfische wie Forelle und Karpfen gezüchtet.[253]

Die Fische, teilweise Einzelgänger in der Natur, sind auf engstem Raum genauso zusammengepfercht wie die Landtiere aus Massentierhaltung. Daraus ergeben sich ähnliche Probleme wie Verhaltensstörungen, Verletzungen, Immunschwächen, Parasitenbefall, Stress, Infektionskrank-

heiten. Und ähnliche Lösungsansätze wie Antibiotika, Desinfektionsmittel, Herbizide gegen Algenbesatz, giftige Imprägniermittel für die Unterwasserkäfige. Das Wasser in den Zuchtbereichen ist oft so verschmutzt, dass die Tiere kaum atmen können, ihnen die Augen eintrüben und zu bluten anfangen und sich ihre Haut entzündet.

Da die meisten Fischarten unter unnatürlichen Bedingung nicht ablaichen, werden Eier und Spermien zur Zucht gewonnen, indem man die Tiere am Bauch quetscht, Eier durch Druckluftinjektionen aus dem Fisch presst oder weibliche Tiere tötet, um an die Eier zu kommen. Auch mit Hormonbehandlungen werden die Fische manipuliert.[254]

Natürliche Fressfeinde wie Vögel, Robben und Seelöwen, durch die Zuchtanlagen angelockt, werden von den Fischfarmern getötet. Viele weitere Kollateralschäden werden hingenommen:

- Unmengen an Ausscheidungsprodukten und Chemikalien gelangen ungeklärt in umgebende Gewässer, wo sie im Umfeld alles natürliche Leben abtöten (die Käfige wandern dann einfach weiter).
- In Lateinamerika und Südostasien wurden mehrere Millionen Hektar Mangrovenwälder für die Garnelen- und Fischzucht durch Abholzung und Chemikalien zerstört. Diese Wälder bieten Lebensraum für die einheimische Flora und Fauna und schützen die Küstenbevölkerung vor Flutwellen und Stürmen. Verschwinden sie, bleiben die Ufer unbefestigt und das Meer holt sich immer mehr des ungeschützten Landes.[255, 256, 257]
- Zuchtfische werden für maximalen Gewinn selektiert gezüchtet. Anträge auf Zulassung genetisch manipulierter Arten liegen bereits vor. Hochleistungszucht erzeugt oft kranke Tiere und eine hohe Sterblichkeit der Population. Wenn die Fische ihrer Gefangenschaft entkommen und sie sich mit Wildfischen kreuzen, haben deren Nachkommen kaum Überlebenschancen und gefährden damit Wildbestände ernsthaft.
- Um eine Tonne Fisch zu züchten, werden 8 Tonnen Wasser verbraucht.[258]

Als Argument für die Aquakultur wird immer ins Feld geführt, dass die kommerzielle Fischzucht Meeresbestände entlasten würde. Dazu muss man aber wissen, dass sich einige Fischarten wie Kabeljau und Thunfisch schlecht züchten lassen, sodass für die Zuchtfarmen wildlebende Jungfische eingefangen werden.

Und Aquakulturen fressen Wildfisch: Ein beachtlicher Anteil des Fischfangs wird lebend oder in Form von Fischmehl und Fischöl zu Fischfutter.[259]

- Für 1 kg Zuchtlachs müssen 5 kg Wildfisch verfüttert werden.
- Für 1 kg Thunfisch müssen 20 kg Wildfisch verfüttert werden.

Wie geht es weiter?

Wann jagen wir den letzten Fisch? Jeder Erdenbürger aß im Jahr 2012 durchschnittlich rund 18 kg Fisch – und mit jedem Jahr wird es mehr.[260]

»Sei du selbst die Veränderung, die du dir wünschst für diese Welt.«
(Mahatma Gandhi, 1869–1948)

Die Kuh, die weinte

Der folgende Text, der sehr eindringlich beschreibt, was passiert, wenn wir unser Herz öffnen und Tiere als Mitgeschöpfe wahrnehmen, stammt aus dem gleichnamigen Buch.

»Als ich einmal etwas früher zum Meditationsunterricht in die Haftanstalt kam, wartete ein Gefangener auf mich, den ich zuvor noch nie gesehen hatte. Er war ein Hüne mit wildem Haar und Bart und jeder Menge Tätowierungen auf den Armen. Die Narben in seinem Gesicht verrieten mir, dass er schon so manchen Streit ausgefochten hatte. Er sah so Furcht erregend aus, dass ich mich fragte, warum ausgerechnet dieser Kerl das Meditieren erlernen wollte. Er war so gar nicht der Typ dafür. Aber darin hatte ich mich gründlich geirrt.

Er erzählte mir von einem Vorfall, den er ein paar Tage zuvor erlebt und der ihn höllisch erschreckt hatte. Mit starkem irischen Akzent erzählte er mir von seiner Kindheit in den brennenden Straßen von Belfast. Als Siebenjähriger war er zum ersten Mal Opfer einer Messerstecherei geworden. Ein älterer Schüler, ein bekannter Schläger, forderte ihn auf, das Geld herauszurücken, das er fürs Mittagessen von zu Hause mitgebracht hatte. Der kleine Junge weigerte sich. Der Ältere zog ein langes Messer und stellte die Frage noch einmal. Der Kleine glaubte, dass der andere nur bluffte, und lehnte wieder ab. Ein drittes Mal fragte der Schläger nicht. Er trieb einfach das Messer in den Arm des Siebenjährigen, zog es dann wieder heraus und ging ungerührt davon.

Der Mann erzählte mir, dass er völlig geschockt das Schulgelände verließ und zum Haus seines Vaters in der Nachbarschaft rannte. Blut strömte seinen Arm hinunter. Sein arbeitsloser Vater sah sich die Wunde kurz an und ging dann mit seinem Sohn in die Küche. Aber nicht etwa, um die Wunde zu verarzten. Der Vater zog eine Schublade auf, ergriff ein großes Küchenmesser, drückte es seinem Sohn in die Hand und forderte ihn auf, zur Schule zurückzukehren und damit den anderen Jungen zu stechen.

So war er erzogen worden. Wenn er nicht so groß und stark geworden wäre, hätte er wahrscheinlich schon vor langem das Zeitliche gesegnet.

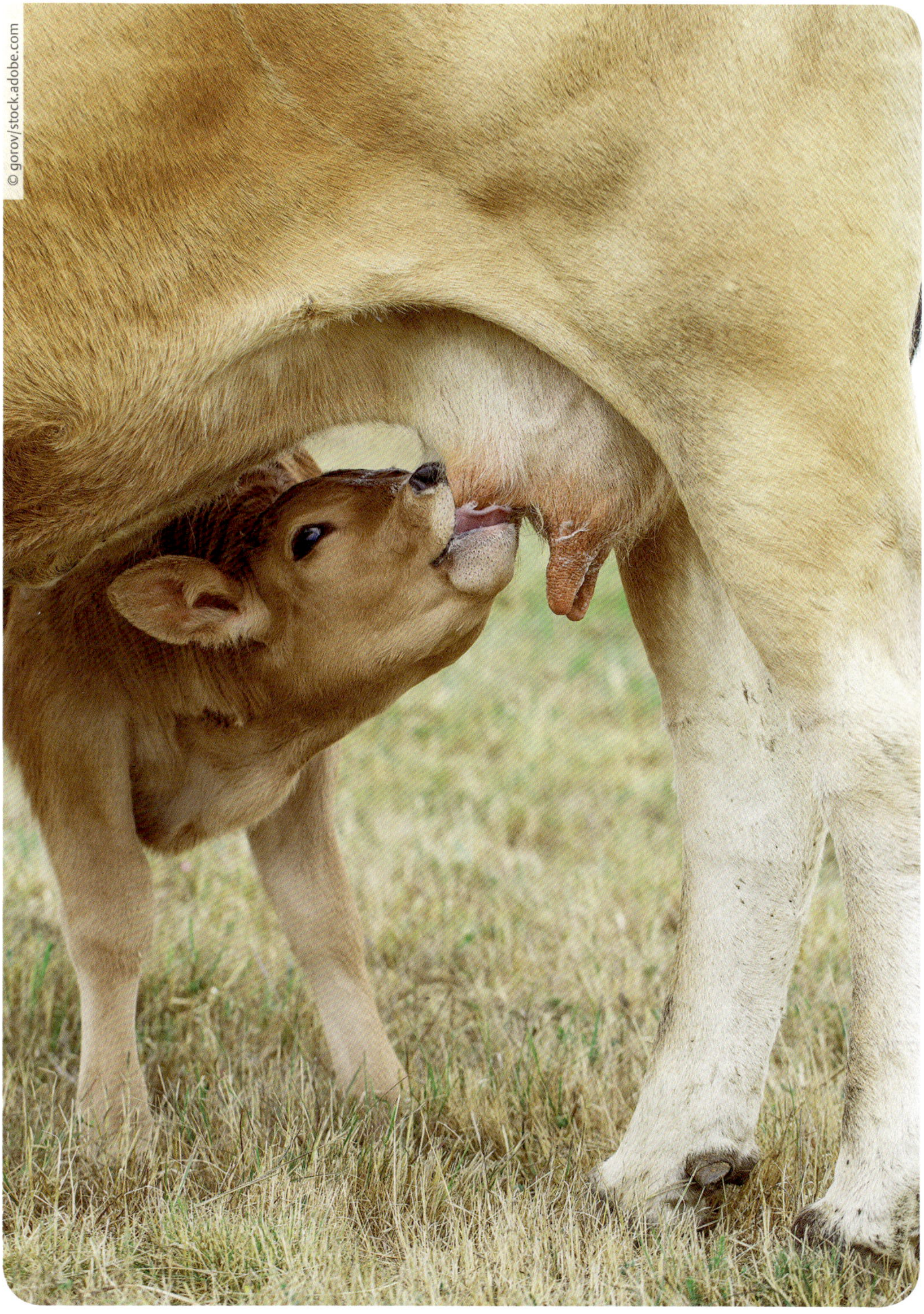

Diese Haftanstalt war eine Gefängnis-Farm. Häftlinge mit kurzen Strafen und jene, die nach einer langen Freiheitsstrafe kurz vor der Entlassung standen, sollten dort auf das Leben danach vorbereitet werden. Einige erhielten damit die Gelegenheit, eine landwirtschaftliche Ausbildung zu absolvieren. Außerdem versorgte die Ernte dieser Farm alle Gefängnisse bei Perth mit Nahrungsmitteln, wodurch die Kosten niedrig gehalten werden konnten.

Genau wie die australischen Bauern, die außer Getreide und Gemüse auch Kühe, Schafe und Schweine züchten, hatte sich diese Farm ebenfalls auf all diese landwirtschaftlichen Tätigkeiten verlegt.

Aber im Gegensatz zu den anderen Farmen betrieb dieser Gefängnis-Bauernhof auch seinen eigenen Schlachthof.

Jeder Häftling musste einen Job auf der Farm übernehmen. Es war nicht zu übersehen, dass sich die Insassen um die Arbeit im Schlachthof rissen. Sie war vor allem bei den gewalttätigen Männern äußerst beliebt, die besonders gern die Arbeit des Abschlachtens verrichteten. Um diesen Job musste man regelrecht kämpfen.

Der Mann beschrieb mir den Schlachthof. Es gab starke Gitter aus Edelstahl, die am Eingang weit auseinander gesetzt waren, aber innerhalb des Gebäudes immer näher zusammenliefen, bis sie so schmal waren, dass nur ein Tier hindurchpasste. Neben diesem schmalen Gang stand er als Schlachter mit seinem Bolzenschussgerät auf einem Podest. Kühe, Schweine oder Schafe wurden mit Hunden und Stöcken in den Edelstahl-Trichter getrieben. Er berichtete, dass alle Tiere schrien, jedes auf seine Weise, und jedes versuchte zu flüchten. Die Tiere rochen den Tod, hörten den Tod, spürten den Tod. Wenn das Tier an dem Podest angelangt war, krümmte und wand es sich und stieß laute, klagende Töne aus. Obwohl ein Schuss aus seinem Bolzenschussgerät einen riesigen Bullen auf der Stelle hätte töten können, stand kein Tier so still, dass er auf Anhieb genau zielen konnte. Also fiel der erste Schuss, um das Tier zu betäuben, und der zweite, um es zu töten. Ein Schuss zur Betäubung, ein Schuss zur Tötung. Ein Tier nach dem anderen. Jeden Tag aufs Neue.

Der Ire wurde ziemlich aufgeregt, denn jetzt wollte er von dem Vorfall berichten, den er nur wenige Tage zuvor erlebt und der ihn so aus der Fassung gebracht hatte. Er begann zu fluchen und sagte wiederholt: »Es ist die Gott verdammte Wahrheit.« Er hatte Angst, dass ich ihm nicht glauben würde.

An jenem Tag brauchten die Gefängnisse nahe Perth Rindfleisch. Also wurden Kühe geschlachtet. Ein Schuss zur Betäubung, ein Schuss zur Tötung. Er hatte schon eine große Anzahl von Tieren erledigt, als eine Kuh auf eine Weise herankam, wie er es noch nie zuvor erlebt hatte.

Diese Kuh war still. Sie schnaufte nicht einmal. Mit gesenktem Kopf näherte sie sich langsam dem Podest, ohne dass auch nur der geringste Druck auf sie ausgeübt werden musste. Am Ziel blieb sie ganz ruhig stehen. Sie tobte nicht, wand sich nicht, brüllte nicht und versuchte auch nicht zu flüchten.

Auf einmal hob sie langsam den Kopf und starrte ihren Henker bewegungslos an.

Der Ire hatte so etwas noch nie erlebt. Er war vollkommen verwirrt, konnte weder

sein Gewehr auf die Kuh richten noch ihrem Blick ausweichen. Die Kuh schien direkt in sein Innerstes hineinzuschauen.

Zeit und Raum waren für ihn verschwunden. Er konnte mir nicht sagen, wie lange die Kuh diesen Blickkontakt aufrechterhielt, aber dann entdeckte er etwas, das ihn weitaus mehr erschütterte. Im linken Auge der Kuh, oberhalb des unteren Augenlids, begann sich Wasser zu sammeln. Es wurde immer mehr, und irgendwann lief das Auge über und das Wasser tröpfelte heraus, rollte langsam über ihre Wange und bildete eine glitzernde Tränenkette. Längst verschlossene Türen begannen sich in seinem Herzen zu öffnen. Ungläubig beobachtete er, dass jetzt auch das rechte Auge der Kuh nass wurde und sich dort so viel Wasser ansammelte, dass bald darauf ein zweiter Tränenstrom floss.

Die Kuh weinte.

Da brach der Mann zusammen.

Er sagte mir, dass er sein Bolzenschussgerät auf den Boden geworfen und den Wachen fluchend zugebrüllt hatte, dass sie mit ihm tun könnten, was sie wollten, »Aber diese Kuh wird nicht sterben!«

Er sagte mir, dass er jetzt Vegetarier sei.

Die Geschichte stimmte. Andere Häftlinge der Gefängnis-Farm bezeugten sie mir gegenüber. Die Kuh, die weinte, hatte einem der gewalttätigsten Männer gezeigt, was sich kümmern bedeutet.«

Dieser Text stammt aus dem Buch von Ajahn Brahm: »Die Kuh, die weinte« – Buddhistische Geschichten über den Weg zum Glück. Lotos-Verlag München[261]

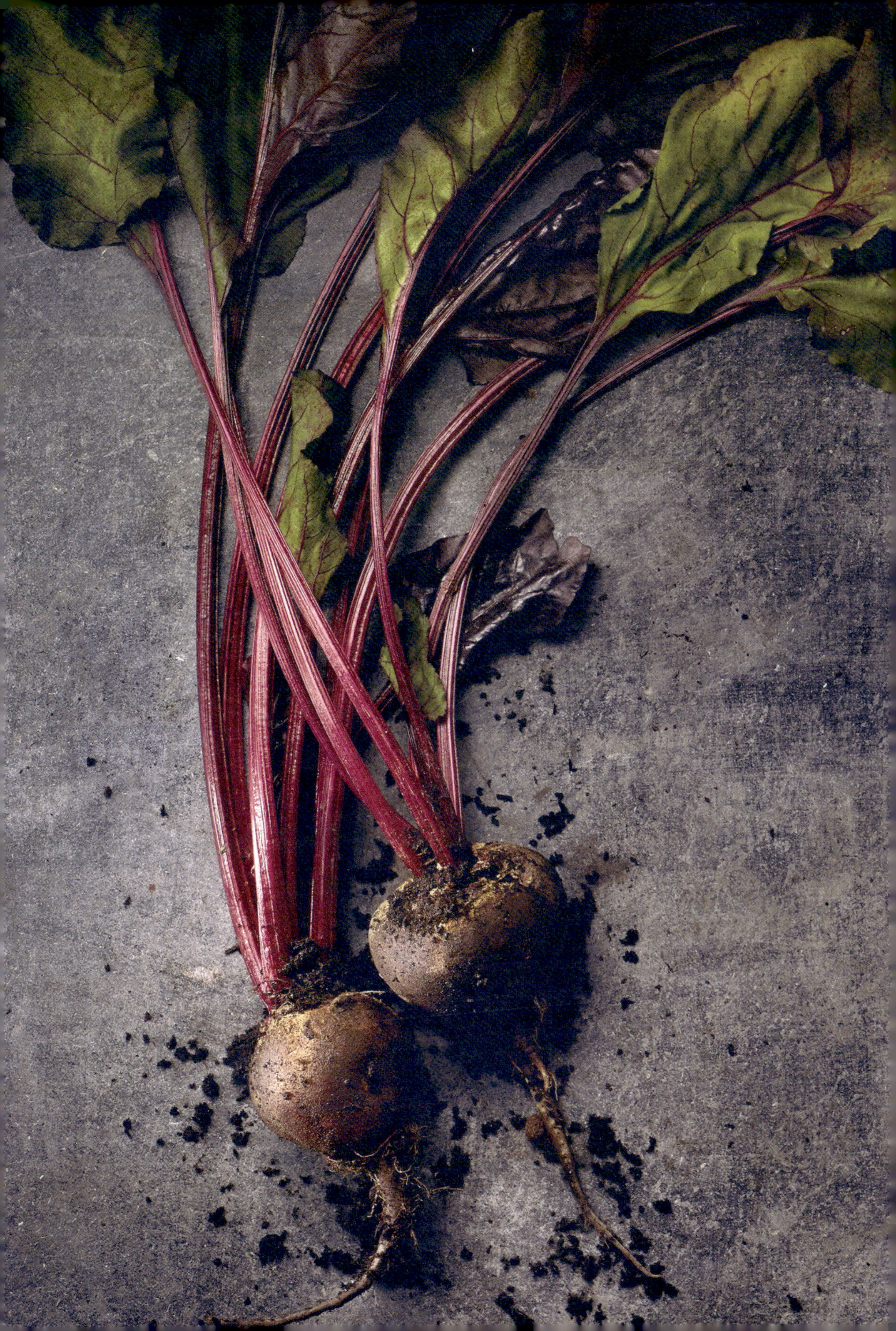

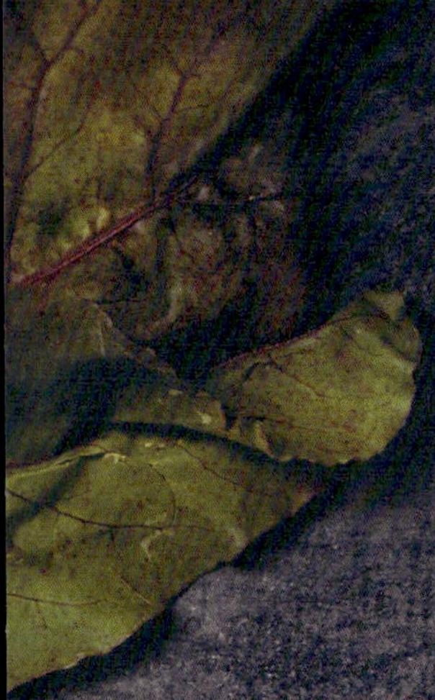

Verheißungsvolle Aussichten

Die Entscheidung, sich vegan zu ernähren, fällt oft aus vielerlei Gründen nicht leicht. Doch wenn Sie diesen Schritt tun, werden Sie reich belohnt.

Wir brauchen Bewusstsein und Mitgefühl

Wenn wir in der Therapie eine Situation verbessern möchten, betrachten wir mit unseren Patienten zwei Grundlagenfragen: Wie ist die Situation? Was braucht die Situation?

Deswegen macht es Sinn, dass wir in den vorhergehenden Kapiteln dieses Buches so viel Leidhaftigkeit berührt haben. Wir brauchen diese Erfahrung, um heilsame Änderungen in unserer Ernährung durchsetzen zu können, um uns vom Alten zu lösen und neue Pfade zu beschreiten. Wir müssen erst einmal erforschen, was ist, um zu verstehen, was die Situation braucht. Entwickeln wir nämlich dafür kein Bewusstsein, werden wir gleich wieder beim nächsten Schnitzel schwach.

Nur Bewusstsein und Mitgefühl machen tiefgreifende Veränderungen möglich. Die Welt ist, wie sie ist, mit all ihren Gesetzen. Wenn wir uns gegen grundlegende Tatsachen sträuben, vermehren wir unser eigenes Leid nur unnötig. Aber wenn wir tief blicken, erkennen wir, dass wir unendlich viel Handlungsspielraum haben.

»Ein junger Mönch fragte den Meister: ›Wie kann ich mich nur befreien?‹ Der Meister antwortete: ›Wer hat dich nur versklavt?‹«
(Advaita-Lehre, aus dem Buch »Nach der Erleuchtung Wäsche waschen« von Jack Kornfield, Goldmann-Arkana-Verlag)[262]

Die »Vier Edlen Wahrheiten«

Ein Basispfeiler der buddhistischen Geisteswissenschaft erweist sich hier als sehr hilfreich: Die »Vier Edlen Wahrheiten« enthalten einen Kern der Lehre Buddhas[263]:

1. Leiden existiert unvermeidlich in unser aller Leben.
2. Leiden hat seine Ursachen; wir müssen aufspüren und verstehen, was es nährt.
3. Wohlsein ist erreichbar: Leiden kann beendet werden, wenn wir aufhören, das zu tun, was Leiden schafft.
4. Es gibt einen Pfad, den wir gehen können, der uns zu Wohlsein hinführt.

Auf diesem Pfad üben wir uns in Achtsamkeit uns selbst und unserer Mitwelt gegenüber und leben auf eine Weise, die mög-

lichst wenig Leid erzeugt. Wie erhellend und erwärmend ist hier die vegane Lebensweise, die uns wie eine Fackel auch die dunkelsten Ecken ausleuchtet.

Das Großartige daran ist: Es ist (fast) nebensächlich, aus welcher Motivation heraus Sie sich für die vegane Ernährung entschließen, Sie erzeugen auf allen Daseinsbereichen positive Auswirkungen ganz automatisch. Mensch, Tier und Umwelt profitieren davon, und Sie selbst vielleicht mehr, als Sie sich jetzt vorstellen können. Jede noch so weite Reise beginnt mit dem ersten Schritt.

Ernährung als Schlüssel für Gesundheit und Wohlbefinden

Ihre Ernährung ist der Schlüssel, der Ihnen ganz neue Räume des Wohlbefindens öffnet, langfristig Leben rettet (nicht nur Ihr eigenes), Ihre Gesundheit erhält oder dabei hilft, diese wieder herzustellen. Allerdings stellen sich die positiven Effekte nur dann in ihrer ganzen Bandbreite ein, wenn Sie diese durch wiederholte »kleine Sünden« nicht selbst sabotieren. Maßhalten ist in diesem Punkt irreführend und reicht nicht aus. Schon ein kleines bisschen der problematischen Nahrungsmittel (tierisches Fett und Eiweiß, raffinierte Kohlenhydrate) kann und wird die großen Gesundheitsvorteile einer pflanzlichen Ernährung beschädigen. Was würden Sie von einem Piloten erwarten, der nur ein bisschen fliegen kann?

Die richtige Ernährung löst zwar viele Probleme, aber bei zerrütteten Organismen kann sie nicht alle Schäden ungeschehen machen. Hier ist es ähnlich wie beim Restaurieren von Kunstwerken: Wenn Umwelteinflüsse, Schadstoffe, falsche Handhabung und der Zahn der Zeit ihre Spuren eingegraben haben, ist es nicht immer möglich, ein Gemälde ohne Makel wiederherzustellen.

Ein bisschen vegan zu essen ist mit Sicherheit besser als gar nicht. Ein bisschen mehr davon ist noch besser. Wenn Sie aber den Anspruch haben, eine radikale Verbesserung Ihrer Situation zu erreichen und in den Genuss aller nachfolgend beschriebenen Vorteile einer pflanzenbasierten Ernährung zu kommen, erfüllt das nur der Weg einer radikalen Ernährungsumstellung ohne Wenn und Aber.

Radikal ist ein scheußliches Wort. Radikal erinnert uns an Krieg. Vegan lebende Menschen werden gern als radikal beschimpft. Ganz nebenbei bemerkt: Ist es nicht eher radikal, was Erkrankungen wie Diabetes, Herzinfarkte, Krebs in unserem Leben anrichten? Ist es nicht radikal, aufgeschnitten zu werden, damit von Fettablagerungen verengte Gefäße aufgedehnt werden? Wobei, erlauben Sie mir den Ausflug, das Wort »radikal« vom lateinischen radix (Wurzel) entstammt. Achten wir also besser darauf, welche Wurzeln wir wässern, damit uns Wohlsein daraus erwächst.

»Nicht weil es schwer ist, wagen wir es nicht, sondern weil wir es nicht wagen, ist es schwer.«
(Seneca, geb. ca. im 1. Jahrzehnt v. Chr.)

Übergewicht ade

Suchen Sie eine gesunde Ernährungsform, bei der Sie sich genussvoll satt essen können und bei der sich mit der Zeit ganz automatisch Ihr Idealgewicht einstellt?

Dann ist die vegane Vollwertkost genau das Richtige für Sie, denn überschüssige Pfunde werden sich ganz von allein reduzieren, ohne dass Sie sich einschränken müssen. Es ist fast unmöglich, mit vollwertiger Pflanzenkost übergewichtig zu bleiben. Übergewichtige brauchen nicht zu hungern und nehmen dabei ab. Und wenn sich Untergewichtige an die Regeln halten, kommen diese mit einer vollwertigen, pflanzlichen Ernährung auf ihr Optimalgewicht. Sie müssen also keine Befürchtung haben, dass Sie zum Hungerhaken mutieren, wenn Sie nur noch Pflanzen essen. Zum Muskelaufbau brauchen Sie kein Tiereiweiß. Stiere, Gorillas, Nashörner, Elefanten und Pferde zeigen uns das auf eindrucksvolle Weise, denn sie ernähren sich von Pflanzen und sind dennoch unglaublich kräftig. Das Klischee vom dürren Pfanzenesser gehört längst der Vergangenheit an. Wussten Sie, dass sich immer mehr Leistungssportler vegan ernähren? Pflanzenpower und Bewegung bringen nicht nur Kraft, sondern lösen auch Gewichtsprobleme.

Komplexe Kohlenhydrate machen nicht dick!

Das klingt zu schön um wahr zu sein? Probieren Sie es aus. Und lassen Sie sich nicht verwirren von dem unerfreulichen Hype auf »Low-carb-Diäten« mit all ihren Fehlinformationen. Low carb heißt: wenig Kohlenhydrate und bringt mit sich, den Eiweiß- und Fettanteil der Nahrung zu erhöhen. Übersetzt heißt das: wenig Pflanzen (denn Pflanzen enthalten Kohlenhydrate), große Fleischportionen, und das gefällt vielen Leuten, vor allem, wenn ihnen dann noch attestiert wird, dass das gesund sei. Doch solche Diätempfehlungen kommen einer Körperverletzung gleich! Leider hat sich die Kohlenhydratverwirrung bis in die vegane Ernährungsszene fortgepflanzt.

Aber gehen wir noch mal zurück zum Anfang. Wieso wirkt sich die vegan-vollwertige Ernährung, naturgemäß bestehend aus einer ganzen Menge an Kohlenhydraten, so positiv auf unser Gewicht aus? Lassen Sie

uns zunächst einmal herausstellen, dass es zwei verschiedene Arten von Kohlenhydraten gibt:

Raffinierte Kohlenhydrate: Mehl, Speisestärke und Zucker werden aus Pflanzen gewonnen, deren vital- und ballaststoffreiche Schalen entfernt wurden. Deshalb liefern Produkte aus Industriezucker und Weißmehl wie Limonaden, Süßigkeiten, Weißbrot, Nudeln und Gebäck aus Weißmehl, weißer Reis usw. vorwiegend »leere« Kalorien, also Kalorien ohne beachtenswerte Vitamine, Mineralstoffe, Ballaststoffe und sekundäre Pflanzenstoffe.

Komplexe Kohlenhydrate: Diese hingegen erhalten Sie, wenn Sie Vollkornprodukte, ungeschälten Reis, Obst, Gemüse, Hülsenfrüchte, Kartoffeln usw. essen, die nicht industriell bearbeitet wurden. Naturbelassen liefern sie Ihnen nicht nur Energie in Form von Kalorien, sondern einen bunten Strauß an Vitaminen und Wirkstoffen, auf die Ihr Körper angewiesen ist.

Low-carb-Diäten unterscheiden nicht zwischen beiden Arten, sondern reduzieren auch die wichtigen komplexen Kohlenhydrate und erhöhen Tiereiweiß, Cholesterin und Fett im Essen mit all den Folgen und Risiken einer tierproteinreichen Kost.

Die Verdauung von Vollwertkost verbraucht Energie

Da die Vollwerternährung raffinierte Kohlenhydrate sowieso von ihren Tellern verbannt, schauen wir uns die Wirkung der komplexen Kohlenhydrate in Bezug zu unserem Körpergewicht an. Sie zeigen eine bemerkenswerte Eigenschaft hinsichtlich der Kalorienverbrennung. Komplexe Kohlenhydrate verbrauchen eine ganze Reihe von Enzymen und Hormonen, bis sie im Rahmen der natürlichen Verdauungsvorgänge in Einfachzucker gespalten sind – und das verbraucht eine große Menge Energie. Für die Verdauungsarbeit eines Vollkornbrotes wird viel mehr Energie aufgewendet, als wenn Sie einen Würfelzucker lutschen, der durch seine Zweifachzucker kaum mehr gespalten werden muss. Die Verdauung von komplexen Kohlenhydraten verbraucht also mehr Kalorien.

Früher dachte man, dass überschüssige Nahrungskalorien immer in Fett umgewandelt werden, wenn sie nicht durch körperliche Arbeit verbraucht werden – egal, woher die Kalorien kommen. Das erwies sich als falsch. Es ist ganz und gar nicht unbedeutend, wovon unsere Nahrungskalorien stammen. T. Colin Campbell konnte während seiner China Study beobachten, dass die untersuchten Chinesen 20 % weniger Körpergewicht aufwiesen als die amerikanische Kontrollgruppe, und das, obwohl sie durchschnittlich 30 % mehr Kalorien pro kg Körpergewicht aufnahmen und körperlich wenig aktiv waren.[264] Wie kommt das?

Vegetarier haben eine höhere Stoffwechselrate als Fleischesser

Beobachtungen gehen dahin, dass bei einer fett- und tiereiweißarmen Kost viele Kalorien in Körperwärme umgewandelt werden und deshalb »abdampfen«. Dieser Prozess wird als Thermogenese bezeichnet. Vegetarier weisen in Ruhe eine höhere Stoffwechselrate als Fleischesser auf und verbrennen mehr der aufgenommenen Kalorien, als sie in Körperfett speichern. Hingegen stimulieren Eiweiße und Fette in der Nahrung den

Körper, die Kalorien in Speicherfett zu transformieren, es sei denn, die aufgenommene Kalorienmenge wird so stark reduziert, dass deswegen eine Gewichtsabnahme erfolgt, wie etwa bei Hungerdiäten.[265]

Obst, Gemüse und Getreide enthalten grundsätzlich viel weniger Kalorien als tierische Nahrungsmittel und Fette. Ballaststoffe in Vollwertkost führen neben all ihren anderen Vorteilen zu einem angenehmen Sättigungsgefühl, ohne selbst nennenswerte Kalorien zu Ihrem Essen beizusteuern.[266] Je naturbelassener die Nahrungsmittel, umso größer sind die Effekte. Durch pflanzliche Nahrungsmittel essen Sie nicht nur bedeutend mehr Vitamine, Mineralstoffe und sekundäre Pflanzenwirkstoffe, sondern bei gleichem Volumen eine deutlich geringere Energiedichte. Die bedeutendsten Ausnahmen hiervon aus dem Pflanzenreich sind Nüsse und Nussmuse, Samen, Oliven und Avocados; diese beinhalten viele Fette und nur ein paar Kohlenhydrate, liefern dafür aber kostbare ungesättigte Fettsäuren und unverzichtbare Vitalstoffe.

Wenn Sie bedenken, dass 1 g Fett 9 kcal enthält, während 1 g Kohlenhydrate und 1 g Eiweiße jeweils nur 4 kcal enthalten, untermauert das nochmals die Empfehlung für eine fettarme Kost. Zucker selbst hat nicht einmal halb so viele Kalorien wie jede beliebige Fettart. Was dick macht, sind nicht die Kohlenhydrate, sondern das Fett in den Pommes, Torten, Saucen und Beilagen. Und tierische Lebensmittel gibt es schon gar nicht ohne gesättigte Fettsäuren.

Eine Kalorie aus Leberwurst hat also andere Effekte auf Ihr Gewicht als eine Kalorie aus einer Grünkernfrikadelle oder einer Vollkornnudel.

Komplexe Kohlenhydrate feuern Ihren Stoffwechsel an

Die Schilddrüse mit ihren Hormonen regt die Kalorienverbrennung in den Zellen an und greift in den Zuckerstoffwechsel ein. Wenn Sie im Rahmen einer veganen Vollwerternährung Ihre Gewichtsprobleme behalten, könnte das entweder an einer Schilddrüsenstörung, einem Insulinüberschuss (Hyperinsulinismus), zu viel Kortison im Blut liegen oder daran, dass Sie ohne Not viel zu oft und viel zu große Mengen essen – für all diese Problematiken gibt es gute Gründe, und es gibt Hilfe.

Fette verbrennen nur vollständig im Feuer der Kohlenhydrate. Sie werden im Kapitel »Fette ohne Geheimnis« (Seite 181) sehen, dass Sie sozusagen den »Zunder« der Kohlenhydrate brauchen, um den Fettstoffwechsel anzuheizen. Wenn Sie ein Schnitzel essen, nehmen Sie Eiweiß und Fett zu sich, aber keinerlei Kohlenhydrate und Ballaststoffe (es sei denn, es ist paniert, dann sind die Semmelbrösel noch das Gesündeste an der ganzen Sache).[267]

Der Blutzuckerspiegel steigt nur langsam an

Komplexe Kohlenhydrate müssen durch Verdauungsenzyme erst aufgespalten werden, damit die enthaltenen Zucker vom Körper aufgenommen werden können. So steigt der Blutzuckerspiegel nur langsam an. Niedrige Blutzuckerspiegel stimulieren die Nebenniere, Noradrenalin auszuschütten, ein Hormon, das dem Körper Energie bereitstellt, indem Fett- und Zuckervorräte des Körpers aus ihren Speichern gelöst werden. Solch eine rege Stoffwechselaktivität wirkt einer Gewichtszunahme entgegen.

Es gibt – wenn Sie so wollen – schwerwiegende Gründe, Übergewicht zu reduzieren. Folgekrankheiten wie Diabetes Typ 2, Fettstoffwechselstörungen, Gicht, Herzinfarkt, Schlaganfälle, Fettleber und andere Organverfettungen, bestimmte Krebsleiden, Rückenbeschwerden, Knie- und Hüftgelenksarthrosen etc. sind beeindruckende Kandidaten auf der Risikoliste. Die vegane Vollwerternährung hingegen eliminiert viele Risikofaktoren – zum einen durch Weglassen (Tierprotein, gesättigte Fette, raffinierte Kohlenhydrate), zum anderen durch Hinzufügen (Vitamine und andere Mikronährstoffe, sekundäre Pflanzenstoffe, Ballaststoffe).

Vegane Ernährung reduziert Typ-2-Diabetes

Eine kurze Erklärung dafür möchte ich Ihnen nicht schuldig bleiben. Im Rahmen der Adventist Health Study 2 mit Teilnehmern aus den USA und Kanada konnte bestätigt werden, dass sich in der veganen Gruppe Vorkommen von Typ-2-Diabetes um 40 % reduzierten. Kontrollgruppen waren Vegetarier, Fischesser und Allesesser (Fleisch). Je mehr Tierprodukte die Kontrollgruppen aßen, umso mehr stieg deren Diabetes-Risiko an.[268]

Mehrere Gründe konnten dafür aufgeschlüsselt werden. Die vegane Gruppe

- konsumierte um ein Drittel mehr an Obst und Gemüse als Nichtvegetarier
- hatte einen niedrigeren BMI und damit ein Körpergewicht im optimalen Bereich
- schloss Nahrungsmittel mit niedrigem glykämischen Index mit ein wie Bohnen, Gemüse und Nüsse
- hatte bessere Blutwerte von Zucker und Insulin
- reagierte viel weniger mit Insulinresistenz als Fleischesser

Frühere Untersuchungen attestierten vegan essenden Menschen niedrigere Blutdruckwerte und im Blutlabor niedrigere Werte an Cholesterin, IGF-1 und CRP (ein Entzündungswert).

Die Blutwerte des Diabetikers können sich durch einen veganen Speiseplan so beachtlich verbessern, dass unbedingt regelmäßige Blutzuckerkontrollen notwendig sind, um gegebenenfalls unter fachkundiger Betreuung zuckersenkende Medikamente zu reduzieren. Der Einfluss tierischer Fette und Eiweiße sowie Kuhmilch auf die Diabetes-Erkrankung rückt zurzeit stärker in den Forschungsfokus. Nur wenn wir uns eindringlich mit den Ernährungsgewohnheiten unserer Patienten befassen, lassen sich die gewonnenen Erkenntnisse effektiv umsetzen und der Diabetes-Erkrankung nicht nur vorbeugen, sondern – hier bestehen gute Chancen – bei vielen Typ-2-Diabetikern auch lindern bis ausheilen. Typ-1-Diabetiker sind insulinpflichtig und grundsätzlich schwerer therapierbar, aber auch hier sehe ich in der Praxis immer wieder, dass Insulindosen heruntergesetzt werden können.

Ballaststoffe

Sehr positiv wirken sich Faserstoffe aus der Nahrung aus. Ballaststoffe haben in diesem Zusammenhang nicht nur einen Sättigungseffekt, sondern lassen den Blutzucker langsamer ansteigen und sorgen für eine geregelte Verdauung. Sie binden Gallensäuren im Darm und bringen diese zur Ausscheidung. Dadurch holt sie der Körper nicht zurück ins Blut und muss für die Verdauung neue

Gallensäuren bauen, was Cholesterin verbraucht. So tragen Ballaststoffe (Seite 226) zur Senkung des Cholesterinspiegels bei. Zudem binden sie Giftstoffe.

Kleine Maßnahmen für große Effekte

Sie können so viel essen, bis Sie wirklich satt sind, vorausgesetzt Sie essen die richtigen Nahrungsmittel: vollwertig, fettarm und keine raffinierten Kohlenhydrate.

Nicht hungern: Vermeiden Sie Hungerperioden zur Gewichtsreduktion. Ihr Körper schaltet auf Notstand und wird das, was er hat, möglichst behalten wollen. Dazu verlangsamt er die Stoffwechselaktivität und reduziert die Schilddrüsenhormone. Essen Sie besser Nahrungsmittel, die Ihren Stoffwechsel anregen, also vollwertige Kohlenhydrate wie Gemüse, Vollkornnudeln, ungeschälten Reis, Vollkornbrot und -getreide, Hülsenfrüchte usw.

Kaum Alkohol: Genießen Sie (wenn überhaupt) alkoholische Getränke nur in Maßen und keinesfalls regelmäßig. Alkohol ist eine Sonderform der Kohlenhydrate, denn er entsteht aus vergorenem Zucker: 1 g Alkohol liefert stattliche 7 kcal.

Nur wenig Fett: Ob das Fett aus Butter oder Pflanzenmargarine kommt, aus Fleisch oder Frittieröl, aus Tier- oder Pflanzensahne: Fett ist nicht nur kalorisch ein Problem, sondern auch für Stoffwechsel und Gefäße. Glücklicherweise enthalten Pflanzen nur wenig davon, sofern man beim Kochen nichts zusetzt. Streichen Sie tierische Fette komplett von Ihrem Speiseplan und reduzieren Sie Pflanzenfette und -öle auf ein Minimum.

Bleiben Sie achtsam beim Essen: Wenn Sie essen, tun Sie nichts anderes als bewusst zu essen und bewusst zu genießen. In diesem wachen, aufmerksamen Zustand spüren Sie besser, wann Sie satt sind. Mit der Zeit verschärfen sich Ihre Instinkte dafür, was Ihr Körper wirklich braucht.

Bewegung: Bewegen Sie sich täglich an frischer Luft, es sei denn, es ist medizinisch kontraindiziert. Sehr empfehlenswert ist ein halbstündiger flotter Marsch. Ein guter Taktgeber ist Ihre Atmung: Wenn Sie so außer Atem kommen, dass Sie sich nicht mehr unterhalten können, sind Sie zu angestrengt. Bewegen Sie sich so, dass Sie noch durch die Nase atmen können. Auch Walken, Tanzen und Schwimmen eignen sich ganz hervorragend.

Wir Menschen sind (wie alle Himmelskörper) dem Gesetz der Trägheit unterworfen. Es braucht ein bisschen Energie, um einen Stein ins Rollen zu bringen. Anschließend hat er die Kraft, von selbst einen großen Berg herunterzukommen. Diese erste Energie müssen Sie aufbringen, um von der Trägheit in Bewegung zu kommen.[269] Mit jeder Wiederholung des hilfreichen Tuns befestigen Sie Ihren Pfad in Richtung Gesundheit mehr. Gehen Sie, atmen Sie, und bleiben Sie im gegenwärtigen Moment. Wenn Sie erst einmal die angenehme Wirkung von solchen Waldspaziergängen auf Körper und Geist erfahren haben, werden Sie sie nicht mehr missen wollen. Die Kraft der Gewohnheitsenergie wird Ihnen dann zur Seite stehen.

Haben Sie Geduld

Engen Sie sich nicht durch zeitliche Vorstellungen ein. Damit meine ich: Erwarten Sie nicht nach einer Woche Pflanzenkost,

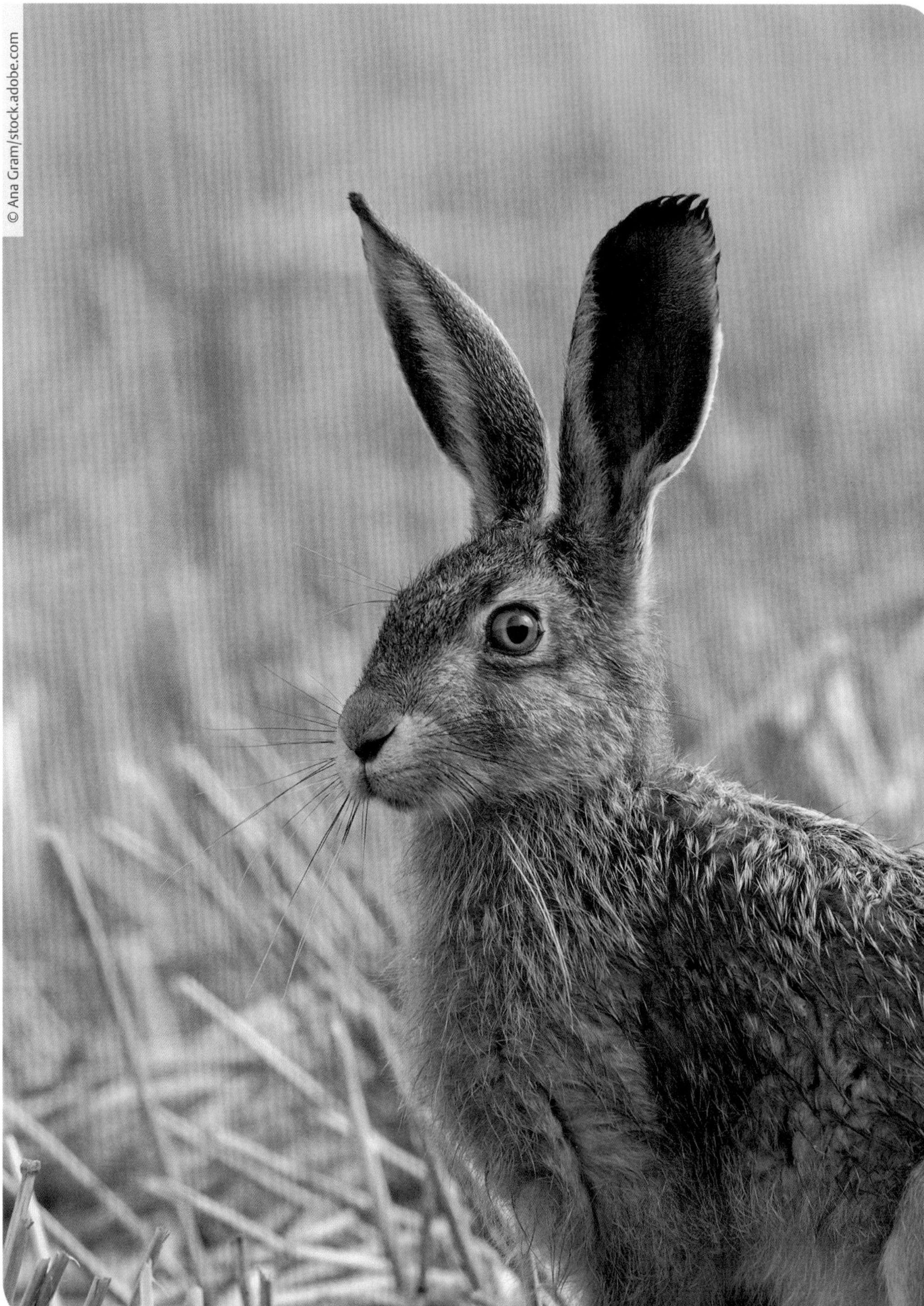

dass sich Ihr ganzer Stoffwechsel umstellt. Denken Sie in Monaten und nicht in Wochen oder Tagen. Wenn Ihr Übergewicht sehr ausgeprägt ist, werden Sie am Anfang schneller überflüssige Pfunde verlieren. Je näher Sie Ihrem Idealgewicht kommen, umso langsamer wird es weitergehen. Und bedenken Sie: Ihr persönliches Idealgewicht muss nicht unbedingt mit Ihren Vorstellungen eines Wunschgewichts identisch sein.

Sie werden mit der rechten Art zu essen und zu leben eher zu dem Menschen, der Sie eigentlich sind, in all seiner Kostbarkeit und Besonderheit, so wie er von der Natur vorgesehen ist. Auch das beste Essen wird Sie in niemand anderen verwandeln. Die Wandlung kann sich nur im naturgegebenen Rahmen bewegen. Oder wie einer meiner Lehrer sagte: »Dackel bleibt Dackel und Windhund bleibt Windhund.« Sie sind der Mensch, der Sie sind, seien Sie gut zu sich.

Manche Kritiker lassen sich auch durch die schlagendsten Argumente nicht überzeugen. Es wäre einfach zu schön für unsere fleischessenden Mitmenschen, wenn Fleisch (wie uns viele Low-carb-Diäten glauben machen wollen) gesund wäre, aber Obst, Gemüse und Vollkorn (Kohlenhydrate!!!) problematisch. Was auch immer Sie in klugen Büchern lesen: Vertrauen Sie Ihrem gesunden Menschenverstand und dem Leben selbst.

»Zwitschert der Vogel anders als das Buch, glaube immer dem Vogel.«
James Audubon (1785–1851)

Der Mensch ist so alt wie seine Gefäße

Eine fettarme, pflanzliche Vollwerternährung ist ideal dazu geeignet, bestehenden Bluthochdruck zu vermindern und einen erhöhten Cholesterinspiegel zu senken.

Hoher Blutdruck führt zu einem starken Gefäßverschleiß. Mittlerweile ist den meisten Menschen bekannt, dass eine eingeschränkte Kochsalzzufuhr (= Natriumchlorid) zur Blutdrucksenkung beiträgt. Natrium hält Wasser in den Gefäßen, und das damit ansteigende Volumen verstärkt den Druck auf die Gefäßwände. Kalium, Magnesium und Kalzium sind für die Blutdruckregulierung von großer Bedeutung. Und welche Nahrungsmittel sind natriumarm und reich an Kalium und Magnesium? Natürlich gesunde Pflanzennahrung, es sei denn, Sie fügen Salz beim Kochen zu. Vermindertes Körpergewicht lässt den Blutdruck sinken, und viele sekundäre Pflanzenstoffe unterstützen diesen positiven Effekt.

Bluthochdruck senken

Hilfreich ist in diesem Zusammenhang die folgende Kombination:

- eine fettarme vegane Ernährung mit einem ausreichenden Rohkostanteil
- bei Kochsalzüberschüssen: eingeschränkte Kochsalzzufuhr. Allerdings: Bei relativem und absolutem Natriummangel, z. B. durch zu wenig Trinken, nach starkem Schwitzen, Durchfällen, Erbrechen oder während Diuretika-Einnahme muss auf ausreichende Salzzufuhr geachtet werden. Besprechen Sie sich diesbezüglich sicherheitshalber mit Ihrem Therapeuten.
- Tabakverzicht
- Alkoholkarenz
- wirkungsvoller Stressabbau (Yoga, Meditation u. Ä.)
- erholsamer Schlaf
- dosiertes körperliches Training an frischer Luft, z. B. ein flotter halbstündiger Spaziergang jeden Tag

Metabolisches Syndrom

Die Langzeitstudie »Loma Linda University's Adventist Health Study«, Kalifornien, hatte zum Ergebnis, dass Vegetarier eine um 36% niedrigere Rate des metabolischen Syndroms zeigten als Fleischesser.[270]

Die Diagnose »metabolisches Syndrom« wird gestellt, wenn drei oder mehr der folgenden Faktoren vorliegen:

- erhöhte Blutzuckerspiegel (Hyperglykämie) bis hin zu Insulinresistenz
- Fettleibigkeit im Bauchbereich (viszerale Adipositas)
- pathologisch veränderte Blutfettwerte (erhöhtes Triglycerid und LDL-Cholesterin, erniedrigtes HDL-Cholesterin)
- Bluthochdruck (Hypertonie)

Dieses geht mit einem erhöhten Risiko einher, an Herzinfarkt, Schlaganfall oder Diabetes mellitus zu erkranken. Menschen, die sich hingegen vegan ernähren, haben bessere Blutdruck-, Blutfett- und Blutzuckerwerte, einen geringeren Hüftumfang und sind schlanker.

Sojaprodukte können nach einer japanischen Bevölkerungsstudie das Herzinfarkt- und Schlaganfallrisiko senken.[271] Dieser Effekt wird ihrem positiven Einfluss auf Blutfette zugeschrieben. Isoflavone aus Soja scheinen zusätzlich die Elastizität von Arterien zu verbessern. Die herzschützende Wirkung ist jedoch nur durch Aufnahme von intaktem Soja-Eiweiß zu erreichen und nicht durch die Gabe von aus Soja isolierten Pflanzenwirkstoffen.[272]

Sie haben ja bereits im Kapitel »Fleisch als Risikofaktor« (Seite 70) gelesen, wie essenziell funktionierende Gefäße für unsere Gesundheit sind. Unsere Blutfettwerte sind hierfür wichtige Taktgeber. Durchblutungsstörungen können über Beinschmerzen beim Gehen (PAVK = periphere arterielle Verschlusskrankheit), Herzinfarkt (koronare Herzkrankheit) und andere Organinfarkte, Schwindel, Kopfschmerzen, Konzentrations- und Denkstörungen bis hin zur Impotenz reichen, je nachdem, welche Gefäße besonders betroffen sind.

Warum der Cholesterinwert so wichtig ist

Eine tragende Rolle spielt hierbei Cholesterin. Die bestehenden Normwerte sind in den letzten Jahrzehnten immer weiter nach unten korrigiert worden und scheinen immer noch etwas zu hoch angesetzt zu sein.

Im Jahr 1948 startete im US-Städtchen Framingham die berühmteste Herzstudie der Welt, die sich über zwei Generationen erstreckte und deren Ergebnisse mittlerweile medizinischer Standard geworden sind. Sie sollte erklären, warum Herzkrankheiten zur häufigsten Todesursache in den USA geworden sind, und konnte zeigen, dass hohe Cholesterin-, Blutzucker- und Blutdruckwerte, Übergewicht, Rauchen und Bewegungsmangel Herzkrankheiten hervorrufen können. Je niedriger der Cholesterinwert, umso mehr sank das Herzinfarktrisiko. Lag ihr Cholesterinwert unter 150 mg/dl, erlitt im Studienzeitraum keiner der Teilnehmer einen Herzinfarkt.[273]

Mit dem Cholesterin ist es ziemlich einfach: Pflanzen enthalten kein Cholesterin. Tierische Nahrungsmittel haben jedoch eine ganze Menge davon. Ihr Arzt wird Ihnen wahrscheinlich sagen, dass eine Cholesterindiät wenig nützen wird, wenn Ihre Blutfette die Normbereiche durchbrochen haben, und dass das bei Ihnen schlichtweg »genetisch« sei.

Die klassische Cholesterindiät erschöpft sich im Reduzieren von Eiern und Butter und Umsteigen von rotem auf weißes Fleisch und

Fisch und ist tatsächlich vollkommen nutzlos. Hühnerfleisch enthält nämlich genauso viel Cholesterin wie Rindfleisch, Tintenfische enthalten sogar mehr als doppelt so viel Cholesterin, und jeder einzelne Fisch bringt je nach Art mehr oder weniger Cholesterin in Ihr Blut, Milch und Eier tun das ebenso.[274]

Tiere produzieren genau wie wir Menschen ihr Leben lang Cholesterin als Baustoff.[275]

Unser Körper braucht Cholesterin (Seite 203), aber alles, was notwendig ist, stellt er selbst her. Führen wir Cholesterin von außen zu, häufen wir dieses Fett im Blut an. Nehmen wir jedoch Nahrungs-Cholesterin hinweg, werden unsere Blutfettwerte sich drastisch verbessern.

Sinkt der Cholesterinspiegel, sinkt auch das Herzinfarktrisiko

Wo auch immer Ihr Ausgangswert von Blutcholesterin liegt: Mit jedem Prozent, das Ihr Cholesterinspiegel sinkt, verringert sich statistisch Ihr Risiko für Herzinfarkt um 2 % und mehr.[276] Wenn Sie also Ihren Cholesterinspiegel nach unten bringen, vermindern Sie damit gleichzeitig Ihr Risiko für gefäßbedingte Herzerkrankungen.[277]

Cholesterin verstopft nicht nur die Adern: Gibt man weißen Blutzellen (also Zellen unseres Immunsystems) im Reagenzglas Cholesterin zu, verschmieren sie und verlieren einen Teil ihrer Abwehrkraft.[278]

Gesättigte Fettsäuren

Gesättigte Fettsäuren im Essen verstärken das Problem zusätzlich. Sie feuern die Produktion von Cholesterin in der Leber an. Glücklicherweise müssen Sie kein Chemiker sein, um sie zu erkennen: Sie sind ab einer gewissen Menge bei Zimmertemperatur fest. Erhitzt man sie, werden sie flüssig, aber kühlt man sie ab, bekommen sie eine wachsartige Konsistenz. Tierprodukte enthalten eine große Menge an gesättigten Fetten. Gemüse, Früchte, Vollkornprodukte und Hülsenfrüchte haben im Gegensatz dazu einen äußerst geringen Fettgehalt.

Ein großer Vorteil entsteht zusätzlich, wenn man bedenkt, dass viele Umweltgifte sich im Fettgewebe ablagern. Eine fettarme, vegane Ernährung verhindert, dass bestimmte Schadstoffe überhaupt erst in unseren Körper gelangen.

Will man es richtig machen, muss man nicht nur tierisches Fett und Eiweiß weglassen, sondern überhaupt gesättigte Fette meiden, das schließt Kartoffelchips, Pommes frites, Krapfen, in Fett Gebackenes und Frittiertes, tropische Fette wie Kokosöl und Palmöl sowie künstlich gehärtete Fette einschließlich Transfette (Seite 200) mit ein. Auch vegane Buttercremetorten aus Weißmehl und Sahneschiffchen aus Pflanzensahne sind hier nicht dienlich. Pflanzenöle liefern zwar kostbare ungesättigte Fettsäuren, aber auch immer einen Schuss gesättigte Fette mit, und sind deshalb sparsam zu verwenden.

Pflanzliche Nahrungsmittel

Diese stecken nicht nur voller Vitalstoffe und Antioxidanzien, sind frei von Cholesterin und meist sehr fettarm, sondern haben gleichzeitig gewisse cholesterinsenkende Eigenschaften durch lösliche Ballaststoffe, die z. B. in Hafer, Gerste und Bohnen – aber auch vielen anderen Sorten von Getreide, Obst, Gemüse und Hülsenfrüchten enthalten sind.

Nach einer Bypass-Operation oder Gefäßerweiterung liegt die Wahrscheinlichkeit, dass sich die Blutgefäße bereits innerhalb von sechs Monaten wieder verschließen, bei 25–50% (je nach Studie), wenn die Ernährungsfaktoren und Lebensumstände nicht maßgeblich verändert werden.

5-Punkte-Programm von Dr. med. Dean Ornish

Andererseits verzeichneten beeindruckende 75% der Angina-pectoris-Patienten (ein gefäßbedingtes Herzleiden) ohne Operation eine deutliche Besserung ihrer Beschwerden und Gefäßdurchblutung, wenn sie nach dem mittlerweile sehr bekannten 5-Punkte-Programm von Dr. med. Dean Ornish behandelt wurden:

- eine extrem fettarme, (fast) vegane Vollwerternährung
- täglich ½ Stunde körperliche Betätigung, z.B. stramme Spaziergänge
- täglich ½ Stunde aktive Übungen für Stressmanagement (z.B. Meditation, Yoga, Entspannungsübungen u.Ä.)
- regelmäßige Gruppensitzungen zur psychischen und emotionalen Unterstützung
- Tabakabstinenz

Dr. Caldwell Esselstyns 20 Jahre dauernde Studie an der Cleveland Klinik, die er in seinem Buch »Prevent and reverse heart disease« veröffentlichte, untermauert, wie eine vegane Vollwerternährung ohne zusätzliche Öle Herzkrankheiten und Gefäßveränderungen nicht nur vorbeugen, sondern sogar rückgängig machen kann. Dr. Esselstyn betont in diesem Zusammenhang, dass gesättigte Fettsäuren von Ölen und pflanzlichen Fetten die Adern genauso verschleißen wie Fette aus Burgern und Schweinebraten und empfiehlt Herzpatienten eine reine Pflanzenkost, die selbst auf den Gebrauch pflanzlicher Öle verzichtet.[279]

Antioxidanzien als Radikalfänger

Antioxidanzien sind Schutzstoffe, die im Körper freie Radikale unschädlich machen. Passiert das nicht in ausreichendem Maße, können die freien Radikale Schäden anrichten.

Freie Radikale sind instabile Moleküle, die als Zwischenprodukte im Rahmen des normalen Sauerstoff-Stoffwechsels entstehen, aber vermehrt durch schlechte Ernährung (Industriezucker, Koffein, Alkohol, Tierprotein, Vitalstoffmangel, Nitrosamine), unangemessene Lebensführung (Zigarettenrauch, Sauerstoff-, Licht-, Schlaf- und Bewegungsmangel), starke emotionale Belastungen, Erregerexposition, immunologische Defizite, Stress, Strahleneinwirkung, Chemikalien und Umweltgifte.

Im Organismus wirken diese hochreaktiven, giftigen Substanzen in erster Linie auf die Zellwände sowie die genetische Erbsubstanz ein, die irreparabel oxidativ geschädigt werden können. Die in den Zellabschnitten in Gang gesetzten radikalen Kettenreaktionen können zur vollständigen Zerstörung oder auch zur Entartung der Zelle führen. Entstehen mehr Radikale, als durch Antioxidanzien abgefangen werden können, kommt es durch den vorherrschenden oxidativen Stress im Organismus zur frühzeitigen Zellalterung, zu Zellschäden, Fehlfunktionen und damit zur Entstehung einer langen Reihe von Krankheitsbildern bis hin zu Krebs.

Pflanzen versorgen uns reichlich mit Antioxidanzien

In diesem Zusammenhang wirken Antioxidanzien wie wahre Zauberkünstler.
Eine ganze Armee von antioxidativen Wirkstoffen liefert uns die pflanzliche Ernährung. Zu den wichtigsten Mitstreitern gehören: Vitamin C (Seite 270) und Vitamin E, Carotinoide, Spurenelemente (Seite 297) wie Selen (Seite 303), Kupfer, Mangan und Zink (Seite 304) sowie viele der sogenannten sekundären Pflanzenstoffe (Seite 310).

Viele wichtige Wirkstoffe kommen ausschließlich in Pflanzen vor. Gegen die zerstörerischen Angriffe von freien Radikalen schützen Sie Ihren Körper am besten, indem Sie große Mengen der folgenden vier Lebensmittelgruppen essen:

1. Gemüse
2. Obst
3. Vollkorngetreide und Vollkorn-pseudogetreide
4. Hülsenfrüchte

Ein Salatblatt als Beilage zum Schweinebraten bewirkt gar nichts. In geringen Mengen können Antioxidanzien im Körper kaum etwas ausrichten. Erst in großen Dosen zeigen sie ihre Schlagkraft.

Manche der Wirkstoffe sind hitzebeständig und überstehen den Kochvorgang unbeschadet, andere wiederum verlieren durch Erhitzen an Konzentration. Achten Sie deshalb auf einen hohen Rohkostanteil in Ihrer Ernährung. Pflanzliche Rohkost sollte mindestens ein Drittel Ihres täglichen Speiseplans einnehmen, mehr davon ist noch vorteilhafter. »Lebens-Mittel« als Mittel für ein gesundes Leben beinhalten, dass unsere Nahrung lebendig ist.

Täglich ein Drittel der Pflanzenkost roh essen

So steigern Sie den Rohkostanteil Ihrer Ernährung:

- Ersetzen Sie gelegentlich eine Tagesmahlzeit durch frisches Müsli oder Frischkornbrei mit Saaten, Nüssen und bunten Früchten.
- Essen Sie reichlich Rohkost- und Blattsalate: als Vorspeise, Beilage oder Hauptmahlzeit.
- Ergänzen Sie Ihr Brot mit Paprika, Tomaten, Karotten, Gurken, Radieschen, Rettichen, Kresse, Kräutern und anderer Frischkost.
- Bereiten Sie sich appetitliche Rohkostplatten mit verschiedenen Dips, besonders köstlich schmecken diese mit selbst gebackenem Brot.
- Verwenden Sie selbst gezüchtete Sprossen und Keime in Salaten, auf Broten und als kleine Zugabe zu gekochten Speisen.
- Essen Sie Obst, wann immer Sie mögen.
- Reichen Sie als Dessert Obstsalate mit verschiedenen süßen Saucen.
- Eine gemischte Obstplatte mit mundgerechten Stücken ist für Rohkostmuffel viel einladender als ein Apfel, in den man beißen muss.
- Knabbern Sie zwischendurch ein paar Nüsse.
- Wenn Sie Lust auf Süßigkeiten bekommen, essen Sie einige Trockenfrüchte.
- Selbst gemachte Energiebällchen aus Nüssen und Trockenfrüchten schmecken besser als jede Praline.
- Verwenden Sie reichlich frische Kräuter, die Sie erst am Ende des Kochvorgangs auf das zubereitete Gericht streuen.
- Wenn Sie gern süß frühstücken, gönnen Sie sich eine roh gerührte Marmelade oder Nussmus als Brotaufstrich.

Je abwechslungsreicher und bunter (im wörtlichen Sinne) Sie essen, umso vielfältiger sind die Wirkstoffe, die in Ihrem Körper für Sie arbeiten.

Ratten, Hunde, Katzen und viele andere Tiere stellen Vitamin C in ihrem Körper selbst her und sind nicht auf Nahrungs-Vitamin-C angewiesen. Primaten wie Schimpansen und Gorillas (auch der Mensch ist jener Klasse zugeordnet) verloren jedoch diese Befähigung, weil sie über Früchte täglich sehr große Mengen davon zuführten. Hätte Mutter Natur vorausgesehen, dass sich der Mensch im Laufe der Zeit nach Raubtiermanier ernährt und sich von Obst und Gemüse als Hauptnahrung abwendet, vielleicht hätte sie

Natürliche Quellen für Antioxidanzien

Antioxidanzien	Pflanzliches Vorkommen
Selen	stammt aus dem Boden und gelangt von dort besonders in Getreidepflanzen; je nach Standort schwankt der Selengehalt erheblich; Vorkommen in Vollkornprodukten, Nüssen, Samen, Bananen, Sojabohnen, Rosenkohl, Steinpilzen
Vitamin E	in natürlichen Ölen von Nüssen und Mandeln, Weizenkeim- und Maiskeimöl, Sonnenblumenkernen, Ölsamen
Carotinoide	in orangefarbenen, grünen, rötlichen und gelben Gemüse- und Obstarten, z. B. Karotten, Aprikosen, Pfirsiche, Paprika, Feldsalat, Spinat, Brokkoli, Grünkohl, Tomaten
Flavonoide	gelbes, rotes, blaues und violettes Obst und Gemüse
Vitamin C	viele Obst- und Gemüsesorten wie Zitrusfrüchte, Johannisbeeren, Kiwi, Paprika, Erdbeeren, Kartoffeln, Fenchel, Blumenkohl etc.

dann die Vitamin-C-Produktion im menschlichen Körper aufrechterhalten.[280]

Nahrungsergänzungsmittel

Wenn Antioxidanzien so viel versprechen, warum dann nicht zur Tablette greifen?

Nahrungsergänzungsmittel sind kein wirkungsvoller Ausgleich für eine schlechte Ernährung. Nehmen wir als Beispiel typische Antioxidanzien-Kapseln, die die Vitamine C und E, Beta-Carotin und das Spurenelement Selen enthalten:

Mittlerweile wurden 700 unterschiedliche Carotinoide identifiziert, und nur eines davon ist Beta-Carotin. Die meisten von ihnen beweisen ihre Wirksamkeit als Antioxidanzien und beugen vielen Erkrankungen wie Krebs, Rheuma, Arteriosklerose, degenerativen Hirnerkrankungen, grauem Star und Alterungserscheinungen vor.

Von allen Carotinoiden hat Lycopin (z. B. in reifen Tomaten) den größten antioxidativen Effekt und hemmt das Tumorwachstum effektiver als andere Carotinoide. Im gelben Fleck der Augennetzhaut hingegen kommen die Carotinoide Lutein (in Spinat und Grünkohl) und Zeaxanthin (in Mais, Grünkohl, Spinat) in großer Anzahl vor. Hier schützen sie die empfindliche Netzhaut vor dem Angriff von freien Radikalen. Und zwar so effektiv – wie eine Gruppe von Forschern entdeckte – dass Menschen, die viel Spinat und Grünkohl essen, vor Makuladegeneration geschützt sind.[281]

Nur in ihrer natürlichen Verbindung kommen die wirksamen Heilsubstanzen in Nahrungsmitteln zu ihrer vollen Entfaltung. Tabletten sind nur eine verlegene, grobe Behelfslösung zum Ersatz von Einzelsubstanzen. In vielen Fällen blockieren sich die kombinierten Stoffe in Hochdosen gegenseitig oder wirken sogar schädlich. Besprechen Sie sich deshalb über den Sinn oder Unsinn

einer Substitution in Ihrem individuellen Fall mit Ihrem Therapeuten.

Sulforaphan hilft bei der Entgiftung

Haben Sie schon einmal bemerkt, wie welk und verbraucht gewohnheitsmäßige Alkoholtrinker ausschauen? Zum einen bilden alkoholische Abbauprodukte viele der freien Radikale, zum anderen vermindert Alkohol den Antioxidanziengehalt des Blutes. Das macht das karzinogene Potenzial von Alkohol aus.[282]

Aus Brokkoli, Weißkohl, Rosenkohl, Blumenkohl, Grünkohl, Lauchzwiebeln und Sojaprodukten wie Tofu, Tempeh und Sojamilch konnten Substanzen (Sulforaphan oder andere Wirkstoffe) isoliert werden, die in der Leber eine entgiftende Enzymtruppe massiv zur Beseitigung von Schadstoffen anregen (sogenannte Phase-2-Enzyme). Sind die Enzyme in ausreichender Menge vorhanden, werden problematische Chemikalien unschädlich gemacht, bevor sie im Organismus Probleme verursachen können.[283]

Stufen der Krebsentwicklung

Wenn sich im Körper eine bösartige Tumorerkrankung entwickelt, geschieht das nicht über Nacht, sondern läuft in den folgenden Phasen ab[284]:

Initiation: Die Zelle wird in ihrem Erbgut durch Kanzerogene geschädigt (z. B. Strahlung, Umweltgifte, Aflatoxine, onkogene Viren, Chemikalien usw.). Es ist sozusagen der Startschuss für eine Zellveränderung und geschieht jeden Tag in großem Umfang auch im gesunden Körper. Wenn solchen Zellen nicht Einhalt geboten wird durch Reparatur der DNS oder durch bewusst eingeleitete Zerstörung der veränderten Zellen, teilen sie sich und geben den Defekt an ihre Tochterzellen weiter.

Promotion: Durch Promotoren kommt es über Jahre zu fortschreitenden Zellveränderungen bis hin zur Entwicklung von Krebszellen. Promotoren erhalten die Zellveränderungen aufrecht, ohne selbst die DNS anzugreifen. Als Promotoren können wirken: sekundäre Gallensäuren, Dioxine, Östrogene und – wie Colin Campbell in seiner China Study aufzeigt – tierproteinreiche Kost. Dem gegenüber gibt es erfreulicherweise Wirksubstanzen, die diese Prozesse einschränken und sogar unterbinden können: viele der sekundären Pflanzenstoffe und Antioxidanzien (Antipromotoren). Eine genetische Belastung, wie Krebsfälle bei Familienangehörigen, macht Antipromotoren ganz besonders unverzichtbar.

Progression: Der Prozess schreitet fort. Tumorwachstum und -ausbreitung zeigen sich in einem sichtbaren Beschwerdebild, wenn in der vorhergehenden Phase der Prozess nicht gestoppt werden kann.

Brokkoli und verwandtes Gemüse wirken als starkes Antioxidans

Es stimmt tatsächlich: Brokkoli und verwandtes Gemüse wirken (unter anderem) durch den Inhaltsstoff Sulforaphan als starkes Antioxidans. Ihre hemmende Wirkung auf das Wachstum von Krebszellen und Metastasen ist durch zahlreiche wissenschaftliche Studien belegt (z. B. Studien des Universitätsklinikums Heidelberg und des Deutschen Krebsforschungszentrums). Gerade bei Prostata- und Bauchspeichel-

drüsenkrebs konnten positive Ergebnisse erwirkt werden. Zudem soll Sulforaphan Helicobacter pylori abtöten. Dies ist ein häufig vorkommender Problemkeim mit vielen Resistenzen und Verursacher von Magenschleimhautentzündungen, Magengeschwüren bis Magenkrebs.[285, 286]

Schützende Pflanzenstoffe

Beim Prostatakrebs kann ganz klar herausgestellt werden: Das Krebsrisiko steigt bei zunehmendem Milchkonsum und dem Verzehr tierischer Produkte. Beta-Carotin (z. B. aus Karotten, Kürbissen und Süßkartoffeln) verringert das Krebsrisiko genauso wie Lycopin (aus Tomaten). Auch der Verzehr von Kohlsorten (Brokkoli, Rosenkohl, Wirsing, Blumenkohl, Grünkohl, Weißkohl) hat stark begünstigende Effekte auf die Gesunderhaltung der Prostata.[287] Herausragend positive Wirkungen auf die Prostata entfalten senfölglycosidhaltige Pflanzen, z. B. Rettich, Meerrettich, Senf, Kresse, Kapuzinerkresse usw. Auch Kürbiskerne wirken sich positiv aus.

Zweifelsfrei ist bei Lungenkrebs Rauchen ein Hauptrisikofaktor. Auf der anderen Seite konnte aber festgestellt werden, dass Menschen, die sich v. a. pflanzlich ernähren, ihr Krebsrisiko deutlich senken konnten, insbesondere wenn sie reichlich grünes, orangefarbenes und gelbes Gemüse sowie viele Bananen, Trauben und Äpfel essen, da die enthaltenen sekundären Pflanzenwirkstoffe protektiv wirken.[288]

Der häufige Verzehr von Hülsenfrüchten (Linsen, Bohnen, Erbsen), Ballaststoffen (Obst, Gemüse, Vollkorngetreide) und Folsäure (dunkelgrüne Blattgemüse, grüne Salate, Hülsenfrüchte, Vollkorngetreide) senken das Krebsrisiko für Darmkrebs.

Zwiebel- und Lauchgewächse und Knoblauch wirken laut WCRF (World Cancer Research Fund) als krebshemmende Nahrungsmittel für die Entstehung von Magenkrebs zusammen mit einer Kostform, die reich an Obst, Gemüse, Selen und Hülsenfrüchten ist.[289]

Was ich Ihnen damit zeigen will, ist Folgendes: Nahrungsmittel sind ein Feuerwerk an verschiedenen pharmakologisch wirksamen Substanzen, die wir mit jedem Bissen schlucken. Wir können sie gar nicht hoch genug einschätzen. Ein bekannter Satz von Hippokrates bekommt so eine tiefe Bedeutung: »Eure Lebensmittel sollen Heilmittel und eure Heilmittel sollen Lebensmittel sein.« Welche Effekte wir in unserem Körper erzielen, hängt ganz von unserer Essensauswahl ab.

Zusammenfassend können wir feststellen, dass pflanzliche Nahrungsmittel Antioxidanzien und sekundäre Pflanzenwirkstoffe mit pharmakologischen Effekten liefern und gleichzeitig für unsere Zell- und Gefäßgesundheit unverzichtbar sind.

Studiendaten

Vor diesem Hintergrund werden auch die Ergebnisse unzähliger wissenschaftlicher Studien nachvollziehbar, die dies belegen.

Vegane Ernährung schützt vor Krebs

Die Auswertung der Daten von über 69 000 Teilnehmern der Adventist Health Study 2 zeigte ein signifikant niedrigeres Gesamt-Krebsrisiko von Veganern in Bezug zu

Fleischessern. Und dies, obwohl die Allesesser dieser Studie deutlich weniger Fleisch als die Allgemeinbevölkerung verzehrten (veröffentlicht im Fachmagazin »Cancer Epidemiology, Biomarkers and Prevention«).[290] Zahlreiche andere Studien kommen zum gleichen Ergebnis.

Gary Meadows, Professor an der Washington State University, konnte während einer Studie mit mehr als 40 pflanzlichen Lebensmitteln herausfinden, dass das Fortschreiten von Krebserkrankungen durch den Verzehr von Obst und Gemüse wie Brokkoli, Wassermelone, Kohl, Grapefruit u.v.a. verhindert werden kann. Durch die Nahrungsmittel werden Metastasen-Suppressor-Gene aktiviert, die bei der Krebsbekämpfung hilfreich sind. Pflanzliche Kost wirkt nicht nur vorbeugend, sondern erweist sich durch ihren hohen Gehalt an Phytochemikalien als äußert vorteilhaft für einen bestehenden Krankheitsverlauf.[291]

Veganes Mikroklima

In vollwertig vegan lebenden Personen herrscht ein anderes Mikroklima durch:

- eine günstigere Bakterienflora auf Haut und Schleimhäuten
- niedrigere Blutfettspiegel
- eine niedrigere Konzentration von sekundären Gallensäuren (primäre Gallensäuren werden für die Fettverdauung benötigt und im Darm in sekundäre umgewandelt; die vegane Kost ist per se fettarm)
- häufigere Stuhlentleerungen und eine optimalere Enzymaktivität, die bei Veganern die Eliminierung potenzieller Karzinogene im Darm verbessern
- Wegfall von Hämeisen aus Fleisch und Fisch, welches zur Bildung von zelltoxischen Faktoren führen kann
- einen hohen Ballaststoffgehalt der Nahrung mit starkem Darmreinigungs- und Entgiftungspotenzial
- hohe Blutkonzentrationen von Mikronährstoffen wie sekundären Pflanzenstoffen und Antioxidanzien

Geringeres Demenzrisiko durch vegane Ernährung

Das Risiko, an Demenz und Alzheimer zu erkranken, verringert sich bei Veganern deutlich unter der Voraussetzung, dass sie auf eine ausreichende Vitamin-B12-Zufuhr (Seite 266) achten. Durch ihre üppige Versorgung mit Antioxidanzien, Folsäure und mehrfach ungesättigten Fettsäuren schaffen sie in ihrem Körper das optimale Klima für eine anhaltende Gefäßgesundheit und kognitive Leistungsfähigkeit. Eine Vorbedingung dafür gibt es allerdings zusätzlich: Die Pflanzenkost muss fettarm sein.

Schutz vor grauem Star

Im Rahmen der EPIC-Oxford Studie zeigte sich Erfreuliches für die Augen: Veganer haben ein 40% niedrigeres Risiko, an grauem Star zu erkranken im Vergleich zu Personen, die täglich mehr als 100 g Fleisch konsumieren.[292]

Entgiftung

Natürliche Inhaltsstoffe vieler Gemüsesorten tragen dazu bei, Giftstoffe aus Industrie- und Verkehrsabgasen sowie Chemikalien unschädlich zu machen. Darüber hinaus regen sie in der Leber die Synthese sogenannter Phase-2-Enzyme an. Diese Enzyme bewirken eine Ankopplung der problematischen Moleküle an einen Trägerstoff (z.B. Glutathion, einem körpereigenen Antioxi-

dans) und machen es damit über Stuhl oder Urin ausscheidungsfähig.

Kreuzblütler sind besonders starke Enzymaktivatoren: Blaukraut, Blumenkohl, Brokkoli, Grünkohl, Kohlrabi, Kresse, Meerrettich, Radieschen, Rettich, Rosenkohl, Rucola, Senf, Wasabi, Weißkohl und deren Verwandte wirken deshalb stark entgiftend.[293]

Glutathion wird nicht nur in unseren Leberzellen hergestellt, wir nehmen es auch mit der Nahrung auf. Fast jede Körperzelle arbeitet mit Glutathion, um oxidativen Stress zu beseitigen. Roh verzehrt, liefern besonders folgende Nahrungsmittel Glutathion: Petersilie, Spinat, Tomaten, Orangen, Grapefruits, Karotten, Birnen, Bananen, Erdbeeren. Auch Brokkoli und Blumenkohl sind glutathionhaltig und tragen damit zum Abtransport von schädlichen Chemikalien bei.

Die komplexen Phytonährstoffe und Antioxidanzien beeinflussen alle Erkrankungen positiv, die mit chronischen Entzündungsreaktionen einhergehen, so auch Erkältungsanfälligkeit, Abwehrschwäche, Nebenhöhlenentzündungen, Infekte u.v.a.

Die Top-Stars der pflanzlichen Ernährung

Die höchste Nähr- und Wirkstoffdichte ist in den sogenannten »Super Foods« enthalten. Solche Top-Stars unter den Nahrungsmitteln ergänzen Ihren Speiseplan durch ihr besonders reiches Bouquet an gesundheitsfördernden Pflanzenchemikalien, die Entzündungen hemmen, Alterungsvorgänge verlangsamen, Energie und Stimmung heben, die Entgiftung forcieren und freie Radikale abfangen. Zu den Mitgliedern dieser besonderen Gruppe gehören unter anderem:

- Früchte: Acaibeeren, Cranberrys, Datteln, Gojibeeren, Granatapfel, Hagebutten, Heidelbeeren, Kirschen, Maulbeeren, Papaya, Physalis, Trauben, Sanddorn
- Gemüse: Avocado, Brokkolisprossen, Grünkohl, Kürbis, Rote Bete, Speisepilze, Spinat
- Kräuter und Gewürze: Ingwer, Knoblauch, Kurkuma, Löwenzahnblätter, Oregano, Petersilie, Schnittlauch
- Nüsse: Cashewkerne, Macadamia, Walnüsse
- Samen: Leinsamen, Quinoa, Sesam, Speisehanfsamen, Chiasamen
- Stimulanzien: grüner Tee, Kakao, Weizen- und Gerstengrassaft
- Weiteres: Algen, Oliven, viele exotische Gemüse und Früchte

Je mehr die Wissenschaft erforscht, als umso bedeutender erweist sich pflanzliche Nahrung. Die richtige Mischung macht's. Sie brauchen keine Nährwerttabellen zu studieren oder Essenspläne auszuarbeiten. Essen Sie abwechslungsreich, dann bekommt Ihr Körper alles, was er braucht.

Noch mehr vom Guten

Es gibt noch viele weitere Vorteile der veganen Vollwerternährung, einige stelle ich Ihnen hier vor, wie beispielsweise die ausgleichende Wirkung auf den Hormonhaushalt.

Eine fettarme Ernährung verhindert überschüssige Hormonausschüttungen. Warum das so ist, ist unklar, aber dass es so ist, zeigen Angaben des National Cancer Institutes. Als Probanden ihren Nahrungsfettgehalt von 40 % der Kalorien (amerikanische Durchschnittskost) auf 20 % reduzierten, ging der Östrogenspiegel um 17 % zurück. Beim Testosteron scheint es ähnlich zu sein.[294]

Wenn sich Hormonstürme beruhigen

Fettgewebe ist kein passiver Zellverband, sondern fördert im Körper die Produktion von Östrogenen und anderen Hormonen. Je mehr Körperfett vorhanden ist, umso mehr Östrogene werden produziert.

Östrogene regen die Brustdrüsen an. Hohe Östrogenspiegel (durch frühe Menarche, späte Menopause, medikamentöse Hormongaben, tierische Nahrungsmittel) fördern die Brustkrebsentstehung.

Beim Thema »Milch« haben wir bereits gesehen, dass Kuhmilch und Produkte daraus Geschlechtshormone und den problematischen Wachstumsfaktor IGF-1 enthalten.

Interessanterweise bewirkt eine auf Pflanzen basierende Ernährung, dass das sexualhormonbindende Globulin (SHBG) ansteigt. Dieses hält Östrogene und Testosterone so lange an der Leine, bis sie wirklich vom Körper gebraucht werden, und wirkt in dieser Weise regulierend auf die Hormonwirkung ein. Hohe Fettspiegel hingegen hemmen SHBG.

Bei Übergewicht durch eine zucker- und fettreiche Ernährung muss zur Regulation des Blutzuckerspiegels Insulin ansteigen. Insulin als potenter Wachstumsfaktor füttert nicht nur Fett-, sondern auch Tumorzellen.

Fünf schlagkräftige Argumente für die vegane Ernährung

- Je niedriger der Body-Mass-Index (also auch der Körperfettanteil), desto niedriger

ist das Krebsrisiko. Veganerinnen sind selten übergewichtig. Die vegane Ernährung ist cholesterinfrei und – richtig durchgeführt – fettarm.
- Normale Insulinspiegel verstärken diesen positiven Effekt.
- Ballaststoffe in Vollkornprodukten, Hülsenfrüchten und Gemüse helfen beim Ausscheiden von überflüssigen Geschlechtshormonen über den Darm.
- Schlank sein macht bewegungsfreudiger; körperliche Aktivität reduziert Östrogenwerte und Übergewicht zusätzlich und senkt das Brustkrebsrisiko.
- Veganerinnen haben nachweislich niedrigere Östrogenwerte im Blut als Omnivore (= »Allesesserinnen«) – zum einen, weil sie weniger körpereigene Östrogene bilden, zum anderen, weil sie weniger wirksame Östrogene durch Nahrungsmittel wie z. B. Milch zuführen.[295]

Niedrige Östrogenspiegel erweisen sich also für das weibliche Brustgewebe als vorteilhaft. Doch wie sind Östrogene aus Pflanzen, sogenannte Phytoöstrogene, in diesem Kontext zu bewerten?

Phytoöstrogene

Zunächst einmal sind sie gar keine Östrogene im eigentlichen Sinne. Sie sind nicht identisch mit weiblichen Sexualhormonen, sondern lediglich strukturähnlich und können deshalb an den Östrogenrezeptoren in unserem Körper andoggen.

In Abhängigkeit vom körpereigenen Östrogenspiegel können sie dort sowohl östrogene als auch antiöstrogene Wirkungen erzielen. Durch Interaktionen mit den Östrogenrezeptoren können sie physiologische Effekte von Östrogen auf den Körper nachahmen (bei niedrigem Körperöstrogenspiegel) oder blockieren (bei hohem Körperöstrogenspiegel).[296] Sie dämpfen die Wirkung der proliferationsfördernden (= gewebsvermehrenden) körpereigenen Östrogene im Organismus ab, wodurch deren Wirkung auf hormonsensibles Gewebe reduziert wird.

Diesen Effekt entfalten sie nicht durch Höchstdosen als isolierte Wirkstoffe in Medikamenten, sondern ausschließlich, wenn sie über ihre natürlichen Vorkommen zusammen mit allen Beistoffen genossen werden, die die Pflanzen mitliefern. Pflanzenstoffe mit hormonähnlicher Wirkung finden sich z. B. in Sojabohnen, Leinsamen, Hülsenfrüchten, Vollkorngetreide, Obst, Gemüse, Samen, Nüssen und Heilkräutern, aber auch in Rotklee, Alfalfasprossen, Tee, Bier und Wein.

Phytoöstrogene gehören in die große Gruppe der sekundären Pflanzenstoffe. Die bekanntesten Phytoöstrogene sind die Isoflavone Genistein und Daidzein, daneben gibt es noch Lignane und Coumestane.

Pflanzen benutzen solche Verbindungen als Farb-, Gerb- und Bitterstoff oder als »Antibiotikum« zum Schutz vor Krankheitserregern. Auch kontrollieren die Pflanzen damit indirekt die Fortpflanzungsfähigkeit ihrer Fressfeinde: Eine Kleeart beispielsweise verringert die Fruchtbarkeit von Schafen, wie bereits in den 1960er Jahren entdeckt wurde.

Die gesundheitliche Bedeutung von Pflanzenhormonen wird aktuell sehr kontrovers diskutiert. Zum einen mehren sich Untersuchungen, die die positiven Gesundheitsef-

fekte dieser Pflanzenstoffe attestieren, zum anderen untermauern Kritiker mit Untersuchungen das Gefahrenpotenzial, wenn Phytoöstrogene in hohen Konzentrationen (z. B. als Nahrungsergänzungsmittel) konsumiert werden, und nehmen vorsorglich alle betroffenen Nahrungsmittel in Sippenhaft. Befürworter und Gegner liefern sich erbitterte Streitgespräche.

Genistein

Wie so etwas zustande kommt, möchte ich Ihnen an einem Beispiel zeigen: Bis zu 10 000 sekundäre Pflanzenstoffe werden als biologisch aktive Pflanzenbestandteile in Nahrungsmitteln vermutet. Einige wenige sind rudimentär erforscht worden, so das Phytohormon Genistein. Genistein führte zu verstärkten Forschungsbemühungen als Modellstoff, da es in vielen Nahrungsmitteln vorkommt, die für den Menschen relevant sind. Soja und schwarze Bohnen enthalten beispielsweise viel Genistein.

So verabreichten Forscher isoliertes Genistein in hohen Dosen athymen Mäusen, also mutierten Nacktmäusen, denen ihre das Immunsystem trainierende Thymusdrüse von Geburt an fehlt. Solche Mäuse haben keine Möglichkeit, immunologisch gegen Tumorzellen vorzugehen oder Antikörper zu entwickeln. Ziel war es, mit Genistein in einem östrogenfreien Milieu das Wachstum von bösartigen Brusttumoren in den Mäusen zu stimulieren, was gelang.

Andererseits haben Asiatinnen, die über Sojaprodukte regelmäßig Pflanzenhormone wie Genistein zu sich nehmen, ein um etwa 25 % verringertes Risiko, an Brustkrebs zu sterben, als Vergleichspersonen. Ernährungsbedingt liegt der Genisteingehalt im Blut von Japanern 43fach über dem von Finnen. Ferner haben die männlichen Nachkommen von Asiatinnen mit traditioneller Ernährung keinerlei Fruchtbarkeitseinbußen zu erwarten (Dr. Kurt Begitt, August 2000, »Innovations Report«).[297]

Isoflavonaufnahme und Krebshäufigkeit

Zudem ist bei asiatischen Männern die aggressive Form von Prostatakrebs viel seltener als bei Männern in westlichen Industrieländern. Es gibt Hinweise darauf, dass Isoflavone androgenabhängige Prostatakrebszellen im Frühstadium im Wachstum hemmen (Dr. S. E. Kulling und Dr. B. Watzl, Institut für Ernährungsphysiologie).[298]

In Europa und den USA nehmen die Menschen durchschnittlich weniger als 2 mg Isoflavone pro Tag zu sich. In asiatischen Ländern werden hingegen durch den traditionellen Konsum von Sojaprodukten (Tofu, Miso, Tempeh etc.) zwischen 15 und 50 mg Isoflavone pro Tag und Kopf gegessen.[299]

100 g Tofu enthalten zwischen 8 und 20 mg Genistein. Isolierte Isoflavone aus Nahrungsergänzungsmitteln sind zum Großteil deutlich höher dosiert und haben – was genauso entscheidend ist – eine andere Bioverfügbarkeit als komplexe Verbindungen in ihren natürlichen Vorkommen. Deswegen sind sie als kritisch einzustufen.

Drei Schlüsse können wir daraus ziehen:

- Die Natur kann es besser als der Mensch.
- »Die Dosis macht das Gift«, wie Paracelsus so treffend bemerkte.
- Der Mensch ist keine schüsselweise Genistein futternde 70-kg-Nacktmaus ohne Thymusdrüse.

Der Hormonhaushalt wird harmonisiert

Wenn Sie vegan essen, führen Sie zum einen deutlich mehr Vitalstoffe zu, zum anderen lassen Sie viele Giftstoffe weg. Außerdem regulieren sich Hormonspitzen im Körper. Ein schöner Nebeneffekt davon kann sein:

- dass das Hautbild bei Neurodermitis und Akne schöner wird und sogar ausheilt, die Haut überhaupt mit der Zeit jünger aussieht (vorausgesetzt, Sie lassen Zucker, Weißmehl, Nikotin und Alkohol weg),
- prämenstruelle Syndrome, Menstruationsstörungen und klimakterische Beschwerden nachlassen,
- die Sexualfunktion sich bessert und
- Migränearten vergehen, die hormonell und stoffwechselbedingt sind.

Weitere Geschenke der veganen Vollwertkost

Übergewichtige Frauen mit Menstruationsstörungen und hormonell begründetem Haarausfall bemerken vielfach höchst erfreut, dass ihre Beschwerden abklingen, wenn sie abnehmen.

Die Gelenkbelastung nimmt ab

Mit jedem Kilogramm Körpergewicht, das Sie nicht mehr mit sich herumtragen müssen, sinkt die Belastung auf Knie- und Hüftgelenke und damit die Gefahr von degenerativen Veränderungen in diesem Bereich.

Leber und Verdauung regenerieren

Entzündungen, Durchfälle, Blähungen und Verstopfung können sich durch die richtige Ernährung regulieren. Hinter vielen Verdauungsbeschwerden verbergen sich in Wahrheit nicht körperliche Fehlfunktionen, sondern Nahrungsmittelunverträglichkeiten bis hin zu unerkannten Allergien. Ich konnte in der Praxis immer wieder sehen, dass sich nach einer veganen Ernährungsumstellung sogar (schulmedizinisch nicht therapierbare) Leberfunktionsstörungen, die weder erregerbedingt noch toxischen Ursprungs waren, beheben ließen und Leberwerte sich überzeugend besserten.

Verbessertes Immunsystem

Mit einer verbesserten Abwehrleistung werden langwierige Erkältungen seltener. Auch chronische Nebenhöhlenentzündungen können sich bessern. Da viele Autoimmunerkrankungen mit tierproteinreicher Kost in Zusammenhang gebracht werden, wäre es wünschenswert, wenn sich die klinische Medizin mehr diesen Zusammenhängen öffnen könnte und ihren Patienten eine vegane Ernährung zugutekommen ließe.

Blutanalysen zeigten, dass bei Vegetariern die zytotoxische Aktivität von natürlichen Killerzellen doppelt so hoch war als in der fleischessenden Kontrollgruppe. Natürliche Killerzellen sind spezialisierte weiße Blutkörperchen, die Krebszellen zerstören.[300]

Entlastung des venösen Systems

Eine Gewichtsverminderung mit niedrigerem Blutdruck und weniger Volumen verringert die Belastung von Krampfadern und Hämorrhoiden.

Verbesserte Atmung

Bei Asthmatikern, die sich langfristig vegan ernähren, bessern sich Atemvolumen und

Anfallshäufigkeit, wenn im Hintergrund eine Unverträglichkeit von Tiereiweiß ist. Allein das Weglassen von Milch vermindert bei vielen Patienten eine übermäßige Schleimproduktion.

Die geistige Leistungsfähigkeit bewahren

Ernährungsformen mit einem hohen Antioxidanziengehalt haben eine gewisse Schutzfunktion für den Erhalt unserer kognitiven Fähigkeiten. Niedriger Blutdruck, niedrige Blutcholesterinspiegel und gesunde Gefäße helfen zusätzlich. Veganer haben deshalb ein deutlich niedrigeres Risiko, an Demenz oder Alzheimer zu erkranken.

Der erschreckende Anstieg von Alzheimer in Japan, China, Indien und Brasilien veranlasste Forscher, in einer neuen Studie Ernährungsdaten von Menschen ab 65 Jahren in Japan und acht Schwellenländern zu erfassen. Es konnte gezeigt werden, dass der westliche Ernährungsstil mit Fleisch, gesättigten Fetten, Cholesterin und Eisen aus Tierprodukten dafür verantwortlich ist (Journal of Alzheimer's Disease, September 2013).[301]

Homocystein und Vitamin B12

Höhere Homocysteinspiegel werden mit einem erhöhten Demenzrisiko in Zusammenhang gebracht. Da Vitamin-B12-Mangel bei Veganern Homocystein ansteigen lässt, unterstreicht dieses Wissen die Wichtigkeit einer adäquaten Vitamin-B12-Substitution im Rahmen einer vegetarischen und veganen Ernährung.

Entlastung der Nieren

Vom positiven Einfluss einer veganen Ernährung auf die Nierengesundheit haben Sie bereits im Kapitel »Fleisch als Risikofaktor« (Seite 70) gelesen. Eben weil Risikofaktoren wie Bluthochdruck, Diabetes mellitus und Arteriosklerose durch die pflanzliche Ernährung minimiert werden und Tiereiweiß ganz vom Speiseplan verschwindet, wirkt sich die vegane Kost positiv auf die Nierenfunktion aus. Lassen Sie mich an dieser Stelle nochmals in Erinnerung bringen, dass chronisch Kranke wie Dialyse- und Diabetespatienten keinesfalls allein mit Kostplänen experimentieren sollten (Kalium und Glukose könnten sonst entgleisen), sondern professionelle Begleitung brauchen.

Steinlos glücklich

Das Risiko von Harnsteinen wird durch purinhaltige Lebensmittel wie Fleisch, Wurst, Fisch, Schalentiere und Innereien gefördert, weil Purine zu Harnsäure abgebaut werden. Nierensteine können aber auch aus Oxalsäure entstehen. Gefährdete Personen sollten stark oxalsäurehaltige Pflanzen meiden (Rhabarber, Spargel, Mangold, Spinat, schwarzer Tee, Kakao, Rote Bete etc.). Steinlos glücklich: Veganer bekommen deutlich seltener Nieren- und Gallensteine als Fleischesser. Gallensteine bestehen meist aus Cholesterin. Vegetarierinnen haben gegenüber Fleischesserinnen nur ein halb so großes Risiko, Gallensteine zu entwickeln.[302] Je höher der BMI, umso mehr steigt das Gallensteinrisiko.

Fibromyalgie

Die Fibromyalgie ist eine Erkrankung, die trotz ihres gehäuften Vorkommens schlecht verstanden ist und in die nach wie vor viel hineingeheimnisst wird. Fakt ist, dass die Patienten unter unvorstellbaren Schmerzen im Faser-Muskel-Bereich leiden. Die Er-

krankung verläuft chronisch und gilt in der Schulmedizin als unheilbar. Verschiedene Testreihen zeigten jedoch erstaunliche Resultate: Wurden die Probanden auf vegane Rohkost gesetzt, zeigte sich innerhalb von sechs Wochen eine Verbesserung der Beschwerden.[303] Die Schmerzen kehrten zurück, sobald die Patienten wieder ihre ursprünglichen Ernährungsgewohnheiten aufnahmen. Ähnlich gute Ergebnisse zeigten sich bei einer Umstellung auf vegane Kost, die nur teilweise aus Rohkost bestand. Die Symptome verbesserten sich nach zwei Monaten signifikant. Solche Ergebnisse stellen alle anderen Therapieangebote bei Fibromyalgie in den Schatten. Eine vegetarische Kost zeigte diese drastischen Verbesserungen nicht.

Positiv bei Gicht

Eine abwechslungsreich zusammengestellte vegane Kost ist purinärmer und damit hervorragend geeignet zur Vermeidung von Gicht und erhöhten Harnsäurewerten. Antioxidanzien und sekundäre Pflanzenstoffe wirken stark entzündungshemmend.

Gelenkentzündungen nehmen massiv ab

Gelenkentzündungen lassen sich durch pflanzliche Nahrung ebenso bessern. Das bezieht sich nicht nur auf Gicht, sondern auch auf die rheumatoide Arthritis, eine extrem schmerzhafte Erkrankung aus dem rheumatischen Formenkreis mit autoaggressivem Potenzial. Dabei schwellen große und/oder kleine Gelenke an und entzünden sich bis hin zur Verformung.

Schubverstärkend sind Fleisch, Wurst, Milchprodukte, Eier, tierisches Fett und Frittieröl, aber manchmal auch pflanzliche Nahrungsmittel wie: Weizen, Mais, Zucker, Koffein, Weißmehl, Kakao, Alkohol, Nachtschattengewächse wie Tomaten und Auberginen, Zitrusfrüchte.

Falls die vegane Vollwerternährung nicht ausreicht, um Gelenkentzündungen zum Abklingen zu bringen, muss in detektivischer Kleinarbeit der Störenfried gefunden werden. Dazu bietet sich das Konzept skandinavischer Wissenschaftler an: Die Patienten bekommen eine Fastenkur verordnet mit Kräutertee, Gemüsebrühe und Gemüsesäften. Nach ca. sieben Tagen bekommen sie jeden Tag Nahrungsmittel dazu, bis die Patienten eine abwechslungsreiche, rein pflanzliche Ernährung erhalten. Wenn durch ein Nahrungsmittel die Entzündung aufflammt, wird es fortan verbannt.[304] Alkohol, Nikotin, Weißmehl und Zucker sind unter allen Umständen zu meiden.

Und das ist noch lange nicht alles ...

Vegan zu essen, macht ein gutes Gefühl. Wenn wir uns um gute, pflanzliche Nahrungsmittel in einer ökologisch verträglichen Weise kümmern, schließen wir Frieden mit der Welt. Zusätzlich wird sich bei Ihnen sehr wahrscheinlich ein starkes körperliches Wohlgefühl einstellen. Sie fühlen sich körperlich besser, und das wird man Ihnen ansehen. Unser Selbstbild wird sehr wesentlich von unserem Gesundheitszustand geprägt. Wenn wir uns gesund und kräftig fühlen, strahlen wir das in die Welt hinaus. Unser Wohlsein stimmt uns freudig – vorausgesetzt, wir erlauben uns die Muße, die Geschenke, die wir bekommen, beizeiten dankbar zu betrachten.

Nie war mehr Anfang als jetzt

Diese Worte von Walt Whitman (1819–1892) laden uns ein, sofort mit heilsamem Verhalten zu beginnen. Es gibt keinen besseren Tag dafür als heute.

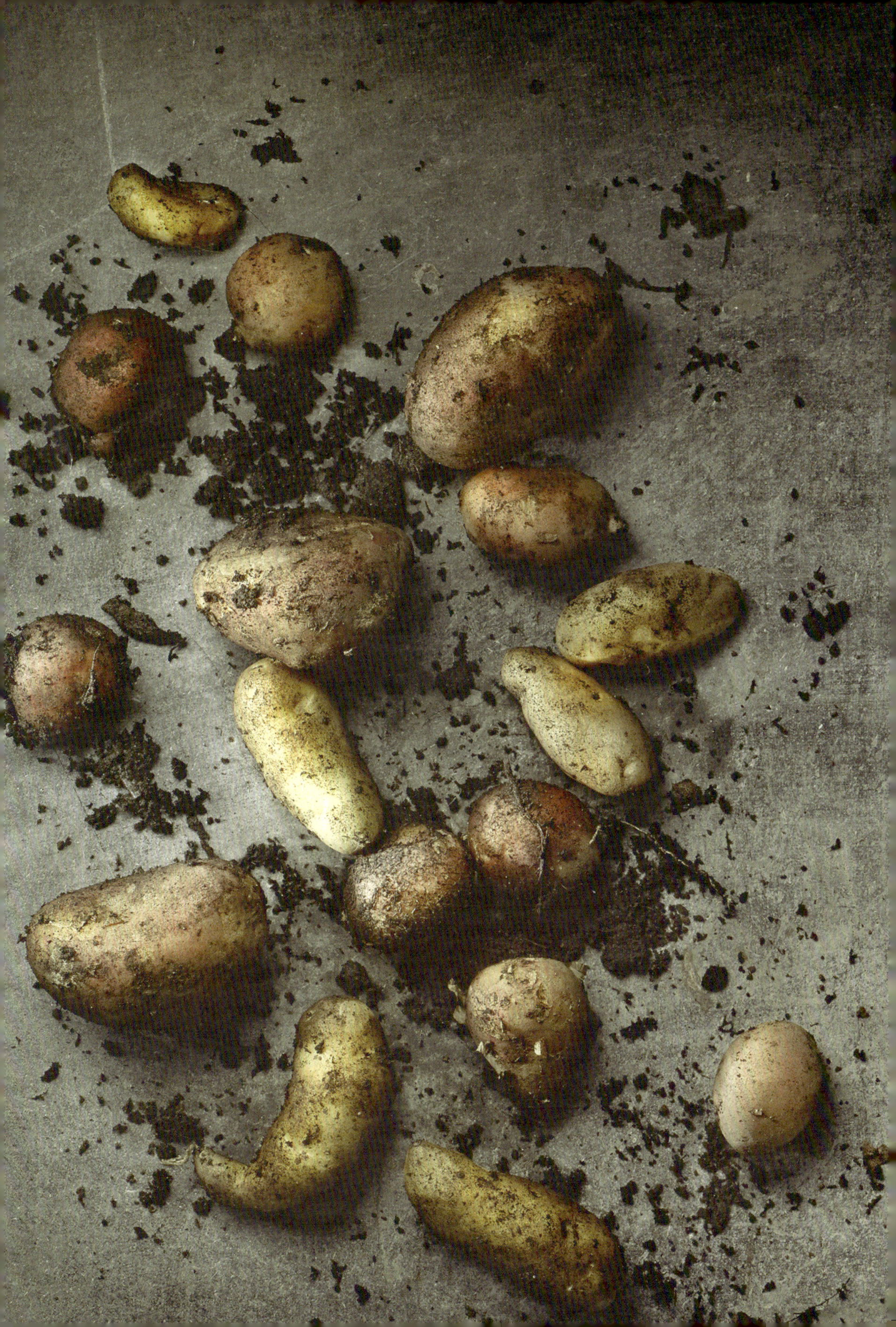

Überblick und einfache Fette

Zunächst einmal verschaffen wir uns einen Überblick über die Fettfamilie, bevor wir die einfachen Fette genauer kennenlernen, zu denen z. B. die Neutralfette gehören.

Zur Gruppe der Fette (Lipide) werden viele unterschiedliche Substanzen gerechnet, die sich auch chemisch gesehen unterscheiden. Was ihre biologischen Funktionen in unserem Körper betrifft, weisen sie trotzdem zahlreiche Gemeinsamkeiten auf. Grundsätzlich werden Fettstoffe eingeteilt in

- **Einfache Fette:**
  - Neutralfette: Nahrungsfette, die gesättigte und ungesättigte Fettsäuren tragen
  - Wachse: nicht relevant für die Ernährung
- **Komplexe Fette:**
  - Steroide wie der Baustein Cholesterin
  - Phosphatide (= Phospholipide) sind z. B. Lecithine und Kephaline (Bestandteile von Zellstrukturen)
  - Cerebroside sind eine Stoffgruppe, die hauptsächlich in Nervenzellen vorkommt

Die tägliche Zufuhr von Nahrungsfetten unterscheidet sich bei den einzelnen Kostformen erheblich. Den größten Anteil machen Neutralfette aus, dazu kommen fettlösliche Vitamine, Phospholipide und – durch Tierprodukte – Cholesterin.

Aufgaben der Fette in unserem Körper

Fette haben im menschlichen Körper wichtige Aufgaben zu erfüllen:

Energie

Wie die Kohlenhydrate dienen sie dem Organismus als Energielieferant: 1 g Fett liefert im Durchschnitt 9,3 kcal, 1 g Kohlenhydrate dagegen 4,1 kcal. Zudem wird die Verweildauer der Speisen im Magen verlängert. Das verstärkt den Sättigungswert einer Speise.

Fette dienen den unterschiedlichsten Organismen als langfristige Energiereserve, sie sind in allen Zellen zu finden. Pflanzen speichern Fette in ihren Keimen, Früchten und Samen. Auf diese Art machen sie sich unabhängig von einer äußeren Energiequel-

le, wenn die Samenpflanzen ihren Lebensimpulsen folgen und durch Keimung zu neuen Individuen heranwachsen.

Aroma

Fette bringen gewisse Aromastoffe in Lebensmitteln stärker zur Entfaltung, weshalb sie als Geschmacksverstärker dienen. Fett verleiht den Speisen eine andere Textur, ein gewisses Mundgefühl und intensiviert Aromen. Wenn wir von fettüberlastiger Ernährung auf eine fettarme Kost umstellen, kann es deswegen sein, dass wir erst einmal ein unbefriedigtes Gefühl haben und manche Speisen fader erscheinen, ja nahezu eine Gier auf mehr Fett (Chips, Schokolade, Fast Food) eintritt. Nach einigen Wochen stellt sich unser Geschmackssinn um, und wir können fettarme Gerichte genauso genießen.

Depot

Bei einem Übermaß an Fetten und Kohlenhydraten in der Nahrung werden diese im Unterhautfettgewebe und Bauchraum als Depot in Fettzellen gepackt und sollten dem Körper in Mangelzeiten als Energiereserve dienen. Die Natur hat es gut gemeint, ahnte aber nichts von unserem »Wohlstandsessen«. Wenn diese »schlechten Zeiten« nämlich nie kommen und der Mensch mehr isst, als er braucht, wachsen die Pölsterchen mit steigendem Körpergewicht an.

Baustoff

Komplexe Fette werden als Baustoff z. B. für Zellwände, Hormone und anderes verwendet. Sie geben aber auch unserem Körper Form (Wangen, Handflächen, weibliche Brust etc.).

Schutz

Fette dienen dem Wärmeerhalt (Unterhautfettgewebe), bieten Schutz gegen Erschütterung (Nierenfettkapsel), polstern bewegliche Organe (Augapfel), wirken wasserabstoßend (Haut, Haare).

Kompensation

Werden viel zu viele einfache Kohlenhydrate gegessen (z. B. Torten, Limonaden, Süßigkeiten usw.), baut der Körper sie in Fett um und lagert sie ein. Fehlen hingegen Kohlenhydrate für die Energieerzeugung, wird Fett aus den Depots gelöst und in der Leber zu Zucker (Glukose) umgebaut. Sind die Lager leergeräumt und der Mensch nimmt weiterhin zu wenig Nahrung auf (bei Hungern, Magersucht etc.), müssen körpereigene Eiweiße abgebaut werden. Konkret bedeutet das: Körperstrukturen schwinden immer mehr.

Unser Körper braucht also Fette und Kohlenhydrate für die Aufrechterhaltung seines Energiestoffwechsels. Dabei können Kohlenhydrate nicht einfach durch Fette ausgetauscht werden. Fette sind nur Energielieferanten zweiter Ordnung. Unsere Zellen erzeugen in ihren kleinen Kraftwerken Energie. Dabei gilt aber eines: Fette verbrennen nur vollständig im Feuer der Kohlenhydrate. Sind bei der Fettverbrennung nicht genügend Kohlenhydrate sozusagen als Zunder vorhanden, werden Fette nur unvollständig abgebaut. Es bleiben Ketonkörper wie z. B. Aceton übrig, saure Produkte, die im Organismus zu einem Säureüberschuss führen.

Zudem können Fette nicht als Energiequelle für unser zentrales Nervensystem genützt werden, da unsere Nervenzellen Glukose als Energielieferant erster Ordnung verwenden.

Spezifische Leistungen

Bestimmte Nahrungsfette liefern uns lebensnotwendige essenzielle Fettsäuren. Diese sind unverzichtbare Baustoffe für folgende Substanzen:

Phosphatide: Bestandteil von Zellstrukturen wie Zellwänden, Zellkernen, Mitochondrien (Energiekraftwerke der Zelle) etc. Sie werden aus essenziellen Fettsäuren aufgebaut. Bei einem Mangel kommt es zu ernsthaften Stoffwechselstörungen.

Gewebshormone: Wichtige Regulator- und Kommunikationsstoffe, die unter anderem in den Fettstoffwechsel eingreifen und viele Funktionsabläufe im Körper regeln.

Die fettlöslichen Vitamine A, D, E, K und Beta-Carotine können nur in Anwesenheit von Fett in den Körper aufgenommen werden. Praktischerweise sind sie häufig in Nahrungsfetten enthalten.

Fettzufuhr

Laut internationalen Ernährungsgesellschaften sollte der Fettanteil an der Gesamtnahrungsenergie (bei leichter bis mittelschwerer Arbeit) höchstens bei 25–30 % liegen. Solche Zufuhrempfehlungen sind mit einer veganen Vollwerternährung leicht zu bedienen, wogegen die »normale Mischkost« der Durchschnittsbevölkerung oft die 40 %-Marke überschreitet.[306, 307]

Für die Fettzusammensetzung dieser maximal 30 % gibt es folgende Zufuhrempfehlungen[308]:

- gesättigte Fettsäuren: unter 10 %
- einfach ungesättigte Fettsäuren: 10–12 %
- mehrfach ungesättigte Fettsäuren: 7–10 %
- Transfettsäuren: möglichst 0 %
- Cholesterin: muss nicht mit der Nahrung zugeführt werden, da es der Körper selbst herstellen kann

Gegenwärtige Empfehlungen zur Einschränkung der Fettzufuhr sind an Erwachsene adressiert. Kinder brauchen für ihr Wachstum deutlich mehr Fett als Erwachsene. Säuglinge und Kleinkinder sollten für ihr Gedeihen Nahrung mit einer hohen Energiedichte erhalten mit einem angemessenen Anteil an Omega-Fettsäuren. In Muttermilch beträgt der Fettanteil 50 % der Gesamtkalorien, nicht nur das macht sie zur idealen Ernährung für den Säugling.[309]

Zudem unterscheiden sich einzelne Fette von ihrer Struktur her ganz gewaltig. Während gesättigte Fette und Transfettsäuren äußerst problematisch sind, sind mehrfach ungesättigte Fettsäuren zum Teil lebenswichtig. Deshalb lohnt es sich, zum besseren Verständnis einzelne Fettarten genauer unter die Lupe zu nehmen.

Es gibt gesättigte und ungesättigte Fettsäuren

Die eigentlichen Nahrungsfette nennt man Neutralfette, da sie chemisch neutral reagieren. Neutralfette gehören in die Gruppe der einfachen Fette. Aufgrund ihres Aufbaus bezeichnet man sie auch als Triglyceride, denn sie bestehen aus einem Glycerin (einem dreiwertigen Alkohol), an dem drei Fettsäuren hängen (tri = drei). Triglyceride enthalten alle als Basis Glycerin (Alkohol), aber völlig unterschiedliche Fettsäuren. Dabei ist nun für die weitere Betrachtung besonders interessant, wie diese Fettsäuren aufgebaut sind. Fettsäuren sind organische Säuren,

Welche Fettsäuren gibt es?[310]

Name	Vertreter	Merkmale	Vorkommen
Gesättigte Fettsäuren	Palmitinsäure, Stearinsäure, Buttersäure, Laurinsäure u.a.	keine Doppelbindung zwischen 2 C-Atomen, kann der Körper selbst herstellen, nicht essenziell, bei Raumtemperatur fest, erhöhen das Risiko für Herz-Kreislauf-Erkrankungen	in großer Menge in tierischen Fetten, Fleisch, Milch und Produkten daraus, auch reichlich in Kokosöl und Palmöl, nur in geringer Menge in anderen Pflanzenölen
Einfach ungesättigte Fettsäuren	Ölsäure	eine Doppelbindung, nicht essenziell, bei Raumtemperatur flüssig oder sämig	Oliven-, Erdnuss-, Rapsöl, Avocados, auch in vielen Nüssen wie Haselnüssen und Walnüssen
Mehrfach ungesättigte Fettsäuren	Es gibt etliche mehrfach ungesättigte Fettsäuren, nur Linolsäure und Alpha-Linolensäure sind essenziell	bei niedrigen Temperaturen flüssig, verringern das Risiko von Herzkrankheiten und erfüllen wichtige Körperfunktionen	siehe unten
	zweifach ungesättigte Fettsäuren z. B. Linolsäure	zwei Doppelbindungen, essenziell, bei niedrigen Temperaturen flüssig	siehe unten
	dreifach ungesättigte Fettsäuren z. B. Linolensäure	drei Doppelbindungen, Alpha-Linolensäure ist essenziell, bei niedrigen Temperaturen flüssig	siehe unten
	vierfach ungesättigte Fettsäuren z. B. Arachidonsäure	vier Doppelbindungen, kann der Körper aus Linolsäure aufbauen, bei niedrigen Temperaturen flüssig	siehe unten
	fünffach ungesättigte Fettsäure	Eicosapentaensäure (EPA)	siehe unten
	sechsfach ungesättigte Fettsäure	Docosahexaensäure (DHA)	siehe unten

Kohlenwasserstoffverbindungen. Grundsätzlich wird zwischen gesättigten und ungesättigten Fettsäuren unterschieden.

Gesättigte Fettsäure: Als gesättigt gilt eine Fettsäure, wenn sie zwischen ihren Kohlenstoffatomen nur einfache Bindungen hat (-C-C-). Sie wird als gesättigt bezeichnet, weil sie so viele Wasserstoffatome binden kann, wie maximal möglich sind. Sie ist mit Wasserstoffatomen »gesättigt«, satt, zufrieden.

Ungesättigte Fettsäure: Unter ungesättigten Fettsäuren versteht man solche, die mindestens eine Doppelbindung zwischen zwei Kohlenstoffatomen aufweisen (-C=C-). Konkret heißt dies, dass die Kohlenstoffatome nicht mit Wasserstoff gesättigt sind, sondern sich diesen an den Doppelbindungsstellen teilen müssen.

Ob eine Verbindung gesättigt ist oder nicht, bestimmt ganz wesentlich ihr Verhalten. So wie wir uns selbst gesättigt anders benehmen, als wenn wir hungrig sind. Im Pflanzenreich kennen wir nun über 400 verschiedene Fettsäurestrukturen, wobei knapp über zehn davon häufig in den Pflanzenölen vorkommen. Je nach Anzahl der Doppelbindungen unterscheiden wir zwischen einfach ungesättigten Fettsäuren und mehrfach ungesättigten Fettsäuren (zweifach, dreifach, vierfach etc.).

Gesättigte und einfach ungesättigte Fettsäuren kann unser Körper selbst herstellen. Gesättigte Fette aus tierischen Quellen sind die bedeutendste Ursache für Cholesterinwerterhöhungen im Blut.

Fettsäuren sind dann essenziell, wenn sie unser Körper nicht selbst aufbauen kann. Die mehrfach ungesättigten Fettsäuren Linolsäure und Alpha-Linolensäure müssen deswegen mit der Nahrung zugeführt werden – unser Körper kann nämlich mehrfache Doppelbindungen nicht alleine bilden.

Was hat es mit Omega-Fettsäuren auf sich?

Das Geheimnis ist schnell gelüftet: Wenn man ein langgestrecktes Fettsäuremolekül anschaut, besteht es aus einer ganzen Kette von aneinandergereihten Kohlenstoffatomen (= C-Atome), die eine oder mehrere Doppelbindungen haben können. Ist die erste Doppelbindung am 3. C-Atom, vom Molekülende aus gezählt, nennt man sie eine Omega-3-Fettsäure. Entsprechend heißt die Fettsäure Omega-6-Fettsäure, wenn ihre erste Doppelbindung am 6. C-Atom ist, und Omega-9-Fettsäure, wenn sie am 9. C-Atom ist. Ölsäure wäre ein Beispiel für eine Omega-9-Fettsäure.

Zwei Omega-Fettsäuren kann unser Körper selbst nicht herstellen, deshalb müssen sie mit der Nahrung aufgenommen werden: Linolsäure und Alpha-Linolensäure. Beides sind für uns Menschen unverzichtbare Fettsäuren. Die anderen Vertreter der Omega-Gruppe können aus diesen Substanzen aufgebaut werden. Linolsäure aus der Omega-6-Familie wird im Körper zu Gamma-Linolensäure und weiter zu Arachidonsäure umgebaut. Alpha-Linolensäure aus der Omega-3-Familie ist für den Körper ein wichtiger Grundstoff, um die Omega-3-Fettsäuren EPA und DHA herzustellen. Allerdings ist dieser körpereigene Umwandlungsprozess begrenzt, sodass der Bedarf an EPA und DHA bei Säuglingen, in der Schwangerschaft und auch bei bestimmten Krankheitsprozessen erhöht sein kann. Zudem wird die Umwand-

Vertreter der Omega-3- und der Omega-6-Familie[311]

Die Omega-3-Familie (Doppelbindung am 3. C-Atom)	Die Omega-6-Familie (Doppelbindung am 6. C-Atom)
Alpha-Linolensäure (ALA) Vorkommen: Leinsamen, Leinöl, Rapsöl, Sojabohnen, Tofu, Sojaöl, Walnussöl, Walnüsse, Hanföl, Hanfsamen, Chiasamen, Fleisch (Wild), grünes Blattgemüse, Getreide, Portulak, Linsen ↓ wird im Körper umgebaut in **Eicosapentaensäure (EPA)** Vorkommen: Meeresfische (v. a. Kaltwasserfische wie Makrele, Hering, Lachs) und einige Algen ↓ wird im Körper umgebaut in **Docosahexaensäure (DHA)** Vorkommen: Meeresfische und einige Algen, Muttermilch Eine hohe Zufuhr von Linolsäure aus der Omega-6-Familie begrenzt die körpereigene Umwandlung der Omega-3-Familie.	**Linolsäure (LA)** Vorkommen: Gemüse, Obst, Hülsenfrüchte, Nüsse, Getreide, Samen, Distelöl, Sonnenblumenöl, Maisöl, Nachtkerzenöl, Weizenkeimöl, Sesamöl, Sojaöl, Eier, bestimmte Fleischsorten ↓ wird im Körper umgebaut in **Gamma-Linolensäure (GLA)** Vorkommen: Hanfsamenöl, Borretschsamenöl, Nachtkerzenöl, Samenöl der schwarzen Johannisbeere ↓ wird im Körper umgebaut in **Arachidonsäure (AA)** Vorkommen: Meeresfische, Muttermilch, Tierfett, Eier

lung behindert durch Alkoholkonsum und gefördert durch Antioxidanzien.

Funktionen der Omega-Fettsäuren

DHA ist von herausragender Bedeutung für die Gehirn- und Intelligenzentwicklung von Feten und Säuglingen. Mehrfach ungesättigte Fettsäuren, insbesondere Arachidonsäure und DHA, sind unverzichtbare Bestandteile der Augennetzhaut.[312] Allein die Tatsache, dass EPA und DHA in Muttermilch vorkommen, zeigt uns die Wichtigkeit dieser Fettsäuren für die kindliche Entwicklung an.

Niedrige Spiegel von EPA und DHA lassen sich bei vielen psychiatrischen und neurologischen Erkrankungen feststellen: Schizophrenie, Aufmerksamkeitsstörungen mit und ohne Hyperaktivität (ADS, ADHS), Depression, Borderline-Störungen, Alzheimer usw. Auch das Risiko von Krankheiten mit einem Entzündungshintergrund und Herz-Kreislauf-Erkrankungen steigt bei niedrigen Blutspiegeln. Kinder zeigen bei einem Mangel Wachstums- und Wundheilungsstörungen, Hautprobleme sowie Defizite im Lern- und Sehvermögen.[313]

Unser Gehirn ist reich an DHA. Wir benötigen DHA für den Erhalt unserer geistigen Fähigkeiten bis ins hohe Alter. Schüler mit einer stoffwechselbedingten Unterversorgung an DHA profitieren deutlich von dieser Fettsäure, denn Konzentration und Gedächtnisleistung verbessern sich durch DHA signifikant.

Unser Körper braucht mehrfach ungesättigte Fettsäuren als wesentliche Bausteine für biologische Zellwände und damit für Wachstum und Regeneration unserer Zellen

sowie zur Regulierung des Cholesterinstoffwechsels.

Omega-3- und Omega-6 Fettsäuren dienen als Ausgangssubstanzen wichtiger Gewebshormone (Eicosanoide), die ausgleichend auf Entzündungen und Immunvorgänge und viele andere Regelmechanismen im Körper einwirken, die Blutgerinnung und den Neurotransmitterstoffwechsel (Hirnstoffwechsel) regulieren und bei einer Vielzahl von Zellfunktionen mitwirken.

Die aus Linolsäure und Alpha-Linolensäure abgeleiteten Gewebshormone haben teilweise entgegengesetzte Wirkungen. Für unseren Körper kommt es auf eine harmonische Balance der einzelnen Hormone an, ein jedes davon muss am rechten Ort zur rechten Zeit seine Wirkung entfalten können, sonst kippt das System in Richtung Krankheit. Das sensible Gleichgewicht wird mit den richtigen Nahrungsmittelquellen behutsam geschaukelt.

Eine hohe Arachidonsäurezufuhr wirkt sehr negativ

Unser Körper bildet aus Gamma-Linolensäure nur so viel Arachidonsäure, wie er braucht, es sei denn, er wird mit Gamma-Linolensäure überschüttet. Arachidonsäure benutzt der Körper zum Aufbau von Zellwänden. Arachidonsäure ist aber auch der Ausgangsstoff für entzündungsfördernde Gewebshormone.

Effekte von Omega-3- und Omega-6-Fettsäuren

	Omega-3-Fettsäuren Alpha-Linolensäure	**Omega-6-Fettsäuren Linolsäure**
daraus abgeleitete Gewebshormone	aus EPA: Prostaglandine, Thromboxan, Prostazyklin der 3er-Serie* sowie Leukotriene der 5er-Serie*	aus Gamma-Linolensäure: Prostaglandine der 1er-Serie* aus Arachidonsäure: Prostaglandine, Thromboxan, Prostazyklin der 2er-Serie* sowie Leukotriene der 4er-Serie*
Entzündungen	entzündungshemmend	entzündungsfördernd
Gefäße	gefäßerweiternd	gefäßverengend
Blutgerinnung	antithrombotisch	thrombotisch
Blutfette	nur LDL-Cholesterin sinkt	LDL- und HDL-Cholesterin sinken
Fließfähigkeit des Blutes	wird verbessert	–
Arteriosklerose	vermindern Mechanismen der Arteriosklerose-Entstehung	–
Herz	herzschützende Wirkung	–

* Untergruppen der Gewebshormone werden in »Serien« unterteilt

Nehmen Sie zu große Mengen an Arachidonsäure aus externen Quellen zu sich, kommt es in Ihrem Körper über die daraus gebildeten Gewebshormone zu Gefäßverengungen (problematisch bei Herz-Kreislauf-Erkrankungen), Entzündungsreaktionen (Rheuma, Arthrose), Schmerzverstärkung und Immunreaktionen (ungünstig bei Autoimmunkrankheiten und Psoriasis). Arachidonsäure selbst kommt in Pflanzen nicht nennenswert vor, allerdings in tierischen Fetten (z. B. Eigelb, Schweineschmalz, Leberwurst, Innereien, Käse, Fleisch, Fisch etc.).

Quellen von Omega-Fettsäuren

Das Verhältnis von Omega-6-Fettsäuren zu Omega-3-Fettsäuren muss in unseren Nahrungsmitteln in einem optimalen Wertebereich liegen, damit aus Alpha-Linolensäure die Omega-3-Fettsäuren EPA und DHA hergestellt werden können. Omega-6-Fettsäuren sind der begrenzende Faktor in der Umwandlung. Ist der Omega-6-Anteil im Lebensmittel zu hoch, wird die Umwandlung von Alpha-Linolensäure in DHA und EPA blockiert, denn beide Omega-Familien konkurrieren um die gleichen Enzymsysteme. Je niedriger das Verhältnis von Omega-6 zu Omega-3 ist, umso besser ist die Umwandlung von Alpha-Linolensäure in die äußerst wichtigen EPA und DHA. Das optimale Verhältnis liegt bei 5:1 und darunter.[314]

Ursprünglich war unsere Nahrung reich an Omega-3-Fettsäuren

In der Tat ist es so, dass die Nahrung des Menschen über Zehntausende von Jahren relativ fettarm war und reich an Omega-3-Fettsäuren. Wir Menschen lebten damals von Pflanzen, Wildfischen und von freilebenden Wildtieren, die sich viel von Blättern, Moosen und Farnen (auch Omega-Träger) ernährten. Die zugeführte Pflanzennahrung lieferte genügend Antioxidanzien, damit die

Verhältnis Omega-6-:Omega-3-Fettsäuren in verschiedenen Lebensmitteln[316]

Lebensmittel	Verhältnis
Leinöl	1:4 (höchster relativer Anteil an Omega-3-Fettsäuren in Pflanzenölen)
Rapsöl	2:1
Hanföl	3:1
Walnussöl	4:1
Weizenkeimöl	7:1
Sojaöl	7:1
Olivenöl	8:1 (hat aber insgesamt kaum Omega-3-Fettsäuren)
Palmöl	19:1
Maiskeimöl	55:1
Kürbiskernöl	100:1
Sonnenblumenöl	126:1
Distelöl = Safloröl	150:1
Fische und Fischöle	1:5
Leinsamen	1:4
Walnüsse	4:1
Avocado	10:1 (enthält nur einen Hauch Alpha-Linolensäure)
Erdnüsse	28:1

Menschen die Omega-Fettsäuren verstoffwechseln konnten. Das damalige Verhältnis von Omega-6 zu Omega-3 dürfte in etwa bei 4:1 gelegen haben. In Europa und den USA bringen es Allesesser hingegen auf Durchschnittswerte von 20:1. Im Laufe dieser Veränderungen stieg auch die Sterblichkeitsrate durch Herzkrankheiten drastisch an. Erst im Rahmen der Industrialisierung der Tierhaltung (Massentierhaltung) erhöhte sich die Aufnahme von Fett in diesem Maße. Da Masttiere anders ernährt werden, enthält das Fleisch gemästeter Tiere nur noch Spuren von Omega-3-Fettsäuren, dafür aber eine ganze Menge Arachidonsäure, eine Omega-6-Fettsäure.[315]

Das gleiche gilt für Zuchtfische von Fischfarmen, deren Kunstfutter natürliche Omega-3-Quellen fehlen, weshalb in ihrem Körper ein geändertes Fettsäuremuster entsteht. Auch im Eidotter des Hühnereis hängt das Fettsäuremuster vom Futterangebot ab. Leben Hühner unter natürlichen Bedingungen, dürfen sie viel Gras fressen und Samen picken, liegt der Omega-3-Fettsäuregehalt im Eidotter ein Vielfaches über dem der Tiere in den Massenställen. Wird solchen Hühnern Fischöl gefüttert, kann der Omega-3-Gehalt ihrer Eier gesteigert werden, wobei das Ei einen Fischgeschmack annehmen kann.

Die Umwandlung in DHA und EPA ist wichtig

Die Gesamtaufnahme von Omega-3-Fettsäuren ist bei Veganern, Vegetariern und Allesessern ungefähr gleich. Vegetarier nehmen (abhängig von ihrem Eikonsum) wenig und Veganer praktisch kein DHA und EPA über die Nahrung auf, sondern nur die Vorstufe Alpha-Linolensäure. Sie sind daher angewiesen auf eine funktionierende Umwandlung von Alpha-Linolensäure in DHA und EPA.[317]

Da in veganen Speisen weder DHA noch EPA vorkommen, wurden bei Messungen bei Veganern in einigen Körpergeweben wie Körperfett, roten Blutkörperchen und Muttermilch niedrigere Spiegel dieser Fettsäuren festgestellt als bei Fischessern. Es ist unklar, ob diese Abweichungen irgendwelche Auswirkungen haben. Dabei führen Veganer im Schnitt mehr Omega-6-Fettsäuren als Mischköstler zu.[318] Dies erweist sich insofern als ungünstig, da zu viele Omega-6-Fettsäuren ja die Herstellung von DHA und EPA blockieren.

Sich vegan ernährende Menschen müssen daher ganz besonders sicherstellen, dass ihre Ernährung genug Alpha-Linolensäure als Baustoff für DHA und EPA enthält und möglichst wenig Blockaden durch einen zu hohen Omega-6-Fettsäuren-Wert. Aus diesem Grund sollte die vegane Ernährungsgruppe besonders auf das angestrebte Verhältnis Omega-6-:Omega-3-Fettsäuren von 5:1 und darunter in ihren Speisen achten. Durch Meiden von Transfettsäuren wird die körpereigene Umwandlung weiter angeregt. Pflanzenkost enthält von Natur aus reichlich Antioxidanzien, die die Umwandlung begünstigen.

Vergessen Sie bei all den Verhältnissen der Fettsäuren zueinander aber nicht, dass beide – Linolsäure und Alpha-Linolensäure – lebensnotwendig sind.

Nicht nur das Verhältnis der Fettsäuren zueinander ist wichtig, sondern auch der Mengengehalt. Olivenöl hat z. B. nur wenige Omega-6-Fettsäuren und kann durch

seinen hohen Ölsäuregehalt (dies ist eine Omega-9-Fettsäure) in der warmen Küche verwendet werden, weil es dadurch erhitzbar ist. Es liefert aber kaum einen Beitrag zu den Omega-3-Fettsäuren.

Ausreichend Alpha-Linolensäure aufnehmen

Sie werden auf den nächsten Seiten viel von Pflanzenölen und ihrer Verwendung hören. Halten Sie dabei immer in Erinnerung, dass alle Öle flüssige Fette sind. Sie haben nun wiederholt gelesen, dass eine gesunde vegane Ernährung fettarm sein sollte. Lassen Sie mich das kurz genauer erklären: Mit fettarm ist gemeint, dass Sie mit zugesetzten Fetten und Ölen zu Ihrer Pflanzennahrung sparsam und bedacht umgehen sollten. Jedoch sind vollwertige fetthaltige Nahrungsmittel wie Nüsse, Nussmus, Samen, Oliven, Soja und gelegentlich auch Avocados bedeutende Quellen für wichtige Fettsäuren.

Essen Sie ausreichende Mengen der natürlichen Lieferanten von essenziellen Fettsäuren! Wir sehen es im Praxisalltag bei einer falsch zusammengestellten veganen Ernährung immer wieder, dass gerade Alpha-Linolensäure deutlich zu wenig zugeführt wird. Damit Sie keine Supplemente verwenden müssen: Nehmen Sie natürliche Quellen dieser wichtigen Fettsäure in Ihren täglichen Speiseplan auf.

Ein Esslöffel Leinöl pro Tag ist ausreichend

Leinsamen und Leinöl sind die konzentriertesten pflanzlichen Quellen von Alpha-Linolensäure. Je nach Lebensumständen reicht beim Erwachsenen ein Esslöffel Leinöl aus, um den Tagesbedarf an Alpha-Linolensäure zu decken. Leinöl ist die Mimose unter den Ölen. Es darf nicht erhitzt werden und ist sehr sensibel auf Licht und Wärme. Nach Anbruch sollten Leinölflaschen am besten im Umkarton im Kühlschrank aufbewahrt und zügig verbraucht werden. Wenn Sie an die Omega-3-Fettsäuren von Leinsamen herankommen möchten, ist es empfehlenswert, diese vor dem Verzehr frisch zu schroten oder mit dem Mörser anzustoßen, damit deren harte Schale aufgebrochen wird. Nach dieser optimalen Vorbereitung passen sie gut ins Müsli oder über Salate.

Die benötigte Tagesmenge von Alpha-Linolensäure ist auch in 50 g Walnüssen enthalten. Die Walnuss zeigt uns schon durch die Form, in der sie sich materialisiert, wofür sie gut ist: Sie sieht aus wie ein menschliches Gehirn. Weitere Lieferanten von Alpha-Linolensäure sind Walnussöl, Hanfsamen, Hanföl, Chiasamen und Rapsöl.

Rapsöl, Canola-Öl

Rapsöle stehen erst seit ein paar Jahrzehnten auf unserem Speiseplan. Ursprünglich enthielt die leuchtendgelbe Rapspflanze einen hohen Anteil an Bitterstoffen und die gesundheitsbedenkliche Erucasäure. Erst in den 1980er Jahren ist es gelungen, fast erucasäurefreie Rapssorten zu züchten und die Ölpflanze der menschlichen Ernährung zugänglich zu machen. Mittlerweile hat sich Raps zur dominierenden Ölpflanze in Deutschland gemausert.

Seit einiger Zeit wird Rapsöl auch im deutschsprachigen Raum gern als Canola-Öl bezeichnet. Canola ist ein Kunstwort aus dem Englischen (Canadian oil, low acid). In Kanada entwickelte Rapssorten wurden

aus Vermarktungsgründen umgetauft, weil das englische Wort für Raps (»rape«) auch Vergewaltigung bedeutet. In Amerika werden die Bestände mittlerweile von Genraps dominiert. Bevorzugen Sie deshalb unbedingt unsere heimischen Öle. Es gibt ganz ausgezeichnete Rapsölqualitäten aus hiesigen Ölmühlen.

Lein-, Raps-, Hanf-, und Walnussöle sind für kalte Zubereitungen wegen ihres erfreulichen Fettsäuremusters besonders empfehlenswert. Weizenkeim- und Sojaöle zeigen auch noch akzeptable Omega-Fettsäuren-Verhältnisse, aber Maiskeim-, Sonnenblumen- und Distelöle sollten wegen ihrer ungünstigen Fettsäuremuster und ihres hohen Linolsäuregehalts möglichst wenig verwendet werden.

Vitamin E

Wenn wir Wert legen auf ungesättigte Fettsäuren in unserer Ernährung, brauchen wir Vitamin E als Antioxidans, damit deren positive Effekte erhalten bleiben, sonst oxidieren sie (auch in unserem Körper). Eine positive Vitamin-E-Bilanz erwirken manche Öle selbst, die Vitamin E gleich mitliefern, und gleichzeitig Nahrungsmittel wie Nüsse (besonders Haselnüsse), Ölsamen, Obst und Gemüse. Obst und Gemüse ist zwar insgesamt sehr fettarm und kann daher auch nur wenige Omega-Fettsäuren liefern, dafür stehen die wenigen in einem optimalen Verhältnis zueinander.

Omega-Fettsäuren sind für unsere Gesundheit unverzichtbar. Die neueren ernährungsphysiologischen Erkenntnisse liefern gute Gründe dafür, warum sich Fischöle und fette Meeresfische wachsender Beliebtheit erfreuen. Obwohl das Wort »erfreuen« an dieser Stelle wohl deplatziert ist, wenn wir einen Blick darauf richten, was die Fischerei mit den Wasserbewohnern und in den Meeren anrichtet. Große Probleme bereiten dem Körper zudem giftige Chemikalien und Schwermetalle in Fischen und Fischölen, die auf die fortschreitende Meeresverschmutzung zurückgehen.

Omega-3-Fettsäuren aus Algen

Das große Bedürfnis nach gesundheitsfördernden Omega-3-Fettsäuren ist ohne Frage gut begründet. Fische können Omega-3-Fettsäuren nicht selbst bauen, sondern nehmen sie über Algen in ihren Körper auf. Eine Idee wäre nun, den Umweg Fisch auszusparen und gleich zur Quelle zu gehen. Algenpräparate sind als Nahrungsergänzungsmittel reichlich im Handel, aber auch hier wäre das Thema der Verunreinigungen zu klären, denn manche Algen reichern Schwermetalle wie Quecksilber an und fallen damit natürlich als Alternative »ins Wasser«.

Mikroalgenöle: Ulkenia und Schizochytrium

Hochwertige, schadstofffreie Mikroalgenöle mit einem hohen Gehalt an EPA und DHA in veganen Kapseln werden von einigen Herstellern angeboten, die ihre Algen in geschütztem Milieu und umweltfreundlich in Tanks züchten.

Die verwendeten Algengattungen heißen Ulkenia und Schizochytrium. Die Algen Chlorella und Spirulina enthalten hingegen viel zu wenige Omega-3-Fettsäuren und sind hierfür nicht brauchbar.

Da die Nachfrage groß ist, erweitert sich die Produktpalette ständig. Mengeninhalte, Beistoffe und auch Preise für solche Produkte variieren sehr stark, sodass sich eine kritische Sichtung der Angebote einmal mehr lohnt. Vorsicht ist geboten bei gentechnisch veränderten Pflanzen (einige Firmen arbeiten bereits an Patenten).

Mikroalgenöle verbessern den Versorgungsstatus mit DHA und EPA

Neuere Untersuchungen belegen, dass die Einnahme von Mikroalgenölen die Blutwerte der beiden lebenswichtigen Omega-3-Fettsäuren DHA und EPA signifikant erhöht. Dies macht sie zu idealen Begleitern einer pflanzenbasierten Ernährung. Hochwertige Öle aus den Mikroalgen Ulkenia und Schizochytrium können in Kapselform oder in Form von damit angereicherten Speiseölen zugeführt werden.

In Anbetracht der unsicheren Umwandlungsrate aus Alpha-Linolensäure und damit verbundenen niedrigen Blutspiegeln von EPA und DHA kann die Einnahme von Mikroalgenölen für Veganer eine effektive Versorgung mit diesen Omega-3-Fettsäuren gewährleisten. Dies empfiehlt sich grundsätzlich in jeder Lebensphase, aber ganz besonders für Kinder, Schwangere, Stillende sowie für Patienten mit rheumatischen oder neurologischen Erkrankungen, mit bestimmten Autoimmunkrankheiten und nach Transplantationen.

Die Gabe von Hochdosiskonzentrationen sollte allerdings therapeutisch abgesprochen werden, denn hierfür gibt es Kontraindikationen wie beispielsweise bestimmte Leber-, Gallenblasen-, Bauchspeicheldrüsen- und Blutgerinnungsstörungen. Zudem sind bei höheren Dosen von hochungesättigten Fettsäuren Wechselwirkungen mit Arzneimitteln zu beachten. Bei einigen schulmedizinischen Medikamenten haben Mikroalgenöle jedoch die erfreuliche Begleiterscheinung, dass sie Nebenwirkungen verringern können, z. B. bei Kortison und Immunsuppressiva.

Prinzipiell sollte die Zufuhr von Algenölen in eine ausgewogene Ernährung eingebunden werden und in verkehrsüblichen Mengen erfolgen. Davon kann unsere Gesundheit ganz allgemein profitieren, besonders aber Gehirn, Herz, Nerven- und Immunsystem, Augen, Blutdruck und die Fließeigenschaften unseres Blutes.

Küchenpraxis: richtiger Umgang mit Fett

Eine vollwertige, vegane Ernährung ist von Natur aus fettarm. Nahrungsfette können Sie in Ihrer Pflanzenküche so einsetzen, dass es Ihrer Gesundheit dient.

Die Hauptquelle von gesättigten Fetten sind Streichfette (Butter, Margarine, Palm- und Kokosfette in Brotaufstrichen, Light-Produkte), Pflanzen-, Frittier- und Salatöle, Milch, Molkereierzeugnisse und Fleisch. Getreide enthält nur wenige gesättigte Fettsäuren, Obst und Gemüse kaum.

Schaut man Nahrungsmittelkombinationen an, erreicht von allen Ernährungsgruppen nur die vegane optimale Mengenempfehlungen, da sie am wenigsten gesättigte und am meisten ungesättigte Fette aufnimmt. Vorausgesetzt natürlich, Sie essen vollwertig vegan und kümmern sich um Ihre Omega-3-Quellen. Alkohol- und Ölexzesse, Zucker- und Weißmehlorgien, Frittiertes und künstlich gehärtete Fette haben negative Effekte auf unsere Fettbilanz, auch wenn die Quellen aus Pflanzen stammen.

Gesättigte Fettsäuren aus pflanzlichen Ölen und Fetten verändern die Arterien genauso, wie wenn das Fett von einem Schweinebauch stammt.

Deshalb kommt es auf die richtige Wahl an. Reduzieren Sie Ihre Fettzufuhr in Bezug auf gesättigte Fette, und setzen Sie auch ungesättigte Fette wohl durchdacht ein. Wählen Sie zum Kochen und für Rohkostspeisen hochwertige Pflanzenöle (Seite 195) entsprechend ihrer Indikation.

Die vegane Ernährung ist von Natur aus fettarm, weil Fleisch, Milch, Sahne, Butter, Käse und vieles andere wegfällt. In vielen unschuldig wirkenden Lebensmitteln können trotzdem gesättigte Fette versteckt sein, beispielsweise in geröstetem Knuspermüsli oder in veganen Würstchen, Tortillachips, Kokoscreme, Sahnealternativen, veganer Mayonnaise, Chips, Backwaren, Schokolade usw.

Folgende Zubereitungsarten sparen Fett

- Verwenden Sie zum Kochen und Backen möglichst keine gehärteten Fette und

schränken Sie Ölzugaben ein. Verwenden Sie statt Margarine hochwertige Pflanzenöle.

- Umso besser die Beschichtung Ihrer Pfanne, umso weniger Öl brauchen Sie zum Braten.
- Vieles wird auch knusprig ohne Fett, wenn es im Ofen gebacken wird.
- Legen Sie Gebratenes nach der Zubereitung auf Küchenkrepp, um überschüssiges Fett abzutupfen.
- Streichen Sie Frittiertes von Ihrem Speiseplan. Viele Speisen lassen sich auch im Ofen garen, anstatt frittiert zu werden.
- Wenn Sie sahnige Suppen oder Saucen lieben, verwenden Sie statt Sahnealternativen pürierten Seidentofu, den Sie am Ende des Kochens einrühren.
- In vielen Rezepten kann Sahne durch Sojajoghurt oder Seidentofu ersetzt werden.
- Statt nur in Fett zu braten, dünsten Sie Ihr Gemüse zur Abwechslung in ein wenig Gemüsebrühe oder garen Sie über Dampf.
- Falls Sie für Gemüsezubereitungen einen Wok verwenden, geben Sie die Zutaten in ein wenig heißes Öl und lassen Sie diese nicht am Topfboden bruzzeln, sondern schalten Sie die Temperatur herunter und garen Sie Ihr Gemüse unter kräftigem Rühren, bis es bissfest ist; dadurch erreichen weder Öl noch Gargut hohe Temperaturen.
- Kochen Sie, so viel es geht, selbst. Fertig- und Instantgerichte sind in der Regel viel fetthaltiger als Selbstgekochtes.
- So wertvoll gewisse Pflanzenöle für unser Wohlbefinden sind: 100 g Öl enthalten bis zu 100 g Fett. Wählen Sie deshalb Pflanzenöle mit Bedacht aus und verwenden Sie die richtigen.
- Vermeiden Sie Kokos- und Palmfette, denn diese enthalten vor allem gesättigte Fettsäuren.

Nüsse

Diese haben im Vergleich zu anderen veganen Lebensmitteln mehr Fett. Trotzdem sind uns Nüsse wegen ihres hohen Gehalts an ungesättigten Fettsäuren besonders wertvoll. Ausnahme ist die Kokosnuss mit ihren vielen gesättigten Fettsäuren, die aber durchaus auch Vorzüge hat. Als Frucht der Kokospalme ist sie keine Nuss im eigentlichen Sinne, sondern eine einsamige Steinfrucht.

Nicht nur ihre Fettsäuremuster machen Nüsse zu einer gesunden Nährstoffquelle. Weitere relevante Wirkstoffe sind Ballaststoffe, Polyphenole, Folsäure, Vitamin E, Kalzium, Kalium, Magnesium, verschiedene Antioxidanzien, Phytosterole usw. Essen Sie Nüsse deshalb täglich und wechseln Sie die Sorten.

Nüsse sind in der veganen Ernährung unverzichtbare Nahrungsmittel. Sie stellen eine Fülle an Vitalstoffen bereit und liefern einen wichtigen Beitrag zu einer gesunden Vollwerternährung – dies alles innerhalb gewisser Grenzen. Je nach Nussart variiert deren Fettgehalt erheblich. Sofern Sie nicht jeden Abend in den Nusstopf fallen, sondern Nüsse portionsweise genießen, brauchen Sie sich bezüglich des Fettanteils keinerlei Gedanken zu machen. Eine Nussportion besteht aus 20–30 g, das entspricht so viel, wie in eine hohle Hand hineinpasst.

Kleine Ölkunde

Öl ist nicht gleich Öl. Pflanzenöle sind Individualisten. Jede Ölsorte hat ihre eigentümliche Zusammensetzung an Fettsäuren, Vitaminen und Begleitstoffen und damit ihre spezifische Indikation. Wenn Sie unter-

schiedliche Hersteller ausprobieren, werden Sie sogar feststellen, dass jedes Öl seinen eigenen Charakter, seine persönliche Note hat, ähnlich einem guten Wein. Im Angebot sind verschiedene Qualitäten.

Qualitätsbezeichnungen von Pflanzenölen

Bezeichnung	Bedeutung
keine besondere Angabe	Herstellung durch Extraktion und Raffination, wertvolle Stoffe fehlen, geschmacksneutral
raffiniert	Herstellung durch Extraktion und Raffination nach heißem Pressen, dabei gehen wertvolle Begleitstoffe verloren, geschmacksneutral und haltbar
unraffiniert	kalt gepresst, geringe Wärmezufuhr ist möglich, teilweise gedämpft zur Steigerung der Haltbarkeit, bei der Dämpfung gehen erwünschte Begleitstoffe verloren
nativ	schonende Herstellung, naturbelassen, Öl wird nicht vor- oder nachbehandelt, alle Inhaltsstoffe bleiben erhalten, sortentypischer Geruch und Geschmack, Öl sollte nicht hoch erhitzt werden
nativ extra, extra virgin, vierge extra, extra vergine	bezeichnet ein Olivenöl mit schonender Herstellung unter Verwendung von Oliven erster Güteklasse
kalt gepresst oder »aus erster Pressung«	Zusatzbezeichnung zu »nativ«, Herstellung unter besonders schonenden Bedingungen ohne Wärmezufuhr
desodoriert	geruchs- und geschmacksintensive Begleitstoffe wurden entfernt, aber dabei oft auch freie Fettsäuren und wünschenswerte Stoffe wie Carotinoide, Vitamin E etc.
HOLL-Öle	High Oleic Low Linolenic: spezielle Pflanzenzüchtungen mit viel Ölsäure und wenig Alpha-Linolensäure, deshalb hoch erhitzbar. Auf der Produktpackung erkennen Sie ein solch hoch erhitzbares Öl, wenn in der Nährwerttabelle der Gehalt an einfach ungesättigten Fettsäuren mit 70 g/100 ml und mehr angegeben ist oder ein Prozentanteil von mindestens 80 % am Gesamtfettwert. Ein solches Rapsöl ist in seiner Zusammensetzung dem Olivenöl ähnlich und hat deutlich weniger Omega-Fettsäuren.
HO-Öle	High Oleic = Sonnenblumensorten mit besonders viel Ölsäure, sie sind deshalb hoch erhitzbar. Herkömmliche Sonnenblumenkerne enthalten 20 % Ölsäure, bei speziellen Züchtungen kann der Ölsäuregehalt auf bis zu 90 % gebracht werden. Zusätzlich kann durch Wasserdampfbehandlung (eine Wärmebehandlung) erreicht werden, dass Enzyme der Fettspaltung abgestoppt werden. Dadurch sind HO-Öle bis zu 210°C hitzestabil. Trotz der Wärmebehandlung dürfen sie übrigens derzeit als »kalt gepresst« verkauft werden.

Bezeichnung	Bedeutung
aus kontrolliert biologischem Anbau (kbA)	Ein natives Öl muss nicht »bio« sein. Öle aus kontrolliert biologischem Anbau sind Öle, die aus ökologischer (= biologischer) Landwirtschaft stammen. Die EG-Öko-Verordnung legt verbindliche Minimalanforderungen für biologische Erzeugnisse der EU fest. Daneben gibt es Ökolabel mit gehobeneren Richtlinien.

Welche Pflanzenöle und -fette eignen sich wofür?

Zubereitungsart	Empfehlenswerte Öle und Fette
für kalte Zubereitungen	vorzugsweise: Leinöl, Rapsöl, Hanföl, Walnussöl akzeptabel: Weizenkeimöl, Sojaöl
für Zubereitungen bei niedrigen Temperaturen (dünsten, dämpfen, schmoren)	Rapsöl, Olivenöl
für Zubereitungen bei höheren Temperaturen (braten)	HOLL-Rapsöl*, HO-Sonnenblumenöl*, manche Olivenölsorten (schonendes Braten bei halber Hitze)
für Zubereitungen im Backofen (Kuchen, Gebäck, Pizza, Brot, Ofenkartoffeln usw.)	Rapsöl, HOLL-Rapsöl (bei sehr hohen Temperaturen)*, HO-Sonnenblumenöl (bei sehr hohen Temperaturen)*, Olivenöl für Pikantes; vegane Pflanzenmargarine, hergestellt aus ungehärteten Fetten*
für Brote als Streichfett	vegane Pflanzenmargarine, hergestellt aus ungehärteten Fetten*

* nur äußerst sparsam und selten verwenden

Wenn es heiß zur Sache geht

Wird es Fetten und Ölen bei der Speisezubereitung zu heiß, z. B. beim Frittieren oder langen und heißen Braten, können sich bedenkliche bis krebsverdächtige Zersetzungsprodukte wie Aldehyde und Ketone entwickeln. Wer dies vermeiden möchte, verzichtet besser auf die Fritteuse und schaltet die Temperatur nach kurzem Anbraten in der Pfanne oder im Wok auf mittlere bis niedere Temperaturen herunter, sonst können Brattemperaturen schnell mal auf 200°C klettern.

Jetzt hängt es im Wesentlichen von der Zusammensetzung des Öls ab, welchen Temperaturen es standhalten kann. Je mehr gesättigte Fette das Pflanzenöl beinhaltet, umso höher ist sein Rauchpunkt und umso höher kann es erhitzt werden. Ein hoher Gehalt an Ölsäure, einer einfach ungesättigten Fettsäure, bewirkt, dass das Öl weniger anfällig für oxidative Zerstörung ist und damit hitzebeständiger wird. Je höher der Anteil von mehrfach ungesättigten Fettsäuren im verwendeten Öl ist, umso schneller fängt das Öl bei Hitze zu qualmen an und zersetzt sich.[319]

Kalt gepresste Öle

Nun macht die Herstellung bei den einzelnen Ölen den großen Unterschied.

Native Bio-Öle werden schonend in Ölmühlen gepresst. Bei der Kaltpressung steigen die Temperaturen auf höchstens 60°C (beim Einsatz von Kühlverfahren sind es maximal 40°C), dabei bleiben sämtliche erwünschte Inhaltsstoffe wie ungesättigte Fettsäuren, Eiweißpartikel und sekundäre Pflanzenstoffe erhalten. Gerade diese fangen aber zu rauchen an und verbrennen, wenn man sie hoch erhitzt. Deshalb haben native Speiseöle bis auf wenige Ausnahmen bei heißen Zubereitungen auf dem Herd und im Ofen nichts zu suchen.

Raffinierte Öle

In raffinierten Speiseölen gibt es nichts mehr, was rauchen könnte. Das macht sie hoch erhitzbar, allerdings zu dem Preis, dass ihnen alle wertvollen Pflanzenstoffe fehlen.

Bei der Herstellung von raffinierten Ölen werden Ölsaaten zerkleinert, erhitzt und unter hohem Druck und hohen Temperaturen ausgepresst. In mehreren Arbeitsgängen durchläuft das Öl nun stufenweise die Raffination, wobei je nach Verfahren Dampf, hohe Drücke, Hitze und verschiedene Chemikalien zur Anwendung kommen. Während der Prozedur wird das Rohöl entschleimt, entsäuert, gebleicht und von Geschmacks- und Geruchsstoffen befreit. Dabei werden freie Fettsäuren, Eiweiße und DNS zerstört. Sie können sich vorstellen, dass das, was nun übrig bleibt, wohl hitzestabil ist, aber so weit verarmt, dass es sich bei raffinierten Ölen vor allem um güldene Kalorien in Flüssigform handelt.

Olivenöl

Olivenöl besteht im Schnitt zu 76% aus der einfach ungesättigten Fettsäure Ölsäure und zu etwa 16% aus gesättigten Fettsäuren. Dieses Muster erlaubt die Erhitzung auf Temperaturen von bis zu 180°C. Rapsöl ist mit 60% Ölsäure hitzestabiler als viele andere Speiseöle, eignet sich aber nicht für langes, heißes Braten oder Zubereitungen im Wok, denn es zersetzt sich ab 140°C.[320]

Mit Olivenöl können Sie ohne weiteres braten. Wichtig ist, dass Sie das Öl mit der Pfanne erhitzen bis unterhalb des Siedepunkts (das Öl darf nicht rauchen), das Bratgut in die Pfanne legen und die Temperatur sofort auf »halbe Flamme« oder weniger herunterschalten.

Wenn das Öl noch zu kalt ist, saugt sich das Bratgut mit dem Fett voll, deshalb brauchen Sie eine gewisse Anfangstemperatur. Nach dem Herunterschalten brauchen Sie nur noch Geduld. Die Garzeit ist auf diese Weise länger, dafür brauchen Sie keine HOLL-Öle zu verwenden.

Biologisch erzeugte HOLL- und HO-Öle sind Alternativen, wenn Öle starke Hitze aushalten sollen. Bedenken Sie aber, dass dies spezielle Pflanzenzüchtungen mit einem besonders hohen Ölsäureanteil sind – auf Kosten der Anteile von mehrfach ungesättigten Fettsäuren – mit dem Ziel, sie erhitzbarer zu machen. Auch diese Öle halten nicht jede Temperatur aus.

Verwenden Sie auf keinen Fall HOLL-Rapsöl für Ihren Salat oder für Kaltspeisen, sondern nehmen Sie unbedingt natives, kalt gepresstes Rapsöl mit seinem hohen Omega-Anteil. Es wäre bedauerlich, wenn Ihr Körper diesen missen müsste.

So setzen Sie Fett in der Küche richtig ein

Im Grunde genommen ist es ganz einfach:

- Wenn Sie eine Speise zubereiten und das Öl raucht, ist es dem Öl zu heiß geworden. Es ist dann für diese Garform ungeeignet und Sie sollten es nicht verwenden.
- Beachten Sie die Herstellervermerke auf den Ölflaschen und beherzigen Sie die Verwendungseinschränkungen.
- Vermeiden Sie raffinierte Öle und künstlich gehärtete Fette.
- Bereiten Sie Speisen möglichst schonend mit moderaten Temperaturen zu und verwenden Sie Bratöle sehr sparsam.
- Tierfette, auch Ghee, sollten komplett Tabu sein.
- Streichfette sollten Sie – wenn überhaupt – nur sehr zurückhaltend verwenden und darauf achten, dass sie aus ungehärteten Fetten bestehen.
- Margarine, der reichlich mehrfach ungesättigte Fettsäuren zugegeben sind, verträgt keine Hitze, diese ist besser kalt zu verwenden.
- Margarine aus gesättigten Fetten kann erhitzt und zum Backen verwendet werden, sollte aber – wegen der gesättigten Fette – eine seltene Zutat in Ihrer Küche sein.
- Bevorzugen Sie für kalte Speisen Raps-, Hanf-, Walnuss- und Leinöle und versorgen Sie sich mit Leinsamen, Chiasamen und Walnüssen.
- Verwenden Sie Sonnenblumen-, Distel- und Maiskeimöle (wenn überhaupt) nur ausnahmsweise.
- Gebrauchen Sie Palm- und Kokosfette ebenso nur spärlich und ausnahmsweise. Auch wenn beide mit interessanten Inhaltsstoffen aufwarten, macht ihr hoher Gehalt an gesättigten Fetten den Nutzen wieder zunichte.

Tropische Fette

Der Palmölhunger zerstört die letzten indonesischen Urwälder. Zum Anbau von Ölpalmen für die Lebensmittel-, Kraftstoff- und Kosmetikindustrie werden torfreiche Regenwälder gerodet, abgebrannt und trockengelegt. In den letzten 50 Jahren wurden laut Greenpeace über 74 Millionen Hektar des indonesischen Waldes für Holz und Plantagenland vernichtet. Die Palmölindustrie arbeitet eifrig am Klimawandel und Artensterben mit, weil vom Aussterben bedrohte Tiere wie Sumatra-Tiger, Waldelefanten, Orang Utans und unzählige andere Lebewesen Opfer der Flammen werden und ihren Lebensraum verlieren.[321, 322]

Nachhaltig produziertes Palmöl ist bis heute eher ein Wunschgedanke, wobei Ausnahmen existieren. Leider ist für uns Verbraucher meistens nicht erkennbar, ob Palmöl in einem Produkt verarbeitet wurde, weil es oft nur als »pflanzliches Öl« oder »pflanzliches Fett« deklariert wird. Billige Tropenfette finden Sie in Biokraftstoff genauso wie in Markenmargarine, im Waschmittel und Lippenstift, im Schokoriegel und Brotaufstrich, in Kerzen und Pizza. Etwa jedes zweite Produkt aus dem Supermarkt enthält Palmöl oder Palmkernöl (WWF, Palm Oil Buyers' Scorecard 2013, Palmöl Check).[323] An den Produkten hängen Schicksale; doch im Alltag sind Tropenfette schwer zu umgehen.

Aus gesundheitlicher Sicht spricht das spezifische Fettsäuremuster von Palm- und Kokosfetten gegen ihren breiten Einsatz in der gesunden Vollwertküche. Ihr hoher Anteil an gesättigten Fettsäuren macht sie zwar hoch erhitzbar, könnte aber gleichzeitig problematisch für Herz und Gefäße sein.

Machen Sie einen Bogen um Transfettsäuren

Nahrungsmittelerzeuger machen Öle hitzestabiler, indem sie sie künstlich härten (über Hydrierung) oder umestern. Bei der Härtung werden ungesättigte Fettsäuren (die, die uns in der Ernährung so viel bedeuten) durch Anlagerung von Wasserstoffatomen an die Doppelbindung in gesättigte Fettsäuren verwandelt. Das macht sie fester und zugleich höher erhitzbar.

Alle natürlichen einfach oder mehrfach ungesättigten Fettsäuren kommen in der Natur in der sogenannten »Cis-Form« vor. Durch die Lage der beiden Wasserstoffatome an der Doppelbindung entsteht in der Kohlenstoffkette ein Knick von ca. 30–40 Grad. Dieser Knick ist bedeutend, denn er macht das Molekül biegsam und elastisch, das Fett wird flüssiger. Genau diese Form ist für den Menschen passgenau, daran hat er sich evolutionsbedingt angepasst.

Bei der Härtung von flüssigen Pflanzenölen wird durch den Vorgang der Hydrierung ein Teil der Doppelbindungen beseitigt. Als Nebenprodukt bei der unvollständigen Ölhärtung entstehen Transfettsäuren. Bei ihnen wird die Cis- in die Transform umgewandelt (Chemiker reden von Transkonfiguration). Hierbei wird bei einem Teil der Fettsäuren die Position der Wasserstoffatome im Molekül künstlich verändert. Ihnen fehlt der charakteristische Knick, sie sind begradigt. Das macht aus flüssigen Cis-Fettsäuren zähe Transfettsäuren, das Öl wird fest. Auch wenn ein Teil dieser Fettsäuren dabei ungesättigt bleibt: Durch die Umbildung verlieren sie ihre Kostbarkeit als ungesättigte Fettsäure. Sie sind physiologisch noch ungünstiger als die in tierischen Fetten enthaltenen gesättigten Fettsäuren einzustufen, weil sie keinem natürlichen Fettsäuremuster entsprechen. Solche Fette nennt man künstlich gehärtet, teilweise gehärtet oder hydriert (von Hydrogenium = Wasserstoff). Eine Margarine ohne Transfette erkennen Sie an dem Aufdruck: »enthält keine gehärteten oder umgeesterten Fette«.

Auch langes Erhitzen von mehrfach ungesättigten Fettsäuren auf hohe Temperaturen begünstigt die Bildung von Transfettsäuren. Wenn Sie etwas frittieren möchten, verwenden Sie nur eigens dafür ausgewiesene Öle, aber besser ist es, ganz auf Frittiertes zu verzichten. Weitaus günstiger ist Braten mit hitzestabilen Ölen auf niederen Temperaturen, dünsten oder dämpfen, damit entgehen Sie einer Transfettbildung bei Ihrer Speisenzubereitung.

Ihre Langzeitauswirkungen auf den Organismus werden noch einige Überraschungen bereithalten. Bekannt ist bereits, dass Transfettsäuren den LDL-Cholesterin-Spiegel und Lipoprotein (a) erhöhen (kritische Blutfettwerte also), die Thromboseneigung und das Herzinfarktrisiko steigern, auch ein Zusammenhang zu Diabetes und Krebs wurde von einigen Forschern hergestellt.

Besser also keine Transfette im Essen!
Sie entstehen wohl hauptsächlich bei der Härtung von Margarine, kommen aber auch in geringen Mengen im Fleisch von Wiederkäuern, in Kuhmilch und Milchprodukten wie Butter vor. Sie verstecken sich in raffinierten Speiseölen schlechter Qualität und reichlich in Backfetten, industriellen Süßigkeiten, Blätterteig, Plunderstückchen, Croissants, Crackern und anderen Backwaren, Frittiertem wie Pommes, Krapfen, Chips, Tütensuppen, Fast Food usw.

Komplexe Fette

Cholesterin ist lebenswichtig für jede unserer Zellen. – Deshalb kann jede es auch selbst herstellen. Zufuhr von außen ist nicht nur überflüssig, sondern schädlich.

Komplexe Fette sind recht unterschiedliche Substanzen, die neben Alkohol und Fettsäuren auch andere Stoffe enthalten. Deshalb bezeichnet man sie als komplexe Lipide oder Lipoide (die griechische Nachsilbe -oid bedeutet »ähnlich«). Manche komplexe Fette sind wie die Neutralfette Bestandteile unserer Nahrung, andere kann unser Körper selbst bilden.

Cholesterin

Cholesterin ist der berüchtigte Topstar unter den komplexen Fetten. Allem Folgenden sei eines vorausgeschickt: Cholesterin ist lebenswichtig. Ohne Cholesterin könnten wir keine Gallensäuren zur Fettverdauung, keine einzige Zellwand, keine Steroidhormone (Kortison, Sexualhormone), kein Vitamin D aufbauen. Ohne Cholesterin würde das Menschengeschlecht eingehen. Allein die Befähigung fast jeder Körperzelle, Cholesterin im Notfall selbst herzustellen, unterstreicht dessen Wichtigkeit für unseren Organismus.

Trotz alledem muss kein einziges Milligramm Cholesterin gegessen werden, damit Menschenleben funktioniert. Unser Körper baut alles Cholesterin auf, das wir brauchen. Leber und Darm sind die Hauptproduktionsstätten des benötigten Cholesterins. Besteht ein Überangebot an Nahrungs-Cholesterin von außen, bekommen wir ein echtes Problem, weil der Körper dann als Entsorgungsstätten unsere Leber und unsere Blutgefäße benutzt.

Cholesterin kann nicht einfach so im Blut schwimmen. Deshalb wird ein Teil des Cholesterins aus der Leber in Form von Fett-Eiweiß-Verbindungen (Lipoproteine) zu den verschiedenen Körpergeweben geschickt, es bekommt spezielle »Schwimmflügel«. Überschüssiges Blutcholesterin muss die Leber wieder zurücknehmen.

Lipoproteine

Je nach ihrer Zusammensetzung sind Lipoproteine mehr oder weniger dicht, und das

drückt sich in ihren Namen aus, die Ihnen wahrscheinlich schon des Öfteren begegnet sind:

LDL (low density lipoprotein): Transport von Cholesterin zu den Körperzellen. Eine hohe Konzentration von LDL-Partikeln kann zu problematischen Ablagerungen an den Gefäßwänden führen.

VLDL (very low density lipoprotein): Triglyceride, die unsere Leber aus Nahrungsfetten zusammenbaut, werden in VLDL gepackt und in dieser Form zum Körperfettgewebe transportiert.

HDL (high density lipoprotein): Im Volksmund wird es als das »gute Cholesterin« bezeichnet, wobei das sehr relativ ist. Weist nämlich jemand einen hohen LDL-Spiegel auf, bleibt das Risiko für Herz und Gefäße bestehen, selbst wenn HDL mit ansteigt. Trotzdem ist HDL die »Putzkolonne«, die Cholesterin aus dem Gewebe zur Leber zurückbringt. HDL schützt Organe vor Cholesterinüberschwemmung. Alkohol wird eine HDL-blockierende Wirkung nachgesagt.

Warum LDL-Cholesterin schädlich für die Gefäße ist

LDL-Cholesterin, das an Gefäßwänden hängenbleibt, reagiert mit Sauerstoff und oxidiert. Dies lockt Abwehrzellen an, was letztlich die Gefäßinnenhaut entzündet. Langsam entstehen so arteriosklerotische Plaques, an deren Oberfläche sich vorbeiströmende Blutplättchen festsetzen. Dies kann zum Gefäßverschluss mit Organinfarkt führen oder, wenn sich ein Gerinnsel löst, zu Embolien. Oxidiertes Cholesterin fördert eindeutig das Entstehen von arteriosklerotischen Gefäßveränderungen. Hohe Konzentrationen davon werden dem Körper über Ei- und Milchpulver zugeführt, entstehen aber auch beim Erhitzen von Tierprodukten. Über die Folgen solcher Gefäßerkrankungen haben Sie bereits in den Kapiteln »Fleisch als Risikofaktor« (Seite 70) und »Verheißungsvolle Aussichten« (Seite 153) gelesen. Eine optimale Versorgung mit natürlichen Antioxidanzien aus Obst und Gemüse hemmt die Cholesterinoxidation. Durch diese Erkenntnisse haben sich die Möglichkeiten einer Ernährungsprophylaxe noch erweitert.

Gallensteine als Konsequenz von Cholesterinüberschuss möchte ich an dieser Stelle nochmals in Erinnerung bringen. Überhaupt ist der Gallenstein Namenspatron für das komplexe Fett Cholesterin, denn das griechische »chole« bedeutet Galle und »stereo« fest, hart, starr.

Eine familiäre Häufung von einem erhöhten Blutcholesterinspiegel macht nur geneigt und noch nicht krank. Der Einzelne verwirklicht dann die Störung in seinem Leben, wenn er die genetische Disposition paart mit völlig falscher Ernährung, nämlich: hochkalorisch, fettüberlastig, industriezucker- und tierproteinreich. Zu viel Blutcholesterin ist der schwerwiegendste Risikofaktor für die koronare Herzkrankheit, besonders für Herzinfarkte und alle Folgen einer Arteriosklerose.

Cholesterin kommt nur in tierischen Lebensmitteln vor

Fleischesser führen sich mit steigendem Konsum an Tierprodukten zum einen eine Großladung Cholesterin und gesättigte Fettsäuren zu, essen dafür aber weniger Vital- und Ballaststoffe, was die Gesamtproblema-

tik zementiert. Auch Vegetarier, die viel Eier und Käse essen, kommen auf erstaunliche Blutfettwerte. Eier sind aus gutem Grund voll mit Cholesterin, schließlich braucht das Küken jede Menge Baustoff, bis es schlüpfbereit ist.

Cholesterin- und weitere Blutfettwerte

Menschen, die sich vollwertig vegan ernähren, können mit den niedrigsten Spiegeln der »schlechten Fette« rechnen. Gleichzeitig steigen die »guten« HDL-Cholesterine an.

Falls Sie nun auf Normalwerte der einzelnen Cholesterinfraktionen warten: Ich kann Ihnen diese nicht gesichert angeben. Zu Beginn meiner Ausbildung, das ist schon eine ganze Weile her, lernten wir als Normhöchstwert für Gesamtcholesterin 260 mg/dl. Bis zum Ende meiner Ausbildung wurden die Normwerte auf 240 mg/dl abgesenkt, als das Ausmaß zu hoher Cholesterinwerte bekannter wurde. Über die Jahre sanken sie langsam weiter nach unten und haben sich auf 200 mg/dl als Normbereich eingependelt. Eine weitere Bewegung nach unten wäre durchaus denkbar.

Wenn Sie neugierig geworden sind, können Sie beim Arzt Ihren Lipidstatus über ein Blutlabor bestimmen lassen. Beachten Sie dazu, dass Sie ca. 12 Stunden vor Blutabnahme nichts mehr essen und keinen Alkohol oder stark zuckerhaltige Getränke zu sich nehmen dürfen, da sonst einige Werte verfälscht werden.

»Auch nach einer schlechten Ernte muss man säen.«
(Seneca, geb. ca. im 1. Jahrzehnt v. Chr.)

Was tun bei erhöhten Cholesterinwerten?

Sollte nach einem Bluttest Ihr Cholesterinwert tatsächlich über der Norm liegen, gilt zuerst einmal: ruhig bleiben. Es ist unmöglich, aus den Blutfetten allein ein Herzinfarktrisiko zu kalkulieren. Der Mensch ist keine mathematische Gleichung. Wir denken in Wahrscheinlichkeiten, aber im Leben ist immer alles möglich. Wir müssen den Menschen als biologisches, belebtes System in Interaktion mit seinem Umfeld sehen, fast so, wie wir Universen betrachten. Vielleicht wird gerade ein erhöhter Blutfettwert zu Ihrer Eintrittskarte in die vegane Ernährungswelt.

Chemische Cholesterinsenker bringen zwar die Gesamtcholesterinwerte nach unten, mindern die Risikofaktoren aber nicht und haben zudem ernsthafte Nebenwirkungen. Deshalb ist mit oder ohne Chemie eine Ernährungsumstellung unerlässlich. Tricksen funktioniert hier nicht.

Ob Sie nun Kaviar essen oder saure Nieren, Garnelen oder Ihr Frühstücksei, Butter oder gebackene Leber, Fleisch oder Fisch: Tierprodukte enthalten Cholesterin. Pflanzen enthalten praktisch gar kein Cholesterin.

Dabei beeinflusst nicht nur der Nahrungs-Cholesterin-Gehalt unseren Cholesterinspiegel im Blut, sondern die Art und Menge unserer Nahrungsfette insgesamt. Zu viele Nahrungskalorien und gesättigte Fettsäuren erhöhen den LDL-Cholesterinspiegel signifikant. Nahrung, die zu viele raffinierte Kohlenhydrate (Zucker, Weißmehl) und zu viele Triglyceride enthält, lässt den Cholesterinspiegel ansteigen. Essen wir die falschen Fette, steigt Cholesterin im Blut an. Deshalb

können Menschen, die Schmalzgebäck, Buttercremetorten, Plunderhörnchen, Käse usw. essen, verengte Gefäße bekommen, auch wenn sie fleischlos leben. Transfettsäuren erhöhen LDL-Cholesterin, senken HDL und wirken sich damit besonders ungünstig aus.

Pflanzliche Cholesterinsenker

Omega-3-Fettsäuren aus Walnüssen hingegen senken LDL und Trigyceride im Blut und erweisen sich dadurch als herzschützend. Wer regelmäßig Walnüsse isst, verbessert seinen Gefäßstatus.[324, 325]

Aktuelle Normalwerte im Lipid-Labor

Parameter	Wert
Gesamtcholesterin	bis 200 mg/dl
HDL-Cholesterin	über 45 mg/dl
LDL-Cholesterin	
ohne weitere Risikofaktoren	unter 160 mg/dl
mit weiteren Risikofaktoren wie Übergewicht, Bluthochdruck, Rauchen, fortgeschrittenes Lebensalter, familiäre Herz-Kreislauf-Erkrankungen etc.	unter 130 mg/dl
bei Vorerkrankungen wie Herzinfarkt, Schlaganfall, Angina pectoris, Diabetes, Arteriosklerose etc.	unter 100 mg/dl
Verhältnis Gesamtcholesterin:HDL	
ideal	unter 3
problematisch	über 5
Triglyceride	
unverdächtig	unter 150 mg/dl
unter Umständen verdächtig	150–200 mg/dl
eindeutig erhöht	über 200 mg/dl
Homocystein	
optimal	unter 10 µmol/l
erhöhtes Risiko für Arteriosklerose	über 12 µmol/l
Weitere Parameter	
Lipoprotein (a)	unter 30 mg/dl

Hafer hat sich jüngst in diesem Zusammenhang einen Namen gemacht. Schlucken wir Fette, werden diese durch Gallensäuren in kleinste Tröpfchen zerteilt, damit sie für die fettverdauenden Enzyme angreifbar werden. Lösliche Ballaststoffe (reichlich enthalten in Haferkleie) saugen diese im Darm wie ein Schwamm auf und bringen sie über den Stuhl nach draußen.[326] Darüber senken sie indirekt die Fettwerte. Werden die Gallensäuren, die selbst zum Teil aus Cholesterin bestehen, nämlich vom Darm in den Körper zurückgeholt, können Gallensäuren in Cholesterin zurückverwandelt werden und der Spiegel steigt.

Auch Gerste, Bohnen, Äpfel und viele andere Sorten von Obst, Gemüse und Hülsenfrüchten können mit löslichen Ballaststoffen aufwarten und darüber den Cholesterinspiegel senken. Fleisch hingegen enthält nicht einmal einen Hauch von Ballaststoffen, aber immer Cholesterin.

Wenn wir schon über Cholesterinsenker aus der Pflanzenwelt sprechen: Walnüsse haben eindeutig positive Effekte, wenn tägl. ca. 50–80 g anstelle anderer Fette verzehrt werden.[327] Knoblauch ist ein Multitalent für diejenigen, die ihn vertragen: Schon eine Zehe täglich wirkt sich positiv auf die Blutfette aus. Allerdings sitzt der Hauptwirkstoff gerade dort, weswegen ihn viele nicht leiden können: in seinen Geruchspartikeln. Artischocke und Löwenzahn unterstützen die Leberleistung und wirken sich ebenso vorteilhaft aus.

Am Menschen erhobene Befunde sprechen für einen cholesterinsenkenden Effekt von pflanzlichen Eiweißen, insbesondere wurden positive Beobachtungen mit Soja-Eiweiß gemacht. Dieser Effekt ist dem Aminosäuremuster der Pflanzen und deren Begleitstoffen zuzuschreiben.

Kaffee erhöht den Cholesterinwert

Unabhängig vom Koffeingehalt kann ungefilterter Kaffee den Cholesterinwert erhöhen. Verantwortlich dafür sind Stoffe im Kaffee-Öl (identifiziert wurden die beiden Diterpene Cafestol und Kahweol), die sich durch heißes Wasser aus gemahlenem Kaffee lösen, die aber im Filterpapier teilweise hängenbleiben. In ungefiltertem Kaffee sind davon reichlich enthalten, also in solchem, der auf türkische Art aufgekocht oder in französischen Pressfilterkannen zubereitet wird. Auch Filterkaffee kann bei empfindlichen Personen den Cholesterinspiegel leicht erhöhen. Wer erhöhte Cholesterin- und Homocysteinwerte aufweist und zudem noch mehr als zwei kleine Tassen Kaffee pro Tag trinkt, sollte seinen Kaffeekonsum unbedingt überdenken.[328, 329]

Auch Stress erhöht den Cholesterinspiegel

Stress muss zwar für alles Mögliche herhalten, von einem sehr interessanten Extrembeispiel möchte ich Ihnen in diesem Zusammenhang trotzdem noch berichten. Mediziner untersuchten in den 1980er Jahren Gefäße von Soldaten im Libanon. Dabei stellten sie fest, dass bei Soldaten, die in akuten oder chronischen Kampfhandlungen standen, auffällig gehäuft Herzkranzgefäßverengungen im Gegensatz zu Kontrollgruppen vorkamen.[330] Ob wir kämpfen oder streiten, ein Haus bauen oder renovieren, trauern oder uns zugrunde arbeiten, unter Dauerbeschuss stehen oder auf der Bühne brillieren: Stress setzt biochemische Reak-

tionen in unserem Körper frei, die nicht zu unterschätzen sind. Dem gegenüber wirken echte Stressbewältigung und Entspannung wie Yoga und Meditation als natürliche »Lipidsenker«.

Lipoprotein (a)

Dies ist ein enger Verwandter von LDL-Cholesterin, ist aber ein eigenständiger Risikofaktor für Arteriosklerose. Es besteht aus LDL-Cholesterin und einer Art Kleber. Aufgrund seiner besonderen Struktur kann es sich an Zellwände heften und LDL ankleben, um bei der Wundheilung oder Blutgerinnung mitzuhelfen. Zu viel davon verschließt die Gefäße.[331]

Lipoprotein (a) scheint individuell genetisch festgelegt zu sein und kann auch bei Menschen mit normalen Cholesterinspiegeln erhöht sein. Es wird durch chemische Cholesterinsenker nicht beeinflusst. Diabetes- und Dialysepatienten haben meist stark erhöhte Werte von Lipoprotein (a). Interessanterweise senken folgende Inhaltsstoffe erhöhte Werte[332]:

- Vitamin C (frisches Obst und Gemüse, besonders Zitrusfrüchte, Beeren, Kohl, Brokkoli, Paprika)
- Vitamin B3 (Erdnüsse, Datteln, Champignons, Bierhefe, Vollkornprodukte, getrocknete Aprikosen, Hülsenfrüchte)
- Omega-3-Fettsäuren

Vitamin C ist ein starkes Antioxidans, Vitamin-C-Mangel steht in Zusammenhang mit Arteriosklerose. Menschen, deren Ernährung aus viel Frischkost mit einem hohen Rohkostanteil besteht, erkranken deutlich seltener an koronarer Herzkrankheit, vorausgesetzt sie rauchen nicht.

Zigarettenrauch ist Gift für unsere Gefäße

Rauch ist als einer der stärksten Risikofaktoren für Arteriosklerose zu werten. Dabei steht diesmal nicht Nikotin unter Anklage. Problematisch für die feinen Gefäßinnenhäute sind im Rauch enthaltene freie Radikale. Raucher haben weniger Vitamin C im Blut, weil mehr Radikale abgewehrt werden müssen.[333]

Homocystein zeigt an, wie es um Ihre Gefäße steht

Homocystein ist ein Blutwert aus dem Eiweißstoffwechsel, hat aber eine besondere Bedeutung bei der Einschätzung des persönlichen Arteriosklerose-Risikos eines Patienten gewonnen und damit auch seines Herzinfarkt-, Schlaganfall-, Arterienverschlusskrankheits- und Thromboserisikos.

Beim Abbau der lebensnotwendigen Aminosäure Methionin (enthalten in eiweißreichen pflanzlichen und tierischen Nahrungsmitteln) entsteht Homocystein. Normalerweise wird dieser Stoff durch die Vitamine B6, B12 und Folsäure komplett abgebaut. Passiert dies nicht (beispielsweise bei einer Unterversorgung an diesen Vitaminen), wird Homocystein nicht vollständig abgebaut. Zu viel Homocystein im Blut schädigt die Gefäßwände. Homocystein ist also ein Parameter, der Aufschluss gibt über den Zustand Ihrer Gefäße. Und: Homocystein ist nur ein Bestandsanzeiger, keine Ursache.

Welche Umstände lassen Homocystein ansteigen?

- Methionin ist reichlich in Fleisch, Wurst und Käse zu finden. Eine fleischreiche Er-

nährung bei gleichzeitigem Vitaminmangel (wenig Obst, Gemüse und Getreide) lässt Homocystein ansteigen.
- Vegetarier und Veganer, die nicht auf ausreichende Vitamin-B12-Quellen achten, nehmen ihrem Körper die Möglichkeit, Homocystein abzubauen.
- Daneben gibt es genetisch bedingte Ursachen oder Anstiege durch Alkohol, Rauchen, Kaffee, manche Medikamente, Schilddrüsen- und Nierenstörungen.

Erhöhte Homocysteinkonzentrationen finden sich bei Fleischessern und auch bei Vegetariern und Veganern, die sich zu einseitig ernähren und eine Unterversorgung aufweisen an:
- Vitamin B6 (enthalten in Nüssen, Sonnenblumenkernen, Vollkorngetreide, Hefe, Bananen, Hülsenfrüchten etc.)
- Vitamin B12 (muss bei veganer Ernährung über externe Quellen substituiert werden!)
- Folsäure (enthalten in Hefe, Nüssen, grünem Blattgemüse, vielen Gemüse- und Kohlsorten, Weizenkeimen, Vollkorngetreide etc.)

Fettverdauung

Viele Organe helfen bei der Fettverdauung mit. Im Magen werden Fette mechanisch in feinere Tröpfchen zerteilt. Wenn sie den Darm erreichen, schickt die Gallenblase ihre Gallensäuren (in der Leber hergestellt) auf den Weg, die noch kleinere Tröpfchen aus den Fetten machen, sodass sie für die fettspaltenden Enzyme (Lipasen) aus der Bauchspeicheldrüse angreifbar werden. Diese fettverdauenden Enzyme machen aus den Nahrungsfetten resorbierbare Partikel. Glycerin und kurzkettige Fettsäuren gelangen durch die Darmzellen direkt ins Blut und von dort aus zur Leber. Langkettige Fettsäuren werden in den Darmzellen zusammengefügt, ummantelt und gelangen über den Lymphweg ins Blut.

Wenn Sie Nahrungsmittel mit fettlöslichen Vitaminen (A, D, E, K) und bestimmten fettlöslichen Carotinoiden zu sich nehmen, kombinieren Sie diese mit etwas Fett, damit Ihr Körper sie aufnehmen kann. Im Salat könnte Rapsöl diese Aufgabe übernehmen, im Müsli Samen, im Obstsalat Nüsse und im frisch gepressten Karottensaft vielleicht ein Schuss Leinöl.

Pflanzensterine

Cholesterin kommt in tierischen Organismen vor, in Pflanzen finden sich Pflanzensterine (= Phytosterine = Phytosterole), die dem Cholesterin strukturell ähneln, aber nicht dessen Wirkung entfalten. Sie hemmen im menschlichen Darm sogar die Aufnahme von Nahrungs-Cholesterin. Analog zum Cholesterin in Tierzellen sind Pflanzensterine unverzichtbare Bestandteile von pflanzlichen Zellwänden. Über 100 verschiedene pflanzliche Sterine wurden bislang identifiziert, die zu den sekundären Pflanzenstoffen zu ordnen sind.

Phytosterine als Nahrungsmittelzusatz

Pflanzensterine senken den Cholesterinspiegel, allerdings ist der Effekt begrenzt.[334] Nun können Sie sich denken, dass Hersteller von Designernahrungsmitteln mit dieser Erkenntnis Umsatz machen möchten. Seit einiger Zeit bietet die Lebensmittelindustrie Erzeugnisse an, die mit solchen pflanzlichen

Sterinen angereichert sind. Vorreiter war in Deutschland eine Margarinesorte. Solche Produkte werden gerne gekauft, denn sie locken mit cholesterinsenkenden und herzschützenden Effekten. Für unterschiedliche Nahrungsmittel sind Phytosterine in der EU zugelassen, so zum Beispiel Margarine, Trinkjoghurt, Sojagetränke, Frucht- und Milchgetränke, Käse, Brot, Salatsaucen und Gewürze. Die Hersteller schicken die Werbebotschaft »cholesterinsenkend« mit. Der zugrunde liegende Gedanke ist einmal mehr »viel hilft viel« – aber genau das ist verkehrt.

Der Verzehr von angereicherten Lebensmitteln bremst die Aufnahme einiger Carotinoide und fettlöslicher Vitamine aus den Speisen. Was die Wirkung hoher Mengen an Pflanzensterinen auf unseren Körper anbelangt, ist aktuell nur sicher, dass vieles unsicher ist. Und sicher ist, dass Menschen mit der extrem seltenen Erbkrankheit Phytosterolämie keine angereicherten Produkte verzehren dürfen.

Das Sterin Sitostanol wird kommerziell aus Baumrinde gewonnen und mit Fettsäuren von Rapsöl verestert, es kann aus Nebenprodukten der Papierherstellung erzeugt werden.[335] Andere Ausgangsstoffe sind Beiprodukte, die bei der Raffination von Pflanzenölen anfallen. »Natürlich« essen geht anders. Warum so kompliziert? Mutter Natur liefert uns vollkommen nebenwirkungsfrei cholesterinsenkende Pflanzenstoffe. Natürliche Quellen von Pflanzensterinen sind vor allem fettreiche Pflanzenteile. Besonders reichlich sind sie in Sesam, nativem Sojaöl und Sonnenblumenkernen zu finden, kommen aber auch in anderen Saaten, Nüssen und Ölen vor sowie in Vollkorngetreide, Hülsenfrüchten, schwarzen Oliven und vielen Gemüsesorten.

XXL-Probleme

Überschüssige Pfunde beschweren Körper und Psyche gleichermaßen. Ins Visier gerückt ist vor allem das Bauchfett, das sich wie ein Schwimmring um die Körpermitte legt.

Die unliebsamen Polster sind nicht einfach nur brachliegende Deponien von Fett. Ständige Auf- und Abbauprozesse belasten den Körper enorm. Vor allem das Fettgewebe am und im Bauchraum, auch viszerales (= abdominelles) Fett genannt, produziert eine ganze Reihe von Signalstoffen. Eine lange Liste an Beschwerdebildern steht statistisch gehäuft mit einer Verfettung im Bauchbereich in Verbindung:

- 84 % aller Diabeteserkrankungen treten bei Männern auf, deren Bauchumfang 94 cm übersteigt.[336]
- Dickbäuchige entwickeln häufiger Herzinfarkte, Schlaganfälle, Bluthochdruck und Arteriosklerose.
- Blutfettwerte steigen mit all ihren Risikofaktoren an.
- Das Risiko für das metabolische Syndrom (Seite 163) erhöht sich deutlich.
- Durch die Ausschüttung von chronischen Entzündungsfaktoren und Hemmung von Substanzen, die Blutgerinnsel auflösen, erhöht sich das Thromboserisiko bei Verfettung im Bauchbereich.
- Wer in mittleren Lebensjahren eine Apfelform entwickelt, erkrankt später häufiger an Alzheimer als normalgewichtige Altersgenossen oder Übergewichtige ohne Viszeralfett.[337]
- Das Krebsrisiko vergrößert sich mit üppigem Taillenumfang.
- Fettleibigkeit mit stark erhöhtem BMI kostet Lebensjahre: im statistischen Durchschnitt 8–10 Jahre.[338]

Taillenumfang

Sammelt sich das Fett besonders im Bauchbereich (»Apfeltyp«), ist das für die Risiken deutlich relevanter als Fetteinlagerungen im Hüft-, Gesäß- und Oberschenkelbereich (»Birnentyp«). Zur Risikoabschätzung wird deshalb nicht nur Gewicht und Body-Mass-Index (BMI) ermittelt, sondern auch der Taillenumfang.

Trotz normalem BMI kann der Anteil am Bauchfett so hoch sein, dass daraus Risiken

Kritischer Taillenumfang

	Frauen	Männer
Risiko für Komplikationen erhöht:	über 80 cm	über 94 cm
Risiko für Komplikationen stark erhöht:	über 88 cm	über 102 cm

entstehen. Es bringt in diesem Hinblick gar nichts, wenn sich Übergewichtige am Bauch Fett absaugen lassen. Bevor die Pfunde nach außen wachsen, lagert sich das problematische Fett zwischen inneren Organen ein. Und das kann per Operation nicht entfernt werden. Man bringt es jedoch durch eine konsequente Korrektur von schlechten Gewohnheiten zum Einschmelzen.

Das Bauchfett ist eine Hormonfabrik

Das Wort »Diät« benützen wir heute entweder für Schonkost, Krankenkost oder als Ernährung zur Gewichtsreduktion. Der medizinische Terminus geht auf das griechische »diaita« zurück, dessen Grundbedeutung in etwa Lebensgestaltung bedeutet.

Regelmäßige Bewegung senkt in diesem Zusammenhang nicht nur den Blutdruck und den Blutzuckerspiegel, sondern hilft auch beim Stressabbau und drosselt die Insulin- und Kortisolausschüttung. Kortisol ist ein körpereigenes Kortison, das an vielen Stoffwechselvorgängen beteiligt ist und besonders bei Stress freigesetzt wird. Hohe Kortisonwerte lassen Bäuche anwachsen, weil sie die Speicherung von Fett im Bauchraum anregen.

Leptin

Eigentlich gäbe es im Körper eine Rückkoppelung, die Übergewicht ausbremsen würde: Fettzellen geben das Hormon Leptin ans Blut ab, von wo aus es ins Gehirn reist. Dort unterdrückt es die Ausschüttung von appetitstimulierenden Botenstoffen und verstärkt gleichzeitig die Produktion von appetitzügelnden Transmitterstoffen.

Der Hormonname passt: im Griechischen bedeutet »leptos« dünn. Theoretisch müsste man also durch hohe Leptinspiegel schlank werden. Aber das Gegenteil ist der Fall. Langfristig zu viel Leptin im Blut erschöpft die Fähigkeit der Zellen, auf Leptin zu reagieren, eine Resistenz tritt ein. Die Folge davon sind ungebremster Appetit und damit ein weiteres Anwachsen der Fettzellpopulation.

Ferner steigt durch Leptin der Blutdruck, die Herzfrequenz und Wärmebildung. Es unterdrückt die Insulinausschüttung. Zudem scheint es auf unser Immunsystem einzuwirken und die Neigung zu Autoimmunerkrankungen zu erhöhen. Eine erhöhte Konzentration von Leptin wird neuerdings als einer (unter vielen) der schubauslösenden Faktoren für Multiple Sklerose eingestuft.[339]

Aufgrund seiner immunologischen Wirkung wird davon ausgegangen, dass Leptin über Entzündungsreaktionen durch Übergewicht verursachte Gelenk- und Knorpelschäden beschleunigt. Übergewichtige schaden ihren Hüft- und Kniegelenken nicht nur durch das im wahrsten Sinne schwerwiegende »Hüftgold«. Nach neueren Untersuchungen haben Hormone aus dem Fettgewebe auch ihren Anteil an der Zerstörung des Gelenkknorpels. Resistin aus dem Fettgewebe, ein weiteres Hormon, stimuliert ebenso Entzündungszellen.[340]

Adiponektin

Dies ist ein weiteres Hormon aus den Fettzellen. Es sinkt, wenn Fettzellen gefüllt sind, und steigt, wenn Fettzellen geleert sind. Bei Übergewicht geht also der Blutspiegel von Adiponektin nach unten. Dies hat zur Folge, dass Insulin (ein blutzuckersenkendes Hormon, das Zucker in die Zellen schleust) schlechter wirkt und sich eine Insulinresistenz und später Diabetes ausbilden kann. Fettgewebe und Zellen, die Energie brauchen, kommunizieren über Botenstoffe miteinander.

All das sind relativ junge Erkenntnisse. Mittlerweile kann man sagen, dass Fettgewebe unser größtes endokrines Organ im Körper ist, also die größte »Hormondrüse«. Etwa 100 Sekretionsprodukte sind bis dato bekannt. Die Einzelsubstanzen übernehmen wichtige Funktionen im Körper, wirken beispielsweise auf Gefäße und Zellteilung ein, beeinflussen die Blutgerinnung, sind Entzündungsmarker, steigern den Blutdruck und vieles mehr.[341]

Ist das Fettgewebe im Bauchbereich vermehrt, gerät das Gleichgewicht dieser Wirkstoffe ins Wanken und es entstehen aufgrund veränderter Mengenverhältnisse Fehlfunktionen. Erstaunlich ist ja, dass man bis vor einiger Zeit nur phänomenologisch, also durch Beobachtung der Phänomene, Ergebnisse zum Übergewicht festhalten konnte, die man aber heute immer mehr bis in die feinste Biochemie verstehen kann.

Body-Mass-Index (BMI)

Es gibt viele Formeln zur Berechnung des relativen Idealgewichts. Während die Broca-Formel (Körpergröße in cm minus 100) schnell und einfach auszurechnen ist, wird in wissenschaftlichen Untersuchungen der viel genauere Body-Mass-Index (BMI) verwendet:

Das Körpergewicht in kg wird geteilt durch die Körpergröße in Metern hoch 2, also BMI = kg/m^2.

Mit zunehmendem Lebensalter darf der Optimalbereich etwas nach oben gehen. Mit einer steigenden Anzahl an Lebensjahren nimmt der Energiebedarf unseres Körpers ab. Werden beim Älterwerden die Ernährungsgewohnheiten ohne Korrektur beibehalten, kann das die alleinige Ursache für ansteigendes Gewicht sein.[344]

BMI-Klassifikation[342, 343]

Gewichtsklasse	Adipositasgrad	BMI (kg/m^2) Männer	BMI (kg/m^2) Frauen
Untergewicht	–	unter 20	unter 19
Normalgewicht	0	20–24,9	19–23,9
Übergewicht	1	25–29,9	24–29,9
Adipositas	2	30–39,9	30–39,9
extreme Adipositas	3	40 +	40 +

Ursachensuche bei Übergewicht

Um Ursachen für Übergewicht herauszufinden, ist die Ermittlung der Energiezufuhr allein über Gedächtnisprotokolle zu unsicher, weil wir unsere Nahrungsmittelaufnahme in der Regel falsch einschätzen. Adipöse schätzen ihre Energiezufuhr um 20–50% zu niedrig ein, Nichtadipöse um 10–30% zu niedrig. Diese Tatsache muss auch bei der Interpretation von Studien Beachtung finden.[345]

Normale Schilddrüsenhormon- und Kortisonspiegel im Blut sind Voraussetzung für ein angemessenes Körpergewicht. Wird Kortison als Medikament verabreicht, entwickelt sich ab einer bestimmten Blutkonzentration die sogenannte »Stammfettsucht«. Arme und Beine bleiben dabei schlank, Gesicht und Bauch werden rund. Psychopharmaka wirken enorm appetitsteigernd, vor allem stimulieren sie das Verlangen nach süßen Lebensmitteln und führen daher zu Gewichtszunahmen. Fettstoffwechselstörungen verschiedenster Gattungen haben eine genetische Komponente, explodieren aber logischerweise mit einer cholesterin- und fettreichen Kost. Bei familiär bedingten Fettstoffwechselstörungen haben Sie einen besonders handfesten Grund dafür, über eine Ernährungsumstellung korrigierend auf Ihre Blutwerte einzuwirken.

Es ist ganz klar ersichtlich, dass Übergewicht familiär gehäuft auftritt. Der genetische Effekt (zu langsamer Grundumsatz, Vermehrung der Körperfettmasse etc.) fällt dabei aber weniger ins Gewicht als etwas, was die Psychologie als »Exzessmorbidität« bezeichnet: Schlechte Gewohnheiten werden in der Familie oft über Generationen weitergegeben: falsche und unmäßige Ernährung, verminderte Bewegung, Fernsehen mit kochkalorischen Snacks, Softdrinks, Fast Food etc. und daraus entstehende Krankheitsbilder.

Ob uns frittierte Heuschrecken schmecken oder Buttertee, paniertes Hirn oder Kichererbsencurry, steht zunächst einmal in engem Zusammenhang mit der Weltschau des Kulturkreises, in den wir hineingeboren werden. Auch die Wertesysteme, die uns mitgegeben werden, bleiben an unseren Fersen haften. Werden wir unter Strafe gestellt, wenn wir unseren Teller nicht leer essen, wird unser instinktives Sättigungsgefühl über Konditionierung immer mehr außer Kraft gesetzt, und wir entwickeln überkalorische Essgewohnheiten. Ähnliches passiert, wenn Süßigkeiten als Trost oder Belohnung eingesetzt werden.

Konditionierung ist in diesem Zusammenhang ein wichtiges Stichwort. Tatsächlich ist die Regulierung der Nahrungszufuhr über Hungergefühle, Appetit und Sattsein bei stark Übergewichtigen verändert. So führen nicht natürliche Instinkte zur Nahrungsaufnahme, sondern Außenreize.[346]

Übergewicht macht träge, und Trägheit verstärkt Übergewicht. Bei 30% der Adipösen findet sich eine erniedrigte Plasmakonzentration von Transmittern (= hormonellen Kommunikationsstoffen) des sympathischen Nervensystems. Adrenalin ist ein bekannter Vertreter davon. Adrenalin macht nicht nur wach und fit, sondern regt auch die Fettverbrennung und Wärmeerzeugung an, steigert also den Energieumsatz.[347]

Wie auch immer man rechnet: Übergewicht ist äußerst problematisch, denn Krankheiten nehmen zu und die Lebenserwartung nimmt ab. Gesundheitliche Beeinträchtigungen

entstehen durch erhöhte Blutfett-, Blutzucker- und Harnsäurewerte, Insulinresistenz, Diabetes Typ 2, Herz- und Gefäßerkrankungen, Knorpel-, Gelenk- und Rückenleiden, Blutgerinnungsstörungen, Bluthochdruck, Schlafstörungen, Sauerstoffdefizite, Fettleber, Gallensteine, Hormonstörungen, verminderte Fruchtbarkeit und erhöhte Risiken für viele Krebsarten. Für die Betroffenen wiegen die psychischen Probleme mindestens genauso schwer. Ich möchte Sie nicht aufregen, indem ich eine weitere lange Reihe von Beschwerden bei Übergewicht aufzähle. Vieles davon wissen Sie bereits. Nur eines noch: Haben Sie schon einmal während einer Bergtour einen 12-kg-Rucksack auf dem Rücken getragen? Vielleicht erinnern Sie sich, wie beschwerlich jede Bewegung, ja selbst das Atmen war und wie sehr Ihr Herz klopfte beim Gehen, wie Ihre Last Sie auch in Gedanken einnahm – und was für eine Erleichterung es war, am Abend den Rucksack abzunehmen. So erleichtert fühlt sich Ihr Körper, wenn er 12 kg Übergewicht loswird.

Jeder fünfte Erwachsene ist zu dick

Mittlerweile leben auf unserer Erde mehr übergewichtige Menschen als Unterernährte. Das Thema ist für Menschen der Industrienationen und Schwellenländer von hoher Relevanz. Mehr als jeder fünfte erwachsene Erdenbürger ist zu dick. Laut einer Studie des Overseas Development Institute (ODI) hat sich die Anzahl der Übergewichtigen und Fettleibigen in Entwicklungsländern zwischen 1980 und 2008 beinahe vervierfacht.[348] Die westliche Lebensart wird überall auf der Welt als ein Zeichen von Wohlstand angenommen. Und gleichzeitig verzeichnen die Menschen mit der Änderung ihres Ernährungsstils einen rasanten Zuwachs an den sogenannten Wohlstandskrankheiten. Ob China, Nordafrika, Lateinamerika, Südostasien oder der Nahe Osten – die Menschen lassen sich leider genauso fehlleiten wie wir, mit den identischen Folgen für sie selbst und ihre Mitwelt.

Menschen, die sich vegan ernähren, haben im Durchschnitt in Bezug auf Körpergewicht, BMI und Hüftumfang die besten Werte. Übergewicht kommt statistisch betrachtet bei Veganern äußerst selten vor. Je mehr Tierprotein konsumiert wird, umso mehr steigen die Werte an. Eine vegane Kost enthält mehr komplexe Kohlenhydrate, mehr Ballaststoffe sowie weniger Fett und Eiweiß als eine Mischkost mit Fleisch oder Milchprodukten. Vegetarier, die reichlich Milchprodukte, Sahne, Butter und Käse essen, können durchaus Probleme mit ihren Blutfettwerten bekommen, die sie erst in den Griff bekommen, wenn sie tierische Lebensmittel ganz weglassen. Insofern hilft die vegan-vollwertige Ernährungsweise nicht nur dabei, Übergewicht zu verhindern, sondern erwirkt großartige Resultate bei der Behandlung von Übergewicht und Adipositas.

An welchem Punkt Ihres Lebens auch immer Sie stehen: Verbesserungen für Sie persönlich sind jederzeit möglich mit Rückwirkung auf die Welt da draußen. Lassen Sie sich durch gegenteilige Aussagen nicht in Ketten legen. Forschen Sie tief in Ihrem Herzen, um Mitgefühl für sich selbst erwachsen zu lassen. Wenn wir so leben möchten, dass das kollektive Wohl keinen Schaden nimmt, schließt uns das selbst mit ein. Die Tatsache, dass wir das falsche essen, trägt viel zu unserem Leiden bei. Wir können jederzeit aufhören, uns Schaden zuzufügen.

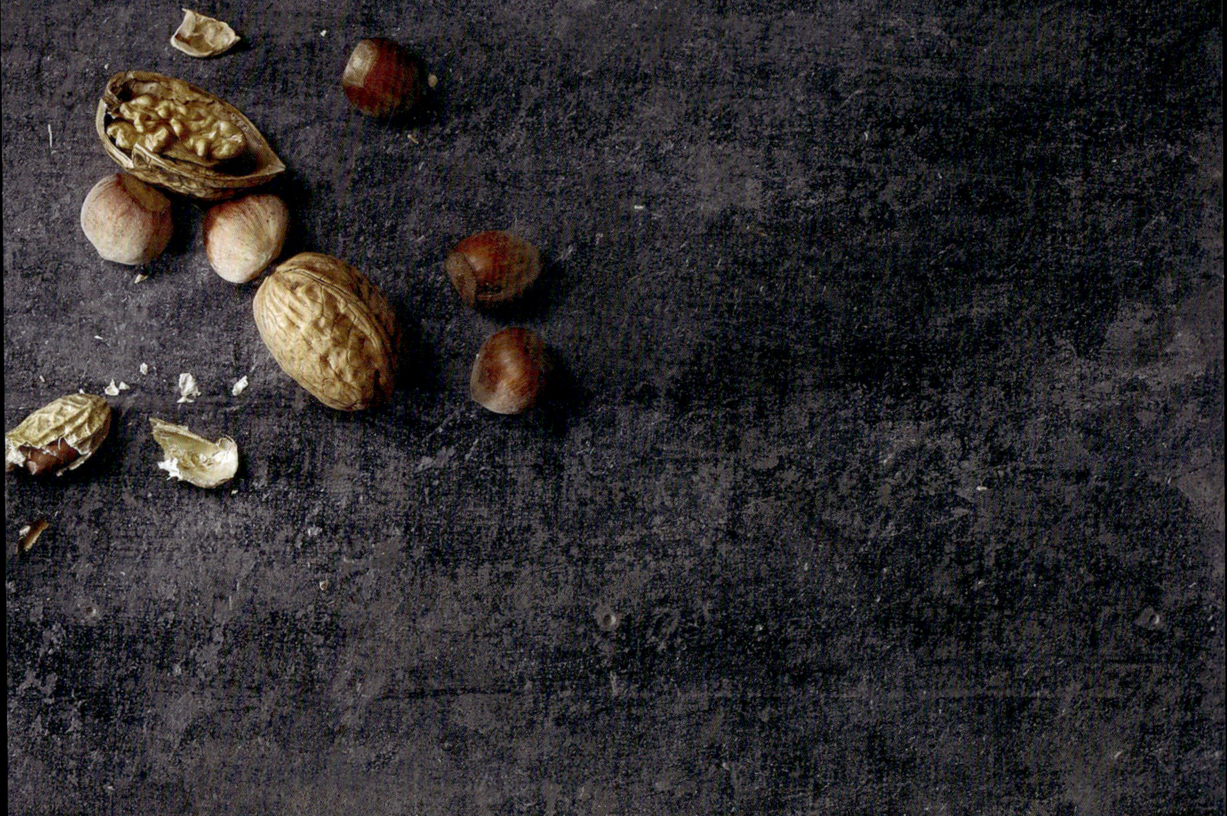

Fette ohne Geheimnis

In der Familie der Fette sind zahlreiche unterschiedliche Substanzen vereinigt. Von den schädlichen essen wir oft zu viel und von den guten zu wenig.[305]

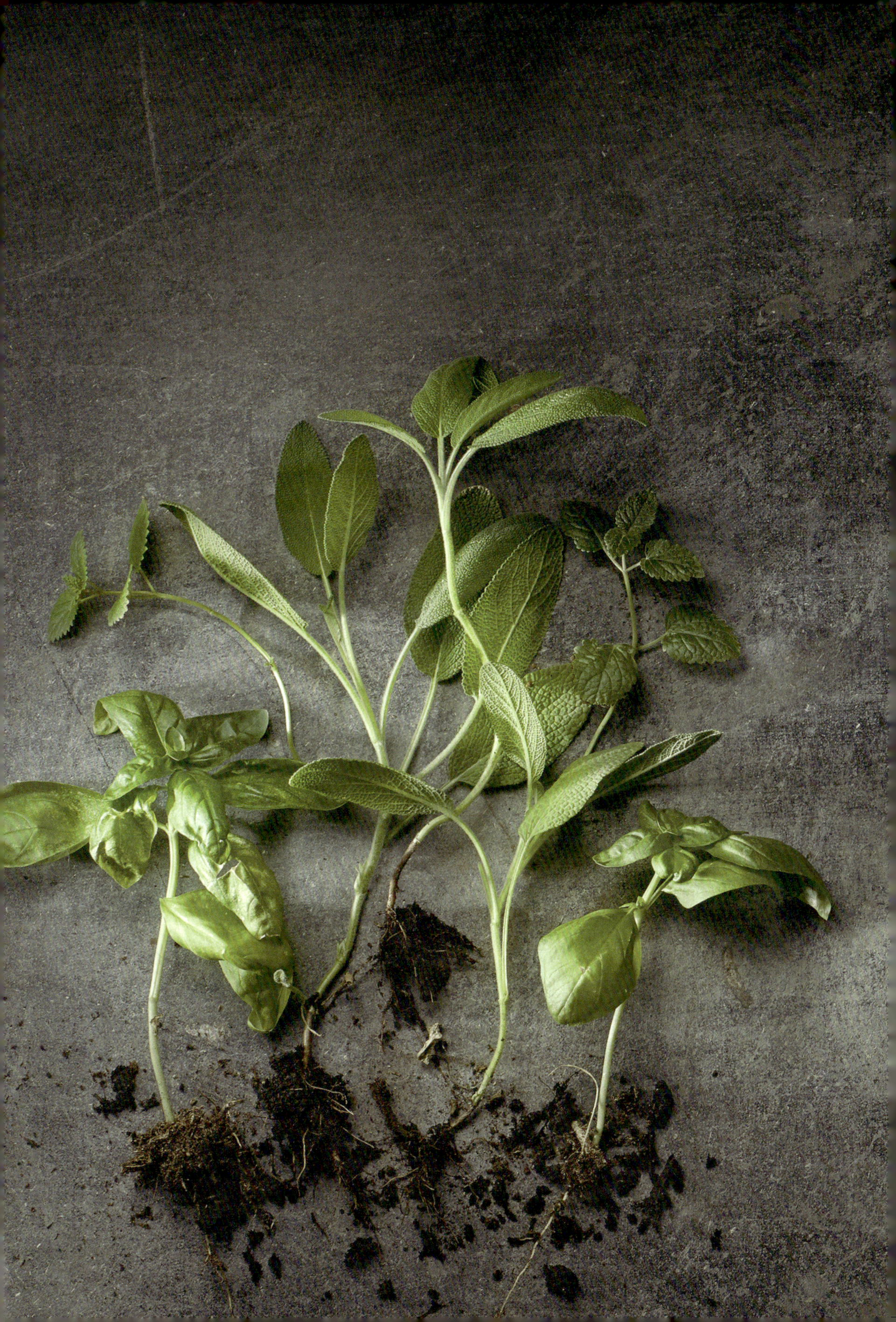

Süße Gewohnheiten

Muttermilch schmeckt süß. In der Geborgenheit des Stillens saugen wir mit der Muttermilch eine erste, wichtige Erfahrung ein: Süß tut gut.

Und auch im erwachsenen Leben unser Vorfahren war der süße Geschmack eine sichere Orientierung für Essbarkeit: Alle reifen Früchte schmecken süß, unreife dagegen sauer; giftige Pflanzen schmecken bitter. Es hat also seinen Grund, dass wir Süßes so lieben.

Süß ist alles, was unser Herz anrührt

Süß ist die Liebe, die süße Wonne der Freude, süß ist Glückseligkeit, ein Kinderlachen, ein tollpatschiger Pinguin, ein knuddeliges Eisbärbaby. Süß stimmt uns milde. Ein Forscherteam der City University of New York kam unter der Leitung von Kendall Eskine bei einer Versuchsreihe zu diesem Ergebnis. Die Teilnehmer wurden in drei Gruppen geteilt und hatten die Aufgabe, Texte über starke moralische Verfehlungen zu beurteilen, beispielsweise ging es um das Essen eines toten Haustiers und Inzest. Die Skala bewegte sich von »moralisch in Ordnung« bis »moralisch total falsch«. Die drei Gruppen erhielten die gleichen Texte, aber vor und während ihrer Bewertung unterschiedliche Getränke. Es gab die süße Gruppe mit sehr süßen Getränken, die bittere Gruppe und die neutrale, der Wasser gereicht wurde. Die bittere Gruppe beurteilte die Verfehlung mit deutlich mehr Strenge als die süße und neutrale Gruppe. [350]

Moralische Urteile lassen sich mit sensorischen körperlichen Empfindungen lenken. Und unsere Gefühle beeinflussen umgekehrt ebenso unser Geschmacksempfinden. Ein wissenschaftliches Team ließ eine Gruppe von Probanden einen Aufsatz über eine persönliche romantische Erfahrung schreiben, eine zweite Gruppe über Eifersucht, eine dritte Gruppe über Glück. Dann gaben sie den Teilnehmern ein »neues Getränk« zum Testen, das aber in Wahrheit destilliertes Wasser war. Die Gruppe der »Verliebten« beurteilte das Wasser im Vergleich zu den anderen als süßer. Verliebtsein und Zucker sprechen beide eine Hirnregion des Unbewussten an, das limbische System.[351]

Bei bitteren Enttäuschungen trösten wir uns mit Süßem. Unser Verlangen nach Süßem – und demzufolge nach Zucker – ist tatsächlich tief in uns verwurzelt. Wir scheinen es wirklich nötig zu haben. Statistisch verbraucht jeder Europäer 38 kg Zucker jährlich, die Deutschen sind mit ca. 34 kg pro Kopf dabei. Honig, Pflanzensirupe und Ähnliches sind in die Statistik noch nicht einmal eingerechnet.

Zucker gehört zur Gruppe der Kohlenhydrate. Über Kohlenhydrate wird viel diskutiert und gestritten, und das stiftet allgemeine Verwirrung. Sind Kohlenhydrate schädlich oder nützlich, machen sie dick oder nicht? Für viele wurde das Kohlenhydratthema zu einem Mysterium. Dabei ist die Systematik der Kohlenhydrate schon lange klar entschlüsselt und deren Wirkung auf den menschlichen Körper unbestritten. Doch Zucker ist nicht gleich Zucker.

Systematik der Kohlenhydrate

Kohlenhydrate nennt man Saccharide. Zucker (sacchar) ist der Namensgeber für diese wichtige Nährstoffgruppe. Pflanzen vollbringen das Wunder, aus einem anorganischen Stoff mithilfe von Blattgrün und Sonnenlicht diese für uns Menschen wesentlichen Nährstoffe zu erzeugen. Leben hängt an den Kohlenhydraten, sind sie doch Ausgangsstoff für die Herstellung von Fetten und Eiweißen.

Welche Aufgaben haben Kohlenhydrate in unserem Körper?

Kohlenhydrate bestehen grundsätzlich aus den Elementen Kohlenstoff, Wasserstoff und Sauerstoff. Im menschlichen Körper haben sie wichtige Aufgaben zu erfüllen:

Energiequelle

Pflanzen lagern Kohlenhydrate in Samen, Knollen, Wurzeln und Früchten ein und sichern damit ihr Überleben. Sämlinge beziehen daraus Nährstoffe, die sie für ihr Keimen und Wachsen benötigen.

Für uns Menschen bringt 1 g Kohlenhydrate 4,1 kcal zur Energiegewinnung. Nur sehr komplexe Kohlenhydrate wie Zellulose sind unverdaulich, haben dafür aber andere wichtige Aufgaben. Gehirn und Nervenzellen können ausschließlich aus Kohlenhydraten Energie beziehen. Fehlen Kohlenhydrate, müssen unsere Zellen erst Fette in Kohlenhydrate umbauen, damit sie für unser Nervensystem verwertbar werden. Deshalb werden Kohlenhydrate als Energiequelle erster Ordnung bezeichnet. Wenn unsere Körperzellen Kohlenhydrate zur Energiegewinnung verbrennen, bleiben als harmlose Endprodukte CO_2 und Wasser übrig, die wieder in den Kreislauf der Natur eingehen.

Beim Thema Fette haben wir gesehen, das Fette nur vollständig »im Feuer der Kohlenhydrate« verbrennen. Sinkt der Kohlenhydratanteil an der Gesamtenergiemenge deutlich ab, kommt es in den Zellen zu einem gestörten Fettabbau. Fehlen Kohlenhydrate, entstehen Ketonkörper, die den Organismus übersäuern. Von besonderer Relevanz ist das für Diabetiker, aber auch für Menschen, die sich zu »Low-carb-Diäten« verleiten ließen.

Vorratsstoff

Die Leber hat für Kohlenhydrate eine herausragende Bedeutung. Essen wir mehr Kohlenhydrate, als wir unmittelbar zur Energieerzeugung brauchen, wandelt sie durch den Blutstrom angelieferten Einfachzucker (Glukose) in dessen Speicherform Glykogen um.

150–200 g davon (ein Tagesbedarf) lagert sie ein. Deshalb müssen wir nicht unablässig essen. Brauchen wir kurzfristig Energie, weil wir beispielsweise joggen, wird Glykogen wieder in Glukose rückverwandelt und den Zellen zur Verfügung gestellt. Die Muskulatur kann für ihren Eigenbedarf zusätzlich 200 g Glykogen speichern. Überschüssige Kohlenhydrate werden in Fett umgebaut und in Fettzellen eingelagert.

Formgebung

Pflanzen werden durch Zellulose in Form gehalten; wir Menschen durch Knochen, Knorpel, Binde- und Stützgewebe. All diese Gewebe enthalten in ihrer Grundsubstanz Mukopolysaccharide, also Kohlenhydratverbindungen als Stützsubstanz.

Spezielle Pflichten

Kohlenhydrate liefern Kohlenstoffatome für die Biosynthese von nicht essenziellen Aminosäuren, Fettsäuren, DNS, RNS, Glykoproteinen (gebunden an Eiweiße), Glykolipiden (gebunden an Fette) usw. Aus Glukose entstehen Schlüsselsubstanzen für viele Stoffe in unserem Körper. Manche unverzichtbare Spezialisten im Körper sind aus Kohlenhydraten zusammengesetzt, so unter anderem Muzine (Schleimstoffe), Heparine (Blutgerinnungshemmung), blutgruppenspezifische Stoffe und Abwehrstoffe.

Wie sind Kohlenhydrate aufgebaut?

Kohlenhydrate in Früchten sind in der Regel eher einfache, lösliche Zuckerformen. Samen, Knollen und Wurzeln hingegen beinhalten komplex zusammengesetzte Zucker in Form von Stärke.

Monosaccharide sind die bedeutendsten Kohlenhydrate für die menschliche Ernährung. Sie sind aus sechs Kohlenstoffatomen zusammengesetzt und die Basisstruktur für Mehrfachzucker in unserem Essen. So bestehen Disaccharide aus zwei Monosacchariden. Sie entstehen, wenn zwei Einfachzucker unter Abspaltung eines Moleküls Wasser zusammengeheftet werden.

Polysaccharide sind aus vielen Monosacchariden zusammengesetzt, das können wenige aber auch Tausende sein. Thematisch können Polysaccharide in drei funktionelle Gruppen zusammengefasst werden[352]:

- Speicherstoffe dienen als Energiereserve (z. B. Stärke, Glykogen, Inulin)
- Gerüstsubstanzen sind strukturgebend (z. B. Zellulose, Hemizellulose)
- Füllstoffe binden Wasser (z. B. Pektine, Pflanzengummis und pflanzliche Schleimstoffe)

Kohlenhydratverdauung

Wenn wir Speisen aufnehmen, spalten unsere Verdauungsenzyme Zwei- und Vielfachzucker aus den zerkleinerten Nahrungsmitteln wieder in Einfachzucker auf. Bereits in der Mundhöhle beginnt die Kohlenhydratverdauung, indem das Enzym Ptyalin (eine Alpha-Amylase) aus der Ohrspeicheldrüse Vielfachzucker in kleinere Zuckerverbindungen aufteilt. Wenn der Speisebrei in den Dünndarm gelangt, kommen weitere zuckerspaltende Enzyme zum Einsatz: Alpha-Amylase aus der Bauchspeicheldrüse und Glukosidasen (Maltase, Saccharase, Laktase) aus dem Dünndarm machen Kohlenhydrate zu resorbierbaren Einfachzuckern.

Einteilung der für den Menschen relevanten Kohlenhydrate

	Zuckerart	Vorkommen
Monosaccharide = Einfachzucker		
Glukose	Traubenzucker = Dextrose	Obst, Honig, in Spuren in vielen Pflanzen
Fruktose	Fruchtzucker	Obst, Honig, in Spuren in vielen Pflanzen
Galaktose	Schleimzucker	Bestandteil der Laktose (Milch)
Disaccharide = Zweifachzucker		
Maltose	Malzzucker, bestehend aus Glukose + Glukose	keimende Getreidekörner (v. a. Gerste), Bier, Malz
Laktose	Milchzucker, bestehend aus Glukose + Galaktose	Tiermilch, Tiermilchprodukte, Muttermilch
Saccharose	Rüben-, Rohrzucker, bestehend aus Glukose + Fruktose	Zuckerrüben, Zuckerrohr (raffinierter Tafelzucker aus Zuckerrüben und Zuckerrohr enthält keinerlei weitere Nährstoffe), Obst, viele Pflanzensäfte
Polysaccharide = Mehrfachzucker		
Glykogen	Speicherform von Zucker bei Mensch und Tier	Leber, Muskulatur
Stärke	Speicherform von Zucker bei Pflanzen. Besteht aus Glukosemolekülen.	Knollen wie Kartoffeln, Wurzeln, Samen, Getreide, Hülsenfrüchte
Zellulose	pflanzliche Zellmembranen, Ballaststoff, für den Menschen unverdaulich	naturbelassene Pflanzen
Pektine	Ballaststoff, verwendet als Geliermittel für Marmelade und Obstzubereitungen	Äpfel, Stachelbeeren, Quitten, Johannisbeeren, Aprikosen, Karotten, Zitrusfrüchte
Inulin	Ein pflanzliches Reservekohlenhydrat aus Fruktosemolekülen. Industriell wird Fruktose für Diabetiker aus Inulin hergestellt.	Wurzelknollen von Dahlien und Topinambur (ein Verwandter der Sonnenblume), Artischocken, Chicorée, Schwarzwurzeln
andere	Hemizellulose, Agar Agar, Pflanzengummi, Schleimstoffe etc.	

Den Spaltvorgang der Vielfachzucker können Sie schmecken: Nehmen Sie ein Stück Vollkornsemmel in den Mund und kauen Sie es über längere Zeit, ohne zu schlucken. Sie essen damit Stärke, Vital- und Ballaststoffe.

Der Vielfachzucker Stärke schmeckt wie alle Polysaccharide nicht süß, aber während des Einspeichelns fängt das Enzym Ptyalin in Ihrer Mundhöhle an, die großen Zucker in kleinere zu zerlegen, und Sie werden nach einiger Zeit einen süßen Geschmack wahrnehmen. Was Sie nun schmecken, sind die hervorgegangenen Einfach- und Zweifachzucker. Den Rest erledigen dann die Verdauungsenzyme im Dünndarm.

Einfachzucker wie Glukose gelangen direkt ins Blut

Die entstandenen Einfachzucker werden im Dünndarm resorbiert und auf dem Blutweg zur Leber gebracht, die anschließend alle Einfachzucker verarbeiten kann. Dann wird über das weitere Schicksal der Glukosemoleküle entschieden: Manche werden zur Energieerzeugung verheizt, andere als Glykogenspeicher eingelagert und Überschuss kommt umgewandelt ins Zwischenlager zu den Fettzellen.

Auch die Leber muss sich opfern und überschüssige Nahrungsenergie in Form von Fett einlagern. Aus dem Zwischenlager wird beim Menschen ein Endlager, wenn er dauerhaft mehr Nahrungsenergie aufnimmt, als er verbrauchen kann, und er züchtet mit der Zeit mit wachsendem Leibesumfang eine Fettleber. Statt vielfältigsten lebenswichtigen Aufgaben nachkommen zu können, ist eine ausgewachsene Fettleber durch Fettdepots mehr oder weniger funktionseingeschränkt.

Alkohol

Alkohol darf in einem Atemzug mit den Einfachzuckern genannt werden, denn er ist so etwas wie ein gedopter Zuckerstoff. Bei der alkoholischen Gärung entstehen aus einem Molekül Glukose je zwei Moleküle Äthanol und CO_2 (Kohlendioxid). Alkohol enthält eine ganze Menge dieser speziellen Zucker. Aus diesem Grund hat Alkohol eine hohe Kaloriendichte und gehört zu den Dickmachern. Jedes Gramm davon schlägt mit 7,1 kcal zu Buche.

Gute und schlechte Kohlenhydrate

Wünschenswert ist ein möglichst hoher Kohlenhydratanteil in unserer Nahrung. Er sollte laut internationalen Ernährungsgesellschaften etwa 60 % der täglichen Energiezufuhr ausmachen und kann bei fettarmer Ernährung sogar noch ansteigen. Stärkehaltige und ballaststoffreiche Kohlenhydratträger sind dabei zu bevorzugen, während isolierte Mono- und Disaccharide möglichst wenig gegessen werden sollten. Konkret bedeutet dies: Genießen Sie vollwertige Pflanzenkost und die Süße in frischen und (maßvoll) in getrockneten Früchten, aber drosseln Sie die Zufuhr von Süßungsmitteln aller Art (das schließt »gesunde« Süßungsmittel mit ein), süßen Konserven, Süßwaren und süßen Getränken auf ein Minimum.

Was passiert bei Kohlenhydratmangel?

Werden unserem Körper zu wenige Kohlenhydrate angeboten (beispielsweise bei langen Perioden des freiwilligen oder unfreiwilligen Hungerns), kommt es zu radikalen Umstellungen im Stoffwechsel,

die gesundheitliche Beeinträchtigungen zur Folge haben.

Auch wenn unser Organismus in begrenztem Umfang aus Nichtzuckerstoffen wie Fetten Kohlenhydrate bilden kann, wird ein dauerhafter Kohlenhydratmangel zum Problem: Entstehende Ketonkörper, eine verminderte Glukosetoleranz, zu niedrige Blutzuckerspiegel (Hypoglykämie) und Störungen im Eiweißstoffwechsel verursachen im Laufe der Zeit Beschwerdebilder, die auf Kohlenhydratmangel zurückzuführen sind.

Komplexe Kohlenhydrate machen nicht dick

Kohlenhydrate sind nicht die potenziellen »Dickmacher«, als die sie zeitweise öffentlich gebrandmarkt wurden. Im Gegensatz zu Nahrungsfetten müssen Kohlenhydrate, die der Körper nicht sofort zur Energieerzeugung benötigt, erst zu Fett umgebaut werden, und das verbraucht bereits ca. 23 % der Energie, die sie mitbringen. Außerdem liegt der Grundenergiegehalt von Kohlenhydraten bei 4,1 kcal – im Vergleich zu Fetten ist das weniger als die Hälfte.[353]

Essen Sie Kohlenhydrate möglichst so, wie die Natur sie Ihnen anbietet, denn die pflanzlichen Lieferanten schenken Ihnen neben den Zuckerstoffen noch viele Vitamine, Faserstoffe, Mineralstoffe, sekundäre Pflanzenstoffe und Spurenelemente.

Man spricht von komplexen Kohlenhydraten, wenn sie in unraffinierter, unverarbeiteter, natürlicher Form genossen werden. Je vollwertiger und komplexer die Kohlenhydrate in Ihrer Nahrung sind, umso mehr Energie verbraucht Ihr Körper schon während der Verdauungsprozesse.

Vollwertige Kohlenhydrate

Empfehlenswerte vollwertige Kohlenhydrate sind:

- Vollkorngetreide (Weizen, Dinkel, Roggen, Gerste, Hafer, Hirse, Mais, Naturreis etc.) und Produkte daraus wie Brot, Nudeln, Teige und Getreideflocken
- Pseudogetreide wie Quinoa, Buchweizen, Amaranth
- Kartoffeln, Süßkartoffeln
- Obst
- Gemüse
- Hülsenfrüchte: Bohnen aller Art, Erbsen, Kichererbsen, Linsen etc.

Meiden Sie raffinierte Kohlenhydrate

Meiden Sie ganz grundsätzlich raffinierte Kohlenhydrate. Bei diesen wurde in industriellen Bearbeitungsschritten alles entfernt, was uns für die Ernährung kostbar ist. Dabei bleiben nur leere Kalorien übrig, die ohne jeden Gesundheitswert dick und krank machen.

Raffinierte Kohlenhydrate sind:

- weißer und brauner Zucker und alle Produkte damit (Süßigkeiten, Schokolade, Kuchen, Limonade etc.)
- isolierte Speisestärke
- Weißmehl und alle Lebensmittel, die solches enthalten (Brot, Nudeln, Kuchen, Gebäck, Teige, Fast Food, Mehlspeisen etc.)

Raffinierte Kohlenhydrate gewinnt die Nahrungsmittelindustrie aus Pflanzen, deren Schalen und Außenschichten entfernt werden. Genau dort wohnen aber wertvolle Vitamine, Mineral- und Ballaststoffe und wichtige Eiweiße. Wird all das entfernt, bleibt ein Nahrungsmittel mit »nackten« Kohlenhydraten übrig. Es hat kaum Vitalstoffe, dafür aber viele leere Kalorien.

Je einfacher das Zuckermolekül, desto schneller steigt der Blutzucker

Bedauerlicherweise vertilgen Menschen mit westlichem Ernährungsstil gerade solche raffinierten, isolierten Kohlenhydrate in großen Mengen, während sie komplexe, vollwertige Kohlenhydrate verschmähen. Das hat gesundheitliche Konsequenzen. Leider nahm der Ruf der Kohlenhydrate in der öffentlichen Wahrnehmung großen Schaden, wurden sie doch von manchen Ernährungsgurus alle miteinander in Sippenhaft genommen und an den Pranger gestellt. Sie sehen aber, wie wichtig die Differenzierung der einzelnen Vertreter dieser Nährstoffgruppe ist. Die Wahrheit ist: Die gesündeste Nahrung, die Sie sich zuführen können, ist eine Nahrung, die reich an Kohlenhydraten ist. Nur die richtigen müssen es sein.

Wenn wir Kohlenhydrate essen, macht unser Körper große Zuckerketten zu Einfachzuckern, die dann resorbiert werden können. Vom Darm aus kommen sie ins Blut, und unser Blutzuckerspiegel steigt. Je nach ihrer Zusammensetzung wirken unterschiedliche Kohlenhydrate auch unterschiedlich auf unseren Blutzuckerspiegel.

Schlucken wir Speisen mit Glukose, gelangt diese am schnellsten ins Blut, weil sie als Einfachzucker nicht mehr um- und abgebaut werden muss. Essen wir Vollkornprodukte, steigt der Blutzuckerspiegel sehr viel allmählicher, weil komplexe Verdauungsvorgänge vonnöten sind, um die Einzelsubstanzen voneinander zu lösen. Ballaststoffe in vollwertigen Nahrungsmitteln sorgen dafür, dass Glukose aus der Stärke nur verzögert ins Blut kommt.

Die Geschwindigkeit, in der unser Blutzuckerspiegel ansteigt, nimmt beim Essen der nachfolgend gelisteten Kohlenhydrate von oben nach unten ab:

1. Glukose, Maltose, Saccharose, raffinierter Zucker, Honig, raffinierte Stärke ohne Ballaststoffe (Weißmehl und alle Produkte daraus, stärkehaltige Lebensmittel wie Kartoffelpulver, Mais- und Kartoffelstärke, Cornflakes, weißer = geschälter Reis)
2. milchzuckerhaltige Lebensmittel
3. fruktosehaltige Lebensmittel
4. komplexe Kohlenhydrate (Stärke aus vollwertigen Kohlenhydraten, kombiniert mit Fetten, Eiweißen, Ballast- und Vitalstoffen, wie die Natur sie liefert)

Glykämischer Index

Dies führt dazu, dass die gleiche Menge an Kohlenhydraten unseren Blutzuckerspiegel völlig unterschiedlich erhöht. Vorzuziehen sind immer solche, die das langsam tun, also vollwertige komplexe Kohlenhydrate. Auch innerhalb der komplexen Kohlenhydrate gibt es Unterschiede: Obst und Wurzelgemüse enthalten mehr einfache Kohlenhydrate als beispielsweise Linsen; fein vermahlenes Mehl erhöht den Blutzucker schneller als ganze Körner. Aus dieser Beobachtung leitet man den »glykämischen Index« eines Nahrungsmittels ab.

Isolierte und raffinierte Kohlenhydrate lassen den Blutzuckerspiegel schnell nach oben schießen und lösen enormen Stress in unserer Bauchspeicheldrüse aus, denn diese hat die Aufgabe, durch Ausschüttung von Insulin den Zucker wieder in Normbereiche zu bringen, indem Zucker in Zellen eingeschleust und Glykogenspeicher aufgefüllt werden. Vollwertige Pflanzenkost hat demgegenüber eine optimale Blutzuckerwirkung, denn sie gibt ihre Kohlenhydrate nur verzögert ans

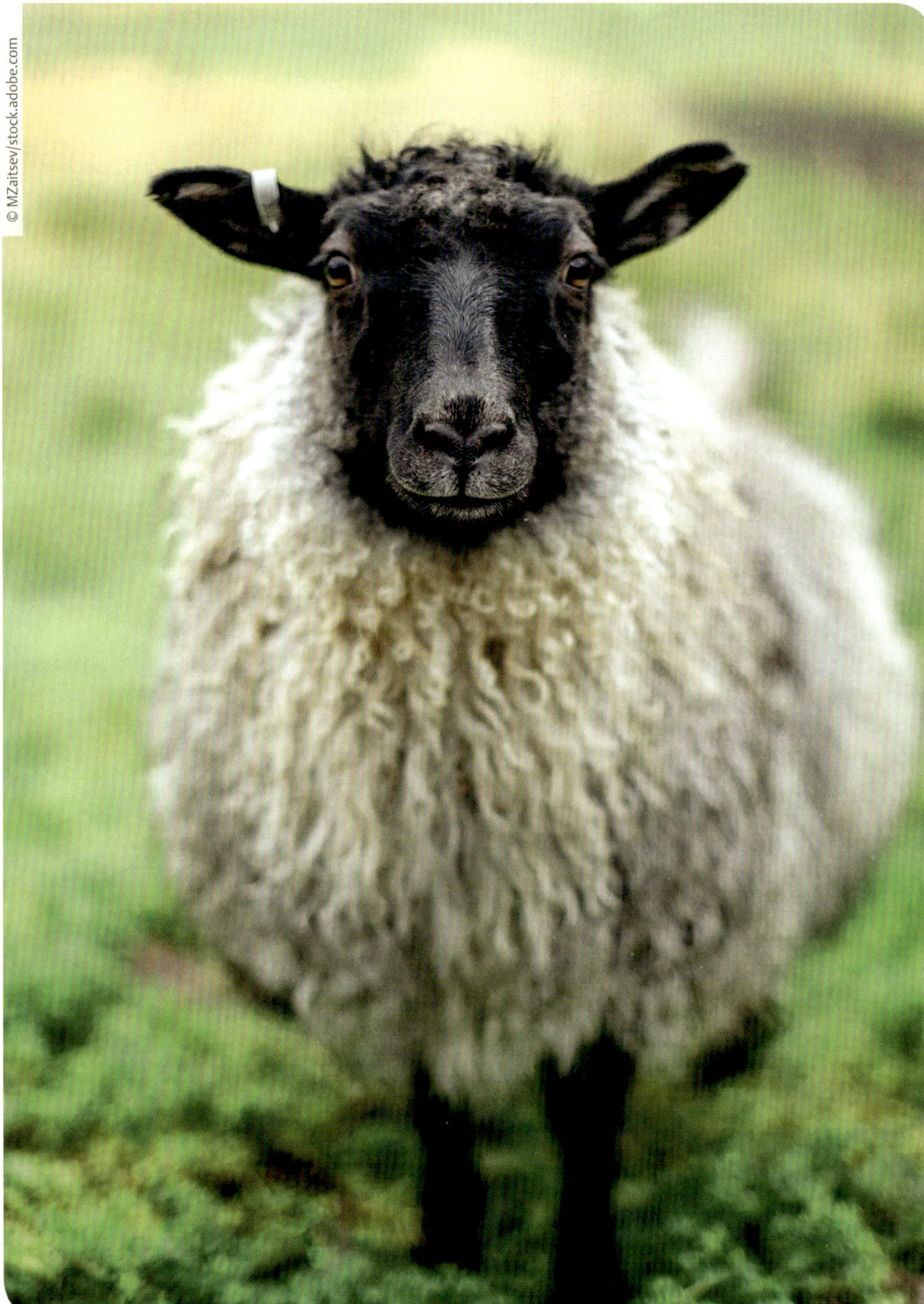

Blut frei. Auf diese Weise erwirkt sie die gesündesten Effekte auf unseren Blutzuckerspiegel und gibt der Bauchspeicheldrüse genügend Zeit, um moderat hormonell zu regulieren.

Blutzuckersteigernde Hormone

Es gibt auch Lebenssituationen, in denen unser Blutzuckerspiegel erhöht werden muss, weil unsere Zellen viel Zucker zu Energie verbrennen, z. B. wenn wir wachsen, uns körperlich anstrengen, im Fieber sind, Sport machen, körperlich arbeiten, krank oder verletzt sind, uns aufregen usw.

Eine ganze Reihe von blutzuckersteigernden Hormonen greift hier bedarfsgerecht in den Zuckerstoffwechsel ein:

- Glukagon aus der Bauchspeicheldrüse
- Kortisol aus der Nebennierenrinde
- Adrenalin aus dem Nebennierenmark
- Thyroxin aus der Schilddrüse (reguliert über die Hypophyse)
- STH (Wachstumshormon) aus der Hypophyse
- ACTH (wirkt auf die Nebennierenrinde) aus der Hypophyse

Sie sehen also, dass erstaunlich viele Organe bei unserem Blutzucker ein Mitspracherecht haben. All diese kleinen hormonellen Helfer tragen dazu bei, dass unser Blutzuckerspiegel schnell und bedarfsgerecht angepasst werden kann und uns immer so viel Energie zur Verfügung steht, wie wir gerade brauchen – vorausgesetzt, wir essen das Richtige.

»Zucker-Krankheiten«

Durch die Wahl der falschen Kohlenhydrate entstehen ernährungsbedingte Krankheiten:

Diabetes mellitus Typ 2

Eine Kombination aus dem Konsum von viel Zucker und Fett, Tierprotein und Milch steht in Zusammenhang mit einer schleichenden Entgleisung des menschlichen Stoffwechsels. In der Konsequenz davon entwickelt sich Diabetes mellitus, die Zuckerkrankheit. Erfahrungsgemäß essen jene Menschen, die viel Zucker zu sich nehmen, gleichzeitig viel Fett und viel Fleisch. Viele ungesunde Lebensmittel vereinen in sich hohe Zucker- und Fettanteile, wie beispielsweise Kekse, Kuchen, Torten, Fertigprodukte, Süßspeisen, Schokolade, Pralinen, industrielle Süßigkeiten, Milchprodukte usw. Solche Kalorienbomben zünden in unserem Körper. Fettleibigkeit ist einer der bedeutendsten Risikofaktoren für Diabetes mellitus Typ 2.

Übergewicht

Haushaltszucker liefert viele Kalorien und macht kaum satt. Und Zucker macht unersättlich, es treibt uns hin zu immer mehr davon. Überschüssige Nahrungsenergie wird in Fettzellen gepackt. Übergewicht hat unzählige weitere Probleme im Schlepptau, unter anderem Herz-Kreislauf-Erkrankungen und schwere Stoffwechselstörungen.

Karies

Nicht einmal 1 % der deutschen Erwachsenen hat ein Gebiss ohne Karies, wie eine Erhebung der Uniklinik Greifswald für das Robert-Koch-Institut zeigte. Die Attacken auf unsere Zähne starten verschiedene Erregerarten, die von Mensch zu Mensch übertragbar sind, allen voran Streptococcus mutans. Die Keime siedeln in Zahnfleischnischen und auf Zahnbelägen und wirken maßgeblich an der Entstehung von Karies mit. Zucker ist die Hauptnahrung solcher Bakterien, welche

Zucker zu Säuren vergären, die den Zahnschmelz angreifen und schädigen. Lebensmittel mit extrahiertem, raffiniertem Zucker (Süßigkeiten, Süßgetränke, Kuchen, Konserven, Gebäck etc.) tragen zum Zahnverfall bei. Aber auch Süßungsmittel mit gesundem Nimbus wie Honig und Ahornsirup greifen mit ihren Zuckern den Zahnschmelz an (dazu später mehr).

In vollwertiger Pflanzennahrung wie Getreide, Obst und Gemüse sind Zucker eingebunden in Ballast- und Mineralstoffe sowie Vitamine – und sind zusätzlich verdünnt mit Wasser. Trotzdem wirken Fruchtsäuren wie alle Säuren auf den Zahnschmelz ein, allerdings nur kurz. Es ist aus diesem Grund empfehlenswert, unmittelbar nach dem Genuss von Früchten oder Obstsäften nicht die Zähne zu putzen, sondern dem Zahnschmelz ca. ½ Stunde Zeit zur Regeneration zu geben, dann ist er wieder stabil.

Krebs

Toxische Ernährungsgewohnheiten sind der Schlüsselfaktor für die Entstehung vieler Krebsarten. Dabei sind Maßlosigkeit im Verzehr von Zucker, Fett und Tiereiweiß bei gleichzeitigen Ballast- und Vitalstoffmängeln nicht voneinander zu trennen.

Pilzerkrankungen

Fehlernährung (raffinierte Zucker und Mehle kombiniert mit Nähr- und Ballaststoffdefiziten) verschiebt die Bakterienflora im Körper zugunsten von krankheitsauslösenden Keimen, so auch Hefepilzen, die nur unter gewissen Umständen krank machen können.

Ballaststoffarmut und ihre Folgen

Ballaststoffe in der Nahrung ermöglichen eine Selbstreinigung der Darmwände, sie massieren die feinen Darmzotten und binden Giftstoffe. Durch zellulosearme Nahrung nimmt die Darmbeweglichkeit ab, Verstopfung und Entzündungen können entstehen. Sofern keine Stenosen und Strikturen (Verengungen und Vernarbungen) im Verdauungsbereich vorhanden sind, profitieren des weiteren Patienten mit folgenden Leiden von einer ballaststoffreichen Ernährung, wie sie die vegane Vollwertkost bietet: Darmdivertikel im nichtentzündlichen Stadium, Morbus Crohn und Colitis ulcerosa im schubfreien Intervall, erhöhte Blutfettwerte und alle Folgen davon (wie beispielsweise Herz- und Gefäßkrankheiten), Autoimmunerkrankungen, Adipositas, nichtentzündliche Dickdarmpolypen, Gallensteine, Hämorrhoiden, Krampfadern, Diabetes mellitus, Reizdarmsyndrom usw.

Ballaststoffe

Verschiedene Pflanzenbestandteile sind für uns unverdaulich und wurden daher als überflüssig erachtet. Dies erwies sich als großer Irrtum.

»Des Daseins Kelch kredenzt bald süß,
bald herb den Trank.
Der herbe heilt oft den,
der von dem süßen krank.«
(Anastasius Grün, 1806–1876)

Ballaststoffe schmecken nicht süß. Ballaststoffe gehören zur Gruppe der Polysaccharide (die Kohlenhydrate sind) und Lignine (die keine Kohlenhydrate sind), können aber von unseren Verdauungsenzymen nicht aufgespalten werden und werden großteils mit dem Stuhl ausgeschieden. Man hat sie »Ballaststoffe« getauft, weil man dachte, sie seien überflüssige Beigaben, da sie keine primäre Nährfunktion erfüllen. In der Tat sind Ballaststoffe für die menschliche Ernährung so wichtig, dass ein Ballaststoffmangel krank macht.

Grundsätzlich unterteilt man die große Ballaststoff-Familie[354]

- in solche, die wasserlöslich sind (= Quellstoffe wie Pektin, auch Inulin, Oligofruktose, lösliche Hemizellulosen), die von der anaeroben Mikroflora unseres Darms nahezu vollständig abgebaut werden und
- solche, die wasserunlöslich sind (= Füllstoffe wie Zellulose, Teile der Hemizellulose, Lignin), die bakteriell kaum abgebaut und mit dem Stuhl ausgeschieden werden.

Faserstoffe (Rohfasern), die in Lebensmittelanalysen als Standard ermittelt werden, umfassen nur einen Anteil der Ballaststoffe. Die einzelnen Ballaststoffe sind völlig unterschiedlich auf pflanzliche Nahrungsmittel verteilt und zeigen einen ebenso verschiedenartigen gesundheitlichen Nutzen. Folglich profitieren wir dann am meisten, wenn wir unseren Speiseplan mit den einzelnen Ballaststofflieferanten möglichst vielfältig bestücken.

Gute Ballaststofflieferanten

Das sind:

- Vollkornprodukte (Brot, Knäckebrot, Nudeln, Gebäck, Teigwaren), Vollkornge-

treide (inklusive ungeschälter Naturreis, Wildreis, Mais, Hirse), Getreideflocken, Müsli, Pseudogetreide
- Hülsenfrüchte
- Obst, Beeren, frische Kokosnüsse, Trockenfrüchte
- Gemüse (vor allem Blatt- und Fruchtgemüse, besonders Kohl- und Rübenarten, Spinat, Sellerie, Brokkoli, Lauch, Kresse)
- Kartoffeln
- Nüsse (auch Erdnüsse, die eigentlich zu den Hülsenfrüchten zählen)
- Saaten und Kerne (Pinienkerne, Kürbiskerne, Sesamkörner, Sonnenblumenkerne)

Industrielle Verarbeitung, Raffination oder sehr langes Kochen entfernen oder zerstückeln Ballaststoffe in den Nahrungsmitteln. Von vielerlei Aussichtspunkten kommen wir immer wieder dahin zurück, Pflanzennahrung möglichst naturbelassen einzukaufen und schonend zuzubereiten.

Tierische Lebensmittel liefern keinerlei Ballaststoffe.

Ballaststoffe bewirken viel Gutes

Gründliches Kauen: Die Faserstruktur einiger Ballaststoffe sorgt dafür, dass wir unsere Nahrung länger kauen und einspeicheln. Bicarbonat im Speichel neutralisiert Säuren im Mund, was unserer Zahngesundheit entgegenkommt.[355]

Sättigungsgefühl: Ballaststoffe verschaffen der Nahrung mehr Volumen und tragen zu einem besseren Sättigungsgefühl bei, obwohl ihr Energiegehalt so verschwindend ist, dass er in Kalkulationen nicht mit einbezogen werden muss. Auf diesem Weg unterstützen Ballaststoffquellen eine natürliche Gewichtsregulation.

Verdauungsförderlich: Wasserunlösliche Ballaststoffe binden Wasser und vergrößern so das Füllungsvolumen des Darms. Die dadurch stimulierten Eigenbewegungen des Darmrohres unterstützen die Darmpassage des Speisebreis und beugen Verstopfung vor. Ballaststoffe sind unentbehrlich für eine funktionierende Verdauung. Natürliche Ballaststoffe in der Vollwerternährung machen – gepaart mit körperlicher Bewegung – die Verwendung von Abführmitteln überflüssig.

Giftausscheidung: Durch eine beschleunigte Darmpassage werden Giftstoffe schneller ausgeschieden. Ballaststoffe binden Ammoniak und entlasten dadurch Leber und Nieren. Zudem binden sie Steroide, Schwermetalle und sekundäre Gallensäuren, die potenziell krebserzeugend sind.[356] Sie massieren Darmzotten und reinigen Darmwände mit all ihren Ausbuchtungen und Nischen wie kleine Bürsten. Über ihre Entgiftungsfunktion wirken sie eindeutig krebsfeindlich.

Schutz vor Darmkrebs: Groß angelegte Studien vieler Bevölkerungsgruppen haben wiederholt hinreichend beweisen, dass Dickdarmkarzinome mit der Höhe des Fettverzehrs steigen und bei hohem Ballaststoffanteil in der Ernährung sinken. Aus der EPIC-Studie (European Prospective Investigation into Cancer and Nutrition) mit 520000 Teilnehmern aus verschiedenen europäischen Ländern ging hervor, dass das Risiko für Dickdarmkrebs um 40% gesenkt werden kann, wenn die Ballaststoffzufuhr von 15 g pro Tag auf täglich 35 g erhöht wird.[357] Veganer, die sich vollwertig ernähren, müssen sich über solche Zahlen keine

Sorgen machen. Nach verschiedenen Untersuchungen nehmen sie jeden Tag bis zu 58 g Ballaststoffe auf.[358]

Verzögerte Zuckeraufnahme: Ballaststoffe im Darm verzögern die Aufnahme von Zuckern aus der Nahrung und verringern damit Zuckerspitzen im Blut nach Nahrungsaufnahme. Zudem reduzieren sie die Gesamtresorption von Fetten, was von wesentlichem Interesse für Diabetiker sein dürfte.

Cholesterinsenkend: Wasserlösliche Ballaststoffe aus Äpfeln, Hafer und Bohnen sind von praktischer Bedeutung für die Regulation des Cholesterinwerts. Ihr cholesterinsenkender Effekt wurde durch viele Studien belegt. 120–140 g Haferflocken täglich konnten beispielsweise in einer Versuchsreihe innerhalb weniger Wochen den Cholesterinausgangswert der Probanden um 8–12 % absenken, wobei nur LDL-Cholesterin sank, während das »gute« HDL-Cholesterin anstieg. Die offensichtlichste Erklärung für ihre cholesterinsenkende Wirkung ist, dass diese spezielle Ballaststoffgruppe Gallensäuren bindet und mit dem Stuhl ausscheidet, was Cholesterin verbraucht, denn als Folge davon muss der Körper neue Gallensäuren aus dem Baustoff Cholesterin nachbilden.[359]

Fördern eine gute Darmflora: Wasserlösliche Ballaststoffe werden von den Darmbakterien zum Teil zu Gasen und kurzkettigen Fettsäuren abgebaut. Die bei Fermentationsprozessen entstehenden Gase lockern die Stuhlkonsistenz auf und nehmen Einfluss auf den Stoffwechsel. Ein kleiner Teil der entstehenden kurzkettigen Fettsäuren wird resorbiert und als Energiequelle genutzt. Kurzkettige Fettsäuren wie Butyrate (= Salze und Ester der Buttersäure) sind die wichtigsten Energielieferanten für unsere Dickdarmschleimhaut und sichern deren Zellfunktionsfähigkeit. Kurzkettige Fettsäuren senken den pH-Wert im Darm in Richtung sauer ab, und dies vermindert die Umwandlung von primären zu den bereits erwähnten problematischen sekundären Gallensäuren. Außerdem fühlen sich Krankheitserreger wie beispielsweise Salmonellen im sauren Milieu nicht wohl – ganz im Gegensatz zu den für den Menschen hilfreichen Darmbakterien. Somit wird eine Fehlbesiedelung im Darm verhindert.[360, 361]

Darmbakterien nutzen als »Untermieter« des Menschen Ballaststoffe zu ihrer Energiegewinnung und Vermehrung. Das bakterielle Ökosystem unseres Darms erfüllt vielfältige Funktionen – nicht nur für die Verdauung. Es wurden bereits über 1000 verschiedene Bakterienspezies identifiziert. Zusammen wiegen sie ca. 2 kg. Sie bestehen aus zehnmal so vielen Zellen wie der menschliche Körper.[362]

Der Verdauungstrakt ist für unser Immunsystem ein wichtiger Ort. Hier trainieren Zellen des Immunsystems, um zwischen »schädlich« und »nützlich« zu unterscheiden. Hier werden Toleranz für das Gute und Strategien gegen Schädliches eingeübt. Manche Bakterien hemmen krankmachende Keime im Darm. Eine gesunde Mikroflora im Darm ist so bedeutend, dass sie von immer mehr Forschern auf diesem Gebiet als eigenständiges Organ bezeichnet wird.

Einmaleins der Ballaststoffe

Ballaststoffe sind ausschließlich in pflanzlichen Nahrungsmitteln enthalten. Ballaststoffe mit komplexen Kohlenhydraten aus Vollkornprodukten, Hülsenfrüchten, Obst

und Gemüse sind Ballaststoffen in Form von Nahrungszusätzen wie beispielsweise Kleie, Flohsamenschalen, Nahrungsergänzungsmitteln und Ähnlichem weit überlegen.

Der Begriff »Ballaststoffe« sammelt eine Vielzahl verschiedenster Pflanzenstrukturen unter sich, die sich aus den unterschiedlichsten Kohlenhydraten und aus Lignin zusammensetzen. Da Ballaststoffe zum Teil (nicht alle) eine faserige Struktur zeigen, nennt man diesen Anteil auch Pflanzenfasern oder Faserstoffe. Im Folgenden stelle ich Ihnen wichtige Vertreter der großen Ballaststoff-Familie vor.

Resistente Stärke

Lässt man gekochte Kartoffeln abkühlen, verändert sich die physikalische Eigenschaft der Stärke, indem aus einem Teil der Stärke sogenannte resistente Stärke wird. Übersetzt heißt das: Dieser Stärkeanteil in den Kartoffeln kann nicht mehr durch die Alpha-Amylase der Bauchspeicheldrüse abgebaut werden, sondern passiert unverändert den Darm und wirkt als Ballaststoff. Werden die abgekühlten Kartoffeln wieder erwärmt und erneut abgekühlt, lässt sich der Anteil von resistenter Stärke noch steigern.[363, 364]

Kartoffelsalat, Knödel oder Bratkartoffeln, die Sie aus abgekühlten gekochten Kartoffeln zubereiten, enthalten damit mehr Ballaststoffe als eine frisch gekochte Kartoffel, die Sie noch warm verspeisen – es sei denn, Sie essen die Schale mit.

Kartoffelschale. Die Schale von Kartoffeln enthält Ballast- und Vitalstoffe, aber auch das Alkaloid Solanin – ein Gift. Kartoffelschalen sind nur dann für den Verzehr geeignet, wenn Sie unbehandelte, solaninarme Kartoffelsorten verwenden, die frisch aus der Erde kommen oder die – nicht zu lange – dunkel, kühl und trocken gelagert wurden, keine grünen Stellen aufweisen und nicht keimen. Helles Licht und Wärme fördern die Solaninproduktion in den Schalen, weshalb Supermarktkartoffeln statt in Netzen besser in lichtundurchlässigen Verpackungen angeboten werden sollten. Das Gift Solanin in Kartoffelschalen wird durch Hitze nicht zerstört, geht aber ins Kochwasser über, weshalb dieses nicht weiterverwendet werden sollte. Wenn Sie sich unsicher sind, kochen Sie Kartoffeln in der Schale (diese schützt vor Vitaminverlusten) und schälen Sie sie erst nach dem Kochen. Grüne Stellen an Kartoffeln sollten Sie großzügig ausschneiden.

Außer in gekochten, abgekühlten Kartoffeln findet sich resistente Stärke auch in ganzen oder nur grob geschroteten Getreidekörnern, Samen, Hülsenfrüchten und Brotkrusten. Sie zeigt viele gesundheitsfördernde Eigenschaften der Ballaststoffe wie Verbesserung unserer Darmtätigkeit sowie positive Einflüsse auf Darmflora und Blutzuckerwerte.

Oligosaccharide

Hierzu zählen die in Hülsenfrüchten reichlich vorkommende Raffinose und Stachyose sowie Oligofruktose, die in Zwiebeln, Knoblauch, Lauch und Artischocken enthalten ist. Oligofruktose wirkt sich positiv auf die Dickdarmflora aus, da sie Bifidus-Bakterien füttert, eine willkommene Bakteriengesellschaft unseres Darmtraktes.[365]

Hemizellulose

Hemizellulose nimmt einen beträchtlichen Anteil pflanzlicher Zellwände ein. Von ihrem Aufbau und ihren physikalischen Eigen-

schaften unterscheidet sie sich etwas von Zellulose. Hemizellulose findet sich in allen Pflanzen, besonders in Getreide, Hülsenfrüchten, Johannisbrotkernen und Guarbohnen.[366]

Zellulose

Zellulose gibt Pflanzenzellen Struktur und Halt und findet sich als Ballaststoff in Getreide, Hülsenfrüchten und den meisten Gemüse- und Obstsorten.

Beta-Glucane

Sie machen rund 40 % der Ballaststoffe von Hafer und Gerste aus und gehören großteils in die Gruppe der löslichen Ballaststoffe (daneben gibt es noch einen kleinen Teil von unlöslichen Beta-Glucanen).[367]

Der regulierende Einfluss von Beta-Glucan aus Haferflocken auf den Cholesterinspiegel ist international bezeugt. Beta-Glucan macht zudem den Nahrungsbrei in Magen und Darm visköser. Dadurch wird Stärke verzögert gespalten, was eine verzögerte Glukoseresorption und eine verbesserte Insulinantwort nach sich zieht – ein Umstand, der unserem Blutzuckerspiegel zugutekommt.[368]

Quellstoffe

Diese werden Lebensmitteln zugesetzt, die gelieren oder eine stabilere Konsistenz erhalten sollen. Bekannte Quellstoffe auf Polysaccharid-Basis sind Gummi arabicum (aus Akazienarten), Carrageen und Agar Agar aus Rotalgen, Johannisbrotkernmehl (Carobin), Guarkernmehl aus den Samen der Guarbohne, Alginate aus Braunalgen und Pektin. Pektine finden sich in allen höheren Landpflanzen, reichlich in zähen und harten Pflanzenbestandteilen und Schalen. Besondere Pektinquellen sind Äpfel, Aprikosen, Karotten, Zitrusfrüchte, Beeren. Pektine haben auf den menschlichen Darm eine großartige Wirkung. Sie bilden Gele (weshalb sie auch als Geliermittel beim Marmeladekochen verwendet werden), quellen stark auf und haben die Fähigkeit, organische Substanzen wie z. B. Gallensäuren und Giftstoffe zu binden.

Das rückt den früher zum Entschlacken empfohlenen Apfeltag in ein völlig neues Licht, denn tatsächlich verbraucht die Verdauung eines Apfels erstaunlich viel Energie und zusätzlich wirkt der Apfel, mit Schale genossen, durch Pektin entgiftend. Auch bei Durchfall kann ein roher, geriebener Apfel sehr wohltuend wirken. »Two apples a day keep the doctor away« ist ein Satz, den wir alle aus unseren Kindertagen kennen und den wir getrost wörtlich nehmen dürfen. Ebenso ist ein Süppchen aus fein geriebenen Karotten bei Magen-Darm-Krankheiten eine Wohltat, weil es Erregergifte unwirksam machen kann und mit gewissen antibiotischen Eigenschaften aufwartet.

Gummis und Schleimstoffe

Gummi arabicum und Guarmehl sind wohl bekanntere Vertreter dieser Ballaststoffgruppe. Zu den Schleimstoffen sind auch indische Flohsamen zu rechnen, deren Schalen in unseren Breitengraden gern als Verdauungshilfe eingesetzt werden.

Lignin

Sehr wohl ein Ballaststoff, aber kein Kohlenhydrat: Es handelt sich um ein phenolisches Makromolekül. Lignum ist der latei-

nische Begriff für »Holz«. Ein Baum oder Strauch, ja selbst ein Grashalm hätte ohne Lignin keine Festigkeit. Lignine sind stabile Bausteine, die sich in die pflanzliche Zellwand einlagern und dadurch eine Verholzung erwirken. Deshalb finden sich Lignine in Obst und Gemüse, das verholzt ist sowie in Getreidespelzen und -schalen oder in den Fäden von grünen Bohnen. In Lebensmitteln wirkt Lignin als Ballaststoff. Es wird vermutet, dass es Karzinogene und andere Problemstoffe binden und damit unschädlich machen kann.

Problemfall Phytin?

Eine Beschreibung aller Vorteile von Ballaststoffen wäre ohne Einbeziehung der Phytinsäure unvollkommen. Phytin ist der Phosphorspeicher von Pflanzensamen und für die Pflanze eine Energiereserve.

Phytinsäure sitzt vor allem in den Randschichten von Getreide und kommt deshalb besonders in Vollkornprodukten vor. Vereinzelt schaffen es immer wieder Unkenrufe in die Schlagzeilen verschiedener Medien, die vor Produkten aus vollem Korn warnen – Grund dafür ist Phytinsäure. In der Tat löst sich Phytin bei der menschlichen Verdauung und bindet manche Nährstoffe an sich. So bildet Phytinsäure mit Mineralstoffen und Spurenelementen wie Kalzium, Magnesium, Eisen, Kupfer, Mangan und Zink Komplexe – genannt Phytate.[369, 370]

Doch ist die Wirkung von Phytin überschätzt. Eine verminderte Aufnahme von Kalzium, Magnesium, Zink und Eisen unter einer ballaststoffreichen Ernährung als vermeintlicher Nachteil wird dadurch aufgewogen, dass die vegane Vollwertkost einen deutlich höheren Gehalt an Vitaminen, Mineralstoffen und Spurenelementen liefert als eine gewöhnliche Mischkost. Deshalb hat eine Resorptionsverminderung von Mineralstoffen nur bei erhöhter Zufuhr von isolierten Ballaststoffen (z. B. Weizenkleie oder isolierte Ballaststoffe als Nahrungsergänzungsmittel) praktische Relevanz. Im Rahmen einer vollwertigen Ernährung spielt sie hingegen keine Rolle.

Unterschiedlich beurteilt wird die Frage, ob die negativen Effekte von Phytin auf die Mineralstoffnutzung nur von kurzer Dauer sind, weil bei Veganern, die sich vollwertig ernähren, Mineralstoffe wie Kalzium und Eisen im Normbereich liegen. Solche Beobachtungen sprechen gemäß manchen Ernährungswissenschaftlern für die Entwicklung einer Phytintoleranz, wobei zu ergänzen ist, dass die vegane Vollwerternährung gleichzeitig einen großen Vitaminreichtum bietet. Vitamin C kann die blockierende Wirkung von Phytinsäure auf die Eisenaufnahme weitgehend aufheben.[371] So macht es Sinn, eisen- und zugleich ballaststoffhaltige Nahrungsmittel zwecks besserer Resorption mit Vitamin C zu kombinieren, sei es in Form von Orangen im Müsli, frisch gepresstem Orangensaft zum Frühstück mit Vollkornbrot, Zitronensaft oder Paprikagemüse im Kichererbsensalat etc.

Wie der Phytingehalt vermindert werden kann

Verschiedene küchentechnische Prozesse können den Phytingehalt von Vollkornprodukten, Hülsenfrüchten (auch Sojabohnen) und Ölsaaten deutlich vermindern[372, 373, 374]:

- Sauerteigführung bei Vollkornbrot baut Phytinsäure ab, denn diese aktiviert Phytase, ein im Getreide enthaltenes Enzym, das Phytin abbaut.

- Falls Sie Vollkornbrot aus Hefeteig selbst machen, lassen Sie diesen möglichst lange treiben, auch das baut Phytin ab.
- Einweichen von geschrotetem Getreide über Nacht spaltet Phytin (je länger die Einweichzeit, umso mehr Phytin wird abgebaut).
- Keimen und Einweichen von Getreide, Hülsenfrüchten und Samen können Phytin hydrolysieren und die Eisenaufnahme verbessern.
- Weichen Sie Hülsenfrüchte vor dem Kochen einige Stunden ein und schütten Sie das Einweichwasser weg (ein energiesparender Nebeneffekt des Einweichens ist, dass sich die Kochzeit deutlich verkürzt). Bei einigen Linsensorten können Sie sich diese Prozedur schenken, da deren Phytingehalt zu vernachlässigen ist (beachten Sie einfach die Hinweise auf der Verpackung).
- Kochen Sie Hülsenfrüchte wie Kichererbsen und Bohnenkerne für Suppen und Eintopfgerichte separat und geben Sie sie erst in durchgegarter Form der Speise zu.

Übrigens: Grüne Erbsen und grüne Bohnen, ob frisch oder tiefgefroren, können Sie natürlich wie bisher ohne jedwede Vorbehandlung sofort in Ihrer Küche verarbeiten. Allein durch Kochen reduziert sich deren Phytingehalt auf völlig zufriedenstellende Werte.

Positive Phytineffekte

Neuerdings zeichnet sich immer mehr ab, dass Phytin auch gute Seiten hat[375, 376]:

- Verbindungen von Phytin und Kalzium bilden im menschlichen Darm Komplexe mit Schwermetallen wie Blei und wirken darüber entgiftend.
- Phytinsäure zeigt eindeutige positive Wirkungen auf den glykämischen Index der aufgenommenen Nahrung.
- Phytin bewirkt in Versuchsreihen effektive Senkungen von Blutzucker- und LDL-Cholesterinwerten, wobei die genauen Wirkmechanismen noch im Dunkeln liegen.
- Nützliche Effekte von Phytin bei Dickdarmkrebs konnten ebenso beobachtet werden.

Bittersüße Probleme

Frisches Obst spielt in der veganen Ernährung eine bedeutende Rolle. Da ist es bitter, wenn Sie nach dem Verzehr von Früchten Beschwerden wie Blähungen, Bauchkrämpfe, Durchfälle und Übelkeit an sich beobachten.

Fruktose-Intoleranz

In diesem Fall könnten Sie sich Atem- oder Bluttests unterziehen, um zu sehen, ob Sie wirklich an Fruktose-Intoleranz leiden, einer Unverträglichkeit von Fruchtzucker. Dabei kann der Körper nur eine gewisse Menge an Fruktose aufnehmen, der Rest gelangt in den Dickdarm und verursacht durch Gasbildung (z. B. Wasserstoff) Beschwerden. Wird die persönliche Schwelle der verträglichen Menge an Fruktose überschritten, wird die besagte Symptomatik ausgelöst. Dabei handelt es sich nicht um eine Allergie, sondern um eine Aufnahmestörung.

Obst, Trockenfrüchte, Fruchtsaftgetränke, Honig und Marmelade sind naturgemäß fruktosereich und werden in einem solchen Fall nicht vertragen. Auch Sorbit als Zuckeraustauschstoff ist in diesem Fall zu meiden, da es in Fruktose umgewandelt werden kann. Allerdings ist die Ausprägung einer Fruktose-Intoleranz individuell sehr unterschiedlich. Bei extremer Fruchtzucker-Intoleranz kann schon ein Stück Apfel zu viel

sein. Aber wenn Sie Beschwerden nach mehreren Gläsern Apfelsaft bekommen, sind Sie völlig gesund. Die enthaltene Fruchtzuckermenge kann nämlich keiner verkraften.

Die praktische Nützlichkeit der heute üblichen Wasserstoff-Atemtests zur Diagnosesicherung einer Fruktose-Intoleranz ist überschätzt. Die Untersuchten können sowohl falsch positiv als auch falsch negativ getestet werden, gerade wenn sie sich in Grenzbereichen bewegen. Symptome, die Patienten bei sich beobachten, sind da weitaus verlässlicher.

Mit einer Fruktose-Intoleranz ist Ihnen der vegane Ernährungsweg keinesfalls verbaut, denn Sie können eine ausreichende Zufuhr von Vitaminen und anderen Mikronährstoffen genauso gut durch Gemüse, Hülsenfrüchte und Vollgetreideprodukte sicherstellen.

Individuelle Nahrungsmittelunverträglichkeiten

Wenn Sie Symptome bei sich beobachten, müssen Sie nicht unabdingbar an einer Fruktose-Intoleranz leiden. Sehr häufig konnte ich bei obstempfindlichen Patienten feststellen, dass falsche Lebensmittelkombinationen zu Beschwerden führen und andere nicht. Beispielsweise werden Kombinationen mit Tiermilch und Honig nicht vertragen (diese Kombination erübrigt sich in der veganen Ernährung), auch können Kombinationen mit Getreide (besonders Weißmehl) zu Gärprozessen führen.

Fruktose-Intoleranz-Syndrom

Die Medizin kennt noch das extrem seltene Fruktose-Intoleranz-Syndrom, eine Erbkrankheit, bei der durch einen Enzymmangel die aufgenommene Fruktose nicht verarbeitet werden kann. Dadurch häuft sich Fruktose im Körper an und verdrängt den eigentlichen Blutzucker (Glukose); es kommt zu einer bedrohlichen Unterzuckerung. Betroffene müssen den Konsum von Fruktose auf ein absolutes Minimum herabsetzen.

Blähungen bei Vollwertkost

Viele Patienten klagen bei einer Umstellung auf ballaststoffreiche Vollwertkost über Bauchauftreibungen und Blähungen, es rumort und pfeift im Darm, und sofort denken sie frustriert, sie würden keine Vollkornprodukte vertragen. Dabei ist es kein Wunder, dass ein Darm, der jahrzehntelang durch faserarme Kost im Dornröschenschlaf lag, erst einmal aufgeweckt werden muss. Ein Motor, der jahrelang nicht bedient wurde, darf beim ersten Anlassen auch erst einmal stottern. In der Regel legen sich solche Beschwerden bereits nach wenigen Tagen, und der verschlackte Darm nimmt freudig die neue Herausforderung an.

Probleme nach Getreideverzehr

Sollten dauerhaft unangenehme Symptome nach Getreidegenuss verbleiben, könnten Sie über Ihr Blut testen lassen, ob eine Allergie vorliegt. Wird beispielsweise festgestellt, dass Sie gegen Weizen allergisch sind, sollten Sie Weizenprodukte unbedingt von Ihrem Speiseplan streichen. Allergisch reagiert das Immunsystem nicht auf Zucker-, sondern auf Eiweißstoffe im Getreide. Auch eine Glutenunverträglichkeit könnte vorliegen. Gluten ist ein Eiweiß, das als Kleber in vielen Getreidesorten vorkommt. Nach Diagnosesicherung kann freilich glutenfrei, vegan und vollwertig gegessen werden.

Raffinierte Zucker

Auf 8000 Jahre vor Christus sind die ältesten bekannten Zuckerrohrfunde datiert. Anno 1840 wurde der erste Würfelzucker gepresst.

War Zucker vorher ein begehrtes Luxusgut, stand er nach dieser Zeit als Massenware zur Verfügung. Das Wort »Zucker« entstammt dem Sanskrit-Wort sarkara, das ins Arabische als sukkar transformiert wurde und »süß« bedeutet.[377]

Zuckerrohr

Zuckerrohr ist eine tropische Grasart, die eine Höhe von bis zu fünf Metern erreichen kann. Ihr faseriges Mark ist angefüllt mit einem süßen Saft, der Rohrzucker enthält. Um das fünfte Jahrhundert vor Christus begann im ostasiatischen Raum die lange Geschichte der Nutzung von Zuckerrohr. Westeuropa kam mit Zucker im Zuge der Kreuzzüge in Kontakt. Christoph Kolumbus brachte im Jahr 1493 Zuckerrohrstecklinge zur karibischen Insel Hispaniola. Der arbeitsintensive Zuckerrohranbau auf Plantagen entfesselte die Massenversklavung von Afrikanern in Ausprägungsformen, die für uns heute nicht mehr vorstellbar sind.[378]

In Zuckermühlen wird das Rohr in kleine Teilchen zermahlen, aus welchen der Saft gepresst wird. In großen Kesseln wird der Saft erhitzt und mit Kalk versetzt, um Verunreinigungen auszufällen. Der geklärte Saft wird weiter unter Hitze eingedampft, wodurch sich Zuckerkristalle und Melasse bilden. In der braunen Melasse sind die Mineralstoffe enthalten. Diese wird durch weitere physikalische Arbeitsschritte mittels Raffination von den Zuckerkristallen getrennt, um Kristallzucker zu erhalten. Je weißer der Zucker aussieht, umso mehr Raffinationsschritte hat er durchlaufen, unter Umständen unter Zuhilfenahme von Laugen und Hilfsstoffen.[379]

Zuckerrüben

Rübenzucker erzählt uns eine völlig andere Geschichte. Die in Europa beheimatete Zuckerrübe ist eine relativ junge Kulturpflanze. Die Zuckerrübe ging aus einer Züchtung aus der Runkelrübe Mitte des 18. Jahrhunderts

hervor. Etwa 60 Jahre später wurde diese Pflanze zur wichtigsten Zuckerquelle Europas. Dereinst unbezahlbar, wurde Zucker jetzt für die mitteleuropäische Bevölkerung erschwinglich.

Die Zuckerrüben werden gereinigt, zerkleinert und mit Wasser erhitzt. Zusätze von Kalk und Kohlensäure binden Nichtzuckerstoffe. Durch Filtration, weitere Erhitzungsschritte, Verdampfung und Eindickung entsteht ein zähflüssiger Dicksaft, dem Impfkristalle zugesetzt werden. In Zentrifugen wird der anhaftende Saft von den Zuckerkristallen abgetrennt, weiter gelöst und kristallisiert, bis man schließlich gereinigte, weiße Zuckerkristalle erhält, die als Raffinadezucker die Fabrik verlassen und außer Saccharose keine anderen Inhaltsstoffe bieten können. [380, 381]

Raffinierter, weißer Zucker besteht zu fast 99,9 % aus Saccharose. Industriezucker ist eine chemisch fast reine, unbelebte Substanz mit enormem Konservierungspotenzial, da er selbst nicht verdirbt und stark antiseptisch wirkt. Dies erklärt seinen Einsatz beim Haltbarmachen von Marmelade, Kräutersirup, Kompott und Ähnlichem.

Melasse als Nebenerzeugnis der Zuckerraffination ist als eigenes Produkt im Handel. Sie ist dunkelbraun bis schwarz, zähflüssig-klebrig, von herbem Geschmack und enthält Mineralstoffe wie Magnesium und Eisen.

Zuckerbezeichnungen

Heute stammt Zucker weltweit zu 76 % aus Zuckerrohr und zu 24 % aus Zuckerrüben.[382] Das Lebensmittelrecht hat keine klare Definition für die einzelnen Rohrzuckerarten, die sich durch unterschiedliche Herstellungsprozeduren vor allem in ihrem Mineralstoffgehalt unterscheiden. Die meisten Zuckerproduzenten halten sich jedoch an folgende Bezeichnungen:

Vollrohrzucker: Dieser wird nicht raffiniert. Nach dem Auspressen des Zuckerrohrsaftes wird dieser nur erhitzt, eingedickt und anschließend gemahlen. Da bei starkem Erhitzen Acrylamid entsteht, haben manche Bio-Hersteller Verfahren entwickelt, den Saft schonend unter Vakuum zu trocknen.[383] Vollrohrzucker hat eine sehr dunkle Farbe, schmeckt karamellartig und verklumpt an der Luft, da er Wasser bindet. Er enthält Mineralstoffe wie Kalzium, Magnesium und Eisen. Vollrohrzucker finden Sie im Handel in den Sorten Rapadura, Mascobado und Sucanat.

Rohrohrzucker: Hierbei handelt es sich um einmal mit Wasser raffinierten Rohrzucker. Er wird im Handel auch als Rohrzucker bezeichnet. Beim Erhitzen und Eindampfen des Zuckerrohrsaftes werden Zuckerkristalle zugefügt, damit er kristallisiert. Anschließend wird einmal mit Wasser raffiniert, wodurch er den Hauptteil seiner Mineralien verliert und eine hellere Farbe bekommt.[384] Folgende Rohrohrzucker sind aus Zuckerrohr hergestellt und haben eine Raffinationsstufe durchlaufen: Demerara, Syramena, Cristallino. Je weniger Melasse die Zucker enthalten, umso heller sehen sie aus.

Brauner Zucker: Dies ist raffinierter Weißzucker, dem nachträglich etwas Karamell oder Melasse zugesetzt wird. Im Grunde ist brauner Zucker nichts anderes als eingefärbter weißer Zucker. Er darf nicht mit den ebenfalls braunfarbigen Vollzuckern gleichgesetzt werden.

Weißer Zucker: Weißer Zucker aus Zuckerrohr wird so lange raffiniert, bis die mineralstoffreiche Melasse komplett entfernt ist. Das Gleiche gilt für weißen Zucker aus Zuckerrüben. Beide liefern unserem Körper nichts außer Kalorien. Zuckersorten aus weißem Zucker sind beispielsweise: Würfelzucker, Zuckerhut, weißer und brauner Kandis, Puderzucker, Hagelzucker, Einmachzucker etc. Chemisch betrachtet ist weißer Zucker das Gleiche wie Rohrzucker, nämlich Glukose + Fruktose. Wenn wir von einem durchschnittlichen Pro-Kopf-Verbrauch von jährlich 34 kg Zucker in Deutschland ausgehen, dann isst so manches deutsche Kind mehr Zucker im Jahr, als es selbst wiegt. Wenn wir 60 Jahre alt sind, hat jeder von uns statistisch über 2 Tonnen Zucker gegessen. Unser natürlicher Tagesbedarf an Industriezucker: 0,00 g.

»Decknamen« von Industriezucker: In einigen Lebensmitteln ist Zucker leicht erkennbar, in anderen gut versteckt, denn Zucker hat ganz hervorragende Decknamen: Dextrose, Saccharose, Sucrose, Maltodextrin, Glukosesirup, Isoglukose, Fruktosesirup, Maissirup, HFCS (high fructose corn syrup = fruktosereicher Maissirup), Maltose, Laktose, Invertzucker, Fruchtsüße usw. Bei all diesen Zuckerarten handelt es sich um raffinierten Industriezucker, ganz gleich, was einst ihr Ursprung war.

Zucker ist für die Lebensmittelindustrie Geschmacksträger, Füllstoff, gibt Körper und Textur, sorgt für die Bräunung eines Lebensmittels und ist ein Billigmacher. Ein Beispiel: Eine Tomatensauce aus sonnengereiften Tomaten hoher Qualität ist deutlich teurer in der Herstellung, als wenn minderwertige Tomaten und Zucker dazu hergenommen werden.

Wie wirkt Industriezucker im Körper?

Traubenzucker (Glukose) klingt nach süßen Früchten und findet sich tatsächlich auch in Weintrauben. Gewinnbringend produziert die Industrie Traubenzucker jedoch aus Kartoffeln, Weizen und Maisstärke. Pure Glukose geht sehr schnell ins Blut. Die Bauchspeicheldrüse muss große Mengen an Insulin ausschütten, um den Blutzuckerspiegel rasch wieder in Normbereiche zu bekommen, indem sie diesen in die Zellen und Lager wegpackt. Extreme Schwankungen in der Zuckerkurve belasten den Menschen enorm.

Menschen mit hohem Zuckerkonsum schwanken ständig zwischen Symptomen von Zuckerüberschuss (Interesselosigkeit, Erschöpfung, Stimmungstief, Verlangsamung, Konzentrationsstörungen) und Unterzuckerung (Nervosität, Ruhelosigkeit, Zappeligkeit, Stimmungsschwankungen, Gedächtnisschwäche, Lernprobleme, Schlafstörungen, Wutanfälle). Bei Kindern fallen die Symptome besonders auf. Die Bauchspeicheldrüse erschöpft sich irgendwann, wenn sie aus dem Nichts heraus wiederholt zu Spitzenleistungen kommen muss, und die Körperzellen (vor allem Leber, Muskulatur und Fettgewebe) schützen sich vor Zuckerüberfrachtung, es kann sich eine Insulinresistenz entwickeln als Vorhut zu Diabetes mellitus Typ 2.

Wenn Sie Ihrem Kind etwas Gutes tun wollen, belohnen Sie es nicht mit etwas Schädlichem. Belohnen Sie Ihr Kind mit Dingen, die ihm wirklich langfristig nützen. Lassen Sie sich nicht von der Werbeindustrie einzuckern. Industriezucker greift das innere Gleichgewicht des Menschen an. Deshalb

sollten Menschen mit neurologischen oder psychiatrischen Störungen wie Depressionen, ADS, ADHS, Epilepsie usw. Zucker meiden.

Nicht nur hyperaktive Kinder profitieren von einer Ernährung ohne raffinierte Zucker und ohne Weißmehle, sondern auch Arthrose-Patienten. Eine anhaltende Übersäuerung des Körpers gilt als hauptverantwortlich für diese schmerzhaften, chronischen Gelenksentzündungen. Zucker, Weißmehl und Tierprotein sind tragende Komponenten bei der Aufrechterhaltung solcher Entzündungsreaktionen im Körper.

Fruchtzucker

Wir Menschen haben seit Jahrtausenden Fruchtzucker (Fruktose) in kleinen Mengen über frisches Obst aufgenommen. Das änderte sich durch die Industrialisierung in der Nahrungsmittelproduktion. Isolierte, chemisch reine Fruktose wurde viele Jahre lang Diabetikern als Zuckerersatz empfohlen, was sich im Nachhinein als fataler Irrtum erwies. Allerdings mauserte sich Fruktose in den vergangenen Jahrzehnten zu einer billigen Lieblingssüße der Lebensmittelindustrie. Isolierter Fruchtzucker wird immer beliebter als Süßungsmittel für Milcherzeugnisse, Marmelade, Frühstücksflocken, Müsliriegel, Fertiggerichte, Softdrinks, Kakao- und Kaffeezubereitungen, Salatdressings, Bubble Tea, Eiscreme, Kuchen, Saucen usw. Das Wort »Frucht« lässt den Zucker sogar so gesund aussehen, dass damit geworben wird. Dabei wird Fruktosesirup billig industriell aus Mais erzeugt. Der Fruktosekonsum in den USA ist so ganz unbemerkt auf das 100fache der Werte von 1970 angestiegen (pro Person von 0,23 kg high fructose corn syrup 1970 auf 28,4 kg jährlich 1997).[385]

Fruktose wird vom Darm schnell aufgenommen und in der Leber verstoffwechselt. Überschüsse kann der Körper nicht direkt speichern, wie er das bei Glukose in Form von Glykogen kann. Deshalb wandelt er Fruktose sofort in Fett um. Im Gegensatz zu Glukose braucht Fruktose kein Insulin, um in die Zelle zu gelangen. Allerdings führt die Ausschüttung von Insulin nach einer Mahlzeit zu einem Sättigungsgefühl und einem erhöhten Energieverbrauch, und das fällt beides weg, wenn ein Nahrungsmittel mit isolierter Fruktose auf süß getrimmt wurde.[386]

Für unseren Körper hat das unangenehme Folgen. Zum einen kann sich bereits bei Kindern eine Fettleber entwickeln, wie man sie sonst bei Alkoholikern sieht. Zum anderen bereitet Fettleibigkeit den Weg für das bereits mehrfach erwähnte metabolische Syndrom. Sogar Kinder können im Rahmen dessen unter erhöhtem Blutdruck und einem gestörten Fettstoffwechsel leiden. Eine Ernährung mit viel isolierter Fruktose behindert die Insulinaktivität. Gleichzeitig steht sie in Zusammenhang mit der Entwicklung einer Insulinresistenz als Wegbereiter für Diabetes mellitus Typ 2.

Diabetes mellitus Typ 2

Mehr als 300 000 Menschen bekommen in Deutschland jedes Jahr neu die Diagnose Diabetes Typ 2 gestellt. Bereits jetzt werden für die Diabetes-Behandlung in europäischen Ländern rund 50 Milliarden Euro aufgewendet. Menschen in Deutschland gehören nicht nur zu den dicksten Europäern, sie nehmen auch mit ca. 10 % der Bevölkerung die unrühmliche Spitzenstellung im europäischen Diabetes-Reigen ein – Tendenz steigend. 2004 prognostizierte

Reinhart Hoffmann, Sprecher der Deutschen Diabetes-Stiftung, auf der EADS-Tagung (European Association for the Study of Diabetes): »Wenn die Entwicklung so weitergeht, haben wir 2025 doppelt so viele Diabetiker wie heute.« Das wäre dann jeder fünfte Mensch in Deutschland.[387]

Wenn hier von Fruktose die Rede ist, sprechen wir nicht von Obst. Wir sprechen hier von chemisch reiner, isolierter Fruktose. Erhält Fruktose im natürlichen Verbund mit Ballaststoffen, Vitaminen, Mineralstoffen, sekundären Pflanzenstoffen etc. über Obst und Gemüse Einlass in unseren Körper, sind die zugeführten Mengen um ein Vielfaches geringer, und gleichzeitig puffern Beistoffe die Wirkung ab. Obst und Gemüse sind also herausragend gesunde Nahrungsmittel. Verzehren Sie allerdings Obst nur in Form von puren Säften oder süßen Smoothies, schaut es ein bisschen anders aus, denn beides lässt den Blutzucker schnell ansteigen. Es ist nämlich viel leichter, fünf Orangen in Form von Saft zu trinken als mit all ihren Ballaststoffen auf einmal zu essen und die Verdauung die Arbeit machen zu lassen. Deshalb ist sinniger, Obst selbst zu kauen, anstatt es durch eine Maschine zerkleinern zu lassen und Fruchtsäfte für erfrischende Getränke stark mit Wasser zu verdünnen.

Tumorzellen lieben Zucker

Diese Erkenntnis nützt ein hochmodernes Verfahren zur Krebserkennung. Beim PET-Scan, einem bildgebenden Verfahren der Nuklearmedizin, bekommen Patienten eine radioaktiv markierte Zuckerlösung gespritzt. Dann wird nach Krebszellen gefahndet. Über einen Monitor beobachten Ärzte, welche Zellen besonders viel von diesem Zucker aufnehmen. Tumorzellen verbrauchen aufgrund ihrer erhöhten Stoffwechselrate auffallend viel Zucker und können so entdeckt werden. Noch eine Beobachtung fällt auf: 24 verschiedene Krebsarten treffen besonders häufig Patienten mit Diabetes Typ 2. Je jünger ein Diabetiker bei Krankheitsausbruch ist, umso höher ist das Risiko.[388, 389]

Wir sind Zuckerjunkies

Wieso essen wir dann umso mehr davon, je weniger wir es brauchen können? Beim Anblick einer Torte oder eines Mousse au Chocolat reagiert in unserem Gehirn sofort das mesolimbische Belohnungssystem. Besonders bei stark Übergewichtigen sind Süßigkeiten mit einem (unbewussten) Belohnungsfähnchen markiert, was sofort positive Empfindungen auslöst. Wenn sie Süßes ansehen oder es sich nur vorstellen, müssen sie es einfach essen. Und süß lockt aus jedem Winkel unserer Essenslandschaft. Wir sind dressiert auf süßes Übermaß. Die Gier auf süß entsteht in unserem Gehirn. Die gleiche Hirnregion wird durch Drogen, Alkohol und Nikotin beeinflusst. Deshalb ist es auch so schwer, von der klebrigen Süße zu lassen. Wir müssen richtiggehend davon entwöhnt werden. Und das lohnt sich![390]

Sie werden erleben, wie Sie nach einer Umgewöhnungszeit Süßes aus natürlichen Nahrungsmitteln schätzen lernen. Mutter Natur schenkt uns eine große Vielfalt an organischer Süße. Unser Geschmackssinn stellt sich mit der Zeit darauf ein und wird feiner in seiner Wahrnehmung. Wenn Sie dann einmal wieder einen Schluck Softdrink oder eine industrielle Süßigkeit probieren, empfinden Sie die aufdringlich süße Überlast sogar als äußerst unangenehm.

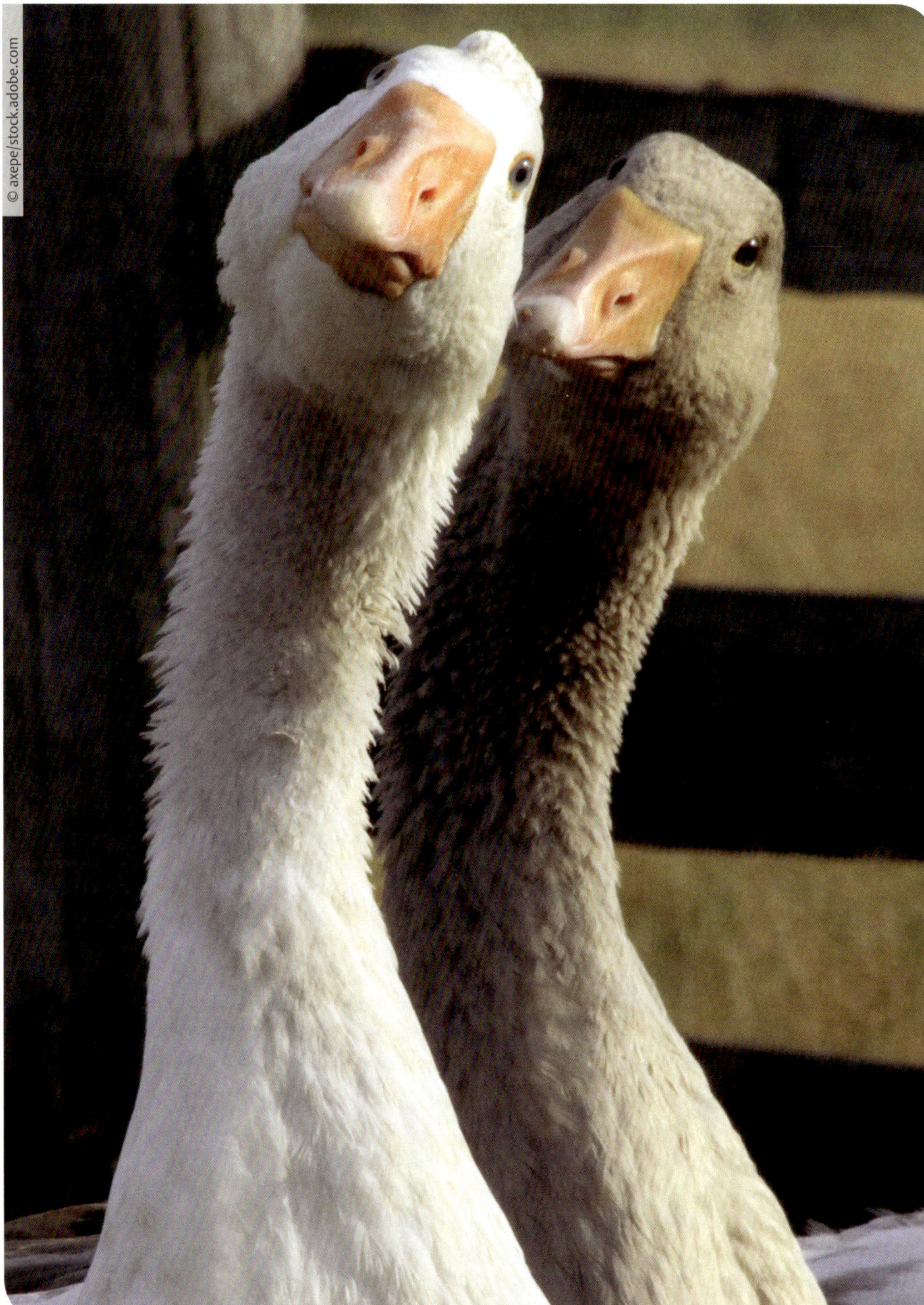
© axepe/stock.adobe.com

Leiden, das an Honig klebt

In Deutschland ist die Biene nach dem Schwein und Rind das drittwichtigste Nutztier. Und sie wird genauso benutzt und ausgebeutet. Traurig, aber wahr.

Das Wort »Honig« entstammt dem althochdeutschen honag, der Goldfarbene. Felszeichnungen zeigen, dass Honig seit Urzeiten des Menschen Speiseplan bereichert. In der Antike galt Honig als Götterspeise, die verjüngend, verschönernd und heilend wirkt. Bis heute verbinden wir diese Attribute mit Honig. Noch vor 200 Jahren war Honig in unseren Breitengraden einziges, seltenes Süßungsmittel und wertvolles Handelsgut. Bereits die Ägypter wussten, wie sehr sich Erträge bei der Obsternte durch Bienenvölker steigern lassen.[391, 392]

»Willst du Gottes Wunder sehn, musst du zu den Bienen geh'n.« (altes Sprichwort)

Die Welt der Bienen

Fleiß, Gemeinschaftssinn und Pflichtbewusstsein einer Biene sind nahezu unerschöpflich. Für ein Teelöffelchen voll Honig ist sie 2–3 Wochen im Außendienst unterwegs. Für 500 g Honig müsste ein Bienchen (wenn es denn könnte) etwa dreimal die Erde umkreisen und 3–5 Millionen Blüten besuchen.[393, 394, 395]

Bienen sammeln Nektar von Pflanzen, süße Sekrete lebender Pflanzenteile und Ausscheidungen von an Pflanzen saugenden Insekten wie beispielsweise Läusen.

Die Sekrete werden mit dem Saugrüssel in den Honigmagen aufgenommen und zum Bienenstock geflogen. Dort gibt die Sammlerin den süßen Tropfen an eine Stockarbeiterin weiter. Wiederholt lässt die Biene den Honigtropfen aus ihrem Rüssel treten und saugt ihn dann wieder auf. Dieser Vorgang entzieht dem Nektar bzw. Honigtau Wasser. Gleichzeitig fügt die Biene Enzyme hinzu, die die Saccharose des süßen Tropfens in Glukose und Fruktose aufspalten. Diesen Prozess bezeichnet man als Invertierung. Der so mühsam erzeugte fertige Honig wird von der Biene in Waben eingelagert und mit kleinen Wachsdeckelchen verschlossen.

Eigentlich sollte das der Wintervorrat für das Bienenvolk sein.[396]

Honigtauhonig stammt von den zuckerhaltigen Ausscheidungen von Insekten und ist die Ausgangssubstanz von Blatt-, Wald- und Nadelhonigen. Blütennektarhonig stammt von gesammeltem Pflanzennektar.[397]

Deutsche halten den Rekord im Honigessen

Die Deutschen verzehren durchschnittlich 1,4 kg Honig pro Kopf und Jahr und nehmen damit den Weltspitzenplatz ein.[398] Honig besteht bis zu 80 % aus Zucker (vorwiegend Trauben- und Fruchtzucker, genannt Invertzucker), 15–21 % Wasser, außerdem aus einer geringen Menge an Mineral-, Eiweiß-, Aroma- und Farbstoffen, Vitaminen, Blütenpollen und Enzymen.

Gifte in Honig

Als klebrige, stark zuckerhaltige Substanz wirkt Honig an Zähnen kariogen. Manche Honigsorten enthalten geringfügige Wirkstoffkomplexe aus Giftpflanzen, die zwar den Bienen nichts anhaben können, aber dem Menschen. Das betrifft vor allem Rohhonige aus Süd- und Mittelamerika, bei denen wiederholt Pyrrolizidin-Alkaloide von Pflanzen gefunden wurden.[399]

Rückstände von Bienenarzneimitteln und Desinfektionsmitteln, mit denen Imker arbeiten, sind ebenfalls in Spuren in Honigen nachzuweisen wie auch Insektizide aus der Landwirtschaft. Es wird empfohlen, Kindern unter einem Jahr keinen Honig zu reichen, weil Sporen des Bakteriums Clostridium botulinum enthalten sein könnten – ein Giftstoffbildner, der bei Menschen mit unzureichender Darmflora heftige Krankheitssymptome auslösen kann.

Gentechnik in Honig

Etwa die Hälfte der Importhonige enthält Pollen von gentechnisch veränderten Pflanzen. Deutsche Honige und Honige aus biologischer Produktion sind laut Untersuchungen zwar (noch) unbelastet, aber auch hier kommt es immer wieder zu Verunreinigungen. Bislang musste durch ein Urteil des Europäischen Gerichtshofs im September 2011 Honig mit Pollen aus gentechnisch veränderten Pflanzen gekennzeichnet werden.

Durch einen Trick wird sich das nun ändern. Die EU-Kommission arbeitet daran, dass Honig mit genveränderten Pollen zukünftig nicht mehr als solcher kennzeichnungspflichtig ist. Europa-Politiker öffnen derzeit Großkonzernen mit ihren Genpflanzen viele Hintertürchen – wir werden sehen, was in Zukunft aus Pandoras Büchse kriecht.

Wie Bienen ausgebeutet werden

All das sind aber gar nicht die Gründe, weshalb Sie Honig in der veganen Vollwertküche nicht finden. Was soll am Naturprodukt Honig falsch sein? Es ist vor allen Dingen der Umgang mit Leben – auch wenn es sehr klein ist und Flügel hat – der uns zur Ablehnung der kommerziellen Imkerei bringt. In Deutschland ist die Biene nach dem Schwein und Rind das drittwichtigste Nutztier. Sie ist Lieferant von Honig, Wachs, Propolis und Gelée Royale – dies ist eine speziell angereicherte Nahrung, durch die eine Larve zur neuen Königin herangezogen wird.

Bienen leben vegetarisch. Pollen, die sie an ihren Hinterbeinchen sammeln, sind den Bienen wichtige Eiweißlieferanten. Honig jedoch dient dem ganzen Volk als unverzichtbare Nahrung und Energiequelle, als Brennstoff für den Winter. Sie brauchen die hochwertige Bienennahrung, um den Winter zu überleben. Diese Wintervorräte schleudern kommerzielle Imker aus den Waben heraus und geben den Bienen als Ersatzstoff konzentrierte Zuckerlösungen.

Damit sie dem Menschen bestmöglichst dienen, werden Bienen manipuliert. Zur besseren Handhabung werden Bienen in vorgefertigten Magazinkästen mit standardisierten Kunstwaben gehalten. Das ist, als würden Sie von einem ökologischen Holzhaus in einen Aktenkoffer aus Plastik einziehen. Normalerweise würde die alte Königin mit einem Gefolge von Arbeiterinnen den Stock verlassen, während die neue Königin im Stock heranwächst. Schwärmen wird in konventioneller Bienenhaltung unterdrückt, Königinnen werden Flügel geschnitten, Völker nach dem Baukastensystem zusammengestellt, schwache »Kummervölker« im Frühjahr getötet, gezüchtete Königinnen und Völker mit der Post verschickt. Bienen werden ausgetrickst, damit sie möglichst viele Königinnen und damit den Grundstock für mehr Völker hervorbringen.[400, 401]

Die meisten Blüten brauchen Insektenbestäubung

Bei alledem lastet auf den zarten Flügeln der Bienen eine große Verantwortung, sind sie doch Ernährer der ganzen Menschheit. 80 % der Blütenpflanzen brauchen zum Bestäuben Insekten wie Wild- und Honigbienen, Schmetterlinge, Nachtfalter, Fliegen, Wespen, Käfer usw. Pflanzen bilden besonders viele Früchte aus, wenn sie von verschiedenartigen Befruchtern besucht werden. Die Wildbiene ist dabei doppelt so erfolgreich wie die Honigbiene. Etwa ein Drittel der Nutzpflanzen für unsere Ernährung müsste ohne Insekten anders bestäubt werden, darunter viele Obst- und Gemüsepflanzen. Bei 75 % der Nahrungspflanzen lassen sich durch Tierbestäubung bessere Früchte und Samen erreichen. Ohne Bestäuber aus der Tierwelt wäre unser veganer Speiseplan sehr karg und die Welt würde ihre Farbenpracht verlieren.[402, 403]

Uns fehlen Bienen

Die Natur kann die Gier des Menschen schon lange nicht mehr befriedigen. Honigbienen nehmen in den letzten Jahren durch die Intensivlandwirtschaft immer mehr Schaden. Gleichzeitig gibt es weltweit den Trend, immer mehr bestäubungspflichtige Nutzpflanzen anzubauen, so auch Futterpflanzen für die Fleisch- und Milchindustrie. Schon heute fehlen in Europa viele Milliarden Bienen. [404]

USA: Massentierhaltung im Bienenreich

In den USA reisen Wanderimker durch das Land, um die Bestäubung von Nutzpflanzen voranzutreiben. Ihre LKWs sind bis unters Dach mit Bienenstöcken beladen, die die kalifornische Mandelernte sichern und an Obstplantagen stehen. Tausende von Bienenvölkern werden auf engstem Raum gehalten. Ungeziefer und Krankheiten werden mit Chemie behandelt, ohne Dauerantibiose würde es die Völker dahinraffen. Dabei schlürfen sie pestizidverseuchten Nektar, den sie zu Honig machen. Viele der Bienen überleben diese Tortur nicht. So sieht Mas-

sentierhaltung im Bienenreich aus. Sie leben nur zur Vermehrung des Profits.[405]

In China wurden sie mancherorts komplett vernichtet

In einigen Regionen Chinas gibt es keine Bienen mehr. Mao gab die Anweisung, alle Spatzen zu töten, weil diese Getreide fraßen. Ohne Spatzen kam es zu einer Ungezieferplage, der mit Pestiziden geantwortet wurde. Pestizide brachten den Tod für die Bienen. Chinesische Arbeiter gewinnen heute Pollen von Hand und bestäuben an den Ausläufern des Himalajas Apfelblüten mit dem Pinsel in Handarbeit.[406]

Massensterben

In jüngster Zeit passiert etwas Merkwürdiges. In den USA kennt man das Phänomen seit 2004 als »Völkerkollaps«. Seither sind dort 30–40 % der Bienen gestorben. In Europas Bienenstöcken setzt sich das Massensterben fort. In Mitteleuropa werden die Verluste auf 25 % geschätzt, in Großbritannien auf über 50 %. Die Sterberate in Deutschland liegt teilweise bei 30 %. Das Mysteriöse daran ist: Sie fliegen fort und kommen nicht wieder. Sie verschwinden einfach.[407, 408]

Warum sterben die Bienen?

Einigkeit besteht in der Beobachtung, dass die Gesundheit der Bienen weltweit stark angegriffen ist als Folge von drei Hauptursachen[409]:

1. Bienen leiden Hunger

Schlechte Wasser- und Futterqualität, künstliche Ersatznahrung statt Honig, Monokulturen und Intensivlandwirtschaft sind hier die Hauptprobleme. Brachflächen, Hecken, Büsche, Wiesen und Feldränder mit reichlichem Blütenangebot werden entfernt und in Ackerland verwandelt, Herbizide vernichten Wildpflanzen und in Monokulturen öffnen sich die Blüten zur gleichen Zeit. Moderne Getreide- und Maislandschaften sind für Bienen uninteressante Wüsten. Bienen brauchen durchgängig ein stabiles und vielfältiges Blütenangebot mit Pollen und Nektar – und im Winter brauchen sie ihren Honig. Der Klimawandel mit veränderten Niederschlagsmustern und Wetterextremen erschwert ihre Nahrungssituation zusätzlich.[410]

2. Bienen sind krank

Die vom Bienenblut lebende und Krankheiten übertragende Varroa-Milbe konnte sich innerhalb von zwei Jahrzehnten in ganz Europa verbreiten – Wabentausch und florierender Handel mit Bienen und Königinnen machten es möglich. Viele andere Parasiten und Krankheitserreger schwächen die Völker. Dabei teilen Honigbienen ihre Sammelplätze mit wildlebenden Bestäubern. Dadurch werden Krankheitserreger weitergetragen und zu einer großen Bedrohung für Hummeln und andere Wildbienen. Zucht und Inzucht sowie Bekämpfung von Krankheiten mit aggressiven Mitteln durch Berufsimker schwächen die Bienen zusätzlich.[411, 412] Deutsche Bio-Bienen haben es in ein paar Punkten besser: Sie kommen in der Haltung mit weniger Chemie in Kontakt, Königinnen dürfen ihre Flügel und Bienen einen Teil ihres Honigs behalten.

3. Bienen werden vergiftet

Konventionelle Landwirte bringen Giftcocktails von Herbiziden (gegen Unkräuter),

Fungiziden (gegen Pilze) und Insektiziden (Chemikalien zur Abtötung von Insekten – Bienen sind Insekten!) auf ihre Felder aus. Die Bienen nehmen diese Gifte auf und werden akut oder schleichend vergiftet. Wirkungen auf die Bienen sind systemisch, es entstehen Entwicklungsstörungen, Missbildungen, Fehlfunktion von inneren Organen, Unterkühlung, Beeinträchtigung von Lernverhalten und Gedächtnis, Störung von Bewegung und Navigation, Einschränkung ihrer Kommunikationsfähigkeit und vieles mehr. Das Gehirn der Bienen mag klein sein, es funktioniert im Gesunden aber besser als jeder Mikrochip. Durch Nervengifte können sich Bienen räumlich nicht mehr orientieren. Sie finden nicht mehr zu ihrem Stock zurück und sterben. Besonders bienengefährlich sind Insektizide aus der Gruppe der Neonicotinoide. Dazu kommen in vielen Teilen der Welt genveränderte Pflanzen, die ständig Giftstoffe produzieren.[413]

Umdenken – auch was die Biene anbelangt

Ein großes Problem wäre gelöst, wenn Agrarbetriebe ihre Flächen biologisch bewirtschaften würden. Eine Landwirtschaft ohne Agrochemie würde langfristig den Betrieben selbst am meisten nützen, denn mit der Ausrottung ihrer Bestäuber schaufelt sich die Agrarindustrie ihr eigenes Grab. Wir könnten in unseren Privatgärten beginnen, denn viele der gefährlichen Gifte gibt es im Gartencenter oder Baumarkt zu kaufen – und leider werden sie gekauft.[414]

Für die Bienen würde sich vieles verbessern, wenn wir damit aufhören, sie zu »verbrauchen« und als beliebig nachwachsende Honigmaschinen zu betrachten. Wir könnten einen Blick dafür entwickeln, wie wichtig sie für diese Welt sind, und sie entsprechend würdigen und behandeln. Der Mensch ist in vielerlei Hinsicht für die Bienen zum Problem geworden. Jetzt ist es höchste Zeit für Lösungen.

Gerade wo wir so viel über veganes Essen nachdenken: Ohne Bestäuber hätten wir nicht das Glück eines so reichhaltigen pflanzlichen Speiseplans. Wenn wir uns darum kümmern, dass sie ein gutes Leben haben, kümmern wir uns gleichzeitig um uns. Als im Jahr 1976 erstmals die kleine Biene Maja mit ihren Freunden in deutsche Wohnzimmer und damit in die Kinderherzen flimmerte, machte sie Honigbienen für uns alle liebenswert. Vielleicht schauen Sie mit ebensolchem Zugetansein auf unsere geflügelten kleinen Helfer, wenn das nächste Mal ein Bienchen um Ihre Nase summt. Möchten wir leben, brauchen wir Pflanzen. Und für Pflanzen brauchen wir Bienen.

Süße Alternativen

In der veganen Vollwertküche müssen Sie keinesfalls auf süße Genüsse verzichten. Getrocknete und frische Früchte bieten eine große Geschmacksvielfalt.

Trockenfrüchte

Dörren von Obst ist eines der ältesten Konservierungsverfahren der Welt. Werden Früchte auf schonende Art getrocknet, liegen Mineral- und Ballaststoffe, Spurenelemente, sekundäre Pflanzenstoffe, Vitamine, ja sogar Aminosäuren in konzentrierter Form vor. Das empfindliche Vitamin C geht bei manchen Früchten zum Teil verloren, die Verluste können bei bis zu 70 % liegen. Auch die Vitamine B1 und B2 sowie Beta-Carotin nehmen durch Oxidation um ca. 20 % ab. Allerdings bleiben auch jede Menge Nährstoffe erhalten. Nach dem Trocknungsprozess enthalten die Früchte durchschnittlich nur noch 25 % Wasser. Dadurch verdichtet sich deren Aroma – und auch deren Zuckergehalt.

Hoher Zucker-, aber auch Vitalstoffgehalt

Wenn Sie drei frische Aprikosen essen, bekommt Ihr Magen mehr Volumen als mit drei getrockneten – und dennoch den gleichen Zuckergehalt. In 100 g frischen Aprikosen stecken ca. 40 kcal, in 100 g getrockneten immerhin 240 kcal.[415] Allerdings ist bei der getrockneten Variante der Gehalt an Bioaktivstoffen fast fünfmal so hoch wie bei frischen Aprikosen. So hat getrocknetes Obst zwar einen höheren Energiegehalt, kann aber die vegane Küche sehr bereichern. Gleichwohl ist die Empfehlung begründet, es mit dem Naschen von Trockenfrüchten nicht zu übertreiben und auf jeden Fall nach den kleinen Happen die Zähne zu putzen.

Vor Schädlingsbefall schützen

Trockenfrüchte sind anfällig für Schädlinge. Käfer, Motten und Milben legen auf ihnen mit Vorliebe ihre Eier ab, aus denen dann Larven schlüpfen. Konventionelle Hersteller begegnen dem Problem mit Schwefel und Begasung, die Biobranche befreit die Früchte in Gefrier- und Druckkammern von Schädlingen. Motten können auch bei uns daheim zur Herausforderung werden, weil sie problemlos durch feine Cellophanhüllen stechen.

Es empfiehlt sich daher, Trockenfrüchte in gut verschließbare Braungläser umzufüllen und diese kühl und dunkel zu lagern.

Schimmelpilzbefall

Auf Feigen und Pflaumen kann sich nach längerer Aufbewahrung ein weißer Belag bilden, der oft mit Schimmel verwechselt wird. Im Allgemeinen handelt es sich dabei um völlig harmlosen, auskristallisierten Zucker, der ganz leicht abzustreifen ist. Schimmelpilze gibt es auf Trockenfrüchten auch – besonders gern auf Feigen. Nach dem Trocknungsvorgang werden sie deshalb im Erzeugerland in einem abgedunkelten Raum unter UV-Licht untersucht. Aflatoxine, Stoffwechselgifte von Schimmelpilzen, leuchten fluoreszierend auf. Auf diese Weise können befallene Früchte aussortiert werden. Anschließend müssen Trockenfrüchte unbedingt richtig gelagert werden. Wenn Sie zu Hause schwarze Stellen in Trockenobst entdecken, ist das weniger harmlos: Es könnte ein Hinweis auf Schimmelbefall sein – ein guter Grund, es sicherheitshalber wegzuwerfen.

Soft-Früchte

Dies sind Trockenfrüchte, die nachträglich mit Wasserdampf behandelt wurden. Das macht sie weich und saftig, lässt sie aber einen Teil ihrer Vitamine verlieren. Bevorzugen Sie deshalb am besten die unbehandelten, nicht geschwefelten »Klassiker«.

Trockenfrüchten klein schneiden oder pürieren

Ganz hervorragend eignet sich kleingeschnittenes Trockenobst, um warme Getreidebreie, Müsli, Obstsalate, Fruchtschnitten, Kompott, Rohkostpralinen oder Frischkornbreie süß zu bekommen. Zerkleinert und in ein wenig Wasser eingeweicht, kann es fein püriert werden und ist einfach köstlich in süßen Cremes und Desserts, Sojajoghurt, Mandelmilch, ja sogar Kuchenteigen.

Abc der Trockenfrüchte

Alle Trockenfrüchte überzeugen mit ihrem Mineral- und Ballaststoffreichtum. Zudem hat jedes Früchtchen seinen eigenen, charakteristischen Trumpf, denn es ist die süße Essenz seiner frischen Variante:

Apfelringe. Diese sind mit ihren Vitaminen, Mineralstoffen und Spurenelementen echte Fitmacher. Auf der Fachtagung »Experimental Biology 2011« in Washington stellten Forscher eine Studie vor, nach der sich bei den Teilnehmerinnen innerhalb von sechs Monaten Blutwerte deutlich verbesserten, wenn sie täglich getrocknete Apfelringe aßen. LDL-Cholesterin sank beispielsweise um 23 %, auch Entzündungswerte der Apfelgruppe verbesserten sich deutlich. Obwohl die Probanden täglich 75 g Apfelringe verzehrten, nahmen sie nicht zu (Bahram H. Arjmandi, Florida State University).[416] Die positiven Eigenschaften werden den enthaltenen Pektinen und sekundären Pflanzenstoffen zugeschrieben. Außerdem enthalten getrocknete Äpfel noch eine ansehnliche Menge Vitamin C.

Aprikosen (süße und wilde Arten) liefern die sprichwörtliche »eiserne Reserve«: Sie sind reich an Eisen, sekundären Pflanzenstoffen, Magnesium, Kalium, Ballaststoffen und – die gelbe Farbe verrät es schon – Beta-Carotin. Quercetin, ein gelber Naturfarbstoff aus der Gruppe der Flavonoide, wirkt krebsfeindlich und antioxidativ, dazu kommen weitere

Radikalfänger in Aprikosen, die zellschützend wirken, ein Beispiel dafür ist Vitamin C. Durch ihren Salizylsäuregehalt hemmen sie zudem Entzündungen.

Cranberrys. Kleine Früchte mit großer Wirkung. Beliebt sind sie besonders wegen ihres hohen Gehalts an Vitamin C und sekundären Pflanzenstoffen, vor allem Flavonoiden. Die Verwandten der Preiselbeere lindern Harnwegsinfektionen, gerade wenn Kolibakterien im Hintergrund sind, denn sie wirken antibakteriell und stärken zugleich durch Zink und Pflanzensäuren die Immunabwehr. Die treibende Kraft hinter ihrer Infektabwehrwirkung wird in Proanthocyanen vermutet, die antibiotisch in Harnwegen, Mund und Magen wirken. Ellagsäure verleiht der kleinen Beere entzündungshemmende und antioxidative Kräfte. Die erfrischenden Früchte machen müde Geister wieder munter. Frische Cranberrys sind geschmacklich eine Herausforderung, getrocknet sind sie durchaus wohlschmeckend.

Datteln. In ihren Heimatländern kennt man Datteln als das »Brot der Wüste«. Sie haben einen bemerkenswert hohen Mineralstoffgehalt, außerdem stecken in ihnen viele Vitamine. Durch ihren Ballaststoffreichtum unterstützen sie sanft die Verdauung. Sie enthalten den Eiweißstoff Tryptophan, aus dem unser Körper das Wohlfühlhormon Serotonin herstellt. Sie spenden Energie und beruhigen gleichzeitig die Nerven.

Feigen. Der Sage nach ist der Feigenbaum Dionysos geweiht, dem griechischen Gott der Fruchtbarkeit und Ekstase. Auf irdischer Ebene wirken Feigen aufgrund ihres hohen Ballaststoffgehalts verdauungsfördernd und versorgen uns mit reichlich Kalium, Magnesium und Kalzium. Vier bis fünf Feigen enthalten genauso viel Kalzium wie ein kleines Glas Vollmilch. Außerdem liefern sie B-Vitamine, vor allem Vitamin B1, Folsäure, Phosphor und – wie auch Datteln – Tryptophan. Zusammengenommen tragen sie zum Stressabbau bei und beleben bei Müdigkeit, Konzentrationsmangel und Erschöpfung.

Gojibeeren. Die Superfrucht stammt aus Tibet, China und der Mongolei und ist – zu Recht – der Shootingstar unter den Beerenfrüchten. Wie keine andere bringt sie ein vielfältiges Bündel an Vitalstoffen mit, so Vitamine (Beta-Carotin, C, E, B), Mineralstoffe, Spurenelemente (sehr viel Eisen und fast alle anderen auch), Enzyme, essenzielle Aminosäuren und sekundäre Pflanzenstoffe (Vanillin, Lutein, Zeaxanthin u.v.a.). An letzterem gewinnt die Medizin zunehmend Interesse, weil es eine schützende, antioxidative Wirkung gegen Makuladegeneration zeigt, eine gefürchtete Augenkrankheit. In der traditionellen chinesischen Medizin kommen Gojibeeren bei Schwäche-Anzeigern zum Einsatz. So bringen sie Vitalkraft in den Körper bei Anämie, Erschöpfung, Erkältungsanfälligkeit, Sehschwäche und vorzeitigem Altern. Bei Unfruchtbarkeit und Impotenz sollen die Beeren wieder Schwung ins Liebesleben bringen.

Pflaumen. Pflaumenbäume gehören zur Familie der Rosengewächse. Zu ihnen zählen verschiedene Unterarten, mithin auch die bei uns bekannten Edelpflaumen, Mirabellen und Zwetschgen. Als Verdauungshilfe sind sie gemeinhin bekannt. Besonders gesund machen sie bioaktive Substanzen wie Flavonoide und Carotinoide, die vor freien Radikalen schützen. Anthocyane in ihrer Schale sind für die blau-violette Farbe verantwortlich. Für den Menschen haben diese einen hohen gesundheitlichen Nutzen,

schützen sie doch als Antioxidanzien vor Krebs und Herz-Kreislauf-Erkrankungen.

Weinbeeren. Getrocknete Weinbeeren sind Trockenfrüchte aus Weintrauben von verschiedenen Rebsorten. Sultaninen und Rosinen werden aus hellen Trauben gewonnen, der Unterschied besteht in der Trocknung, wodurch Sultaninen heller bleiben. Korinthen sind kleine, blaue Weintrauben ohne Kern. Oft werden alle Sorten als Rosinen bezeichnet. Sie sind reich an B-Vitaminen, Mineralstoffen – und Sonne. Das macht sie zu wahren Energiebündeln.

Bananen. Zum Knuspern gibt es getrocknete Bananenchips. Pürierte frische Bananen eignen sich ganz ausgezeichnet als gesundes Süßungsmittel und bringen neben viel Aroma jede Menge Eiweiß, Ballast- und Mineralstoffe mit. Reife Bananen sind sehr vitaminhaltig und stellen eine üppige Quelle für Kalium und Magnesium dar. Die Energiespender wirken regulierend bei Durchfall und Verstopfung. Als Snack für zwischendurch steigern sie die Leistungskraft von Körper und Denken.

Die Auswahl an Trockenfrüchten ist riesig. Ob Sie nun regional bleiben möchten oder ab und zu eine exotische Frucht versuchen: Achten Sie bei der Produktwahl auf schonende und werterhaltende Trocknung, biologische Qualität und fairen Handel, damit Ihr Kauf ein wirklicher Gewinn wird. Sonst kann es Ihnen passieren, dass Sie Trockenfrüchte mit Zuckerzusätzen, Konservierungsstoffen, Schwefel zur Farberhaltung oder anderen unerwünschten Zusatzstoffen in Ihrer Tüte haben. Trockenfrüchte in Rohkostqualität wurden bei Temperaturen von maximal 40–50°C getrocknet, wodurch die wertvollen Vitalstoffe weitgehend erhalten bleiben.

Alternative Süßungsmittel

Naturbelassene Süßungsmittel haben im Vergleich zu Zucker einige Vorteile: Sie sind weniger stark verarbeitet, punkten mit einem sortentypischen Eigengeschmack, einige liefern Mineralstoffe. Vegane Pfannkuchen mit Ahornsirup oder ein süßes Frühstück mit Rübendicksaft können zwar lecker schmecken. Es gilt aber zu bedenken, dass Sirupe wegen ihrer klebrigen Textur kariesbildend sind. Es empfiehlt sich wirklich, nach dem Verzehr die Zähne zu putzen.

Sirupe und Dicksäfte haben aufgrund ihres Wassergehalts weniger Kalorien als reiner Zucker, gewöhnlich zwischen 2,7 und 3,7 kcal pro Gramm. Trotzdem sind sie allesamt konzentrierte Lebensmittel mit dem Hauptbestandteil Zucker. Verwenden Sie sie deshalb im Rahmen einer veganen, vollwertigen Ernährung selten, sparsam und mit Bedacht.

Ahornsirup. Vor allem in Kanada und den USA stehen Ahornbäume, die als Lieferanten für den Sirup dienen. In der warmen Jahreszeit sammeln die Bäume Stärke an und lagern sie über den Winter in ihre Wurzeln ein. Im frühen Frühling wandelt sich die Stärke in Zucker um. Wenn am Tage der Schnee zu schmelzen beginnt, steigt der süße Saft bis in die feinsten Äste hinauf. Durch Anbohren der Bäume wird vor deren Ergrünen über mehrere Wochen Saft abgezapft, aufgefangen und mithilfe eines Verdampfers eingedickt. Im Verlauf der Ernte gibt es Unterschiede in der Färbung und im Geschmack, deshalb werden im Handel Qualitäten von Grad A bis Grad D angeboten. Der enthaltene Zucker ist überwiegend Saccharose sowie wenig Fruktose und Glukose. Zusätzlich kann er die Mineralstoffe Kalium, Kalzium und Magnesium bieten.[417, 418]

Zuckerrübensirup (Rübenkraut, Rübensaft). Für die Herstellung werden geschnitzelte Zuckerrüben gekocht und ausgepresst. Der gereinigte Saft wird anschließend unter Vakuum eingedampft. Der enthaltene Zucker ist Saccharose, Glukose und Fruktose. Zuckerrübensirup ist relativ reich an Magnesium, Eisen, und Kalium.[419]

Fruchtdicksäfte. Sieben bis zehn Liter Fruchtsaft braucht man zur Herstellung von einem Liter Dicksaft. Der Saft wird durch Erhitzen reduziert, danach werden überschüssige Säuren entfernt. Je nach Obstsorte tragen Fruchtdicksäfte die typischen Aromen und kleine Mengen von Mineralstoffen wie Kalzium und Magnesium, dabei als Zucker Fruktose, Glukose und Saccharose. Im Handel finden Sie Apfel-, Birnen- und Traubendicksäfte, teilweise auch als Apfelkraut, Birnenkraut und Birnenhonig.[420]

Agavendicksaft. Agaven kannten wir Europäer eher als Ausgangsstoff für Tequila und als Zierpflanze, bevor ihr Sirup unsere Naturkostläden eroberte. »Agavos« aus dem Griechischen steht für prachtvoll und edel. Agaven blühen nur ein einziges Mal und lassen sich bis zur Ausbildung ihrer Blütenstände mehrere Jahrzehnte Zeit. Zur Ernte wird das »Herz der Agave«, der Ort wo ihre Blätter entspringen, angeritzt. Der austretende Sirup wird aufgefangen und eingekocht. Dabei erhält man einen Pflanzendicksaft, der größtenteils aus Fruktose besteht – sofern seine Mutterpflanze die Blaue Agave ist. Sirupe aus der Wilden Agave enthalten einen höheren Glukoseanteil.[421]

Dattelsirup ist ein orientalisches Süßungsmittel. Für seine Erzeugung werden frische Datteln in Wasser eingeweicht, ausgepresst und der aufgefangene Saft zu Sirup verkocht.

Kokosblütenzucker. Dies ist der eingedickte Nektar von Palmblüten. Der dunkle Zucker hat eine karamellartige Note und ist fruktose-, saccharose- und mineralstoffhaltig.

Reissirup erhält man durch Auflösen von Reismehl in Wasser, das erwärmt wird. Zugegebene Enzyme spalten die Stärke im Mehl auf. Anschließend wird die Flüssigkeit abfiltriert und eingedickt. Als Kohlenhydrate enthält Reissirup Oligosaccharide, Maltose und Glukose sowie etwas Fruktose.[422]

Weizen- und Dinkelsirup. Diese entstehen wie Reissirup mithilfe natürlicher Fermentationsprozesse aus Getreide und enthalten die gleichen Zuckerarten. Im Gegensatz zu Reissirup bergen sie aber unter Umständen das Klebereiweiß Gluten.

Manioksirup. Maniok ist eine tropische Wurzelknolle. Zur Herstellung von Sirup wird Maniokstärke mit Wasser angesetzt, wobei natürliche Enzyme Zucker spalten. Danach wird der Saft eingedickt.

Malzextrakte. Malz kann aus Gerste, Reis, Weizen oder Mais gewonnen werden. Zur Herstellung lässt man das eingeweichte Getreide keimen. Enzyme aus den Keimlingen bauen die Getreidestärke zu Malzzucker ab. Um eine weitere Zuckerspaltung zu unterbinden, wird das Getreide nun getrocknet, geschrotet und erneut mit Flüssigkeit versetzt. Durch die Getreidekeimlinge enthält Malz B-Vitamine.[423]

Eingedickte Pflanzensäfte und Sirupe gehören nach dem Öffnen zur besseren Haltbarkeit in den Kühlschrank. Ihr Wassergehalt macht sie verderblich. Verwenden Sie zur Entnahme unbedingt saubere Löffel und bewahren Sie sie gut verschlossen auf.

Tierleidfreies Essen und grüne Intelligenz

Wenn wir von Kohlenhydraten sprechen, geht es um Pflanzen. Immerhin leidet bei Nahrung aus Pflanzen keiner für unser Essen. Oder doch?

Sie werden es vielleicht kaum glauben: Ein Standardeinwand von Fleischessern bei Diskussionen über vegane Ernährung ist in etwa sinngemäß: »Auch Pflanzen leiden, wenn man sie isst, deshalb ist es in Ordnung, Tiere zu essen.« Obwohl man zunächst einmal sprachlos ist, lohnt es sich, über diese musterhafte Aussage nachzudenken, denn sie wird uns immer wieder als Argument begegnen.[424]

Ohne Frage sind Pflanzen empfindsame Organismen, die in begrenztem Umfang auf ihre Umgebung reagieren können. Pflanzen sind befähigt, Umweltreize wie Licht, Geräusche, Berührung, Temperatur, Wasser, Keime, Gifte usw. wahrzunehmen und über Signale mit anderen Pflanzen zu kommunizieren. Teilweise werden in Pflanzen sogar Botenstoffe gefunden, die wir Menschen als Neurotransmitter verwenden, z. B. Serotonin, Dopamin und Glutamat. Unter ganz gewöhnlichen Umständen gibt eine Einzelpflanze 40–50 gasförmige Substanzen an ihre Umgebung ab, manchmal sind es über 100. Stülpt man einen Plastikbeutel über eine Pflanze, kann man nach einiger Zeit deren »chemisches Geplapper« in ein Chromatografen-Massenspektrometer saugen und die Stoffe einzeln aufschlüsseln.[425]

Pflanzen können lernen und ihre Erfahrungen an ihre Nachkommen weitergeben. Pflanzen sind dank ihrer Anpassungsfähigkeit evolutionäre Überlebenskünstler. Als sesshafte Lebewesen vermögen sie nicht vor einer Bedrohung zu fliehen. Bei Gefahr jedoch senden sie Botenstoffe zur Warnung an ihre Nachbarn aus, z. B. wenn ein Schädling an ihnen nagt oder eine Krankheit sie befällt. Ihre Wehrhaftigkeit ermöglicht manchen Pflanzen, übel schmeckende Stoffe zu erzeugen, die Fressfeinde abhält oder sogar Gifte, die Feinde tötet. Manchmal locken sie mit Signalstoffen Nützlinge an, die ihnen zu Hilfe kommen. Pflanzen behelfen sich nicht nur mit Stacheln, Dornen und Nesseln. Es wird vermutet, dass jede Schädigung andere chemische Hilferufe in der Pflanze hervorbringt. Sind Pflanzen verletzt, produzieren

sie das Reifegas Äthylen, ein Narkosemittel ähnlich dem Lachgas.[426]

Es gibt Versuchsreihen, bei denen Pflanzen durch Gabe von betäubenden Drogen in eine Art Schlaf versetzt wurden. Eine vor sich hindämmernde Venusfliegenfalle schließt dann ihre Blätter nicht mehr, wenn ein Insekt auf ihr landet. Aber nicht nur das. Pflanzen können uns mit ihren Inhaltsstoffen lenken. Koffein nützen manche Vertreter der Pflanzenwelt nicht nur als Abwehrstoff, sondern als psychoaktive Droge in ihrem Nektar. Bienen erinnern sich an diese bestimmte Pflanze und kehren gern zu ihr zurück, um sie besonders effektiv zu bestäuben.[427]

Pflanzen dominieren die meisten Lebensräume auf unserem Planeten und folgen ihrem Lebensimpuls mit ihrer Vegetativkraft. Kein Lebewesen auf Erden ist solcher Regeneration fähig wie Pflanzen. Was das anbetrifft, sind Menschen nur ein Funkeln in der Weltgeschichte. Dass es für Intelligenz oder höhere Kompetenz Gehirne und Nervenzellen bräuchte, glaubt ohnehin nur der Mensch, weil er anderes für nicht vorstellbar hält und damit in winzigen Räumen anstatt in freien Horizonten denkt. Es wäre vermessen, so etwas wie Intelligenz nur dem Menschen zuzusprechen. Zweifler brauchen nur einmal eine Erbse zu pflanzen und beim Wachsen zu beobachten. Bald nachdem sie aus dem Boden schlüpft, greift sie ganz gezielt und ohne zu suchen nach dem Gerüst, das sie trägt und an dem sie hochranken kann. Wir Menschen können das nicht oft von uns behaupten.

Sogar wenn wir in Pflanzen eine gewisse Leidensfähigkeit erkennen: Man benötigt bis zu 16 kg Getreide, um 1 kg Fleisch zu erzeugen. Dadurch zerstört Fleischessen indirekt sehr viel mehr Pflanzen, als würde man sie direkt verzehren, denn: 1 Kalorie in Getreide bringt 1 Kalorie in Brot. Außerdem sind wir uns sicher darüber einig, dass ein gewaltiger Unterschied darin besteht, ob wir einen Apfel pflücken oder eine Ziege schlachten – gewaltig meine ich im wahrsten Sinne des Wortes. Tiere leiden ganz offensichtlich mehr. Und aus dieser Betrachtung heraus ist Pflanzennahrung um ein Vielfaches friedlicher als das große Schlachten, und der Kreis unserer Überlegungen darf sich wieder schließen.

Es ist in der Tat nicht auszuschließen, dass Pflanzen leidensfähig sind. Jedoch können wir nicht sicher feststellen, wie Pflanzen Verletzungen und Schmerzen wahrnehmen. Jedenfalls nicht in der Art, wie wir Menschen es tun, so viel ist klar. Und klar ist auch, dass Tiere Leid und Schmerz genau in der Art wahrnehmen, wie wir Menschen es tun. Dazu braucht es keine Versuchsreihen mehr, das ist mit einem einzigen Blick zu erkennen.

Sowohl philosophisch als auch naturwissenschaftlich ist schwer zu erklären, wie Pflanzen wirklich empfinden. Um zu überleben, müssen wir Menschen andere Organismen essen, so hat es die Natur eingerichtet.

All diese Überlegungen bekräftigen uns nur darin, möglichst nichts zu verschwenden und achtsam und wertschätzend mit unserer Nahrung umzugehen. Wenn wir Pflanzen als Wesenheiten betrachten, bestärkt uns das in unserem Ansinnen für einen weisen, respektvollen, fürsorglichen und demütigen Umgang mit der Erde – nicht nur als Lebensraum für uns Menschen, sondern als Heimat von Tieren und Pflanzen, die in unserer Obhut liegt.

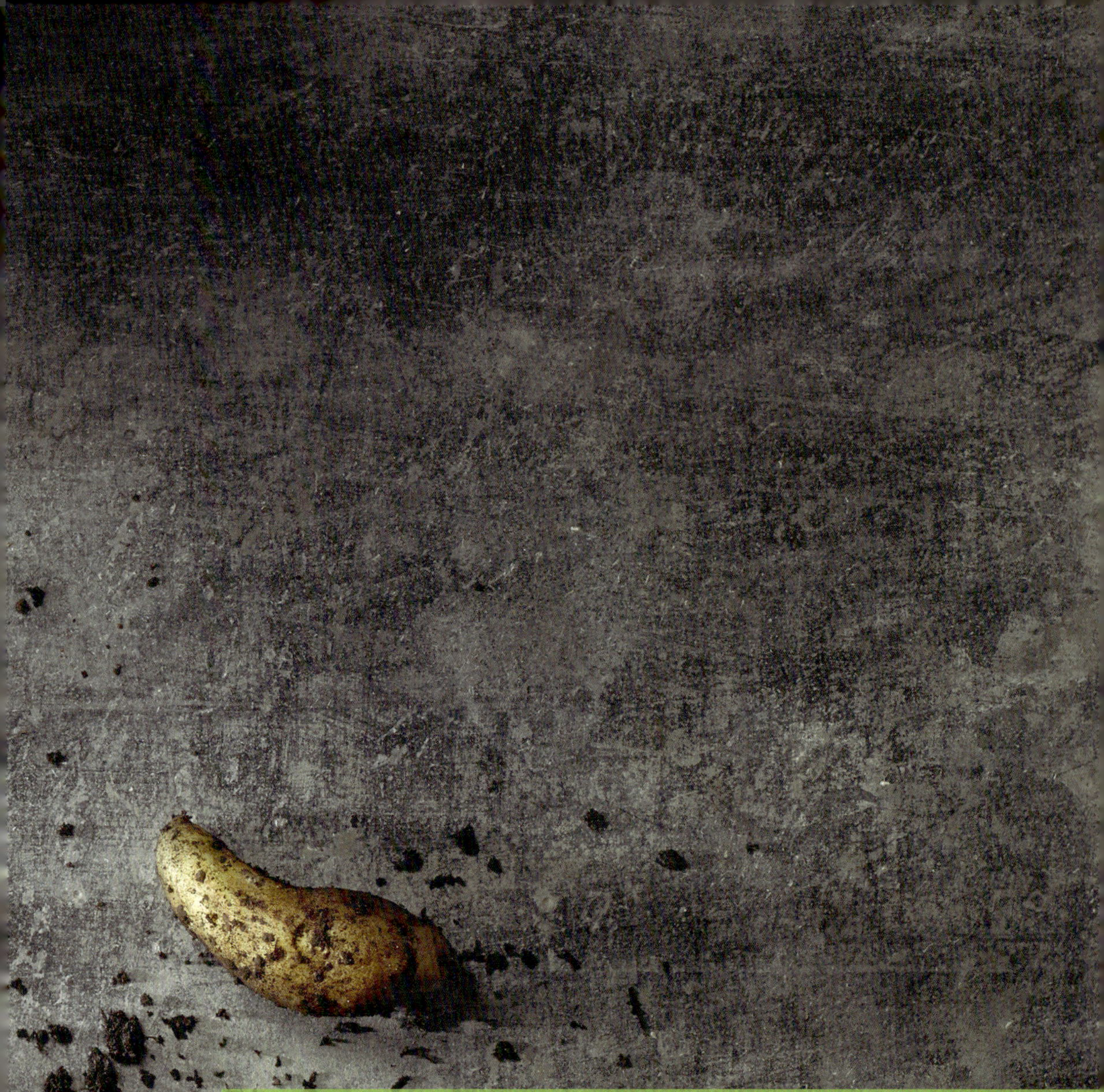

Vielgestaltige Kohlenhydrate

Bei dem Begriff »Kohlenhydrate« denken wir gleich an weißen Zucker, aber Vollkorn und viele Ballaststoffe bestehen ebenfalls großteils aus Kohlenhydraten.[349]

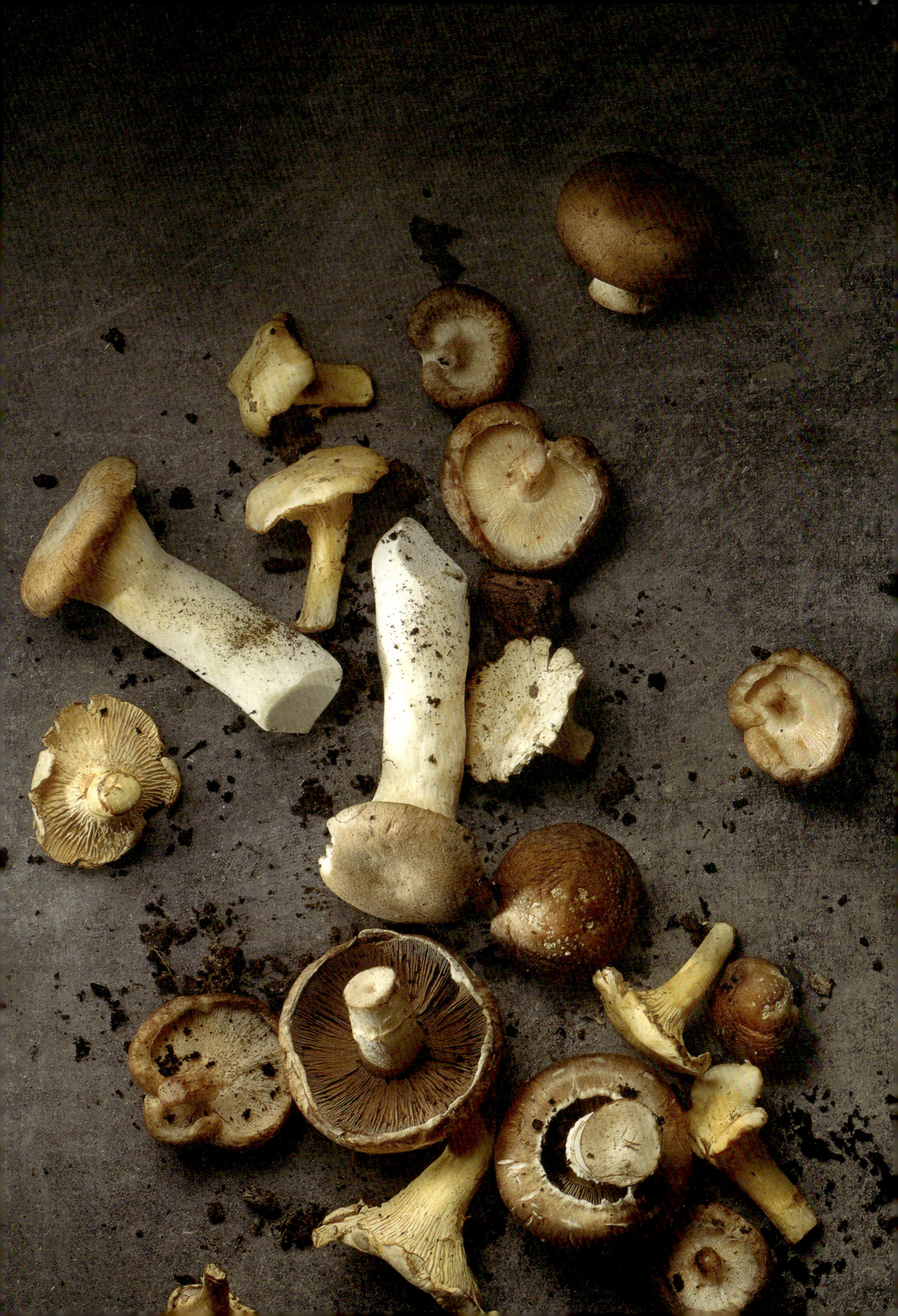

Vitamine fürs vegane Leben

Pflanzen sind die Keimzellen unserer Nährstoffe. Sie können alles, was sie zum Leben brauchen, selbst bilden. Höhere Lebewesen haben diese Fertigkeit verloren.[428]

Pflanzen bauen alles aus den Elementen Kohlenstoff, Wasserstoff, Stickstoff, Sauerstoff und aus Mineralstoffen mithilfe von Sonnenenergie selbst auf. Mensch und Tier sind dagegen auf die Zufuhr von lebensnotwendigen Stoffen von außen angewiesen. Das gilt für essenzielle Fett- und Aminosäuren, aber auch für Mikronährstoffe, wie es Vitamine sind.

Der Begriff »Vitamin« ist eine Schöpfung aus den Worten »Vita« = Leben und »Amin« = organische Stickstoffverbindung. Damals dachte man, Vitamine seien lebensnotwendige Eiweißstoffe. Heute weiß man, dass Vitamine keine Nährfunktion im üblichen Sinne erfüllen oder Strukturen aufbauen, sondern chemisch recht verschiedene Substanzen sind, die unser Organismus nicht (oder nicht in ausreichender Menge) selbst herstellen kann. Deshalb müssen sie unserem Körper als solche oder in Form von Vorstufen zur Verfügung gestellt werden. Das übernehmen zum einen unsere Nahrungsmittel, zum anderen stellen aber auch unsere Darmbakterien einige Vitamine her. In kleinsten Mengen führen Vitamine wichtige Katalysatorwirkungen in unserem Körper aus oder aber gehen ganz speziellen Aufgaben nach, sodass ein Mangel schwere Funktionsstörungen und Krankheiten hervorbringen kann. Zugleich sind Vitamine mit anderen Nahrungskomponenten eng vernetzt.

Obwohl keineswegs alle Vitamine im buchstäblichen Sinne »Amine« sind, wurde die Bezeichnung beibehalten. Für den Menschen sind und bleiben sie lebenswichtige Stoffe. Sie sind von so großer gesundheitlicher Bedeutung, dass praktisch jede neue Vitaminentdeckung mit einem Nobelpreis honoriert wurde. Fast alle Vitamine dienen uns als Enzyme oder Coenzyme für unzählige biochemische Reaktionen. Mangeln sie, entstehen daraus zahlreiche Probleme. Fehlen sie völlig, ist das für den Menschen tödlich.

Für die Aufnahme von Vitaminen aus der Nahrung ist von Bedeutung, ob sie fett- oder wasserlöslich sind.

Wasserlösliche Vitamine:
- Vitamine B, C, H
- werden vom Körper nur sehr begrenzt und kurzfristig gespeichert (Ausnahme: Vitamin B12)

Fettlösliche Vitamine:
- Vitamine A, D, E, K
- werden vom Körper bevorratet (Ausnahme: Vitamin K)
- können nur aufgenommen werden, wenn alle Mechanismen der Fettresorption funktionieren
- Überdosierungen mit Vergiftungserscheinungen sind vor allem bei den Vitaminen A und D möglich

Fettlösliche Vitamine

Wenn ich die Wichtigkeit einer fettarmen Ernährung und Zubereitung unterstreiche, bezieht sich das auf Brat- und Frittierfette, gehärtete Fette, Transfettsäuren, gesättigte Fettsäuren, raffinierte Öle und Kunstfette. Hochwertige Naturöle, kalt gepresst und unraffiniert, werden in der Vollwertküche maßvoll verwendet. Nüsse und Ölsaaten sind jedoch die natürlichste Form von Pflanzenfetten und ernährungsphysiologisch besonders kostbar. Würden wir fettfrei essen, würden uns gleichzeitig fettlösliche Vitamine fehlen, weil solche:

1. häufig in Nahrungsmitteln mit Fetten vorkommen und
2. Fette brauchen, um vom Körper aufgenommen zu werden.

Ölsaaten sind eine gute Quelle

Ölsaaten spielen dabei eine wichtige Rolle. Ölsaaten sind Pflanzensamen, die dank ihres hohen Ölgehalts zur Gewinnung von Speiseölen von Bedeutung sind. Sonnenblumenkerne, Sesam (am besten ungeschält), Kürbiskerne, Leinsamen, Mohn und Hanfsamen (natürlich nahezu ohne den Rauschstoff THC) gehören zu den gängigen Ölsaaten. Die betreffenden Pflanzensamen weisen im Mittel einen Fettgehalt von 30–45 % auf und punkten durch einen hohen Anteil an ungesättigten Fettsäuren. Dabei bringen besonders Sonnenblumenkerne, Leinsamen und Kürbiskerne wertvolles Vitamin E mit.

Ein großer Trumpf von Ölsaaten ist ihre bunte Vielfalt an Inhaltsstoffen. Alle zusammen enthalten sie überdurchschnittlich viele Mineralstoffe, Spurenelemente, Ballaststoffe und sekundäre Pflanzenstoffe, einen Reichtum an B-Vitaminen (außer B12) und eignen sich als Zutat in Bratlingen und Rohkost genauso wie für Brot und Gebäck. Zudem liefern sie uns Eiweiß. Ihre ausgezeichnete Aminosäurestruktur wird perfekt ergänzt durch Hülsenfrüchte und Getreide.

Die kleinen Vitalstoffkörnchen sind im Rohzustand und unverarbeitet besonders wertvoll, denn sowohl ungesättigte Fettsäuren wie auch Vitamine sind hitzeempfindlich. So passen die Samen (möglichst ungeröstet) gut in Salate, Frischkornbreie, Müslis oder als knusprige Zugabe zu Gemüsegerichten.

Richtig lagern und frisch vermahlen
Ungesättigte Fettsäuren sind reaktionsfreudig – und damit sauerstoffempfindlich. Sind die Samen zerquetscht, geschält, gemahlen, geröstet oder wie auch immer »aufgebrochen«, verlieren sie einen Großteil ihrer antioxidativen Kraft. Für die Aufbewahrung von Ölsaaten heißt das: Füllen Sie die Samen nach dem Kauf in dunkle, gut verschließbare Behälter um, lagern Sie sie kühl und

verbrauchen Sie sie in möglichst frischem Zustand.[429] Wenn Sie Samen für ein Gericht in gemahlener Form brauchen, dann mahlen Sie diese am besten erst direkt vor ihrer Verarbeitung. Die natürlichste und kostbarste Form, Ölsaaten zu verspeisen, ist es, Samen zu essen. Öle daraus sind bereits verarbeitet und nicht mehr so hochwertig wie die Samen selbst.

Da im fettreichen Kern Pestizide wie auch Schwermetalle angereichert werden, muss hier wieder die Bedeutung von biologisch einwandfreien Produkten unterstrichen werden, sonst wäre der hohe Nutzen der kleinen Nährstoffbündel ad absurdum geführt.

Bevor wir uns nun die Vitamine im Einzelnen anschauen, sei eines noch vorausgeschickt: Chemische Medikamente sind als Störfaktoren für die Vitaminaufnahme oder -verwertung nicht zu unterschätzen. Empfängnisverhütungsmittel, Antibiotika, Psychopharmaka, Immunsuppressiva und Kortison erhöhen ganz grundsätzlich den Bedarf an vielen Vitaminen. Abführmittel beschleunigen die Darmpassage, sodass der Körper keine Zeit zur Vitaminaufnahme hat. Diuretika, die entwässern, spülen auch wichtige Mineralstoffe und Vitamine aus dem Körper. Säureblocker, sogenannte Antazida, führen zu Aufnahmestörungen. Cholesterinsenker und fettbindende Diätpillen beeinträchtigen vor allem fettlösliche Vitamine.

Vitamin A (Retinol)

Vitamin A erreicht unseren Körper als fertiges Vitamin oder als Vorstufe (Provitamin). Vitamin A selbst wird von Pflanzen nicht hergestellt. Dafür liefern sie die wichtigen Vorstufen, die unser Körper zu Vitamin A machen kann. Von etwa 700 bekannten Carotinoiden zeigen etwa 50 eine Provitamin-A-Wirkung. Das wichtigste Provitamin A ist Beta-Carotin, aus dem Vitamin A gebildet werden kann. Beta-Carotin wird jedoch nur maximal zu 50 % zur Vitamin-A-Herstellung genützt und hat sehr viel mehr – und mindestens ebenso bedeutende – Aufgaben in unserem Körper zu erfüllen.

Beta-Carotine sind die Vorstufe

Beta-Carotin zählt zur Familie der Carotinoide, über die Sie noch bei den sekundären Pflanzenstoffen lesen werden. Der Naturfarbstoff kommt in vielen farbigen Blättern, Früchten, Gemüsen und Wurzeln vor. Vom Lateinischen »carota« (Karotte) abgeleitet, enthüllt uns der Begriff schon die wesentlichen Lieferanten dieses wichtigen Provitamins und Antioxidans, wir brauchen nur auf die Farbe zu achten. Die besten Quellen für Beta-Carotin lassen sich an folgenden Farben erkennen:

Gelb bis orange: Karotten, Paprika, Süßkartoffeln, Kürbisse, Aprikosen, Papayas, Mangos, Nektarinen, Kakis, Sanddorn, Mais, Honigmelone etc.

Dunkelgrün: Spinat, Brokkoli, Kresse, Brunnenkresse, Rucola, Portulak, Endiviensalat, Chicorée, Feldsalat, Kopfsalat, Petersilie, Erbsen, Grünkohl, frische grüne Kräuter etc.

Rötlich: Tomaten, Sauerkirschen, Pflaumen, Rote Bete, rote Paprikaschoten etc.

Optimale Zubereitung

Die Verfügbarkeit von Beta-Carotin ist am besten aus rohem Obst gegeben (Paprika gehört botanisch betrachtet zu Obst), gefolgt von kurz gegartem Gemüse, das mit der

Garflüssigkeit verzehrt wird. Die Beta-Carotin-Ausschöpfung aus rohem Gemüse erhöht sich durch Zerkleinern, Raspeln oder Pürieren. Beta-Carotin ist licht- und oxidationsempfindlich. Die Zubereitungsverluste liegen bei durchschnittlich 20 %.[430]

Carotinoide sind wie Vitamin A fettlöslich. Deshalb wird ihre Aufnahme im Darm stark verbessert, wenn sie mit etwas Fett verspeist werden. Ein Schuss Öl im Karottensaft oder Gemüse macht sie für uns aufnahmefähig; auch (ausgiebig gekaute) Ölsaaten und Nüsse erfüllen diesen Zweck. Dazu ist im Darm die Anwesenheit von Gallensäuren erforderlich.

Anders als Vitamin A können Beta-Carotine bei hoher Dosierung nach heutigem Kenntnisstand keine Vergiftungen auslösen, weil unser Körper aus den Vorstufen Vitamin A nur herstellt, wie er es braucht. Allerdings werden nicht verwendete Carotine in der Haut gespeichert. Ich kann mich an eine Schülerin erinnern, die von Woche zu Woche gelber wurde, als sie zu uns in den Unterricht kam. Ich dachte erst, sie hat eine Leberstörung. Bis sie mir erzählte, dass sie mehrmals täglich große Gläser von frisch gepresstem Karottensaft trinkt. Nach einigen Monaten ging ihre Hautfarbe ins orangefarbene über. Von ihrer Saftkur war sie nicht abzubringen.

Carotine schützen Pflanzen vor UV-Strahlung. Das tun sie auch in unserem Körper. Deshalb ist die Haut genau die richtige Lagerstätte. Wenn Sie Carotine über organische Lebensmittel möglichst naturbelassen und abwechslungsreich essen, werden sie dem Körper in der Art und Menge zur Verfügung gestellt, wie er sie am besten verwerten kann.

Retinol

Eine hohe Zufuhr von Retinol, der tierischen Version von Vitamin A (z. B. in Form von Nahrungsergänzungsmitteln) kann zu Schäden an Knochen und Leber führen und zu anderen Beschwerden wie Haarausfall, Hautveränderungen, Übelkeit, Schielen etc. In der Schwangerschaft besteht sogar die Gefahr einer Fruchtschädigung. Bei den Eskimos sind solche Vergiftungen wohl bekannt, weshalb sie traditionsgemäß keine Eisbärleber essen, da die Leber in großen Mengen Vitamin A speichert.

Beta-Carotine verursachen hingegen auch in hoher Dosierung keinerlei Probleme, sofern sie über ihre natürlichen Vorkommen, also Pflanzen (Seite 310), verzehrt werden.

Vitamin D (Calciferol)

Vitamin D3 (Cholecalciferol) ist das physiologische Vitamin D, das in unserer Haut aus Vorstufen (Dehydrocholesterol) durch Einwirkung von UV-B-Licht gebildet wird. Das in unserer Haut hergestellte Vitamin D gelangt zur Leber, wo es über ein Enzym die erste Umwandlung erfährt. In dieser Form kann es in der Leber und im Körperfett gespeichert werden. Sobald es aktiv benötigt wird, wird es zur Niere geschickt, in der es über ein weiteres Enzym umgewandelt wird in das sogenannte D-Hormon, das höchst wirksam ist.

Sind die Vorratslager gefüllt, kann der Körper aus dem Vollen schöpfen. Jedoch beträgt die biologische Halbwertszeit des eingelagerten Vitamin D 10–20 Tage, das heißt, in dieser Zeitspanne wird die Hälfte davon abgebaut. Wurde es in der Niere aktiviert, wirkt es nur 6–8 Stunden. Der Körper ist also angewiesen auf eine gute Leber- und

Nierenfunktion und auf regelmäßigen Nachschub aus der Haut (oder Nahrung).[431]

Bei ausreichend Sonne produzieren wir es selbst

Die Eigensynthese des »Sonnenvitamins« funktioniert nur bei ausreichend Sonnenlicht auf eine intakte Haut. Im Winter, bei bewölktem Himmel, bei Dauernebel, starker Luftverschmutzung (Smog) und ungenügendem Aufenthalt im Freien tagsüber reicht die Eigenproduktion nicht aus. Die Eigensynthese von Vitamin D ist gebunden an die Aufenthaltszeit im Freien und die Sonneneinstrahlung – damit auch an den Breitengrad unseres Wohnortes.

Leben Frauen verhüllt wie in manchen Bereichen der islamischen Welt oder sind Menschen zu wenig mobil für tägliche Spaziergänge (Bettlägerige, Senioren), kommt es genauso zu einer Vitamin-D-Unterversorgung wie bei Dunkelhäutigen, deren Hautpigmente UV-Strahlen nicht mehr gut durchlassen. Auch Sunblocker mit hohen Lichtschutzfaktoren halten UV-Strahlen ab. In nördlichen Ländern kommt die Eigensynthese von Vitamin D in der Haut von Oktober bis März praktisch zum Erliegen, weil UV-B-Strahlen aufgrund des veränderten Einfallswinkels durch die Atmosphäre herausgefiltert werden. Wenn draußen alles grau in grau ist und uns durch Nebel und Wolkendecken kaum UV-B-Licht erreicht, kann die körpereigene Produktion unzureichend sein und eine Substitution nötig werden.[432]

Da könnten manche unter uns auf eine ganz andere Idee kommen und, statt zu Tabletten zu greifen, an einen Solariumbesuch denken. Die künstliche Besonnung in Solarien liefert einen Mix an UV-Strahlen, doch können laut Bundesamt für Strahlenschutz Bäder auf der Sonnenbank das Hautkrebsrisiko erhöhen und sind Ursache für Sonnenbrand, Sonnenallergien und vorzeitige Hautalterung. Demzufolge sind sie in keinem Fall empfehlenswert.

Nicht sichergestellt ist die Vitamin-D-Versorgung von gestillten Säuglingen veganer Mütter, denn die Muttermilch enthält schon bei Nicht-Vegetarierinnen grenzwertig wenig Vitamin D. Für eine gesunde Entwicklung ist Vitamin D im Kindesalter unabkömmlich, sodass durch die Gabe von Supplementen die Versorgung der Kinder gerade in der dunklen Jahreszeit und von dunkelhäutigen Kindern gewährleistet werden kann.[433, 434]

Da natürliche Vitamin-D3-Quellen vor allem Fischleber und tierische Fettgewebe sind, haben die meisten Menschen in sonnenarmen Zeiten einen handfesten Vitamin-D-Mangel. Dabei sind Veganer, Vegetarier und Fleischesser in den Wintermonaten gleichermaßen von Vitamin-D-Defiziten betroffen.

Vitamin-D-Mangel feststellen und beheben

Vitamin D kann gut im Blut bestimmt werden. Als Ausdruck eines längerfristigen Vitamin-D-Mangels findet sich im Blut evtl. zusätzlich eine Kalziumerniedrigung und zum Ausgleich dafür eine Erhöhung von Parathormon. Dieses Hormon aus der Nebenschilddrüse hebt den Blutkalziumspiegel an, indem es Kalzium aus den Knochen ins Blut bringt (im Knochen fehlt es dann). Sobald Vitamin D zugeführt wird, normalisieren sich die genannten Laborparameter wieder, wenn der Vitaminmangel ursächlich für die Veränderungen war. Die wichtigsten Vertreter der D-Gruppe sind:

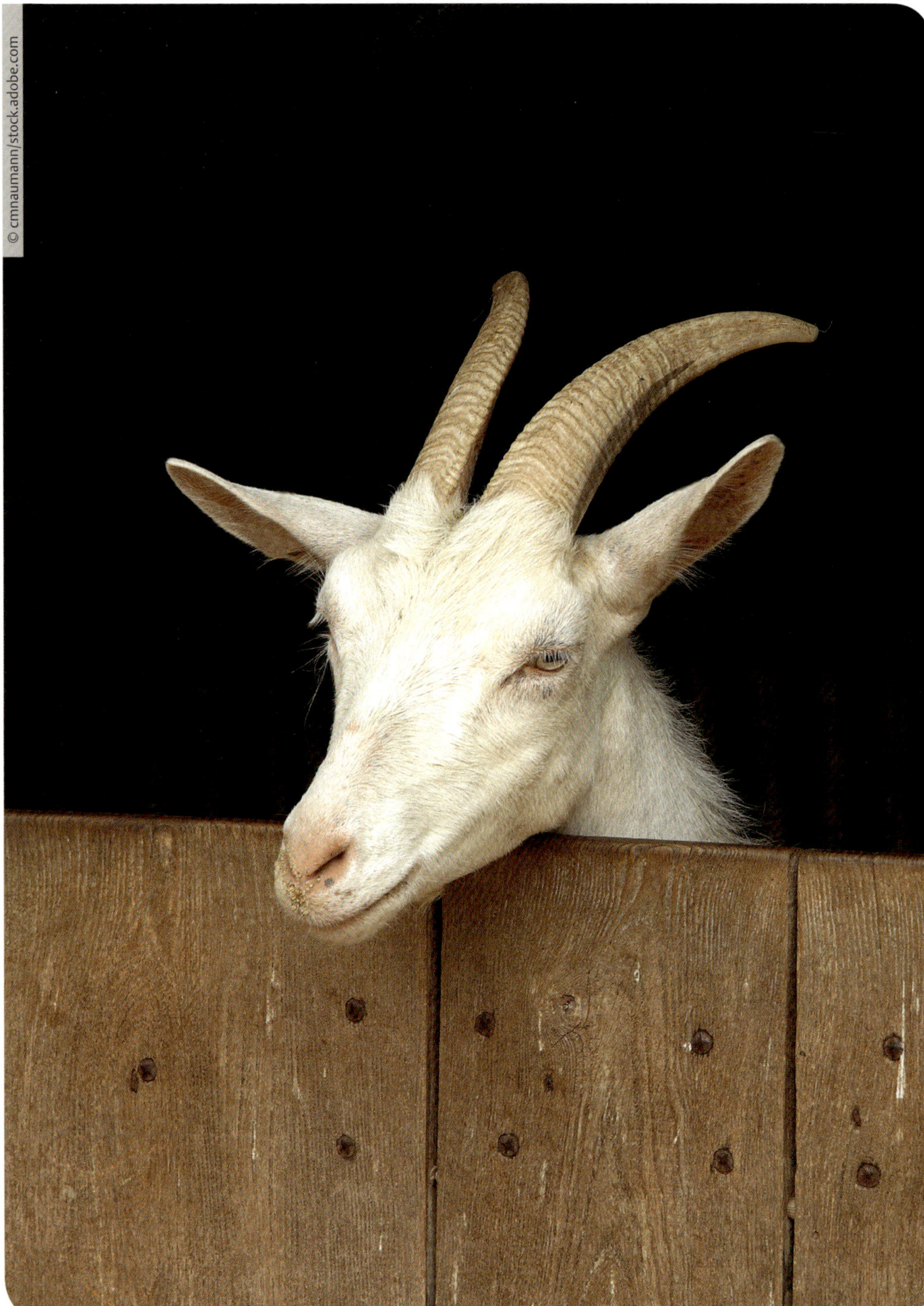

Vitamin D2 (Ergocalciferol): Dies bilden Pflanzen mithilfe von UV-Strahlen aus Sonnenlicht aus der Vitaminvorstufe Ergosterin. Vitamin-D2-Präparate sind pflanzlichen Ursprungs.

Vitamin D3 (Cholecalciferol): Dies entwickelt sich in der Haut von Wirbeltieren aus einer Vorstufe unter Einwirkung von UV-B-Strahlen. Vitamin D3 findet sich in Lebensmitteln tierischen Ursprungs (Milch, Eigelb, Leber etc.) und in Vitaminpräparaten aus tierischen Quellen. Der Vitamin-D-Gehalt aus Milchprodukten ist erheblichen Schwankungen unterworfen, weil auch Kühe in den Sommermonaten (so sie nicht im Stall stehen) wesentlich mehr Vitamin D herstellen als im Winter. Für den menschlichen und tierischen Organismus ist Vitamin D3 die wirksamere Vitamin-D-Form. Übliche Vitamin-D3-Präparate werden aus Schaffett gewonnen. Seit kurzem ist auch veganes Vitamin D3 in Kapselform und als Spray erhältlich, das aus Pilzen oder Flechten gewonnen werden kann.

Vitamin-D-Überdosierung

Überdosierungen von Vitamin D können schwerste Vergiftungserscheinungen auslösen, denen allesamt ein überhöhter Blutkalziumspiegel zugrunde liegt. Das mobilisierte Kalzium lagert sich in Blutgefäßen, Leber und Nieren ab, es bilden sich Steine und Funktionseinschränkungen aus, Knochenschmerzen, Gefäße verkalken, Nierenversagen sind bekannt.

Sonnenbäder führen allerdings nicht zu einer Vitamin-D-Überdosierung. Die Aktivierung von Vitamin D in der Haut wird sehr fein auf unseren tatsächlichen Bedarf abgestimmt. Bei langfristiger hoher Sonneneinstrahlung wird die körpereigene Produktion einfach gedrosselt. Die einsetzende Hautbräunung schützt ebenso.[435]

Nun haben Sie einen weiteren guten Grund für tägliche Spaziergänge an frischer Luft. Der Mensch ist nicht für geschlossene Räume gemacht. Nicht nur die Bewegung und die Sauerstoffdusche werden Ihnen guttun – Sie geben Ihrer Haut damit Gelegenheit, Vitamin D herzustellen. Bei ausreichender Sonneneinstrahlung auf Gesicht, Hals und Arme genügen für Hellhäutige während der Sommermonate 15–30 Minuten pro Tag, um den Eigenbedarf zu decken. Menschen mit dunkler Hautfarbe oder in nördlichen Breitengraden brauchen mehr Sonnenzeit.

Warum Kuhmilch ungünstig für unser Vitamin D ist

Überdies besteht ein zusätzliches und überzeugendes Motiv, kein tierisches Eiweiß zu essen. Ist nämlich wenig Vitamin D in seiner Aktivform vorhanden, schickt die Nebenschilddrüse Parathormon ins Blut, welches in der Niere die Enzymtätigkeit zur Herstellung von D-Hormon anregt. Wenn genügend D-Hormon vorhanden ist, nimmt die Aktivität des Nierenenzyms wieder ab.[436]

Tiereiweiß in der Nahrung führt zu einer Übersäuerung im Stoffwechsel, wodurch das für die Umwandlung wichtige Nierenenzym gehemmt wird, und D-Hormon sinkt drastisch, obwohl viele Körperzellen es brauchen würden. Parathormon überwacht den Kalziumspiegel unseres Blutes. Steigt dieser an, wird automatisch weniger Parathormon ausgeschüttet – und weniger Parathormon heißt gleichzeitig weniger D-Hormon. Aktives Vitamin D bewirkt ja unter anderen, dass Kalzium über den Darm aufgenommen wird, dass es nicht über die Niere verloren geht und dass es in die Kno-

chen eingebaut wird. Steigt der Blutkalziumspiegel, sinkt folglich Vitamin D. Wird also extrem viel Kalzium gegessen, sinkt Vitamin D. Kuhmilch hat von beidem beträchtliche Mengen: Tierprotein und Kalzium.[437]

Vitamin-D-Mangel steht mit vielen Krankheiten in Zusammenhang

Früher glaubte man, niedrige Vitamin-D-Spiegel hätten nur Einbußen unserer Knochengesundheit zur Folge. Heute wird immer deutlicher, dass Vitamin-D-Mangel in Zusammenhang steht mit vielen Autoimmun- und Krebserkrankungen, unserem psychischen Befinden, Diabetes mellitus Typ 1 und 2, Multipler Sklerose und vielem mehr.

Die individuelle Dosis ist wichtig

Vitamin D wird in medizinischen Kreisen gern über Hochdosisgaben verabreicht. Manchmal kann das der Körper auch gut brauchen – aber eben nicht immer. Um die individuell angemessene Dosierung zu finden, ist es unerlässlich, über ein Blutlabor den Ausgangswert von Vitamin D bestimmen zu lassen. Dann kann bei einem Mangel bedarfsgerecht die notwendige Dosis festgelegt werden. Sind die Speicher erst einmal leer, dauert es übrigens Monate, bis diese sich wieder füllen.

Vitamin E (Tocopherole)

Das mit der Nahrung zugeführte Vitamin E wird gemeinsam mit Fetten unter Einwirkung von Bauchspeicheldrüsenenzymen und Gallensaft im Dünndarm in den Körper aufgenommen. Die verschiedenen Tocopherole unterscheiden sich in ihrer Aktivität erheblich. Die größte biologische Wirkung zeigt Alpha-Tocopherol. Andere natürliche Vitamin-E-Verbindungen sind Beta-, Gamma- und Delta-Tocopherole.

Unser Körper kann Tocopherol bevorraten. Wie die übrigen fettlöslichen Vitamine wird Vitamin E nur bei normaler Funktion von Bauchspeicheldrüse (liefert fettverdauende Enzyme), Leber (stellt Gallensäuren her), Gallenblase (gibt Gallensaft ab) und Dünndarmschleimhaut (Ort der Resorption) aufgenommen und gespeichert.

Gute Vitamin-E-Lieferanten

Vitamin E ist vor allem dort zu finden, wo ungesättigte Fettsäuren vorkommen. Es schützt diese vor Sauerstoffangriffen, d. h. es wirkt antioxidativ. Eine hohe Zufuhr an ungesättigten Fettsäuren braucht ausreichend Vitamin E, damit die reaktionsfreudigen Verbindungen stabil bleiben. Hier punkten Pflanzenöle, Ölsaaten und Nüsse, da sie mehr Vitamin E liefern, als sie selbst zum Schutz ihrer eigenen Fettsäuren brauchen. Lieferanten von gut verwertbarem Vitamin E sind beispielsweise Weizenkeimöl, Olivenöl, Rapsöl und viele Nüsse und Samen.

Sojaöl weist zwar einen hohen Gesamtwert an Vitamin E auf, aber nur sehr wenig davon ist Alpha-Tocopherol, sodass es als Vitamin-E-Quelle nicht von Bedeutung ist.[438]

Sonnenblumenkerne, Pinienkerne, Haselnüsse, Erdnüsse und Mandeln sind ganz ausgezeichnete Vitamin-E-Quellen, auch in Form von Nussmus und Nussmilch. Heiße Schokolade aus Haselnuss- oder Mandelmilch ist nicht nur köstlich, sondern bringt gleichzeitig Vitamin E in unseren Körper.

Verwendung und Lagerung

Vitamin E ist bis zu einem gewissen Grad hitzebeständig, sodass Kochverluste äußerst gering sind. Wiedererhitzung von Bratfett zerstört es jedoch vollständig. Auch ranzige

Fette und Schwermetalle vernichten Vitamin E in den Speisen.[439]

Das lichtempfindliche Vitamin E bleibt besser in Braunglasflaschen erhalten. Bevorzugen Sie infolgedessen beim Ölkauf dunkle Flaschen. Am besten überlebt Vitamin E im Öl, wenn Sie es geschlossen, dunkel und kühl aufbewahren. Eine Lagerung bei Raumtemperatur führt bereits innerhalb weniger Wochen zu erheblichen Verlusten.[440]

Maiskeim- und Sonnenblumenöl sind ungeeignet
Maiskeim- und Sonnenblumenöl wie auch rotes Palmöl wären zwar Vitamin-E-haltig, sind aber wegen ihres ungünstigen Fettsäuremusters ungeeignete Öle (Seite 189) für eine gesunde vegane Küche.

Eine Überdosierung von Vitamin E über die Nahrung ist unter normalen Umständen nicht möglich. Nur über Hochdosis-Zufuhr über Nahrungsergänzungsmittel können Magen-Darm-Störungen und Muskelschwäche auftreten sowie ein erhöhtes Blutungsrisiko bei Menschen mit Blutgerinnungsstörungen oder solchen, die Medikamente zur Blutverdünnung einnehmen.

Vitamin K (Phyllochinon)

Substanzen der Vitamin-K-Gruppe sind in grünen Pflanzen enthalten, am reichhaltigsten in solchen mit viel Chlorophyll, einem natürlichen Farbstoff, der auch als Blattgrün bekannt ist und der Pflanze als Lichtsammelstelle für die Photosynthese dient. Auch Bakterien wie Kolibakterien bilden K-Vitamine. Die Bedeutung der Darmbakterien für die Vitamin-K-Bedarfsdeckung ist nicht ganz geklärt. Vitamin K ist ein fettlösliches Vitamin. So ist seine Resorption gebunden an das Vorhandensein von Bauchspeicheldrüsenenzymen, Fett und Gallensaft im Darm.

Vitamin K ist zwar lichtempfindlich, allerdings sind die Kochverluste bei schonender Zubereitung in geschlossenen Töpfen äußerst gering.[441]

Die Leber braucht Vitamin K, um Blutgerinnungsfaktoren herzustellen. Bestimmte Arzneimittel können einen Vitamin-K-Mangel auslösen, so beispielsweise Antibiotika (Zerstörung der Darmflora), Mittel gegen Krampfanfälle (sog. Antikonvulsiva) und Blutverdünnungsmittel auf Cumarin-Basis (in diesem Fall ist die hemmende Wirkung auf Vitamin K erwünscht).

Patienten, die solche Blutverdünner einnehmen und sehr plötzlich auf eine extrem blatthaltige Pflanzenkost umstellen (z. B. täglich grüne Smoothies plus reichlich grünes Blattgemüse verzehren) oder sich äußerst fettreduziert ernähren, sollten unbedingt die Überwachung ihrer Gerinnungsparameter veranlassen, weil unter Umständen eine Anpassung ihrer Medikamente erforderlich ist. An dieser Stelle sind Sie wieder gut darin beraten, eine ganz simple Regel zu beachten: Essen Sie »bunt« und abwechslungsreich anstatt einseitig – in diesem Fall »grün«.

Wenn sich kranke Menschen, die Medikamente brauchen, für eine pflanzenbasierte Ernährung entschließen, ist es sehr wahrscheinlich, dass es ihnen nach einiger Zeit sehr viel besser gehen wird – so viel besser, dass manche Medikamente nicht mehr gebraucht werden. Viele Pharmazeutika greifen wiederum so tief in unseren körpereigenen Stoffwechsel ein, dass es eine große Sorgfalt in der Einzelfallbetrachtung

braucht, damit die Menschen bedarfsgerecht alles bekommen, was sie brauchen. Viele chemische Arzneimittel stören zum Beispiel die Wirkung von Vitaminen ganz erheblich. Angesichts dessen kann ich nur wiederholen, dass chronisch Kranke gut darin beraten sind, eine Ernährungsumstellung unter fachkundiger therapeutischer Begleitung durchzuführen.

Wasserlösliche Vitamine

Anders als die fettlöslichen Vitamine können die wasserlöslichen Vitamine vom Körper kaum gespeichert werden (Ausnahme ist hier Vitamin B12), daher sollten wir sie möglichst täglich mit unser Nahrung zu uns nehmen.

Vitamin B1 (Thiamin)

Beri Beri ist eine Vitaminmangelerkrankung, die in erschreckendem Ausmaß bei der vorwiegend von Reis lebenden Bevölkerung Ostasiens zunahm, als Vollkornreis durch polierten Reis ersetzt wurde. Maschinell werden die Silberhäutchen von Reiskörnern entfernt und damit nicht nur Vitamin B1, sondern auch andere Vitamine und Spurenelemente. Was bleibt, ist »weißer Reis« analog zu unserem »Weißmehl«.[442]

Der Tagesbedarf an Vitamin B1 definiert sich durch die Zusammensetzung unserer täglichen Nahrung. Alkohol und Kohlenhydrate erfordern mehr Vitamin B1 als eine fettreiche Ernährung.

Da Veganer naturgemäß sehr kohlenhydratreich essen, steigt ihr Bedarf an diesem Vitamin, der sich jedoch durch vollwertige Ernährung völlig unproblematisch decken lässt.

Kritisch zu bewerten ist in diesem Zusammenhang ein hoher Verzehr von raffinierten Kohlenhydraten (Industriezucker, Weißmehlprodukte, polierter Reis, isolierte Stärke). Durch den Verzehr solcher Nahrungsmittel steigt im Körper der Thiaminbedarf erheblich, während gleichzeitig nur minimal Thiamin zugeführt wird. Für vegan lebende Menschen unterstreicht dies weiterhin die große Bedeutung einer vollwertigen Ernährung, denn viele B-Vitamine sitzen gerade in den Randschichten von Getreide.

Beachtenswert ist dabei, dass Thiamin als hitzeempfindliches Vitamin durch Kochen teilweise zerstört wird. Da es wasserlöslich ist, geht ein Teil ins Kochwasser über. Zudem geht es beim Wässern von Kartoffeln oder Gemüse verloren. Damit wird es bedeutend, Gemüse nicht in Wasser liegen zu lassen und hochwertige B-Lieferanten in roher Form in den Speiseplan einzubauen, z. B. in Form von Müsli mit Samen und Nüssen oder Frischkornbreien, Gomasio (Sesam + Meersalz) als Würzmittel, Tahin (Sesammus) und Nüssen.

Würz-Hefeflocken sind ebenfalls eine gute Quelle für Vitamin B1 und die meisten anderen B-Vitamine. Hefeflocken eignen sich als pikante Beigabe zu Nudel- und Reisgerichten, Salaten, Suppen und Gemüse. Da Vitamin B1 sehr hitzesensibel ist, sollten Hefeflocken nicht mitgekocht, sondern erst kurz vor dem Servieren über die fertige Speise gestreut werden.

Tannine und andere Stoffe, die in Kaffee und Schwarztee vorkommen, erniedrigen die Verfügbarkeit von Vitamin B1 aus der Nahrung. Thiamin ist empfindlich gegen Sauerstoff, Schwermetalle, ionisierende Strahlen und Hitze. Zubereitungsverluste müssen in

einer Größenordnung von 20–40 % bedacht werden.

Als wichtiger Faktor des Energiestoffwechsels steigt der Bedarf an Vitamin B1 bei schwerer körperlicher Belastung deutlich an. Vollgetreideprodukte, Nüsse, Samen, Hülsenfrüchte und Kartoffeln liefern hierzu nicht nur die notwendige Energie, sondern gleichzeitig bedeutende Coenzyme für den Energiestoffwechsel.

Überdosierungen können nur bei unnötigen Hochdosisgaben von Nahrungsergänzungsmitteln über längere Zeit auftreten, in keinem Fall über eine normale, vollwertige Ernährung.

Vitamin B2 (Riboflavin)

Riboflavin hat eine kräftige, gelbe Farbe. Normalerweise sind Mangelerscheinungen an diesem Vitamin selten, da es sowohl ausreichend mit der Nahrung zugeführt als auch von Darmbakterien hergestellt wird. Allerdings kann es bei nachlässig zusammengestellter veganer Kost, nach langanhaltenden Durchfallerkrankungen, bei chronischem Alkoholkonsum, hohem Stressniveau, bei Antidepressivagaben und Einnahme der Anti-Baby-Pille zur Minderversorgung kommen. Im Zweifelsfall bringt ein Blutbild Klarheit; evtl. muss substituiert werden.

Wie viele andere Vitamine sitzt Vitamin B2 vor allem in den Randschichten von Getreide, sodass Vollkornprodukte einen wertvollen Beitrag zur Riboflavinversorgung leisten. Beim Keimen von Getreide steigt es ganz besonders in der Pflanze an. Getreidekeimlinge passen gut in Müslis und Salate. Riboflavin ist äußerst lichtempfindlich. Vitamin-B2-reiche Produkte wie Trockenfrüchte werden deshalb vorzugsweise in dunklen Behältnissen aufbewahrt. Beim Kochen bleibt Vitamin B2 weitgehend erhalten, die Zubereitungsverluste durch Kochen werden auf 20 % geschätzt. Auslaugeverluste lassen sich klein halten, wenn schonende Zubereitungsarten wie Dämpfen und Dünsten bevorzugt werden und das Kochwasser in Form von Saucen mitverwendet wird.[443]

Niacin (Nicotinsäureamid, Nicotinamid, Vitamin B3)

Zwar ist Niacin immer in der Nahrung enthalten, allerdings kann es im Körper von Säugetieren auch aus dem essenziellen Eiweißbaustein Tryptophan gebildet werden. Dazu müssen aber genügend Vitamin B6 und andere B-Vitamine vorhanden sein. Die Gesamtmenge von Niacin aus einem Nahrungsmittel errechnet sich also aus dessen eigenem Niacingehalt addiert mit dessen Tryptophangehalt.[444]

Viel Tryptophan als Baustoff bringen Vollgetreideprodukte, Hülsenfrüchte, Samen und Nüsse in unseren Körper. Niacin selbst kann aus Getreide nicht optimal ausgeschöpft werden, weil das Vitamin im Getreide in einen Molekülkomplex eingebunden ist, der es nur bedingt freigibt. Zum Ausgleich dafür bekommen wir im Getreide Tryptophan geliefert. Wichtige Lebensmittelgruppen für die direkte Niacinversorgung sind für Veganer Kartoffeln, Hefeextrakte, Hülsenfrüchte, Erdnüsse, Obst und Gemüse und indirekt eiweißreiche Lebensmittel.

Niacin ist relativ stabil, aber sauerstoffempfindlich und stark wasserlöslich. Die durchschnittlichen Zubereitungsverluste liegen bei 10–15 %, wenn das Kochwasser mitverwendet wird.

Experimentell wird Nicotinsäure als Medikament in extrem hohen Dosen dazu verwendet, den Cholesterinspiegel zu senken, was mit nicht unerheblichen Nebenwirkungen einhergeht. Über die Ernährung kann Niacin unmöglich überdosiert werden.

Pantothensäure (Vitamin B5)

Pantothensäure ist Bestandteil von Coenzym A, welches einen fundamentalen Stellenwert im gesamten Energiestoffwechsel einnimmt.

Vitamin B5 ist empfindlich gegen Säuren wie Essig und Laugen wie Backpulver. Je nach weiteren Zutaten bewegen sich die Zubereitungsverluste zwischen 0 und 40 %. Es ist zu berücksichtigen, dass Pantothensäure beim Einweichen von Hülsenfrüchten ausgelaugt wird, da ja das Einweichwasser zur Minderung von Phytin (Seite 231) nicht weiterverwendet wird.

Vitamin B6 (Pyridoxin)

Manche chemische Arzneimittel wie Östrogene und Mittel zur Empfängnisverhütung oder gegen Epilepsie können zu einem Mangel führen. Wie alle B-Vitamine ist es ein »Nervenvitamin«. Menschen mit psychischen und neurologischen Beschwerden sollten eine ausreichende Versorgung mit B-Vitaminen sicherstellen. Auch chronischer Alkoholkonsum erhöht den Bedarf an B-Vitaminen erheblich. Häufig treten Symptome im Nervenbereich lange vor sichtbaren Blutbildveränderungen auf.

Unser Körper braucht Vitamin B6 für den Eiweißstoffwechsel. Je mehr Eiweiß wir essen, umso mehr Vitamin B6 benötigen wir. Das wirkt sich positiv auf die Vitamin-B6-Bilanz von Veganern aus, wenn sie vollwertig und abwechslungsreich essen (tun sie dies nicht, sind Versorgungslücken möglich). Obwohl die Verfügbarkeit von Vitamin B6 aus Pflanzen teilweise begrenzt ist, bewirkt die niedrigere Proteinaufnahme von Veganern im Vergleich zu Fleischessern zufriedenstellende Vitamin-B6-Werte, wenn die Zufuhrempfehlungen praktisch umgesetzt werden. Nahrungsmittel mit ganz ausgezeichneter Bioverfügbarkeit von B6 sind Bananen und Hülsenfrüchte, die reichlich gegessen werden sollten.[445, 446]

Vitamin B6 ist in alkalischem Milieu licht- und hitzeempfindlich; die durchschnittlichen Verluste im Rahmen der Speisenzubereitung liegen bei 20 %.[447]

Über Nahrungsmittel zu viel Vitamin B6 aufzunehmen, ist praktisch unmöglich. Wird Vitamin B6 allerdings in hohen Dosen als Medikament eingenommen, können sich ernstzunehmende Störungen im neurologischen Bereich entwickeln.

Folsäure (Vitamin B9)

Das Blatt (Folium) ist Namenspatronin der Folsäure, weil sie gern in grünen Blättern vorkommt. Beim Lagern oder Kochen von Nahrungsmitteln wird die empfindliche Folsäure leicht zerstört. Da sie hitze-, sauerstoff- und lichtempfindlich ist, kommt es zu großen Zubereitungsverlusten. Folsäure dürfte das Vitamin sein, bei dem in Industrienationen unter Fleischessern am häufigsten unerkannte Mangelerscheinungen vorliegen.

Insbesondere Schwangere sind gefährdet. Bei unzureichender Versorgung mit Folsäure wird zunächst auf körpereigene Folsäurespeicher zurückgegriffen. Bei Schwangeren

sind die begrenzten Reserven schnell erschöpft. Für Schwangere ist es unabkömmlich, Nahrungsmittel mit einer hohen Nährstoffdichte auszuwählen. Folsäuremangel bedeutet schwere gesundheitliche Risiken für das ungeborene Kind. Folsäure spielt eine fundamentale Rolle bei der Teilung und Differenzierung von Zellen und hat damit beim heranwachsenden Kind viel zu tun. Fehlt Folsäure, kann das zu Fehlgeburten und Missbildungen führen, weshalb heute praktisch jede Schwangere der westlichen Welt Folsäuresubstitute einnimmt.[448]

Folsäure darf aber immer nur nach Behebung eines möglichen Vitamin-B12-Mangels oder zusammen mit diesem Vitamin gegeben werden, da sonst das Risiko von neurologischen Schäden besteht, weil hoch dosierte Folsäuregaben Symptome von Vitamin-B12-Mangel (Anämie) verschleiern können. Bevor Sie isolierte Folsäurepräparate einnehmen, sollte also über ein Blutbild sichergestellt sein, dass Ihre Vitamin-B12-Speicher voll sind.[449]

Ernährungsbedingt haben Veganer in der Regel ganz ausgezeichnete Folsäurewerte. In der Schwangerschaft muss die Mutter Folsäure für zwei anliefern, weshalb sich eine Substitution während dieser Zeit empfiehlt. Chronischer Alkoholmissbrauch führt zu einer Verarmung an Folsäure. Auch eine länger andauernde Einnahme von darmwirksamen Medikamenten wie Antibiotika kann zu einem Mangel führen. Chemotherapeutika und schwere Beruhigungsmittel senken ebenfalls den Folsäurespiegel.

Vitamin B12 (Cobalamin)

Vitamin B12 wird nur von Mikroorganismen gebildet, nicht von Pflanzen und auch nicht von Tieren. Das macht Vitamin B12 einzigartig in der Familie der Vitamine. In der veganen Ernährung nimmt es eine Sonderposition ein. In tierischen Nahrungsmitteln ist Vitamin B12 nur deshalb enthalten, weil es als Vitamin von Darmbakterien gebildet und im tierischen Gewebe gespeichert werden kann. Auch wir Menschen können Vitamin B12 einlagern. Unsere Speicher reichen für ca. drei (manchmal bis zu fünf) Jahre. Deshalb treten bei Veganern, die keinerlei Vitamin B12 zuführen, erst nach mehreren Jahren Mangelerscheinungen auf.

In den 1950er Jahren nahm ein Forscher eine Gruppe iranischer Veganer genauer unter die Lupe, bei denen wider Erwarten auch nach Jahren kein Vitamin-B12-Mangel auftrat. Er fand heraus, dass sie ihr Gemüse mit menschlichen Fäkalien düngten und es nur leicht abwuschen, sodass sie Vitamin B12 durch »Verunreinigung« mit lebenden Bakterien bekamen.[450]

Vitamin B12 stammt von Bakterien und anderen Einzellern, die im menschlichen und tierischen Darm oder aber im Boden leben. Gelegentlich finden sich manche davon noch an Wurzelgemüse, wenn es nicht zu gründlich gewaschen wurde und aus Böden geerntet wird, die ein lebendiges Bodenleben aufweisen. Der biovegane Landbau, ein neuer Zweig der biologischen Landwirtschaft, kommt gänzlich ohne tierischen Dünger aus und schafft gesunde, lebendige Böden mit reichlichen Mikroorganismen.

Wir dürfen bei all der Romantik nicht vergessen, dass wir unser Obst und Gemüse nach dem Einkauf gründlich waschen. Damit schwemmen wir einen Großteil von Mikroorganismen fort – gute wie auch schlechte, die krank machen können.

Menschliche Darmbakterien produzieren verwertbares Vitamin B12 – allerdings eher in Regionen des Dickdarms. Also viel zu weit weg vom Dünndarm, der für die Vitamin-B12-Aufnahme zuständig ist.

Deshalb muss Vitamin B12 trotz körpereigener Synthese von außen zugeführt werden.

Wir können unseren Vitamin-B12-Bedarf nicht aus Pflanzenkost decken

Werden Nahrungsmittel auf ihren Vitamin-B12-Gehalt getestet, reagiert mit herkömmlichen Testverfahren eine ganze Gruppe von chemisch identischen Stoffen positiv. Aber nur ein biologisch aktives Vitamin B12 kann unser Körper nutzen. Die für uns unbrauchbaren »Doppelgänger« nennt man Analoga. Die »Doppelgänger« können unter Umständen aktives Vitamin B12 blockieren. Durch neuere Analysemethoden wurde festgestellt, dass jahrelang hochgelobte »pflanzliche« Vitamin-B12-Quellen zwar solche Analoga enthalten, aber enttäuschend wenig aktiv für den Menschen verwertbares Vitamin B12. So muss das Loblied auf essbare Meeresalgen (Kombu, Wakame), fermentierte Sojaprodukte (Tempeh, Miso) und die blaugrüne Alge Spirulina bezüglich ihres Vitamin-B12-Beitrags zur Ernährung deutlich leiser als bisher gesungen werden, denn ihr Gehalt an aktivem Vitamin B12 ist verschwindend gering.[451]

Zur Rotalge Nori und zur Süßwasseralge Chlorella gibt es neuere Untersuchungen, deren Ergebnisse ebenfalls nicht überzeugen. Auch in vergorenen Lebensmitteln wie Sauerkraut (bakterielle Gärung) und Bier sind nur Spuren von Vitamin B12 nachzuweisen. Gerne wird die Sanddornbeere als pflanzlicher B12-Lieferant herausgestellt. Sanddorn geht eine Symbiose mit Frankia-Knöllchenbakterien ein, die Stickstoff aus der Luft binden und der Pflanze als Wachstumsfaktor zur Verfügung stellen. Ganz nebenbei produzieren sie auch Vitamin B12, das in den Früchten des Sanddorns zu finden ist. Auf diese Weise kann die Pflanze stickstoffarme Böden besiedeln. Auf stickstoffreichen Böden werden die Knöllchenbakterien nicht gebraucht. Die Agrarindustrie sorgt mit ihrem unmäßigen Stickstoffeintrag in die Umwelt dafür, dass die symbiotischen Kulturen und damit B12 immer mehr aus der Umwelt verschwinden. Sanddornpräparate enthalten heute zumeist kaum noch natürliches Vitamin B12.

Die vereinzelt geringfügige Präsenz von Vitamin B12 in Pflanzen leistet keinen ausreichenden Beitrag zur Deckung des menschlichen Tagesbedarfs!

Am besten täglich kleine Vitamin-B12-Mengen einnehmen

Zur Sicherung der Bedarfsdeckung sind deshalb für Veganer aller Altersstufen Vitamin-B12-Gaben über Nahrungsergänzungsmittel und gegebenenfalls angereicherte Lebensmittel notwendig (Bioprodukte dürfen in Deutschland nicht mit Vitamin B12 angereichert werden!).

Zur Aufnahme von Vitamin B12 wird Intrinsic-Faktor benötigt, ein Stoff, den unsere Magenschleimhautzellen extra dafür herstellen. Dieser Faktor begrenzt gleichzeitig die Aufnahmemenge einer Einzeldosis von Vitamin B12, sodass mit steigender Dosierung von Vitamin B12 die Aufnahmerate über den Darm abnimmt.

Unabhängig vom Intrinsic-Faktor können kleine Mengen von Hochdosis-Tabletten

auch über die Mundschleimhaut (wenn die Tablette unter die Zunge gelegt wird) oder über die Magen-Darm-Schleimhaut diffundieren. Dies tritt jedoch nur bei hohen Konzentrationen ein, wobei die Aufnahmerate bei maximal 1 % liegt.[452]

Statt gelegentlichen Hochdosisgaben empfiehlt es sich, im Rahmen einer veganen Ernährung von Anfang an täglich kleine Mengen an diesem Vitamin zuzuführen, um den Bedarf zu decken und die Speicher befüllt zu lassen. Dafür sind gemäß deutschsprachiger Ernährungsgesellschaften (Deutschland, Österreich, Schweiz) für Erwachsene 3 µg täglich ausreichend (Schwangere und Stillende mehr).

Die britische Vegan Society empfiehlt als Einnahmevariationen entweder[453]:

- täglich mindestens 3 µg, verteilt auf 2–3 Einzeldosen, z. B. über angereicherte Lebensmittel, oder
- eine tägliche Einmalgabe eines Supplements von mindestens 10 µg oder
- einmal pro Woche ein Supplement von mindestens 2000 µg.

Der große Mengenunterschied erklärt sich darüber, dass die Aufnahmekapazität immer mehr abnimmt, umso höher die Einzelgaben sind. Am besten wird Vitamin B12 in kleinen Dosen vom Körper aufgenommen. Vorzugsweise werden die Präparate gelutscht oder man lässt sie unter der Zunge schmelzen.

Vitamin-B12-Injektionen

Ist im Blut allerdings bereits eine manifeste Unterversorgung nachzuweisen, werden als therapeutische Dosen weitaus höhere Gaben gebraucht, um die Speicher wieder aufzufüllen, was in der Regel in Form von Injektionen geschieht. Dies kann notwendig werden bei ernsthaften Magen-Darm-Störungen, wo entweder die Produktion des zur Aufnahme benötigten Intrinsic-Faktors entfällt oder die Resorption von Vitamin B12 durch eine defekte Darmschleimhaut gestört ist. Bei chronischen Magenschleimhautentzündungen und -geschwüren mit Intrinsic-Faktor-Mangel muss Vitamin B12 gespritzt werden. Zwar wurden bis zum heutigen Zeitpunkt bei höheren Dosierungen des wasserlöslichen B12-Vitamins keine Hinweise auf Giftigkeit offensichtlich, dennoch sollten Sie ganz grundsätzlich von einem Nahrungsergänzungsmittel keine höheren Gaben verwenden, als für Ihren maximalen Nutzen vonnöten sind. Ob Spritze oder Tablette: Im Bedarfsfall ist es ratsam, höhere Dosen von Vitamin B12 durch einen erfahrenen Therapeuten festsetzten zu lassen, weil es sonst zu Wechselwirkungen mit Arzneimitteln und anderen Nährstoffen kommen kann.

Wie lässt sich ein Vitamin-B12-Mangel feststellen?

Bei Verdacht auf Vitamin-B12-Mangel sind Messungen des Vitamins im Blut nicht ausreichend, weil für unseren Körper die stoffwechselaktive Form des Vitamins relevant ist und der »Graubereich« zwischen normalen und niedrigen B12-Werten sehr breit ist. Vitamin B12 im Blut zu testen wiegt vor allen Dingen Veganer, die Algenpräparate zu sich nehmen, in falscher Sicherheit. Die enthaltenen Analoga täuschen einen regelrechten Spiegel vor, wohingegen verwertbares B12 bereits verdrängt sein kann.

Folgende Blutwerte deuten auf eine Unterversorgung mit Vitamin B12 hin (aussagekräftig ist nur Nüchternblut):

- Hohe Werte von Homocystein, weil es bei B12-Mangel ungenügend abgebaut wird.

- Anstieg von Methylmalonsäure (MMS) im Blut, weil sie bei B12-Mangel ungenügend abgebaut wird (steigt aber bei Nierenfunktionsstörungen auch an). MMS zeigt an, ob ein B12-Mangel sich bereits im Stoffwechsel auswirkt.
- Sinken von Holo-TC im Blut = Holotranscobalamin, ein Transportprotein für das aktiv verwertbare Vitamin B12. Holo-TC ist ein früher Marker für einen Vitamin-B12-Mangel.
- Vitamin B12 im Blut kann normal sein, obwohl obige Werte bereits auffällig sind.

Vitamin-B12-Einnahme

Die Einheit Vitamin B12 umfasst mehrere verwandte Stoffe, die in die Cobalamingruppe gehören. Angehörige davon sind Hydroxo-Cobalamin, Adenosyl-Cobalamin, Methyl-Cobalamin und Cyano-Cobalamin.

- Das beste Supplement ist Methyl-Cobalamin, da es sofort für unseren Körper verwertbar ist. Dieses kommt auch in der Natur vor, ist allerdings sehr lichtempfindlich. Eine kühle, dunkle Lagerung ist ratsam.
- Cyano-Cobalamin wird in den meisten Vitaminpräparaten verwendet und ist eine rein synthetische Form, die im Körper erst umgewandelt werden muss, wobei winzige Mengen von Blausäure (Cyanid) frei werden, die enzymatisch entgiftet werden müssen.
- Hydroxo-Cobalamin ist eine natürliche Depotform, die in Spritzen eingesetzt wird.

Neuere Untersuchungen zur Zusammensetzung der Darmflora haben gezeigt, dass bei manchen Menschen auch im Dünndarm B12-Produzenten vorhanden sind. Da dort noch der Intrinsic-Faktor wirksam ist, wäre es vorstellbar, dass in diesem Fall etwas Vitamin B12 aufgenommen werden könnte. Diesbezügliche Forschungen stecken noch in den Kinderschuhen.[454]

In der Schwangerschaft und Stillzeit ist eine adäquate Versorgung mit Vitamin B12 für das Kind unverzichtbar.

Vitamin-B12-Reserven der Mutter sind für das ungeborene Kind nicht erreichbar, deshalb ist es zwingend anzuraten, dass die vegane Mutter Vitamin B12 täglich über externe Gaben zuführt. Unter Vitamin-B12-Mangel kann es zu schweren Entwicklungsverzögerungen kommen, was nicht nur bei Feten und Säuglingen verheerende Folgen haben kann. Deshalb sollten Eltern darauf achten, dass sie ihren Kindern in jedem Lebensalter ausreichend Vitamin B12 zur Verfügung stellen.

Folsäure und Vitamin B12 ergänzen sich in ihrer Wirkung. Da die vegane Ernährung üblicherweise sehr reich an Folsäure ist, kann es sein, dass Anämiesymptome damit kompensiert werden und Anzeichen von Vitamin-B12-Armut verschleiert werden. Wenn neurologische Schäden durch einen Vitamin-B12-Mangel erst einmal eingetreten sind, sind sie leider nicht zuverlässig zurückzunehmen. Gleichzeitig steigt – mangels Abbau – im Blut Homocystein an, ein unabhängiger Risikofaktor für Arteriosklerose.[455]

Die »Achillesferse« der veganen Ernährung

Vitamin B12 ist die einzige »Achillesferse« einer modernen, rein pflanzlichen Ernährung. Wenngleich ich grundsätzlich sehr bedacht im Einsatz von Nahrungsergänzungsmitteln bin, ist mein Rat hier ganz einfach: Substituieren Sie es vorsichtshalber, und Sie sind auf der sicheren Seite.

Kritiker sehen in der Tatsache, dass moderner Pflanzenkost Vitamin B12 fehlt, gern den Beweis dafür, dass die vegane Ernährung nicht natürlich sei. Wenn wir uns jedoch die eigentlichen Quellen von Vitamin B12 in Erinnerung rufen, erkennen wir, dass diese Schlussfolgerung unhaltbar ist. Pflanzen, die auf leblosen Ackerböden wachsen, haben keine Bakterien mehr anhaften, die Vitamin B12 herstellen können. Die fortschreitende Umweltverschmutzung, Überdüngung der Böden und schlechte Wasserqualität bekommen auch die Kleinsten unter uns zu spüren.

Pflanzen, die wir zum Kauf angeboten bekommen, sind vorgereinigt und damit von Vitamin B12 befreit. Unsere Nahrungsmittel gehen durch so viele Hände und legen oft so weite Wege zurück, dass Hygiene wichtig ist, weil auch Krankheitserreger und Schadstoffe anhaften können. Vom Ernte-Ort bis zu unserem Esstisch wird gewaschen, gebürstet und geschält, und damit ist Vitamin B12 verloren. Wir gehen nicht mehr in den Garten, ziehen eine Karotte aus der Erde, reinigen sie grob und knabbern sie dann. Wir essen in der Regel weder Meeresgemüse noch Wildpflanzen regelmäßig, und selbst dann stünde in Frage, ob die zugeführte Menge unserem Vitamin-B12-Bedarf genügen kann.

Der große Nutzen einer rein pflanzlichen Ernährung ist so umfassend, dass es an einem kleinen Vitamin, das leicht zu substituieren ist, nicht scheitern sollte. Und ganz nebenbei: Vitamin-B12-Mangel ist unter Fleischessern ab dem 50. Lebensjahr eine häufige Erscheinung, weil Entzündungen im Magen-Darm-Bereich zunehmen und die Resorptionsfähigkeit von Vitamin B12 abnimmt.

Biotin (Vitamin H)

Biotin wird zwar meistens als Vitamin H bezeichnet, gehört aber in die wasserlösliche B-Gruppe. Ein Teil des Biotins wird von Darmbakterien gebildet. Biotinmangel setzt genau wie B-Vitaminmangel der Psyche zu. Depressionen und panikartige Zustände werden deshalb oft begleitend mit Biotin, B-Vitaminen und Folsäure behandelt.[456] Biotin ist bei schonender Zubereitung und kurzer Lagerung relativ stabil. Die durchschnittlichen Zubereitungsverluste bewegen sich zwischen 5 und 30 %.

Vitamin C (Ascorbinsäure)

Nicht nur Pflanzen produzieren Vitamin C, sondern auch die meisten Tiere. Nur Menschen, Affen und Meerschweinchen ist diese Fähigkeit abhanden gekommen. Besonders reichhaltig bekommen wir Vitamin C über frische Früchte. Unsere Vorfahren waren in den Tropen heimisch. Ihr Speiseplan bestand vorwiegend aus frischen Früchten und Pflanzen, sodass sie täglich mehrere 100 mg bis zu einige Gramm Vitamin C über die Nahrung aufnahmen. Eine Eigenherstellung dieses Vitamins war so evolutionsbedingt nicht mehr nötig, die Fähigkeit wurde verloren.[457] Bis heute müssen wir Vitamin C – verglichen mit anderen Vitaminen – in erstaunlich hohen Dosen zuführen, um gut versorgt zu sein.

Die antioxidative Zellschutzkraft von Vitamin C kennen wir schon seit Jahrhunderten aus unserer Küche, auch wenn uns früher Worte dafür fehlten. Wenn wir Obstmus und Marmelade Zitronensaft zugeben oder Gemüseanschnitte mit Zitronensaft einreiben, verhindert dies eine unappetitliche Braunfärbung, die nichts anderes als eine Sauerstoffreaktion ist.

Röntgenbestrahlung, akute und chronische Infektionskrankheiten, Stoffwechselstörungen wie Diabetes mellitus, schwere körperliche Arbeit, Schwangerschaft und Stillzeit erhöhen unseren Bedarf an Vitamin C. Zahlreiche chemische Medikamente, darunter auch die Anti-Baby-Pille, Kortison, Salizylsäure (»Aspirin«) und Antibiotika, verschlechtern den Vitamin-C-Status im Blut ganz erheblich.

Tabakrauch zerstört einen beträchtlichen Anteil von Vitamin C im Körper. Raucher haben fast ausnahmslos zu niedrige Blutspiegel der Vitamine C, E und Beta-Carotin. Untersuchungen haben gezeigt, dass Raucher erst dann auf Blutspiegel von Vitamin C kommen, die denen von Nichtrauchern entsprechen, wenn sie mehr als das Doppelte an Vitamin C essen.[458, 459]

Carnitin

Menschen, die sich vegan ernähren, sollten besonders Vitamin-C-reich essen, also viel frisches Obst und Gemüse, dies auch in roher Form. Sie brauchen Vitamin C unter anderem, um aus den beiden Eiweißbausteinen Lysin und Methionin die vitaminähnliche Substanz Carnitin herzustellen, einen Stoff, den Fleischesser über »Carne« – Fleisch – bekommen. Vegan lebende Menschen bauen Carnitin mithilfe von Vitamin C, Eisen, Pyridoxin und Niacin selbst auf, durch Pflanzen beziehen sie nur sehr geringe Mengen davon. Carnitin ist im Energiestoffwechsel wichtig für den Abbau langkettiger Fettsäuren, spielt also eine Schlüsselrolle bei der Fettverbrennung in Muskeln. Carnitinmangel macht müde und kraftlos.

Vitamin C schwächt die resorptionshemmende Wirkung von Phytin (Seite 231) in vollwertigen Nahrungsmitteln ab. Dadurch bewirkt es eine Steigerung der Eisenaufnahme aus solchen Speisen im Darm.

Natürliche Vitamin-C-Lieferanten

Hierbei können Veganer aus dem Vollen schöpfen. Es wird Sie kaum überraschen, dass die vegane Vollwerternährung erwartungsgemäß sehr reich an Vitamin C ist. Bei Kartoffeln vermindert sich der Vitamin-C-Gehalt während der Lagerung, sodass Kartoffeln direkt nach der Ernte am meisten Vitamin C liefern. Allgemein sind Verluste durch Lagerung und Transporte von Obst und Gemüse im Grunde gut zu verschmerzen, da die vegane Kost eine Fülle von Vitamin-C-Lieferanten auf den Tisch bringt.

Grundsätzlich sind Wildpflanzen wie Sanddorn und Hagebutten viel vitaminhaltiger als alte Kulturpflanzen wie Weintrauben, denn bei der Züchtung achtete der Mensch vor allem auf Wohlgeschmack und große Ernteerträge, nicht auf den Vitamingehalt.[460]

Vitamin C mag das saure Milieu von Früchten, deshalb bleibt es dort gut erhalten. Vitamin C ist äußerst hitzelabil, Kochen und längeres Warmhalten von Speisen führt zu erheblichen Verlusten. Je frischer Obst und Gemüse auf Ihren Tisch kommt, umso höher ist sein Vitamin-C-Gehalt. Vitamin C reagiert sehr empfindlich auf Licht und Sauerstoff und auf Eisen- und Kupferionen, was Beachtung bei der Wahl des Kochgeschirrs finden könnte. Bei unsachgemäßer Verarbeitung und Lagerung sind innerhalb kurzer Zeit Vitamin-C-Verluste von 100 % zu beklagen.[461]

Oxalsäure

Oxalsäure ist das Endprodukt des Vitamin-C-Abbaus. Bei einer Neigung zu Harnsteinen vom Oxalsäuretyp können Sie jedoch völlig

bedenkenlos Vitamin-C-haltiges Obst und Gemüse essen, da die Umwandlung von Vitamin C in Oxalsäure begrenzt ist. Viel trinken und pflanzliche Kost ist bei dieser Erkrankung sehr hilfreich, weil im basischen Milieu die Möglichkeit zur Steinbildung schrumpft. Oxalsäurehaltige Nahrungsmittel wie Kakao, Schokolade und Schwarztee sollten dann jedoch vom Speiseplan verschwinden.

Vitamin-C-Präparate

Falls Sie Vitamin C in gewissen Situationen als Nahrungsergänzungsmittel zuführen möchten, ist es sinnvoll, über den Tag verteilt mehrmalige kleine Dosen einzunehmen. Führen Sie nämlich große Dosen des Vitamins auf einmal zu, scheidet der Körper einen Großteil des wasserlöslichen Vitamins einfach wieder aus.

Wählen Sie unbedingt Präparate mit natürlichem Vitamin C anstelle von künstlichen Nachbauten. Synthetisch hergestellte Vitamine unterscheiden sich von ihren natürlichen Vorbildern zwar nur in winzigen Details, für unseren Körper ist das aber durchaus von Bedeutung. In künstlichen Vitaminpräparaten finden sich zudem chemische Farbstoffe, Aluminiumsalze (die mit der Alzheimer-Krankheit in Zusammenhang gebracht werden), Konservierungs- und Füllmittel, synthetische Aromen und vieles mehr. Natürliche Vitaminpräparate basieren hingegen auf Pflanzenkonzentraten, Frucht-, Kräuter- und Gemüseextrakten und Ähnlichem. Zellulose wäre ein veganes Kapselmaterial.

Bedenken Sie grundsätzlich bei jeder Substitution, dass Vitamine Teamplayer sind. Viele wirken nur in Anwesenheit ihrer Familienmitglieder und in einem ganz bestimmten Milieu. So wirkt auch die beste Vitaminpille nur zusammen mit, nicht aber anstelle von einer vitalstoffreichen Ernährung.

Harmonisches Zusammenspiel

Sie bekommen langsam immer mehr Ahnung davon, wie vernetzt jedes einzelne Partikelchen unseres Körpers ist. Keines arbeitet allein für sich. Deshalb sind isolierte Laborversuche zu Einzelsubstanzen auch nicht auf das Leben da draußen übertragbar. Ein jedes hat eine Wirkung auf viele andere. Wir müssen zugeben, dass wir all das nur ansatzweise zu verstehen beginnen. Zu alledem kommen Kräfte, die alles Lebendige beleben und beseelen, steuern und zusammenhalten.

Mit der Ernährung ist es ein bisschen so, wie wenn ein riesiges Orchester nach den Vorgaben eines genialen Komponisten eine Symphonie vorträgt. Fehlt ein Musiker aus der Violinengruppe, können das die anderen einige Zeit kompensieren. Fehlt der Paukenspieler, fällt das auf. Spielt sich ein Blechbläser laut in den Vordergrund, entsteht eine große Disharmonie. Bleiben die Plätze mehrerer Musiker bei Konzertbeginn leer, klingt das Stück immer schaler. Fehlen viele Musiker, kann die Symphonie nicht mehr aufgeführt werden. Mit der richtigen Ernährung sorgen Sie dafür, dass alle Mitspieler auf ihren Plätzen bereit sitzen und auf ihren Einsatz warten. Alles wäre nichts ohne einen wissenden Dirigenten. Der Dirigent unserer Lebenssymphonie ist die geistartige Kraft, die (wie Samuel Hahnemann es seinerzeit ausdrückte) »den materiellen Körper belebt und all seine Teile in ein bewunderungswürdig harmonisches Zusammenspiel bringt«.

Latenter Vitaminmangel

Ein latenter Vitaminmangel ist über Laborkontrollen schwer festzustellen (vor allem, wenn nur einer der vielen »Streicher« fehlt, um im obigen Bild zu bleiben), es sei denn es handelt sich um ein sehr fortgeschrittenes Stadium. Auch Vitaminmangelsymptome sind zu Beginn so verwaschen, dass sie keine konkreten Hinweise geben. Es ist eher so, dass in den ersten Stadien Blutspiegel im Normbereich liegen, während die Vitaminspeicher in den Zellen bereits geleert sind und wichtige biochemische Einschränkungen eingetreten sind, die bei längerer Dauer schwere Folgen haben können.

Die vollwertige Pflanzenkost bietet alles, was Sie brauchen

Bedarfsempfehlungen von nationalen und internationalen Ernährungsgesellschaften beziehen sich definitionsgemäß auf Gesunde. Nicht berücksichtigt werden dabei Stressoren, Älterwerden, Krankheiten, Verwertungs- und Aufnahmestörungen, Drogen, Medikamente, Umweltbelastungen, Genetik, psychosoziale Probleme und die Verschiedenheit von Individuen, die sich nicht nur in Aussehen, Ausdruck und Gefühlserleben zeigt, sondern genauso in den unzähligen biochemischen Stoffwechselvorgängen und Verarbeitungsmustern.[462]

Demgemäß habe ich (mit Ausnahme von Vitamin B12) in den vorausgehenden Vitamin-Steckbriefen auf Angaben zum Tagesbedarf bewusst verzichtet. Das liegt zum einen an der großen Uneinigkeit der Ernährungswissenschaftler bezüglich der Sollwerte, an enormen Bedarfsunterschieden je nach Lebenssituation und, was am wichtigsten ist, daran, dass eine vollwertige Pflanzenkost auf jeden Fall all das liefert, was Sie brauchen – wenn Sie ein paar simple Grundsätze beachten:

- Essen Sie abwechslungsreich: von jeder Nahrungsmittelgruppe, von jeder Farbe und von Pflanzen, die über und unter der Erde wachsen.
- Achten Sie auf einen großzügigen Rohkostanteil in Ihrer Ernährung.
- Substituieren Sie Vitamin B12 und gegebenenfalls Vitamin D in ausreichendem Maß.
- Bei verarmten Böden kann (auch für Mischköstler) eine Ergänzung mit Jod und Selen notwendig werden.
- Bereiten Sie Ihre Speisen vitaminschonend zu (Seite 276).

Damit unser Zellstoffwechsel funktioniert, brauchen wir Enzyme und Coenzyme. Und dafür und noch vieles mehr brauchen wir Vitamine. Wenn Sie einen Löffel Zucker in 37°C warmem Wasser auflösen, passiert nichts, es bleibt ganz schlicht Zucker in Wasser. Führen Sie einen Löffel Zucker dem lebendigen Organismus zu, wird er bei der gleichen Temperatur zu Kohlendioxid, Wasser und Energie gemacht. Es ist eine Meisterleistung der lebendigen Zelle, Nährstoffe zu »verbrennen« (oxidieren) und zu Energie zu machen oder sie in körpereigene Substanzen zu transformieren.[463]

Diese Umwandlungsprozesse sind zentrale Leistungen unseres Stoffwechsels. Wir nehmen Fremdes auf, zerlegen es in kleinste Bestandteile, und setzen diese zu etwas völlig neuem, körpereigenem zusammen, genau so, wie wir es brauchen. Ob wir nun Einzeller anschauen, Pflanzen, Tiere oder Menschen – im Wesentlichen gleichen sich die Stoffwechselprozesse bei uns allen.[464] Allerdings ist das alles nur möglich, wenn wir am Leben sind. Erst das Leben selbst

bringt das eigentliche Wunder in Gang. Auf diese Weise wird alle Nahrung, die wir zu uns nehmen, zu einem Teil von uns.

Vitaminfreundliche Pflanzenküche

»Wer einmal das Außerordentliche erfahren hat,
kann sich nicht mehr an die Normen des Durchschnitts binden.«
(Richard Bach aus »Die Möwe Jonathan«)

Genauso wird es Ihnen ergehen, wenn Sie die Wirkung von lebendigen, vitalstoffreichen Speisen auf Ihre Gesundheit und Ihr Gemüt erleben. Die einfache Formel lautet: Voll-Wert = wert-voll.

Wenn Sie in Ihrer Küche stehen und Nahrung zubereiten, ist das ein bisschen vergleichbar mit einem Alchemisten, der in seinem Labor am Stein der Weisen köchelt. Der wundersame Stoff soll jedwede Materie in Gold verwandeln, sinnbildlich in das edelste der Metalle, und wir verwandeln Rohstoffe in eine edle Speise, die uns Wohlsein bringt und in unserem Körper viele meisterhafte Umwandlungsprozesse durchläuft. Es liegt in unseren Händen, ob wir uns selbst und unsere Familien krank oder gesund kochen.

Zwei Punkten sollten wir besondere Aufmerksamkeit schenken, wenn es um den Anbau sowie die Auswahl, Zubereitung und Lagerung unserer Nahrung geht: Nahrungsmittel sollten

- ein Maximum an Nährstoffen und
- ein Minimum an Schadstoffen enthalten.

Wie das gelingen kann, erfahren Sie auf den folgenden Seiten.

Das Maximum an Nährstoffen erhalten

Die ersten Verbrechen an den Vitaminen werden schon nach der Ernte begangen, wenn Obst und Gemüse erst nach langen Lagerzeiten und Transportwegen als »Frischware« im Verkauf landet. Transport, Lagerung und Weiterverarbeitung eines Nahrungsmittels bringen automatisch Nährstoffverluste mit sich. Dabei gehen nicht nur Vitamine verloren, sondern ebenso sekundäre Pflanzenstoffe, Mineralstoffe und Enzyme, ungesättigte Fettsäuren, Aromen usw. Keimen von Samen und Getreide bewirkt das genaue Gegenteil: Durch den Keimvorgang steigt deren Vitalstoffgehalt, was die Körnchen sogar noch aufwertet.

Gemüse, das sofort nach der Ernte tiefgefroren wird, hat tatsächlich bessere Vitaminwerte als überlagerte »Frischkost«. Je länger eine Pflanze eingefroren ist, umso größer werden ihre Vitaminverluste. Gartenfrisches Gemüse, das am Erntetag verarbeitet wird, ist im Vitamingehalt durch nichts zu toppen.

Blumen- oder Rosenkohl mit gelben Blättern, Radieschen und Lauchstangen, die ihre »Flügel« hängen lassen oder welken Salat sollten Sie tatsächlich im Regal liegen lassen. Wenn wir Pflanzen einkaufen, nehmen wir Lebewesen mit nach Hause, die auch nach dem Pflücken Stoffwechselprozesse fortführen und altern. Was nützt da eine vitaminschonende Zubereitung, wenn nichts mehr zum Schonen vorhanden ist?

Das gilt übrigens auch für industriell erzeugte Gemüsekonserven. Zum Haltbarmachen werden sie hoch erhitzt. Verfahrensbedingt kommt es durch Sterilisierung und lange Lagerzeit zur Zerstörung von Nährstoffen. Dies

wird noch verstärkt, wenn die Konserven bei Zimmertemperatur und als Glaskonserve im Hellen aufbewahrt werden. Gemüsekonserven enthalten häufig reichlich Salz, Obstkonserven dafür zugesetzten Zucker. Industriezuckerfreie Früchte aus dem Glas bieten Bioläden an, aber auch diese können frischem Obst nicht das Wasser reichen. Mineralstoffe und Vitamine finden sich vor allem in der Flüssigkeit von konservierten Früchten. Zudem bedeutet industrielles Konservieren von Obst und Gemüse einen hohen Ressourcenverbrauch (Energie, Rohstoffe) und viel Müll.

In schonend erzeugten Trockenfrüchten bleiben viele Vitamine erhalten, Vitamin C nimmt allerdings deutlich ab. Aromen hingegen intensivieren sich. Trockengemüse muss nicht nur große Verluste an Mikro- und Makronährstoffen hinnehmen, sondern verliert auch Aroma- und Geschmacksstoffe.

Viele Vitamine schätzen es nicht, erhitzt zu werden. Dies unterstreicht zum wiederholten Mal die dringende Empfehlung nach einem hohen Rohkostanteil auf unserem alltäglichen Speiseplan, dazu zählen neben Obst und Gemüse auch Keime, Sprossen, Samen, Kräuter, nicht erhitzte Getreidebreie, Müslis, Salate und Nüsse.

Im Gemüsefach des Kühlschranks oder einem kühlen Lagerraum bleiben Blattsalate, Gemüse, Beeren und Kräuter kurzzeitig frisch. Kräuterbündel mögen es, in frischem Wasser zu stehen.

Beim Lagern vertragen sich nicht alle Pflanzen miteinander. Äpfel, Aprikosen, Birnen, Pfirsiche, Pflaumen, Tomaten, Bananen etc. bilden das Reifegas Äthylen (= Ethen). Werden sie neben sensiblem Obst oder Gemüse gelagert, bringen sie dieses extrem schnell zum Reifen. Zwischen Reifen und Verderben ist dann nur noch ein schmaler Grat, und die schöne Pracht Ihres frisch gekauften Gemüses ist dahin. Sehr empfindlich auf Äthylen reagieren nicht nur Kartoffeln, Kohl, Salat und viele weitere Obst- und Gemüsesorten, sondern auch Bananen und Äpfel selbst. Ein fauler Apfel bewirkt so, dass eine ganze Schale mit Obst verdirbt.

Richtig einkaufen

Schon beim Einkauf brauchen Vitamine eine pflegliche Behandlung:

- Essen Sie im Jahreskreis. Kaufen Sie Frischkost dann, wenn sie Saison hat. Am gehaltvollsten ist eine Pflanze zu ihrer individuellen Haupterntezeit.
- Bevorzugen Sie einheimische Pflanzensorten, denn diese haben kürzere Transportwege, damit einen höheren Vitamingehalt und eine bessere Klimabilanz.
- Wenn eine Frucht wohlgeformt und hübsch anzusehen ist, sagt das noch nichts über ihren Vitamingehalt aus.
- Kaufen Sie keine gewaschenen, zerkleinerten Salate. Durch Putzen, Waschen und Schneiden der Salatblätter vergrößert sich die Angriffsfläche der Pflanzen so sehr, dass es zu einer raschen Alterung mit vertrockneten, welken Pflanzenteilen kommt, auch wenn Schutzgasverpackungen Frische vortäuschen.[465]
- Wenn möglich, kaufen Sie Getreidekörner, Samen und Nüsse im Ganzen und zerkleinern oder mahlen Sie sie erst, wenn sie gebraucht werden.
- Obst und Gemüse, das vor der Ernte vollständig ausreifen durfte, entfaltet nicht nur seine Aromen besser, sondern bildet auch deutlich mehr gesundheitsfördernde Pflanzenwirkstoffe aus.

Schonend zubereiten

Vitamine schätzen eine schonende Zubereitung:

- Waschen Sie Früchte und Gemüse sorgfältig, aber erst direkt vor der Zubereitung und unzerkleinert. Je größer die Oberfläche beim Waschen, umso mehr Vitamine werden fortgespült.
- Lassen Sie Blätter, Kartoffeln und Gemüse nie in Wasser liegen, sonst schwimmen die wasserlöslichen Vitamine davon.
- Eine Wäsche unter fließendem Wasser und nachfolgendes Abtrocknen verringert unerwünschte Stoffe wie Feinstäube, Mikroorganismen und Verunreinigungen.
- Sobald Sie die Pflanzen mit dem Messer bearbeiten, vergrößern Sie die Angriffsfläche für eine Oxidation durch den Luftsauerstoff. Schälen Sie deshalb Gemüse wenn möglich erst unmittelbar vor der Weiterverarbeitung.[466]
- Schneiden Sie Ihren Salat und Ihr Gemüse erst direkt vor der Zubereitung klein und bereiten Sie Rohkostsalate am besten nicht auf Vorrat zu.
- Am kostbarsten sind Frischkostsalate, wenn sie sofort verzehrt werden. Bleibt etwas übrig, stellen Sie den Salat, vermengt mit Dressing (Zitronensaft, Essig), zugedeckt in den Kühlschrank. Vitamin C schätzt eine saure, kühle Umgebung.
- Beträufeln Sie angeschnittene Gemüseflächen mit Zitronensaft, damit diese nicht braun werden.
- Verwenden Sie Obst und Gemüse möglichst ungeschält, da viele Nährstoffe in der Schale wohnen. Bei frischem Wurzelgemüse genügt es meistens, dieses mit Wasser und Bürste zu reinigen. Sekundäre Pflanzenstoffe finden sich vor allem in der Schale, weil die Pflanze genau dort deren antioxidativen Effekte am meisten braucht.
- Essen Sie die innere weiße Haut von Orangen und Grapefruits mit, da diese besonderes viele Flavonoide beherbergt.
- Wenn Sie auf tiefgefrorene Beeren zurückgreifen, verarbeiten Sie den beim Auftauen austretenden Saft mit.

Vitaminschonend kochen

So bewahren Sie Vitamine beim Kochen:

- Garen im Wasserdampf und Dünsten mit nur wenig Garflüssigkeit sind zwei vitaminschonende thermische Zubereitungsarten und brauchen weniger Salzzugaben, weil sich gemüseeigene Aromen hervorragend entfalten.
- Kurzes Anbraten von Gemüse unter kräftigem Rühren (z. B. im Wok oder fettarm in einer beschichteten Pfanne) ist ebenfalls nährstoffschonend.
- Dünsten Sie Ihr Gemüse bei geringer Hitze in wenig Wasser oder Fett und verwenden Sie dicht schließende Deckel, damit Vitamine sich nicht in Luft auflösen.
- Machen Sie das Kochwasser Ihres Gemüses zu Saucen.
- Erhitzen Sie Gemüse nur kurz, damit es knackig bleibt.
- Langes Warmhalten führt zu erheblichen Nährstoffverlusten. Besser ist es, gekochte Speisen mit Deckel kühl zu stellen und erst zum Essen kurz zu erwärmen.
- Kochen Sie Kartoffeln in der Schale und pellen Sie sie erst nach dem Kochen, um Auslaugeverluste zu vermeiden. Garen im Wasserdampf erhält die wasserlöslichen Nährstoffe in Kartoffeln.
- Verzichten Sie völlig auf lange, heiße Zubereitungsarten, auf Frittieren oder Kochen in Salzwasser.
- Verwenden Sie in Ihrer Küche reichlich frische Kräuter. Viele von ihnen sind anspruchslos und lassen es sich auf dem Bal-

kon oder Fensterbrett gefallen. Geben Sie Kräuter erst am Ende des Kochvorgangs zum Gemüse, denn nur so behalten sie all ihre Aromen und wertvollen Inhaltsstoffe.

Vitaminreiche Keimlinge

Im Samen ruht alles Leben wie im Dornröschenschlaf. Wasser, Sauerstoff, Wärme und Licht erwecken den Samen zum Leben. Durch den Keimvorgang wird das Pflänzchen aktiv: Innerhalb von wenigen Tagen vermehren sich sämtliche Vitalstoffe im Keimling um ein Vielfaches. Auch die Bioverfügbarkeit der kostbaren Nährstoffe, also die Verwertbarkeit in unserem Körper, verbessert sich signifikant.

Sprossen sind nicht nur ausgesprochen lecker und nährstoffreich, sondern auch eine Zierde für jede Speise. Die kleinen Nährstoffbündel bringen im Winter täglich Frische auf Ihren Teller und bereichern genauso Ihre Sommerküche. Kosten Sie ganz nach Vorliebe scharfe Gewürzsamen, nussige Ölsaaten, aromatische Gemüsesamen, gehaltvolle Hülsenfrüchte, milde Getreidekörner. Der Geschmack der Zöglinge verändert sich mit ihrer Keimdauer. Auch stellen die jeweiligen Arten unterschiedliche Ansprüche, die Sie auf der Samenpackung beschrieben finden.

Volles Korn

Vollkorngetreide ist besonders reich an B-Vitaminen. Getreide wird vom Handel in unterschiedlicher Gestalt angeboten. Je größer der Zerkleinerungsgrad ist, umso angreifbarer sind die enthaltenen Vitamine, Fettsäuren, Aromen und Geschmacksstoffe für Licht, Sauerstoff und Wärme. In fallender Größe sind das: ganzes Korn, Getreideflocke, Grieß, Schrot und Mehl. Am besten geschützt sind die Inhaltsstoffe im ganzen Korn. Wenn möglich, sollte Getreide frisch gemahlen und sofort verarbeitet werden. Je länger es vermahlen lagert, umso mehr werden die wertvollen Inhaltsstoffe zerstört.

Falls Sie jedoch keine Möglichkeit zum Mahlen zu Hause haben: Manche Bioläden bieten die Option, Getreide vor Ort frisch mahlen zu lassen. Größere Getreidemengen sind häufig preiswert beim Biobauern oder über Erzeugergemeinschaften zu beziehen und sollten luftig-locker in hölzernen Kisten oder luftdurchlässigen Leinen- oder Jutesäckchen gelagert und immer wieder bewegt werden. Getreide braucht eine trockene Lagerstätte.

Bei Fertigmehlen erfolgt die Einteilung nach Mehltypen entsprechend deren Ausmahlungsgrad. Mehl vom Typ 405, das klassische »Weißmehl«, ist ein sogenanntes Auszugsmehl: Herausgezogen wurden fast sämtliche Vitamine und Mineralstoffe, damit ist es ernährungsphysiologisch wertlos. Mit steigender Typenzahl nehmen Vitamine und Mineralstoffe im Mehl zu. Je höher die Zahl, umso mehr Schalen und Keimanteile sind im Mehl enthalten, wodurch seine Farbe dunkler wird. Kein Mehl ist wertvoller als Vollkornmehl, deshalb verwenden wir in der Vollwertküche ausschließlich dieses.

Richtige Zubereitung von Getreideprodukten

Folgende Aufbereitungs- und Zubereitungsformen von Getreideprodukten sind empfehlenswert:

Unerhitzt: Vollkorngetreide in Form von Frischkornbrei (geschrotet) und Müsli (zu Flocken gequetscht).

Gekeimt: Zum Keimen brauchen Sie biologische, ungeschälte und unbeschädigte Körner, doch nicht jedes Getreide eignet sich für die Sprossenzucht. Weizen, Roggen und Dinkel gelingen eigentlich immer. Getreidekörner werden einige Stunden in Wasser eingeweicht, in ein Keimgefäß gefüllt, zweimal täglich gründlich mit Wasser gespült und abgetropft. Liegen die Körner zu dicht und zu feucht oder stehen sie zu warm, bildet sich Schimmel. Zwei Esslöffel Getreide reichen für ein Keimglas. Nun benötigen die Körnchen Sauerstoff, Licht und Wärme. Aber nicht in die direkte Sonne oder auf die Heizung stellen, sonst vertrocknen sie. Nach 2–3 Tagen, wenn die Keimlinge Kornlänge erreicht haben, sind sie verzehrfertig. Während der Keimung entwickeln Getreidekeimlinge einen höheren Vitamingehalt als das »schlafende« Korn. Getreidesprossen sind wunderbar in Salaten, Müslis, pikanten Sojaquarkspeisen oder frisch über Gemüsegerichte. Auch als Topping für Suppen und Eintöpfe passen sie gut.

Gekocht: In gekochter Form eignet sich Vollkorngetreide als Beilage. Ganze oder geschrotete Körner sind auch eine gute Basis für Getreidebratlinge, Aufläufe, Eintöpfe, Füllungen, Brotaufstriche und vieles mehr. Vorheriges Einweichen in Wasser oder Gemüsebrühe verkürzt die Kochzeit. Getreide wird in der Einweichflüssigkeit bei geschlossenem Deckel erhitzt und darf dann bei niedriger Temperatur ausquellen. Meistens passt ein Mengenverhältnis von zwei Teilen Flüssigkeit zu einem Teil Körner. Salzen Sie erst am Ende der Garzeit, sonst wird das Getreide spröde. Manche Getreide- und Pseudogetreidesorten brauchen vor dem Kochen eine gründliche Wäsche, z. B. Reis, Hirse, Buchweizen, Quinoa. Mit Polenta (Maisgrieß), Couscous und Bulgur (Hartweizen) haben Sie Zutaten mit kurzen Zubereitungszeiten, wenn es schnell gehen soll. Warme Breie aus Getreideschrot, Pflanzenmilch und Trockenobst geben Energie.

Verarbeitet: Brote und Backwaren aus vollem Korn; Vollkornnudeln; Nahrungsmittel und Speisen mit Vollkornmehl.

Auf den folgenden Seiten erfahren Sie, wie Sie ein Minimum an Schadstoffen in Ihrer Pflanzenkost sicherstellen.

Möglichst nitratarmes Gemüse verzehren

Damit Pflanzen wachsen, brauchen sie Stickstoff. Da sie diesen nicht aus der Luft holen können, benötigen sie Stickstoff in gebundener Form, wie z. B. Nitrat. Hülsenfrüchte besitzen beispielsweise an ihren Wurzeln kleine Knöllchen, in denen Bakterien leben, die Stickstoff aus der Luft holen und den Pflanzen in Form dieser wichtigen Verbindungen zur Verfügung stellen. Wenn Sie also Erbsen oder Bohnen in Ihrem Garten anbauen, bringen die Knöllchenbakterien auf natürliche Weise Stickstoff in den Boden, von dem die direkten Nachbarpflanzen profitieren. Die restlichen Pflanzen nehmen Stickstoff mühsam in Salzgestalt aus dem Bodenwasser auf. Organischer Stickstoff ist ein natürlicher Bodenbestandteil und dort im richtigen Maß nicht schädlich.[467]

Den Stickstoff verwenden Pflanzen, um Eiweiße herzustellen, die von Tier und Mensch gegessen werden. Tierische Organismen scheiden einen Teil des Stickstoffs wieder aus. Auch wenn Menschen, Tiere oder Pflanzen sterben und verwesen, kommt Stickstoff in die Umwelt zurück.[468]

Nitratüberfrachtung und -einlagerung in Pflanzen

Durch die Intensivlandwirtschaft wurde der natürliche Kreislauf außer Kraft gesetzt, weil die Böden so maximal ausgelaugt werden, dass ihnen über mineralische Düngemittel oder Gülle wieder Stickstoff und Nährstoffe zugeführt werden müssen. Stickstoff im Dünger macht Pflanzen groß. Durch Überdüngung (wenn Äcker als Entsorgungsstätten für Fäkalien der Nutztierindustrie missbraucht werden) und falsche Handhabung sind die Böden derart überfrachtet, dass sich Nitrat in Nahrungspflanzen anhäuft und ins Grundwasser übergeht. In natürlichen Gewässern nehmen Algenblüten und Pflanzenwuchs so überhand, dass bei ihrem Zerfall der Sauerstoffgehalt schwindet und das Leben im Wasser vernichtet wird.[469, 470]

Einige Pflanzen speichern dabei Nitrat in hohem Maß – für den Menschen kann das gesundheitsbedenklich werden. Sonnenlicht jedoch baut Nitrat in Gemüse ab, weil die Pflanzen dann verstärkt daraus Eiweiße bauen. Wird also in der lichtarmen Jahreszeit unter Kunststoff und Folie produziert, steigt der Nitratgehalt im Gemüse an.[471]

Nitrit und Nitrosamine

Das Problem dabei ist: Nitrat kann im menschlichen und tierischen Körper über dort lebende Bakterien in Nitrit umgewandelt werden und mit Eiweißen krebserregende Nitrosamine bilden. Hohe Nitritwerte haben im Körper eine Sofortfolge: Die Sauerstoffsättigung unserer Zellen und Gewebe sinkt, weil ein Teil des sauerstofftragenden roten Blutfarbstoffs (Hämoglobin) so umgewandelt wird, dass er für den Sauerstofftransport ausfällt. Während der Erwachsene den Vorgang teilweise durch körpereigene Enzyme wieder rückgängig machen kann, kann der Zustand für Säuglinge und Kleinkinder lebensbedrohlich werden. Ein hoher Nitratgehalt macht den gesundheitlichen Nutzen einer Pflanze zunichte.

Empfehlungen für möglichst nitratarmes Gemüse

- Kaufen Sie Freilandgemüse und -salat dann, wenn diese Saison haben.
- Meiden Sie, wann immer möglich, kommerzielle Treibhausware.
- Bei Selbstanbau: Pflücken Sie Ihren grünen Salat und andere Nitratsammler (z. B. Fenchel, Kohlrabi, Knollensellerie, Zucchini, Mangold, Spinat, Radieschen, Rettiche, Rote Bete) an einem Tag mit viel Sonnenschein.
- Falls Sie selbst Pflanzen im Gewächshaus ziehen: Sorgen Sie für eine gute Belüftung, viel direkte Sonnenbestrahlung (Öffnen von Türen und Fenstern wenn möglich) und verwenden Sie an dunklen Frühlingstagen ggf. Lichtquellen, die Sonnenlicht imitieren.
- Übergeben Sie besonders nitratreiche Pflanzenteile wie beispielsweise äußere Blätter und Stiele Ihrem Biomüll.
- Entfernen Sie bei Salat und bestimmten Kohlarten (z. B. Blaukraut, Weißkohl, Spitzkohl, Wirsing) die äußeren Blätter und die Strünke.
- Langes Aufbewahren von Speisen bei Zimmertemperatur mit Wiederaufwärmen erhöht den Nitratgehalt eines Gerichts. Besser ist es, nitrathaltige Pflanzen frisch zu verarbeiten und diese nicht wieder aufzuwärmen (z. B. Spinat, Mangold).
- Produkte aus kontrolliert biologischer Erzeugung enthalten anbaubedingt grundsätzlich weniger Nitrat und sind zu bevorzugen.

- Entscheiden Sie sich für nitratarme Trinkwässer.

Besondere Nitritquellen wie Fleisch und Wurstwaren mit Nitritpökelsalz, Fertiggerichte mit Käse, Schinken und Fleisch sowie bestimmte Käsesorten werden durch eine rein pflanzliche Speisenauswahl eliminiert.

Schimmel

Erlauben Sie sich den Luxus und werfen Sie verschimmelte Lebensmittel weg. Schimmelpilze erzeugen stark gesundheitsschädliche Gifte, einige davon sind extrem krebserregend, zusätzlich ist Schimmel ein starkes Allergen. Ein sichtbarer Schimmelteppich zeigt einen offensichtlichen Befall. Der Pilz ist dann bereits vorher in tiefe Schichten des Lebensmittels eingedrungen, auch wenn das für unser bloßes Auge nicht sichtbar ist. Nüsse, Getreide, Mais, wasserreiches Obst und Gewürze sind bevorzugt betroffen. Schimmelpilze sind da, lange bevor wir sie sehen können. Kochen zerstört Pilzgifte in der Regel nicht. Eine einzige verschimmelte Nuss verdirbt die ganze Packung.

Schimmelpilzgifte

Das Pilzgift Aflatoxin kommt häufig in Erdnüssen vor und wirkt karzinogen und lebertoxisch. Ochratoxine finden sich gern in Getreide, Kaffee, Kakao, Bier, Wein, Trockenfrüchten, Hülsenfrüchten und Gewürzen und sind nierentoxisch und krebsverdächtig. Ein weiteres Pilztoxin ist Zearalenon, welches Getreide befallen kann und im Körper die Wirkung von Östrogenen entfaltet, dabei zu Veränderungen an Keimdrüsen und Gebärmutter, Sterilität, Scheinschwangerschaften, vorzeitiger Pubertät und Fehlgeburten bei Mensch und Schwein führen kann. Patulin stammt von einer anderen Gruppe von Schimmelpilzen und kommt in angefaulten Äpfeln und Birnen vor – und im Saft, wenn verdorbene Früchte weiterverarbeitet werden. Auch hier sind schädigende Effekt auf die Erbsubstanz bekannt.[472]

Wenn sogenannte »Nutztiere« verschimmelte Futtermittel erhalten, geben sie die Schimmelpilzgifte an Milch, Eier und Fleisch weiter. Im veganen Bereich kommt es zu einer Belastung mit entsprechenden Toxinen, wenn befallene pflanzliche Lebensmittel direkt verzehrt werden. Aufgenommene Pilzgifte gehen auch in die Muttermilch über. Die richtige Handhabung und Lagerung von Lebensmitteln wie auch eine regelmäßige Kontrolle Ihrer Vorräte mit Augen und Nase ist eine gute Vorsorge. Wenn Sie irgendwo Spuren von Schimmel entdecken, sollten Sie tatsächlich die komplette Produktpackung entsorgen.

Bei starker Hitze entsteht Acrylamid

Beim unsachgemäßen Erhitzen von Pflanzen mit hohem Stärkegehalt kann sich die gesundheitsschädliche Substanz Acrylamid bilden. Vermeiden Sie deshalb beim Braten von Kartoffeln und Getreide übermäßiges Anrösten und Bräunen, benutzen Sie zum Kochen und Backen nur hitzestabile Fette und Öle, bleiben Sie beim Backen möglichst bei Temperaturen bis maximal 180°C. Erlauben Sie sich Produkte wie Knusperkräcker, angeröstetes Knäckebrot oder Kaffee nur gelegentlich. Besser ist es, wenn Sie Frittiertes und Kartoffelchips ganz von Ihrem Teller verbannen – nicht nur des vielen Fettes wegen. Die simple Regel lautet: Senken Sie

die Temperatur beim Backen, Grillen und Braten. Damit kochen Sie vitaminerhaltend und Sie erzeugen keine Schadstoffe bei der Zubereitung Ihrer Speisen.

Schwermetalle

Je nach Standort (Straßen- und Industrienähe, Müllplätze, Metallwerke, Autobahngebiete usw.) und Anbaumethode (Agrochemikalien, Kunstdünger) finden sich in Getreidekörnern und anderen Pflanzen Schwermetalle wie Blei, Cadmium und Quecksilber sowie Rückstände von Pflanzenschutzmitteln. Buchweizen, im eigentlichen Sinne kein Getreide, sondern ein Knöterichgewächs, gilt als besonderer Schwermetallsammler.

Beim konventionellen Ackerbau werden Schwermetalle über synthetische Düngemittel und Klärschlamm in die Böden gebracht und von den Pflanzen aufgenommen.

Kontrolliert biologische Produkte sind deutlich weniger rückstandsbelastet.

Wissenschaftler der staatlichen Universität Moskau nahmen in diesem Zusammenhang ein altes russisches Volksmittel genauer unter die Lupe. Traditionell wird dort Hafermehl bei Bleibelastung empfohlen. Und tatsächlich konnten die Forscher feststellen, dass Inhaltsstoffe aus Hafer Schwermetalle binden und über Ballaststoffe ausscheidungsfähig machen. Auch Weizen, Buchweizen, Reis und Hirse zeigten solche Effekte.[473] Voraussetzung für die positive Wirkung ist selbstverständlich, dass die verwendeten Getreidesorten selbst frei von Schwermetallen sind, wenn sie in unseren Körper kommen.

Quecksilber reichert sich vor allem in Fischen und Schalentieren an und in Tieren, die Fischmehl als Futter erhalten. Wildpilze weisen zum Teil hohe Quecksilberwerte auf. Auch Wildtiere leiden unter der Last von Quecksilber, Cadmium und anderen Schwermetallen.

Cadmium

Eine dauerhaft hohe Aufnahme von Cadmium kann zu Nierenfunktionsstörungen und Knochenentkalkungen führen, weil Cadmium Kalzium aus den Knochen verdrängt. Außerdem ist Cadmium krebserregend.

Mensch und Tier lagern Cadmium besonders in den Nieren ein. Langjähriges Zigarettenrauchen führt zu einer beträchtlichen Depotbildung von Cadmium in der Niere.

Cadmium wird im Rahmen einer veganen Ernährung besonders durch Wildpilze, Spinat, Meeresalgen, Blatt- und Wurzelgemüse, Getreide (besonders Weizen und Reis), Ölsaaten wie Leinsamen, Kakao und Schokolade aufgenommen.

Cadmium lagert sich in Pflanzen dort ein, wo sich die Mineralstoffe aufhalten, also bei Getreide im Keimling und in den Randschichten und bei Gemüse in den Mineralspeichern. Deshalb auf Vollkornprodukte und Gemüse zu verzichten wäre gleichbedeutend damit, die Luft anzuhalten und nicht mehr zu atmen, weil sie verschmutzt sein könnte. Sorgen Sie aber dafür, dass Sie ausreichend Kalzium, Eisen und Zink mit der Nahrung zuführen, weil Sie dadurch die Cadmiumaufnahme über den Darm aus Nahrungsmitteln klein halten. Das Spurenelement Selen ist wichtig zur Schwermetallentgiftung.[474]

So minimieren Sie die Schwermetallbelastung durch Nahrungsmittel

- Die wirksamste Maßnahme ist der Kauf von Bioprodukten.
- Wir wissen zwar meistens nichts über die Lage der Felder, auf denen unsere Nahrungspflanzen wachsen. Zumindest sollten wir Obst und Gemüse nicht von Verkaufsständen oder Märkten an stark frequentierten Straßen kaufen und ebenso wenig von Tankstellen.
- Säubern Sie Ihre Nahrungspflanzen vor der Zubereitung gründlich.
- Wasserleitungen aus Blei in alten Häusern sollten ausgetauscht werden. Besonders bei weichem Wasser löst sich Blei aus den Rohren ins Trinkwasser.
- Glasuren von Keramikgeschirr aus dem Ausland können Cadmium oder Blei enthalten. Vorwiegend leuchtende Gelb-, Orange- und Rottöne sind suspekt. Werden saure Lebensmittel in ihnen aufbewahrt, können die Metalle übertreten.
- Verwenden Sie keine Bleikristallgläser.
- Wildwachsende Speisepilze nehmen Schwermetalle sowie radioaktive Stoffe teilweise in großem Umfang auf. Speisepilze sind insgesamt wertvolle Nahrungsmittel. Belastungen umgehen Sie, wenn Sie auf Zuchtpilze zurückgreifen.

Weitere Umweltschadstoffe

Die allgegenwärtige Umweltbelastung mit Schadstoffen lässt auch biologisch angebaute Produkte nicht unberührt, schließlich wachsen sie nicht unter einer Glasglocke, sondern haben Kontakt mit Wasser, Regen, Luft, Wind, Erde. Trotzdem schneiden Nahrungsmittel aus kontrolliert biologischem Anbau (kbA) erheblich besser ab als konventionelle Ware. Lassen Sie sich nicht von den Marketing-Strategien konventioneller Hersteller durch Worte wie »regional«, »naturrein«, »biologisch« etc. täuschen. Wenn möglich, kaufen Sie ausschließlich Waren, die anerkannte Schutzzeichen tragen. Nur dann muss der Produzent nach den vorgegebenen Richtlinien eines der renommierten Anbauverbände erzeugen und wird von diesem überprüft. Faire biologische Produktion funktioniert nicht zu Dumping-Preisen.

Pestizide wurden zum Töten kreiert und dürfen in der biologischen Landwirtschaft nicht verwendet werden. Tests an konventionell angebauten Obst- und Gemüsesorten zeigen immer wieder gesundheitsbedenkliche Werte, meistens enthalten sie mehrere Pestizide gleichzeitig. Bei Importen aus Nicht-EU-Ländern lassen sich oft auch solche finden, die in Deutschland gar nicht zugelassen sind – wenn man denn danach sucht. Bedauerlicherweise gibt es nur selten Kontrollen und für viele Stoffe keine klaren Analysevorschriften. Substanzen, die in Deutschland ohnehin verboten sind, werden kaum getestet.[475] Überschreitungen von Höchstmengen werden dem Verbraucher von gesetzlicher Seite nicht mitgeteilt, wohl aber von engagierten Umwelt- und Verbraucherschutzverbänden.

Natürlich gibt es auch in der Biobranche »schwarze Schafe«. Da aber schwarze Schafe eigentlich etwas ganz besonderes sind, wäre vielleicht der Begriff »schlechte Erbsen« passender für ein veganes Buch. Der Unterschied ist nur, dass es im Biolandbau (wenn fair gehandelt) einzelne sind, die durch Kontrollraster fallen, während es im konventionellen Anbau in der Natur der Sache liegt, Lebensmittel mit Chemie zu erzeugen. Bisweilen fristet staatlicher Verbraucherschutz ein recht kümmerliches Dasein. Der rasche

Ausbau von funktionierenden Kontroll- und Informationssystemen könnte die Situation deutlich verbessern.

Die meisten Umweltschadstoffe sehen und hören, riechen und schmecken wir nicht. Zwar sprechen wir hier über Pflanzen. Trotzdem möchte ich an dieser Stelle noch einmal in Erinnerung bringen, dass über tierische Produkte (Seite 70) weit mehr Problemstoffe aufgenommen werden als über pflanzliche Lebensmittel – sogar mehr noch: Ein Großteil von Umweltschadstoffen kommt über tierische Nahrungsmittel in den menschlichen Körper. Aus dem neuen Schadstoffbericht des schweizerischen Bundesamtes für Gesundheit vom Oktober 2013 geht hervor, dass 92 % aller Giftstoffe aus der Nahrung von Tierprodukten stammen, lediglich 8 % kommen von Pflanzen.[476]

Merkmale eines gesunden Nahrungsmittels

Ein gesundes Nahrungsmittel:

- ist reich an Nähr- und Wirkstoffen
- ist vital und erntefrisch
- ist naturbelassen und nicht bzw. möglichst wenig industriell bearbeitet
- ist frei von gesundheitsschädigenden Keimen
- ist frei von schädlichen Fremdstoffen
- wurde nicht genmanipuliert
- wurde umwelt-, tier- und menschenfreundlich hergestellt

Kaum Abstriche machen

Machen Sie bei der Qualität Ihrer Nahrungsmittel nicht allzu viele Abstriche. Ihre Ernährung ist ein wesentlicher Schlüssel zu Gesundheit und Wohlsein. Dabei ist nicht viel Spielraum für Kompromisse. Wie auch immer unsere persönliche Lebensgeschichte aussieht: Wir können nur dort beginnen, wo wir jetzt sind. Deshalb gibt es für Sie keinen besseren Ausgangspunkt als den, an dem Sie in diesem Augenblick stehen.

Gesundheit ist eine sehr glückliche Basis für unser Wohlbefinden. Leider holt uns eine lauwarme Sehnsucht danach dieses hohe Gut nicht ins Leben. Auch können wir nicht darum feilschen. Die Dinge sind, wie sie eben sind. Es liegt in unseren Händen, in welche Richtung wir in Zukunft steuern. All unser heutiges Tun ist organischer Ausdruck dessen, was uns in Zukunft erwarten wird. Möge Ihnen mit der rechten Wahl viel Gutes in Ihrem Leben erwachsen!

»Willst du wissen, wer du warst:
Schau, wer du bist.
Willst du wissen, wer du sein wirst:
Schau, was du tust.«
(Buddhistische Weisheit)

Vitamine im Überblick

Name	Wichtigste pflanzliche Quellen	Wichtigste Wirkungen	Mangelsymptome
Vitamin A Retinol	Vorstufen von Vitamin A in grünem, gelbem, rötlichem und orangefarbigem Obst und Gemüse; Pflanzenöle	Sehvorgang (Bestandteil des Sehpurpurs), Schutzfunktion für Haut, Knorpel und Schleimhäute, Skelettwachstum, Infektabwehr, Antioxidans, Tumorschutzfaktor	Verhornung und Austrocknung von Haut und Schleimhäuten, Hornhauttrübung, Augeninfektionen, Wachstumsstörungen, Nachtblindheit, Erblindung, Abwehrschwäche
Vitamin B1 Thiamin	Sojabohnen, Hefe, Vollkorngetreide, Getreidekeime, Hülsenfrüchte, Kartoffeln, Sonnenblumenkerne, Sesam, Gemüse, Pinienkerne, Macadamianüsse, Paranüsse, Erdnüsse	wichtig für Enzyme, die Kohlenhydrate und Alkohol in Energie verwandeln, nötig für die Funktion von Herz und Gehirn, unentbehrlich für die Funktion des Nervensystems, beteiligt an der Blutbildungs- und Verdauungsaktivität	Lähmungen, Krämpfe, Muskelschwäche, Missempfindungen, Magen-Darm-Beschwerden, Anämie, Beri Beri, Herzschwäche, körperliche und geistige Leistungsschwäche, Depressionen
Vitamin B2 Riboflavin	Hefeflocken, Vollkorngetreide, Getreidekeimlinge, Hülsenfrüchte, Soja, grüne Blattgemüse wie Spinat und Grünkohl, Brokkoli, Gartenkresse, Pilze, Avocados, Obst, Trockenfrüchte (Datteln, Feigen, Pflaumen), Mandeln, Nüsse, Ölsaaten	beeinflusst den Stoffwechsel von Kohlenhydraten, Fettsäuren und Aminosäuren, wichtig für den Energiestoffwechsel, Embryonalentwicklung, Schutz von Nervenzellen, senkt Homocystein	Wachstumsstillstand, Augen- und Hautentzündungen, Linsentrübung, Schleimhautstörungen, hypochrome Anämie, neurologische Störungen, Zungenbrennen, Missbildungen beim Kind
Vitamin B3 Nicotinsäureamid Nicotinamid Niacin	Hefe, Vollkorngetreide, Getreidekeimlinge, Hülsenfrüchte, Pilze, Gemüse, Kartoffeln, Trockenfrüchte (Aprikosen, Datteln), Bananen, Aprikosen, Nüsse (besonders Erdnüsse), Mandeln, Samen (Kürbiskerne, Sesam, Sonnenblumenkerne), Pinienkerne	beteiligt am Fett-, Eiweiß- und Kohlenhydratstoffwechsel, Regeneration von Haut, Muskeln, DNS und Nerven, wichtig für die psychische Gesundheit	Pellagra, Entzündung von Haut und Schleimhäuten (besonders solche Partien, die der Sonne ausgesetzt sind), Durchfälle, Depressionen, degenerative Veränderungen des zentralen Nervensystems, psychiatrische Störungen

Name	Wichtigste pflanzliche Quellen	Wichtigste Wirkungen	Mangelsymptome
Vitamin B5 Pantothensäure	Gemüse, Hefeflocken, Vollkorngetreide, Hülsenfrüchte, Nüsse (besonders Erdnüsse), Pilze, Obst	fundamentale Bedeutung für den Energiestoffwechsel, um aus Fett und Kohlenhydraten Energie zu gewinnen; Herstellung von Steroiden, Blutfarbstoff und Neurotransmittern	brennende Füße mit Taubheit und Kribbeln, Müdigkeit, Magen-Darm-Störungen, Missempfindungen, Immunschwäche, Schlaflosigkeit
Vitamin B6 Pyridoxin	Hefeflocken, Vollkorngetreide, Weizenkeime, Bananen, Samen, Nüsse, Kohl, Spinat, Feldsalat, grünes Gemüse, Avocados, Linsen und andere Hülsenfrüchte, Soja, Kartoffeln	bedeutend für den Eiweißstoffwechsel, Coenzym für zahlreiche Stoffwechselprozesse, beteiligt an der Blutbildung, Bildung von Neurotransmittern, Regulation immunologischer Funktionen, senkt Homocystein	Haut- und Nervenentzündungen, Krämpfe, Zittern, Taubheitsgefühle, Anämie, Hauterkrankungen, Entzündung von Lippen und Zunge, Depressionen, Angststörungen, Wachstumsstörungen
Vitamin B9 Folsäure	Hefe, grüne Blätter, grüner Salat, grüne Gemüse, Avocado, Mango, Orange, Erdbeeren, Vollkorngetreide, Weizenkeime, Soja, Hülsenfrüchte, Nüsse (besonders Erdnüsse, Walnüsse)	als Coenzym lebenswichtig für jede Zelle, wichtig für die Zellreifung und Zellteilung, beteiligt an der Synthese von DNS und roten Blutkörperchen, senkt Homocystein	megaloblastäre Anämie, Störung der Zellteilung, schwere psychische und neurologische Störungen, Depressionen, Schleimhautveränderungen, embryonale Missbildungen
Vitamin B12 Cobalamin	**kritisches Vitamin;** wird von Mikroorganismen erzeugt und kommt in Pflanzen nicht in nennenswerten Mengen vor	lebenswichtig für die Reifung roter Blutkörperchen und für die Funktion von Nervenzellen; notwendig für die Folsäurewirkung, DNS-Synthese, Zellteilung, Abbau von Homocystein	megaloblastäre Anämie, Nervenschäden, Kribbeln und andere Missempfindungen, Taubheitsgefühle, Zungenbrennen, Erschöpfung, Schwäche, Konzentrationsstörung, psychische Störungen, Depression, schwere Entwicklungsstörungen bis Lebensgefahr beim Kind, Demenzrisiko steigt

Name	Wichtigste pflanzliche Quellen	Wichtigste Wirkungen	Mangelsymptome
Vitamin C Ascorbinsäure	Zitrusfrüchte, Paprika, Hagebutten, Sanddornbeeren, Petersilie und andere grüne Kräuter, Kartoffeln, Johannisbeeren (v. a. schwarze), grünes Blattgemüse, Tomaten, Erdbeeren, Kiwis, Acerola, Fenchel, alle Kohlsorten, Sauerkraut, Papaya, Mango, viele weitere Obst- und Gemüsesorten	Antioxidans, Entgiftung von Sauerstoffradikalen, vermindert die Giftigkeit von Medikamenten und Schwermetallen, verhindert Nitrosaminbildung, abwehrstärkend, fördert die Eisenaufnahme, wundheilend, Tumorschutzfaktor, verhindert Herzerkrankungen, hält Gefäße gesund	Depressionen, Erschöpfung, Blutungen von Zahnfleisch, Haut und Gelenken, Zahnausfall, Abwehrschwäche, Leistungsminderung, Skorbut. Der Name A-scorbin-säure bedeutet »Anti-Skorbut-Säure«.
Vitamin D Calciferol	**kritisches Vitamin;** kommt in Pflanzen nur in Pilzen vor; der Mensch kann es über Vorstufen mit UV-Licht herstellen	fördert die Kalziumresorption aus dem Darm, verhindert Kalziumverluste über die Niere, bewirkt Kalkeinlagerung in Knochen und Zähne, reguliert den Phosphathaushalt, antikanzerogen, hat Einfluss auf viele hormonelle Regelsysteme (z. B. auf die Insulinfreisetzung), auf Immunantworten, auf die Zellerneuerung und auf Herz- und Skelettmuskelstoffwechsel	Knochenerweichung und -deformierung, Osteoporose, Rachitis, Zahnschmelzdefekte, Krämpfe durch Kalzium-Mangel, EKG-Veränderungen, Störungen des Nervensystems. Vitamin-D-Mangel wird in Zusammenhang gestellt mit zahlreichen Autoimmun- und Krebserkrankungen, Multipler Sklerose, Diabetes mellitus Typ 1 und Typ 2, Herz-Kreislauf-Krankheiten, chronischen Infektionen und Depressionen.
Vitamin E Tocopherole	pflanzliche Fette und Öle, Getreidekeime, Vollkorngetreide, Sonnenblumenkerne, Leinsamen, Sesam, Kürbiskerne, Nüsse	Antioxidans, schützt mehrfach ungesättigte Fettsäuren in Ölen und Zellwänden vor einer Zerstörung durch Oxidation, antithrombotisch, Herzschutzwirkung, Tumorschutzfaktor	Leberverfettung, Sterilität, Schädigung des Nervensystems, Störungen des Muskelstoffwechsels, Krämpfe, Anämie, Verschlechterung vieler »Wohlstandskrankheiten«

Name	Wichtigste pflanzliche Quellen	Wichtigste Wirkungen	Mangelsymptome
Vitamin H Biotin	Hefe, Erdnüsse, Mandeln, Walnüsse, Vollkorngetreide (besonders Haferflocken), Weizenkeime, Hülsenfrüchte, Soja, Obst, Gemüse	wirkt als Coenzym bei der Bildung von Kohlenhydraten und Fettsäuren, beteiligt an der Regulierung von DNS-Prozessen	schuppige, verhornende Hautveränderungen, seborrhoische Dermatitis bei Kindern, Haarausfall, psychische und neurologische Störungen, Muskelschmerzen
Vitamin K Phyllochinon	grüne Pflanzen wie Petersilie, Schnittlauch, Brunnenkresse, Kopfsalat, Spinat, Brokkoli, grüne Bohnen und Erbsen; alle Kohlsorten, Soja und andere Hülsenfrüchte, Vollkorngetreide, Sojaöl, Rapsöl, Olivenöl, Obst	Blutgerinnung (Bildung von verschiedenen Gerinnungsfaktoren), Aufbau von Knochen	Blutungsneigung durch gestörte Gerinnbarkeit des Blutes, Mineralisierungsstörungen von Knochen

Mineralstoffreiche

Zu den Mikronährstoffen zählen neben den Vitaminen, die Sie gerade kennengelernt haben, noch Mineralstoffe wie Kalzium und Spurenelemente wie Selen. [477]

»Von allen, die auf Erden ich gekannt,
ich nur zwei Arten Menschen glücklich fand:
den, der der Welt Geheimnis tief erforscht,
und den, der nicht ein Wort davon verstand.«
(Omar Khayyâm, ca. 1048 –1123, aus den Versen »Welträtsel«)

Es ist äußerst lohnend, sich genauer mit den Mikronährstoffen zu beschäftigen. Im Gegensatz zu den Makronährstoffen wie Eiweiß, Kohlenhydrat und Fett liefern die Mikronährstoffe keine Energie, und dennoch sprechen wir dabei von lebenswichtigen Substanzen für den menschlichen Organismus, die an einer Vielzahl von Körperfunktionen mitwirken.

Obwohl sie nur in sehr kleinen Mengen benötigt werden, ist ohne sie Leben nicht möglich, denn sie werden gebraucht als Cofaktoren für Stoffwechsel und Wachstum, für die Zellerneuerung und Nervenfunktion, für Hormon- und Enzymwirkungen, als Strukturelemente, Elektrolyte und Antioxidanzien. Die Gruppe der Mikronährstoffe umfasst Vitamine, sekundäre Pflanzenstoffe, Mineralstoffe und Spurenelemente.

Wird ein Nahrungsmittel verascht, bleiben Rückstände übrig, die nicht brennbar sind. Diese sogenannten anorganischen Nahrungsbestandteile sind:

- Mineralstoffe (= Mengenelemente)
- Spurenelemente (= Mineralstoffe, die im Körper nur in Spuren vorkommen)

Obwohl anorganische Nahrungsbestandteile vom Menschen weder hergestellt noch verbraucht werden können, sind sie Ausscheidungsprozessen unterworfen. Die täglichen Verluste müssen wir über Lebensmittel und Getränke wieder auffüllen.

Mineralstoffe und Spurenelemente haben im Körper die unterschiedlichsten Aufgaben:

- Sie sind Strukturelemente für Knochen und Zähne.
- Sie sind Baustoff für die unterschiedlichsten Körpersubstanzen, z. B. Eisen im Blutfarbstoff Hämoglobin, Jod in den Schild-

drüsenhormonen T3 (Trijodthyronin) und T4 (Thyroxin), Phosphor als tragendes Element des Energiestoffwechsels usw.

- Als Elektrolyte verantworten sie in Form von gelösten Teilchen wesentliche physikalische Prozesse in den Körperflüssigkeiten.
- Sie sind bedeutende Taktgeber in der Regulierung vieler biologischer Abläufe.

Unsere Nieren tragen die Hauptverantwortung dafür, dass Mineralstoffe in einem individuell angepassten Maß ausgeschieden oder zurückgehalten werden. Eine eingeschränkte Nierenfunktion stört dieses empfindliche Gleichgewicht gewaltig und führt zu Entgleisungen im Mineralstoffhaushalt.

Bei der Zubereitung von Speisen schont Mineralstoffe all das, was auch Vitamine schont (Seite 276). Die Ausschwemmung von Mineralstoffen in die Garflüssigkeit ist bei kurzen Garzeiten und wasserarmen Garverfahren wie Dünsten oder Dämpfen am geringsten. Völlig überholt sind traditionelle europäische Gemüsezubereitungen, bei denen Gemüse in viel Wasser weichgekocht wird. Hierbei werden die Hälfte der Mineralstoffe und ein Großteil der wasserlöslichen Vitamine ins Kochwasser gespült, das dann abgegossen wird. Bei schonenden Zubereitungsarten mit sehr kurzen Garzeiten bleiben hingegen 90–100 % der Mineralstoffe und ein Großteil der Vitamine erhalten, wenn die Garflüssigkeit von Gemüse mitverwendet wird.[478]

Kalzium, Knochen und Gerüchte

»Bekommst du denn genügend Kalzium?« ist die Standardsorge Nummer eins, wenn ein Neuveganer seiner Umwelt kundtut, dass er fortan keine Milchprodukte mehr isst. Die einfache Antwort ist: »Ja«!

Grüne Gemüsesorten mit wenig Oxalsäure (Brokkoli, Grünkohl, Chinakohl, Kohlblätter, Rosenkohl, Okra, Kohlrabi, Brunnenkresse) liefern Kalzium mit einer deutlich besseren Bioverfügbarkeit als Kuhmilch oder angereicherte Produkte wie Fruchtsäfte, Tofu oder Sojamilch. Obwohl Soja sowohl resorptionshemmendes Phytin als auch Oxalsäure enthält, liefern Sojaprodukte einen guten Beitrag zur Kalziumversorgung: Ihr hochwertiges Protein verbessert nämlich die Kalziumaufnahme.[479] Die Zahlen in der Tabelle machen es deutlich.

Oxalsäure für sich allein blockiert die Resorption von Kalzium durch die Bildung unlöslicher Komplexe (Calciumoxalat), sodass Gemüse wie Spinat und Mangold

Ermittelte Kalziumaufnahme und damit Bioverfügbarkeit für verschiedene Nahrungsmittel[480, 481]

Nahrungsquelle	Bioverfügbarkeit
oxalatarme Gemüsesorten	ca. 50–60 %
kalziumreiches Mineralwasser	ca. 30 %
Milch und Milchprodukte	ca. 30 %
Sojamilch und Tofu, mit Kalzium angereichert	ca. 25–30 %
Hülsenfrüchte, Sesam, Mandeln	ca. 25 %
oxalatreiche Gemüsesorten	ca. 13 %

zwar rechnerisch viel Kalzium enthalten, dieses unseren Körper aber kaum erreicht. Neben Spinat sind weitere Hauptquellen von Oxalsäure Rhabarber, Rote Bete, Kakao, Schokolade und schwarzer Tee.

Schwefelhaltige Aminosäuren (Methionin, Cystein) in Nahrungsmitteln bewirken Kalziumverluste aus den Knochen. Nahrungsmittel, die reichlich schwefelhaltige Aminosäuren enthalten, sind: Eier, Fleisch, Fisch, Milchprodukte, Nüsse und manche Getreidesorten. Je weniger Kalzium aufgenommen wird, umso mehr fallen schwefelhaltige Aminosäuren ins Gewicht.[482]

Je mehr Tierprotein man isst, desto höher ist der Kalziumbedarf

Grund dafür sind die großen Verluste, denn Kalzium bleibt durch die Säuren nicht in den Knochen, sondern geht zur Pufferung ins Blut und wird dann über die Nieren ausgeschieden. Wird tiereiweißreich gegessen, erhöht sich zugleich Kalzium im Urin.[483] Jedes gegessene Gramm Eiweiß steigert die renale Kalziumausscheidung (also die der Niere) um bis zu 1,5 mg.[484]

Zusätzlich enthalten Tierprodukte (wie viele proteinreiche Lebensmittel) sehr viele Phosphate (Salze der Phosphorsäure), welche die Säurelast verschärfen. Wenn bei einem Abfall des Blutkalziumspiegels (infolge gesteigerter Verluste oder einer unzureichenden Zufuhr) Phosphat ansteigt, hat unser Körper dafür ein Regulativ: Durch die Ausschüttung von Parathormon wird Kalzium aus den Knochen gelöst, Vitamin D aktiviert, die renale Kalziumausscheidung gehemmt und Phosphat in den Urin überführt. Voraussetzung dafür sind funktionierende Regelsysteme und gesunde Nieren.

Damit wir uns richtig verstehen: Wir brauchen Phosphor für gesunde Knochen, aber auch hier macht es die Dosis, ob ein Stoff für uns nützlich oder schädlich ist. Kalzium allein reicht nicht für eine intakte Knochenstabilität. Wie sonst könnte in Industrienationen trotz hohen Milchkonsums Osteoporose so weit verbreitet sein?

In Bevölkerungsgruppen, die wenig Tierprotein essen, tritt Osteoporose selten auf, obwohl deren Kalziumzufuhr durchschnittlich niedriger ist. Eine hohe Eiweißzufuhr über Tierprodukte erzeugt vermehrte Kalziumverluste über die Niere. Protein aus Pflanzen zeigt diese Effekte nicht. Aufgrund ihrer pflanzlichen Ernährung verlieren Veganer weniger Kalzium über den Urin.[485] Obst und Gemüse enthalten zahlreiche basisch wirkende Substanzen (z. B. Kalium, Magnesium, Fruchtsäuren, Vitamin C), die Säuren puffern und damit einer Demineralisierung von Knochen entgegenwirken. Auch Vitamin K aus Pflanzen leistet einen bedeutenden Beitrag zum Knochenaufbau.

Untersuchungen an älteren Inuit an der Nordküste Alaskas, die traditionell viel Fleisch essen, offenbarten eine deutlich schlechtere Knochenmineralisierung als bei der kaukasischen Vergleichsgruppe, die weniger Fleisch verzehrte.[486]

Dagegen zeigte eine andere Studie an südafrikanischen Bantu, die tierproteinarm und phytatreich essen, eine sehr niedrige Osteoporoserate (im Jahr 1965 war es einer von 200). Und dieses, obwohl die Frauen durchschnittlich sechs Kinder bekamen und längere Zeit stillten, also theoretisch von Kalzium ausgelaugt sein sollten, weil Schwangerschaften und Milchproduktion viel Kalzium verbrauchen. Zudem bewegte

sich ihre traditionelle Ernährung auf einem eher niedrigen Kalziumniveau.[487]

Noch einmal: Kuhmilch tut uns nicht gut!

Natürlich wirken in solche Untersuchungen viele Faktoren hinein. Trotzdem: Je mehr sich Bevölkerungsgruppen dem westlichen Ernährungsstil annähern, umso mehr lassen sie die damit untrennbar verbundenen »westlichen Krankheiten« in ihr Leben ein. In Deutschland leidet heute jede dritte Frau über 50 Jahre (bzw. nach dem Klimakterium) an Osteoporose[488] – dem hohen Milchkonsum zum Trotz.

Unsere Vorstellungen zu Kuhmilch (Seite 110) führen immer noch ein erstaunliches Eigenleben – ungeachtet aller Erkenntnisse der Neuzeit. Das positive Image von Kuhmilch ist so gut in uns installiert, dass es gar nicht so einfach ist, zu akzeptieren, dass wir einem Irrtum erlegen sind. Wir müssen uns endlich trauen, die erdrückende Faktenlage zur Kenntnis zu nehmen und den gesundheitlichen Nutzen von Milch neu zu bewerten: Es gibt nämlich keinen. Demgegenüber werden überzeugend Zusammenhänge hergestellt zu Diabetes, manchen Krebsarten, Akne, Demenz, Gefäßschäden und anderen Erkrankungen.

Aber da ist noch mehr: Eine sehr deutliche Sprache sprechen Milchanalysen, die bis zu 20 pharmakologisch aktive Stoffe und dutzende aktive Hormone in Milch zählen, dazu kommen potenzielle Allergene, Umweltschadstoffe, Cholesterin, Fette, Kasein. Und natürlich Kalzium. Doch wie kommt Kalzium auf natürlichem Weg in die Kuh und damit in die Milch? Kühe essen Pflanzen, und wir Menschen können das auch tun. Pflanzen sind ganz hervorragende Kalziumquellen.[489]

Vielleicht fragen Sie sich, wie es sein kann, dass so mancher Therapeut immer noch Milchprodukte für starke Knochen auslobt, obwohl er mit Sicherheit um Ihr Wohlergehen besorgt ist? Wir alle hängen sehr an einmal gefassten Meinungen. Zudem verlieren wir immer wieder mit der Konzentration auf ein Detail den Blick auf das große Ganze. Die Psychologie kennt diese Beobachtung als »Unaufmerksamkeitsblindheit«. So nennen Verhaltensforscher das Phänomen, dass Dinge nicht wahrgenommen werden, wenn unsere Konzentration auf etwas anderes gerichtet ist. Beizeiten entgehen uns Dinge, die direkt vor unserer Nase passieren.

Die Dinge selbst ändern sich gar nicht so sehr, nur unsere Sicht auf die Dinge. Dem englischen Arzt Thomas Sydenham (1624–1689) wird folgende Aussage über Opium zugesprochen: »Den hervorragenden Heilcharakter erkennt man schon aus der Tatsache, dass, wer es nicht mehr nimmt, alsbald ernstlich erkrankt.«[490] Auch das wissen wir heute besser. Manchmal allerdings sind unsere Glaubenswelten stark und nur schwer durch neue Wirklichkeiten zu zerschlagen. Wenn wir jedoch erlauben, dass das Licht frischer Erkenntnis in unsere inneren Räume sickert, wirkt das so belebend, wie wenn ein junges Pflänzchen durch den Asphalt bricht.

Hilfreiches für starke Knochen

Vitamin D: Geben Sie Ihrer Haut die Möglichkeit, durch Aufenthalte im Sonnenlicht Vitamin D zu produzieren und kümmern Sie sich um einen ausreichenden Vitamin-D-Blutspiegel. Vitamin D holt Kalzium aus

dem Darm in den Körper und ermöglicht dessen Einbau in die Knochen. Da Vitamin D auch die Muskelkoordination verbessert, vermindert sich durch eine ausgeglichene Vitamin-D-Bilanz die Sturzrate bei älteren Menschen.[491]

Kalziumreich essen: Essen Sie kalziumreich, und essen Sie genügend pflanzliches Eiweiß – damit verbessern Sie die Kalziumaufnahme. Für unsere Knochengesundheit ist eine gesunde Eiweißbilanz unerlässlich. Proteine gehören zu den Bausteinen unserer Knochenmatrix und Muskelmasse. Bei Kalziumknappheit wirken sich sowohl Eiweißüberschuss als auch Eiweißmangel negativ auf die Knochenarchitektur aus. In Zahlen ausgedrückt: Veganer(innen) sollten darauf achten, ihren Tagesbedarf an Eiweiß (ca. 0,9 g pro kg Körpergewicht) nicht zu unterschreiten. Sie verbessern die Kalziumausschöpfung aus Ihrer Nahrung immens, wenn Sie auf eine ausreichende und hochwertige Eiweißversorgung achten.

Was Kalzium stört: Halten Sie Maß bei allem, was Kalzium stört:

- Alkohol, welcher die Kalziumaufnahme durch Verminderung der Vitamin-D-Aktivität hemmt und die Zellerneuerung beeinträchtigt
- Kaffee, welcher Kalziumverluste über den Harn bewirkt
- Koffein wirkt schwach harntreibend und ist auch in grünem und schwarzem Tee und Energy Drinks enthalten
- Kochsalz (= NaCl), welches bei hohen Gaben indirekt Kalzium aus den Knochen löst (naturbelassene bzw. unverarbeitete pflanzliche Nahrungsmittel sind in der Regel natriumarm)
- Zucker, der über seine Säurewirkung Kalzium aus dem Zahnschmelz lösen kann
- phosphorsäurehaltige Softdrinks, welche die Mineralstoffaufnahme ganz erheblich einschränken (versteckte Phosphatquellen können Lebensmittelzusatzstoffe wie Emulgatoren, Konservierungsmittel u. Ä. sein)

Nicht rauchen: Rauchen Sie nicht, sonst würden Sie Ihr Streben nach mehr Gesundheit sabotieren. Zigarettenrauch enthält unzählige Zellgifte. Beim Abbrennen von Tabak entstehen ca. 4000 Verbindungen, die biochemisch nachweisbar sind.[492]

Vitale Pflanzenkost: Sie dürfen auch hinsichtlich Ihrer Knochengesundheit auf vitale Pflanzenkost vertrauen: Magnesium, Kalium und Silicium wirken neben Kalzium und Phosphor an der Knochenstabilität mit. Resorptionshemmende Stoffe für Kalzium wie Phytinsäure und gewisse Ballaststoffe (Galakturonsäure aus Pektinen, Zellulose) fallen nicht ins Gewicht, wenn ausreichend Nahrungskalzium vorhanden ist.

Einige nicht resorbierbare Kohlenhydrate (Inulin, Fructooligosaccharide) werden durch Darmbakterien zu kurzkettigen Fettsäuren umgebaut, was den pH-Wert des Darms in Richtung »sauer« verschiebt. Hierdurch wird gebundenes Kalzium frei und steht dann besser für die Aufnahme zur Verfügung.[493]

Ein hoher Verzehr von Obst und Gemüse hat aus den unterschiedlichsten Gründen definitiv positive Effekte auf die Knochenstabilität, ein Beispiel mag dies noch verdeutlichen: Bei über 63 000 Teilnehmern an der »Singapore Chinese Health Study« wurde nach zehn Jahren Forschung offensichtlich: Diejenigen, die am meisten Früchte, Gemüse und Soja aßen, hatten ein 34 % geringeres Risiko

für Hüftfrakturen verglichen mit denjenigen, die davon am wenigsten verzehrten.[494]

Bewegung: Der Knochen ist ein lebendiges Gewebe, das stetigen Auf- und Abbauprozessen unterliegt. Jedes Organ, das nicht gebraucht wird, atrophiert (»schrumpft«), so auch der Knochen. Sehr anschaulich wird das bei Astronauten, deren Knochensubstanz in der Schwerelosigkeit schnell schwindet. Der beste Schutz für gesunde, starke Knochen ist es, sie zu benutzen (z. B. durch Wandern, Tanzen, Gymnastik, anspruchsvolle Yogaübungen, Tennis etc.). Genießen Sie ganz bewusst Ihr Bewegungsvermögen und halten Sie Ihren Körper aktiv. Ihre Knochen werden es Ihnen danken.

Kalzium und Hormone

An der Steuerung des Kalziumgleichgewichts wirken nicht nur Östrogene und das mittlerweile vertraute Vitamin D mit.

Zwei weitere Hormone sind maßgeblich an der Regulierung des Blutkalziumspiegels beteiligt:

- Calcitonin aus der Schilddrüse senkt den Blutkalziumspiegel.
- Parathormon aus der Nebenschilddrüse erhöht den Blutkalziumspiegel.

Die beiden Hormone jonglieren mit dem Blutkalziumgehalt, indem sie die Knochenlager füllen bzw. leeren und die Kalziumausscheidung über Niere und Darm forcieren bzw. drosseln. Auf diese Weise haben gesunde Nieren ein bedeutendes Mitspracherecht in Ihrem Mineralstoffwechsel.

Da die Kalziumversorgung während der Kindheit und Jugend ausschlaggebend ist für die Knochengesundheit im Alter, sollten Kinder, Heranwachsende, Schwangere und Stillende besonders kalziumreich essen.

Menschen mit schlankem Körperbau haben grundsätzlich eine geringere Knochenmineraldichte als stämmige Personen, weil die Knochen dann weniger zu tragen haben. Demzufolge kann es sein, dass mit sinkendem Körpergewicht auch die Knochendichte etwas zurückgeht, ohne dass man beunruhigt sein müsste, vorausgesetzt Sie beachten die obigen Punkte. Offensichtliches Untergewicht jedoch gilt als Osteoporoserisiko.

Eine Forschergruppe veröffentlichte im Jahr 2009 eine Untersuchung, die vegan lebende buddhistische Nonnen im Alter zwischen 50 und 85 Jahren mit gleichaltrigen Fleischesserinnen verglich. Obwohl die Veganerinnen weniger Protein und Kalzium zu sich nahmen, zeigten sich keine nachteiligen Effekte auf die Knochenmineraldichte.[495] Zwei Jahre später verdeutlichte sich folgendes: Hoher Konsum von Tierprotein und Tierfett trug zum Knochenschwund bei den Mischköstlerinnen bei. Veganerinnen hatten niedrigere Spiegel an Vitamin D. Dennoch ergaben sich keine nennenswerten Unterschiede im Ausmaß der Knochenbrüche oder des Knochenabbaus.[496]

Veganerinnen produzieren durchschnittlich weniger Östrogen als Fleischkonsumentinnen. Niedrige Östrogenspiegel vermindern das Risiko für Brustkrebs, sind aber in der Menopause ein Risikofaktor für Osteoporose (Östrogene wirken mit an der Knochenbildung). An dieser Stelle kommen noch einmal Sojaprodukte ins Spiel. Isoflavone aus Soja erwiesen sich in einer Kurzzeitstudie als vorteilhaft für die Knochenstruktur, denn Knochenschwund in der Wirbelsäule konnte dadurch bei Frauen in der Menopause

gemindert werden. Auch Vitamin-K-reiche Pflanzennahrung trägt zur Knochengesundheit bei.[497, 498]

Eine Untersuchung an über 24000 Frauen nach der Menopause verdeutlichte die positiven Effekte von Soja-Eiweiß: Diejenigen Frauen, die mehr als 13 g Sojaprotein täglich aßen, hatten ein um 37 % verringertes Knochenbruchrisiko im Vergleich zu denen, die weniger als 5 g Sojaprotein täglich zu sich nahmen.[499]

Sie werden immer wieder von »kontroversen Studien« hören, die das genaue Gegenteil behaupten, nämlich dass Tierprotein gesund sei, Soja schädlich und Milch starke Knochen macht. Die beste Möglichkeit, die Wahrheit zu verstecken, ist, eine ganze Wagenladung von Fehlinformationen über ihr auszukippen. Und so kommt es, dass Sie die berühmte Stecknadel im Heuhaufen suchen müssen. Wenn Sie zu graben beginnen, dürfen Sie entspannt auf Ihre eigene, innewohnende Weisheit vertrauen. Ich möchte es an dieser Stelle anderen Autoren überlassen, die Strippenzieher hinter solchen Wirrungen zu enttarnen.

Mineralstoffe und der vegane Mensch

Im Rahmen einer falsch durchgeführten veganen Ernährungsweise gilt Kalzium als kritischer Nährstoff, weshalb ich diesem Mengenelement viel Raum gebe. Mit den restlichen Mengenelementen sind wir Menschen über pflanzliche Lebensmittel so unkompliziert und ausgezeichnet versorgt, dass der nachfolgende Überblick zu den Mengenelementen genügen soll.

Mengenelemente im Überblick

Name	Wichtigste pflanzliche Quellen	Wichtigste Wirkungen	Mangelsymptome und Besonderheiten
Kalzium	Sojaprodukte, Tofu mit Calciumsulfat, Hülsenfrüchte, Mandeln, Nüsse, Samen wie Sesam, Tahin, Mohnsamen, Sonnenblumenkerne, Vollkornprodukte, Pseudogetreide, Trockenobst (besond. getrocknete Feigen), grünes Blattgemüse und dunkelgrüne Gemüse (z. B. Grünkohl, Chinakohl, Brokkoli und andere Kohlsorten), Brunnenkresse, Gartenkresse, Rucola, Petersilie und	Bildung von Knochen und Zähnen, wichtig für die Funktion von Nerven, Muskeln und Herz, Bestandteil von Geweben und Organen, stabilisiert Zellmembranen, antiallergisch, entzündungshemmend, wichtig für die Blutgerinnung	Mangel: Rachitis im Kindesalter, bei Erwachsenen Osteoporose (Knochenschwund) und Osteomalazie (Knochenerweichung), Herzbeschwerden, Muskelkrämpfe, Hyperparathyreoidismus. Starkes Schwitzen kann zu erheblichen Verlusten von Kalzium führen (z. B. bei Sportlern, Sonnenanbetern und Schwerstarbeiten). Vitamin D fördert die Kalziumresorption aus der Nahrung.

Name	Wichtigste pflanzliche Quellen	Wichtigste Wirkungen	Mangelsymptome und Besonderheiten
	andere grüne Kräuter, Wildpflanzen, Oliven, Meeresgemüse, hartes Trinkwasser, kalziumreiche Mineralwässer		Zuckerhaltige Zwischenmahlzeiten führen zur Entkalkung der Zähne. Kalziumüberschuss löst Störungen der Reizleitung im Herzen und Wechselwirkungen mit vielen Medikamenten aus.
Chlorid	als Natriumchlorid (NaCl = Kochsalz) in gesalzenen Lebensmitteln	Aufrechterhaltung des osmotischen Drucks, Regulation des Wasser- und Säuren-Basen-Haushalts, wichtig für die Salzsäureproduktion des Magens	Chloridmangel: (z. B. nach starkem Erbrechen) löst eine Alkalose (zu basische Stoffwechsellage) aus.
Kalium	Kartoffeln, Gemüse, Avocados, Kräuter, Hülsenfrüchte, Vollkorngetreide, Pseudogetreide, Trockenfrüchte, Obst, Fruchtsäfte, Nüsse, Mandeln, Samen, Kakao, Pilze	Wichtig für die Erregbarkeit von Muskeln und Nerven, Herzfunktion, Katalysator im Energiestoffwechsel, Blutdruckregulierung, Aktivierung von Enzymen, regelt den intrazellulären osmotischen Druck. Das Hormon Insulin fördert den Kaliumeinstrom in die Zelle.	Mangel: Apathie, Erschöpfung, Übelkeit, Muskelschwäche und -krämpfe, Herzrhythmusstörungen, Stoffwechselstörungen, Obstipation, Blasen- und Darmlähmung, paralytischer Darmverschluss. Große Verluste können durch Abführmittel, Diuretika und exzessive Kochsalzzufuhr entstehen. Kalium geht beim Wässern von Gemüse großteils verloren. Kaliumüberschuss und Kaliummangel können schnell lebensbedrohlich werden! Bei Kaliumüberschuss entstehen Herzflimmern und neuromuskuläre Störungen.
Magnesium	Vollkorngetreide, Weizenkeime, Pseudogetreide, Nüsse, Kokosnuss, Ölsamen, Hülsenfrüchte, Sojaprodukte, Trocken-	Aktiviert Enzyme im Energiestoffwechsel, bedeutend für eine normale Erregbarkeit von Nerven und Muskeln,	Mangel: Muskelkrämpfe, Muskelzucken, Missempfindungen, Zittern, Verkalkungen (Gefäße, Knorpel, Nieren), Wachstumsstö-

Name	Wichtigste pflanzliche Quellen	Wichtigste Wirkungen	Mangelsymptome und Besonderheiten
	früchte, Bananen, einige Beerensorten, Kakao, Hefeextrakte, Kohlrabi, Portulak, Spinat, Grünkohl und andere grüne Gemüse, Kräuter, Mineralwasser. Magnesium kommt in Pflanzen reichlich vor (Chlorophyll enthält als Zentralatom Magnesium).	beteiligt an der Bildung von Knochen, fördert die Aktivierung von Vitamin D in der Niere, reguliert den Kalziumstoffwechsel. Es hemmt die Ausschüttung der Stresshormone Adrenalin und Noradrenalin und fördert so die Stressabschirmung. Im Herzen ökonomisiert Magnesium die Pumpleistung und die Gefäßfunktion.	rungen, herabgesetzte Stresstoleranz, Herzrhythmusstörungen. Herzpatienten und Alkoholiker haben oft Magnesiummangel. Funktionelle Beschwerden bei Kindern (Bauchkrämpfe, Schlafprobleme, Erschöpfung, Kopfschmerzen) können Zeichen eines Magnesiummangels sein.[500] Die Magnesiumaufnahme wird gehemmt durch hohen Kalzium-, Eiweiß-, Fett- und Alkoholkonsum. 95 % von Magnesium befindet sich in den Zellen, weshalb normale Blutspiegel Mg-Mangel nicht ausschließen.[501] Magnesiumüberdosierung kann Durchfälle, Muskelschwäche und Herzstillstand auslösen.
Natrium	Als NaCl in Kochsalz und salzhaltigen Erzeugnissen (z. B. Brühwürfel, Brot, Backwaren, Konserven, Fertigprodukte etc.), als Natrium in Gemüse, Obst, Nüssen, Mineral- und Heilwässern. Natrium ist in vielen Hilfs- und Zusatzstoffen der Nahrungsmittelindustrie enthalten (z. B. Natriumcyclamat, -phosphat, Mononatriumglutamat, Natronlauge etc.).	Regulation des Wasserhaushalts und des Säuren-Basen-Gleichgewichts, Aufrechterhaltung des osmotischen Drucks, wichtig für die Erregbarkeit von Muskeln und Nerven, für Verdauungssäfte und Enzymaktivitäten	Mangel: Kopfschmerzen, Schwindel, Schwäche, Verwirrtheit, Übelkeit, Krämpfe, Kollaps, Blutdruckabfall, bei gleichzeitigem Flüssigkeitsverlust Austrocknung. Natriumchloridüberschuss mittels Kochsalz erzeugt durch Wasserbindung unter Umständen Bluthochdruck. Kochsalzlastige Nahrung bewirkt eine vermehrte Kaliumausscheidung, erhöht also den Kaliumbedarf. Bei alten Menschen kommt es gelegentlich zur Unterversorgung mit Natrium.

Name	Wichtigste pflanzliche Quellen	Wichtigste Wirkungen	Mangelsymptome und Besonderheiten
Phosphor	Hülsenfrüchte, Soja, Vollkorngetreide, Pseudogetreide, Kartoffeln, Kakao, Trockenfrüchte, Nüsse, Ölsamen, Hefeextrakte	kommt als Komplex mit Kalzium in Knochen und Zähnen vor, unentbehrlich für Stoffwechsel und Zellkommunikation, Bestandteil von DNS, Gehirn und Nerven, wichtiger Zellwandbaustein, Regulierung des Säuren-Basen-Haushalts, Energieträger (ATP) für alle Zellen	Mangel: Muskel- und Herzschwäche, Herzstillstand, Nervenstörungen, Knochenerweichung, Krämpfe. Ein chronisches Überangebot von Phosphor führt zu einer Verschlechterung der Kalziumaufnahme und kann durch die Bildung von soliden Calciumphosphatkomplexen Verkalkungen in diversen Organen auslösen.

Spurenelemente

»In den kleinsten Dingen zeigt die Natur die allergrößten Wunder.«
(Carl von Linné, 1707–1778)

Spuren- und Mengenelemente werden in unserem Körper in allerfeinstem Gleichgewicht gehalten. Schon minimale Entgleisungen in Richtung zu viel oder zu wenig können lebensbedrohliche Zustände hervorbringen. Bei therapeutischen Gaben bewegen wir uns auf einem schmalen Grat zwischen Notwendigkeit und Überdosierung. In Hochdosisgaben werden viele Spurenelemente toxisch. Kein Apotheker der Welt mischt die Verhältnisse dieser sensiblen Mineralstoffe besser als die Natur. Aus dem Schoß der Erde oder der Tiefe der Meere gelangen sie in die Pflanzen, die wir essen.

Im Grunde sind unsere Ansprüche an Spurenelemente bei uns allen gleich – ob wir nun vegan oder omnivor essen. Im Rahmen einer rein pflanzlichen Ernährung möchte ich allerdings auf vier Vertreter dieser Mineralstoffgattung im Besonderen eingehen: (nicht nur) bei Veganern verdienen die besagten vier eine erstrangige Aufmerksamkeit.

Die kritischen vier Spurenelemente sind:

- Eisen
- Jod
- Selen
- Zink

Eisen

Eines ist richtig: Aus Fleisch und Fisch wird zweiwertiges Hämeisen (Fe^{2+}, in Hämoglobin = Blutfarbstoff und Myoglobin = Muskelfarbstoff) besser vom Körper aufgenommen als das dreiwertige Eisen (Fe^{3+}) aus Pflanzen. Dies aber zu einem hohen Preis. Im Kapitel »Fleisch als Risikofaktor« (Seite 70) wurde die Problematik von Hämeisen bereits berührt. Drei Ergänzungen dazu möchte ich mir an dieser Stelle nachfolgend noch erlauben:

Eine aktuelle Metaanalyse der Indiana University School of Public Health (Bloomington), die 21 Studien an insgesamt über 290 000 Menschen im Zeitraum von zehn Jahren verglich, zeigte ganz offensichtlich, dass mit steigendem Konsum von Hämeisen das Risiko für koronare Herzerkrankungen um bis zu 57 % zunimmt. Eisen aus Pflanzen zeigte keinen negativen Effekt auf Herzkranzgefäße. Es wird vermutet, dass Hämeisen zur Oxidation von LDL-Cholesterin beiträgt, welches Gewebe schädigt.[502, 503]

Ist der Körper mit Eisen übersättigt, fördern freie Eisenionen die Bildung von freien Radikalen. Treten reaktive Sauerstoffverbindungen im Übermaß auf, überfordern sie physiologische Reparatursysteme und schädigen Organe auf der Zellebene. Krankheiten wie Krebs, Arteriosklerose, koronare Herzkrankheit und neurologische Störungen sind damit assoziiert.

Demgemäß werden heute erhöhte Eisenspiegel im Blut als bedenklich eingestuft und sind nicht erstrebenswert.

Eine überzeugende Anzahl an epidemiologischen und molekularen Studien beweist ganz unmissverständlich, dass eine hohe Zufuhr von Hämeisen das Erkrankungsrisiko für mehrere Tumorarten (Lunge, Bauchspeicheldrüse, Dickdarm) und Diabetes mellitus Typ 2 ansteigen lässt.[504]

Nahrungsmittel vom Tier (Fleisch, Innereien, Fisch, Meeresfrüchte) halten bis zu 60 % ihres Eisens als Hämeisen. Pflanzen enthalten kein Hämeisen, sondern andere Eisenverbindungen. Diese reagieren empfindlicher auf Stoffe, die die Eisenaufnahme blockieren, sind aber auch sensibler für Substanzen, die die Eisenaufnahme steigern.[505]

Welche Substanzen hemmen die Eisenaufnahme?

Die Resorption bzw. Verfügbarkeit von Eisen hemmen:

- Phytinsäure
- einige Polyphenole – unter anderem Gerbstoffe – in grünem und schwarzem Tee, Rotwein und Kaffee
- Phosphorsäure (z. B. Colagetränke, einige Lebensmittelzusatzstoffe, phosphathaltiges Backpulver etc.)
- in geringem Umfang Oxalsäure (z. B. in Spinat, Rhabarber, Kakao) und einige Ballaststoffe
- exzessive Aufnahme anderer Metalle (Kupfer, Magnesium, Mangan, Kobalt, Zink, Schwermetalle)
- sehr hohe, gleichzeitig verabreichte Kalziumgaben
- zahlreiche chemische Arzneimittel, so auch Säureblocker (Antazida), Lipidsenker, Chelatbildner, Abführmittel, Antibiotika, Zytostatika, Bisphosphonate, Salizylsäure (umgekehrt führen Eisensubstitutionen zu Interaktionen mit vielen Medikamenten)
- körpereigene Faktoren: Mangel an Salzsäure des Magens, volle Eisenspeicher, Entzündungsprozesse und Infektionen (Bakterien brauchen Eisen zu ihrer Vermehrung; eine körpergelenkte Absenkung des Eisenserumspiegels stellt so gesehen einen Abwehrmechanismus dar)[506]

Welche Substanzen fördern die Eisenaufnahme?

Die Resorption bzw. Verfügbarkeit von Eisen fördern:

- Säuren, z. B. Vitamin C (Ascorbinsäure) und andere organische Säuren aus Obst und Gemüse; diese reduzieren gleichzeitig die resorptionshemmende Wirkung von Phytin, so auch Zitronensäure (Zitrus-

früchte), Apfelsäure (Äpfel, Weintrauben, Stachelbeeren), Milchsäure (Sauerkraut), Weinsäure (Weintrauben), Essigsäure etc.
- fermentierte Sojaprodukte wie Miso und Tempeh[507]
- schwefelhaltige Aminosäuren (Cystein und Methionin) in eiweißreichen Nahrungsmitteln
- Fruktose in Obst
- körpereigene Faktoren: die Salzsäure unseres Magens, leere Eisenspeicher, steigender Eisenbedarf

Was unterscheidet das Eisen pflanzlichen und tierischen Ursprungs?

Eisen liegt in Pflanzen überwiegend in Form von dreiwertigen Eisenionen vor und muss zu zweiwertigem Eisen reduziert werden. Dabei sind Vitamin C und andere Säuren hilfreich. Vitamin C aus Obst und Gemüse geht mit Nahrungseisen eine gut lösliche Verbindung ein und wandelt dreiwertiges in das vom Körper besser resorbierbare zweiwertige Eisen um. Das macht pflanzliche Nahrungsmittel zu hervorragenden Eisenquellen.[508]

Die Rolle der unterschiedlichen Eiweiße in der Eisenverwertung wird dergestalt eingestuft, dass Soja-, Milch- und Eierprotein die Eisenaufnahme hemmen (Ursache ist womöglich das begleitende Phosphat und Kalzium sowie Milch-Kasein und Eier-Albumin selbst), wogegen Protein aus Muskelfleisch die Eisenaufnahme fördert.[509, 510]

Dennoch ist Soja (richtig kombiniert und zubereitet) eine gute Eisenquelle, allein schon wegen seines hohen Eisengehalts. Während das vielbemühte Rindermuskelfleisch in 100 g etwa 2,1 mg Eisen liefert, enthalten 100 g »Sojafleisch« satte 11 mg Eisen.[511] Da Eiweiß nie isoliert gegessen wird, sondern zusammen mit anderen Nahrungskomponenten in den menschlichen Darm kommt, sind solche Begleitstoffe ausschlaggebend dafür, welches weitere Schicksal das zugeführte Nahrungseisen letztendlich erfährt.

Wenn also Eisen theoretisch aus Pflanzen etwas schlechter ausgeschöpft werden kann als aus tierischen Nahrungsmitteln, machen Vitamin C und Fruchtsäuren die etwas niedrigere Resorptionsrate wieder wett. Pflanzliche Kost bringt das Drei- bis Vierfache der empfohlenen Tagesdosis an Vitamin C mit, sodass selbst Eisenverluste über Phytate und Ballaststoffe durch eine abwechslungsreiche Vollwertkost über die verbesserte Aufnahmerate mehr als ausgeglichen werden können.[512] Schon 75 mg Vitamin C erhöhen die Aufnahmerate von Nichthämeisen auf das drei- bis vierfache , und kleine Mengen Obstsäure auf das zwei- bis dreifache.[513]

Kleine Helfer für Ihr Nahrungseisen

Vitamin C: Sie potenzieren die Eisenaufnahme aus Ihrer Nahrung enorm durch zeitgleichen Verzehr von frischem Obst und Gemüse und natürlichen Vitamin-C-Quellen sowie eine glückliche Pflanzenkombination. Verstärkend wirken z.B. Kartoffeln in Linsengerichten, Orangensaft zum Frischkornbrei, Obst im Müsli, Gemüsepaprika im Bohnentopf, Zitronensaft im Kichererbsensalat, orientalischer Hummus (Kichererbsen + Sesammus + Gewürze) mit Petersilie und Zitrone u.Ä.

Phytinsäure vermindern: Phytinsäure (Seite 231) als Eisenblockade in Getreide, Ölsaaten und Hülsenfrüchten baut sich durch ausgewählte küchentechnische Verfahren ab: Keimung, Einweichen, lange Sauer- und

Hefeteigführung etc. Damit verbessert sich die Eisenausnutzung aus solchen Pflanzen erheblich.

Eisenräuber nicht zum Essen: Eisenräuber wie Kaffee, Schwarz- oder Grüntee und Kakaogetränke müssen Sie nicht komplett von Ihrem Speisetisch verbannen; es reicht bereits, ein Tässchen davon zwischen den Mahlzeiten zu genießen anstatt direkt zum Essen.

Wann muss Eisen substituiert werden?

Obendrein gibt es, von Soja abgesehen, noch andere Pflanzengruppen, die deutlich mehr Eisen enthalten als Fleisch, wie etwa Hülsenfrüchte und viele Samen. Machen Sie sich also keine Sorgen um Ihren Eisenspiegel. Mit der richtigen Zusammenstellung und ein paar Tricks kommen Sie über Pflanzen gewiss auf Ihren Tagesbedarf an Eisen. In Zeiten größerer Verluste (Blutungen, starke Menstruation, Geburt, Operationen, Bulimie, Wurmbefall, lang anhaltende Durchfälle etc.) oder erhöhten Bedarfs (Schwangerschaft, Wachstum, Ausdauersportler, Resorptionsstörungen, regelmäßige Blutspender etc.) kann man über eine Substitution nachdenken.

Allerdings empfiehlt sich Eisen nicht für Selbstversuche. Eisen tritt in Interaktion mit vielen Medikamenten und Mineralstoffen. Bei zu hoher Eisenzufuhr kann sich unser Körper nicht vor Eisenüberladung schützen. Wie Sie nun wissen, kann Eisen nur bis zu einem gewissen Grad gebunden werden. Wird dieser Sättigungsgrad überschritten, bleibt Eisen frei. Wenn nun überschüssige Eisenionen die Bildung von hochreaktiven Sauerstoffverbindungen anregen und damit eine verstärkte oxidative Belastung Ihres Körpers bedingen, tun Sie sich mit der prophylaktischen Einnahme von Eisenpräparaten definitiv nichts Gutes. Ein zu hoher Eisenspiegel ist nicht wünschenswert.

Wie lässt sich Eisenmangel feststellen?

Eisen sollten Sie nur dann einnehmen, wenn über eine Blutuntersuchung ein manifester Mangel nachgewiesen ist.

Aussagekräftig hierzu sind folgende Labormarker:

- Freies Eisen im Blut sinkt – dieses allerdings sehr spät und bei ausgeprägtem Mangel. Ein normaler Blutspiegel von Eisen für sich allein bedeutet also nichts.
- Die Eisenspeicher nehmen ab: Ferritin ↓.
- Transporteiweiße für Eisen werden auf den Weg geschickt: Transferrin ↑.
- Bei Eisenmangel gibt es weniger rote Blutkörperchen: Erythrozyten ↓, Hämatokrit ↓.
- Bei Eisenmangel gibt es weniger Bausubstanz für den roten Blutfarbstoff: Hämoglobin ↓, HbE (= MCH) ↓, MCHC ↓. Es entwickelt sich eine hypochrome Anämie.
- Die vorhandenen roten Blutkörperchen werden kleiner = Mikrozytose der Erythrozyten: MCV ↓.

Die Tatsache, dass zweiwertiges Eisen aus Fleisch und Fisch besser resorbiert wird als dreiwertiges Eisen aus Pflanzen, nämlich 15–35 % versus 2–20 %, nährte viele Jahre Sorgen um den Eisenspiegel bei fleischlosen Kostformen.[514] Dies allerdings völlig zu Unrecht. Eine richtig zusammengestellte vegane Ernährung vermag zweifelsfrei jeden normalen Bedarf an Eisen zu bedienen, indem sie die niedrigere Aufnahmerate durch

resorptionsfördernde Faktoren gut kompensiert. So sind Veganer nicht nennenswert mehr von Eisenmangel betroffen als Mischköstler.[515] Was aber nicht bedeutet, dass der Eisenstatus eines Menschen vernachlässigt werden dürfte, denn weltweit betrachtet ist Eisen laut WHO das Spurenelement mit der häufigsten Unterversorgung, weswegen es allgemein als kritischer Nährstoff gilt.

Jod

Auch Jodmangel ist absolut nichts Veganspezifisches. Unabhängig von der Kostform waren laut WHO (Weltgesundheitsorganisation) im Jahr 2003 mehr als die Hälfte aller Europäer von Jodmangel betroffen, weltweit waren es 35 %.[516] Der Jodgehalt von Gemüse und Getreide ist abhängig vom Jodgehalt der Böden, auf denen sie wachsen, des Wassers und von den eingesetzten Düngemitteln. Nitrat behindert die Jodaufnahme in der Schilddrüse, es kann Jod verdrängen und so die Schilddrüsenfunktion stören.

Menschen aus Jodmangelgebieten, die keine externe Jodquelle zu sich nehmen, tragen das Risiko für eine Jodunterversorgung, die in eine Schilddrüsenstörung münden und in der Schwangerschaft zu dramatischen Störungen führen kann. Unabhängig von der Ernährungsform empfehlen sich für Menschen aus Jodmangelgebieten vorbeugend Jodgaben in Form von jodiertem Speisesalz, Meersalz mit Algen oder dem Verzehr von Meerespflanzen – dieses aber nur gelegentlich und kontrolliert, da manche Algen so viel Jod enthalten, dass bei regelmäßigem Konsum die sichere Zufuhrgrenze überschritten wird und die Gefahr einer Jodüberdosierung besteht. Das allgegenwärtige jodierte Speisesalz sowie eine Jodierung des Tierfutters haben die Jodsituation für Allesesser verbessert, denn Jod geht damit in Eier und Milch über. Da die vegane Vollwertküche tierische Nahrungsmittel genauso wie Fertigprodukte ausspart, müssen wir unserem Jodbedarf mit den entsprechenden Mitteln genügen. Veganer sollten die Einnahme von Supplementen erwägen, wenn die Jodversorgung als unsicher bewertet wird.

Jodversorgung überprüfen

Als ausreichend gilt der Jodstatus dann,

- wenn sich die Jodausscheidung im Urin zwischen 100 und 199 µg/l bewegt (darunter = Jodmangel, darüber = Jodüberdosierung)[517] oder
- die Jodausscheidung je Gramm Kreatinin im Urin bei 150–250 µg liegt (Optimalbereich)[518] und
- sich TSH aus der Hypophyse sowie die Schilddrüsenhormone T3 und T4 im Normbereich bewegen.

Was braucht die Schilddrüse außer Jod?

Gewiss ist die Schilddrüse ist ein relativ kleines Organ. Sie nimmt aber mit ihren Hormonen großen Einfluss auf unser psychisches Befinden, auf Stoffwechsel, Energieumsatz und Wachstum, auf Hirnleistung und Zellaktivität und auf andere Hormone. Jod ist als essenzieller Baustoff von Schilddrüsenhormonen mit Abstand das bekannteste Spurenelement für eine regelrechte Schilddrüsenfunktion. Dabei spielen weitere Mikronährstoff für das schmetterlingsförmige Organ eine tragende Rolle[519]:

Eisen: Eisen ist Bestandteil eines Schilddrüsenenzyms, das bedeutend ist für die Herstellung von Schilddrüsenhormonen.[520]

Ein Mangel an Eisen, Vitamin A oder Zink verschlechtert die Verwertung von Jod.[521]

Vitamin D: Dieses Vitamin arbeitet immunmodulierend. Das bedeutet: Es sorgt dafür, dass unser Immunsystem weder zu wenig tut (Abwehrschwäche) noch zu viel (Antikörperbildung gegen harmlose Substanzen). Patienten mit autoimmunologischen Erkrankungen der Schilddrüse zeigen häufig einen Mangel an Vitamin D.[522]

Selen: Dieses Spurenelement wirkt antioxidativ und immunmodulierend. Gehirn, Leber, Niere, Herz, Milz, Bauchspeicheldrüse und Schilddrüse sind selenreiche Organe. Während der Hormonbildung fallen fortlaufend freie Radikale an, die unschädlich gemacht werden müssen. Wasserstoffperoxid ist eines von ihnen. Fehlt Selen, kann das Schilddrüsengewebe durch aggressive Produkte beschädigt werden.[523] Darüber hinaus ist Selen für die Bildung und Wirkung von Schilddrüsenhormonen essenziell.[524]

Antioxidanzien: Zusätzlich beeinflussen alle Antioxidanzien sowie B-Vitamine die Schilddrüsenfunktion positiv, wohingegen Homocystein- und Blutfetterhöhungen das Risiko für Herz-Kreislauf-Erkrankungen bei Schilddrüsenpatienten steigern.[525]

Die Schilddrüse ist ein ganz wunderbares Beispiel dafür, dass keine einzige Vitamintablette dieser Welt eine gesunde Ernährung ersetzen kann. Supplemente sind höchstens als Ergänzung dazu zu sehen. Allerdings sind im Fall von Jod Substitutionen unter Umständen sehr wichtig. Eine Jodunterversorgung während der Schwangerschaft erhöht die Wahrscheinlichkeit für Fehlgeburten und körperlich-geistige Entwicklungsstörungen beim Kind. Jodmangel kann zu einer Unterfunktion der Schilddrüse führen. Auch nachgeburtlich hat dies bei Kindern schwere Folgen: Es besteht die Gefahr einer Schädigung von Knochen, Gehirn und inneren Organen. Die Schilddrüse fängt dann zu wachsen an, wenn sie bei Hormonmangel leistungsstärker werden möchte. Ein Kropf (Struma) kann sich allerdings genauso bei einer Überfunktion der Schilddrüse entwickeln. Jod unbesehen im Gießkannenprinzip einzunehmen, ist keine gute Idee, denn für Jodgaben gibt es Kontraindikationen: unter anderem Jodallergie wie auch Überfunktion, Autonomie und autoimmunologische Prozesse der Schilddrüse.

Pflanzliche Goitrogene

Im Rahmen einer rein pflanzlichen Ernährung wird von Kritikern gerne mahnend angeführt, dass in einigen Pflanzen sogenannte goitrogene (= strumigene) Substanzen vorkommen, die die Hormonproduktion der Schilddrüse hemmen oder die Jodaufnahme stören und damit die Kropfbildung fördern.

Namentlich sind das:

- Sojabohnen-Isoflavone (Genistein, Daidzein) und andere sekundäre Pflanzenstoffe aus Walnüssen, Erdnüssen etc.
- Senfölglycoside (in vielen Kohlgewächsen, Meerrettich, Rettich, Zwiebel, Kresse, Raps, Senf etc.) und deren Abbauprodukte (Thiocyanate)
- Abbauprodukte der Blausäure (Thiocyanate) aus Süßkartoffeln, Leinsamen, Maniok, Yams, Hirse, einigen (nicht zum Verzehr gedachten) Obstkernen etc.

Nach heutigem Stand der Wissenschaft sind für den gesunden Menschen pflanzliche Goitrogene ohne Belang, wenn sie – richtig zubereitet – in verbrauchsüblichen Mengen

verzehrt werden und dem Körper genügend Jod zur Verfügung steht. [526] Jodmangel hingegen kann mit und ohne Goitrogene zu einer Schilddrüsenunterfunktion führen. Es gibt also keinen Grund, sich nun vor Blumenkohl zu fürchten, wenn Sie sich achtsam um Ihre Jodversorgung kümmern. Zur Entwicklung eines »Kohlkropfes« müssten Sie über mehrere Monate mindestens 400 g Weißkohl, 2 kg Chinakohl oder 2,8 kg Rettiche essen – und das jeden Tag![527]

Ergänzend eines noch: Manche der oben genannten Phytochemikalien (z. B. Senföle) nehmen in der Krebsprävention einen Spitzenplatz ein. Sie wirken antibiotisch bei Infektionen und anregend auf die Verdauung – lauter Vorteile, die nicht von der Hand zu weisen sind und die wir nicht missen möchten. Lediglich eine hohe Zufuhr isolierter Isoflavone aus Soja (z. B. als Nahrungsergänzungsmittel) wird als kritisch eingestuft.[528]

Selen

Die griechische Mondgöttin Selene ist die Namenspatronin eines Spurenelements, das in unserem Körper zusammen mit Vitamin E herausragende antioxidative Eigenschaften entfaltet. Nicht nur deswegen steht Selen eine besondere Aufmerksamkeit zu. Die Selenanreicherung von Pflanzen hängt vom Selengehalt der Böden ab, auf denen sie wachsen. Nord- und Mitteleuropa sind ausgewiesene Selenmangelgebiete. Darum empfiehlt es sich unabhängig von der Kostform, zu überprüfen, ob Selengaben in Form von Supplementen angeraten sind.

Bio-Produkte enthalten durchschnittlich etwas mehr Selen. Schwermetalle und eine Übersäuerung der Böden (ammoniumsulfathaltige Dünger, schwefelhaltiger saurer Regen) lässt durch die Bildung schwer löslicher Komplexe den frei verfügbaren Selenanteil im Boden und somit in den Pflanzen sinken. Demgegenüber ist in der EU die Anreicherung von Tierfutter mit Selen üblich, sodass Tierprodukte selenhaltig sind.[529] Nun sind zwar Selenverbindungen aus Pflanzen besser biologisch verfügbar als aus tierischen Nahrungsmitteln.[530] Trotzdem kommen Veganer in Deutschland nicht zuverlässig auf die empfohlene Zufuhrmenge an Selen.

Viele chemische Medikamente (Kortison, Zytostatika, Säureblocker, Abführmittel, Diuretika etc.) und Erkrankungen (Entzündungen aller Art, Autoimmunprozesse in der Schilddrüse, Alkoholismus, Verbrennungen, Niereninsuffizienz, Schwermetall- und Schadstoffbelastung etc.) erhöhen den täglichen Selenbedarf.[531]

Natriumselenit oder Selenomethionin?

Nun scheiden sich die Geister, welche Selenverbindung den Vorzug erhalten sollte.

Künstliches Natriumselenit reagiert bei pH-Werten unter 4, wie sie im Magen vorliegen, mit Vitamin C und verwandelt sich in nicht aufnahmefähiges elementares Selen. Natürliches Selenomethionin, das in selenreicher Hefe und pflanzlichen Nahrungsmitteln vorkommt, ist hingegen organisches Selen. Solches ist an die Aminosäure Methionin gekoppelt und bleibt von Vitamin C unberührt. Auf diese Weise ist es vom Körper hervorragend resorbierbar.[532] Sie können also ohne Weiteres Paranüsse (Selenomethionin) mit Obst (Vitamin C) essen und kommen in den Genuss beider Mikronährstoffe gleichzeitig.

Allerdings ist Selenomethionin als Nahrungsergänzungsmittel leicht überzudosieren, eben weil es so gut resorbiert und im Körper eingelagert wird. Längerfristige Gaben sollten deshalb nur unter labordiagnostischer Überwachung der Selenspiegel verabreicht werden. Wird Selen überdosiert, ist es toxisch. Ein eigentümliches Vergiftungssymptom ist der entstehende knoblauchartige Geruch der Ausatemluft, wobei flüchtige Selenverbindungen abgeatmet werden.

Die gängigen Natriumselenitpräparate werden im Darm schlechter resorbiert, wodurch sie sich auch nicht so leicht im Körper anhäufen können. Sie dürfen allerdings nicht zusammen mit hohen Vitamin-C-Dosen eingenommen werden, sonst wird die Selenaufnahme blockiert. Überdies sind auch hier Laborkontrollen nötig, um zu überprüfen, ob der Selenspiegel damit überhaupt zufriedenstellend ansteigt. Antioxidanzienpräparate mit Natriumselenit zusammen mit hochdosiertem Vitamin C in einer Tablette führen den beabsichtigten Effekt ad absurdum.
In diesem Zusammenhang möchte ich in Erinnerung rufen, dass die vegane Ernährung – und diesen Vorzug schätzen wir sehr – äußerst Vitamin-C-reich ist. Die Verweildauer der Speisen im Magen ist – je nach Fettgehalt – unterschiedlich. Wir wissen nicht genau, wie viel Vitamin C gerade in unserem Magen ist. Selenitpräparate sollten zumindest mit einem Sicherheitsabstand von zwei Stunden zum Essen eingenommen werden.

Natriumselenat ist eine weitere anorganische Verabreichungsform von Selen. Selenat wird wie Selenit schlechter als organisches Selen resorbiert. Schwefel und Schwermetalle in der Nahrung setzen die Bioverfügbarkeit von Selenatpräparaten herab.[533]

Ganz ausgezeichnete pflanzliche Selenquellen sind Paranüsse aus selenreichen Tropenregionen, Kokosnüsse und Getreide von selenreichen Ackerböden. Falls Sie regional bleiben möchte, könnten Sie die Einnahme von Supplementen in Erwägung ziehen.

Zink

Ernährungswissenschaftler gehen davon aus, dass Zink zusammen mit tierischem Eiweiß besser aufgenommen wird als aus Pflanzen, was darauf zurückzuführen ist, dass sich Zink vorzugsweiße an Eiweiße bindet. Pflanzliche Eiweißlieferanten wie Vollgetreideprodukte, Hülsenfrüchte, Nüsse und Samen sind durchweg gute Zinklieferanten. Dabei sind nicht allein die Zinkwerte eines Lebensmittels entscheidend, sondern vielmehr Begleitstoffe, die die Zinkaufnahme hemmen oder fördern.[534]

Einflussnahme auf die Aufnahme bzw. Verfügbarkeit von Zink:

- Die hemmende Wirkung von Phytinsäure auf Zink kann durch geeignete Zubereitungstechniken und Speisenkombinationen deutlich vermindert werden und dadurch, dass die Zinkzufuhrmenge über die Nahrung gesteigert wird. So ist Zink aus einem Vollkorn-Sauerteigbrot viel besser verfügbar als aus einem Gebäck, das mit Backpulver bereitet wurde.
- Kombinieren Sie zinkhaltige Lebensmittel mit Eiweiß oder Zitronensäure, das fördert die Verfügbarkeit.
- Kaffee, grüner und schwarzer Tee und Wein behindern über Tannine die Zinkaufnahme und werden besser zwischen den Mahlzeiten genossen.
- Schwermetalle in der Nahrung wie Cadmium (Leinsamen, Pilze, Kakao; und

angereichert durch Kunstdünger, Klärschlamm etc.) bilden mit Zink im Darm schwer lösliche Komplexe.[535]

- Hohe Kalziumzufuhr über therapeutische Gaben sollte nicht zu den Mahlzeiten erfolgen, damit Zink nicht gehemmt wird. Auch andere Medikamente (Eisen- und Kupferpräparate, Antibiotika, Säureblocker, Abführmittel, Zytostatika, Kortison, Immunsuppressiva, Empfängnisverhütungsmittel u.v.a.) und Alkohol hemmen die Bioverfügbarkeit von Zink.

Unter normalen Umständen und bei richtiger Kombination und Zubereitung der Nahrungsmittel liefert uns die vegane Ernährung Zink in absolut zufriedenstellender Menge. Unser körpereigener Zinkpool wird gerade in Schwangerschaft und Stillzeit, beim Heranwachsenden, im Seniorenalter, beim Leistungssport und bei vielen chronischen Krankheiten angezapft, sodass fortwährender Nachschub an diesem Spurenelement sichergestellt sein muss. Achten Sie in diesen Zeiten besonders auf Ihr Körperzink.

Die Messung des Zinkgehalts im Blut ist leider keine zuverlässige Größe für den tatsächlichen Zinkstatus, weil dieser durch Räumung der Zinklager relativ lange konstant gehalten wird.[536]

Bei einem starken Zinkmangel wird in der Regel organisch gebundenes Zink (Zinkorotat, Zinkgluconat, Zinkhistidin) als Medikament besser vertragen und aufgenommen als die anorganischen Zinkoxide.[537] Zink wird von medizinischen Laien gern auf gut Glück zur Abwehrsteigerung geschluckt. Eines sollten Sie dazu aber wissen: Hohe Zinkmengen unterdrücken die Immunfunktion, Kupfer und Eisen, treten in Wechselwirkung mit vielen Medikamenten und können langfristig toxisch werden.

Wesentliches zum Ausklang

Wenn wir sehr auf Einzelheiten schauen, zerstreut sich unser Blick in all den vielen Details. Deswegen möchte ich abschließend – eingedenk aller anspruchsvollen Zusammenhänge – unseren Blick wieder auf das große Ganze lenken. Setzen wir die kleinen Puzzleteilchen zusammen, entwickelt sich ein sehr klares Bild: Eine gut geplante, abwechslungsreiche, vollwertige Ernährung mit Pflanzen liefert uns alle Mineralstoffe und Spurenelemente, die wir brauchen. Allerdings kann bei einer Verarmung der Böden eine Substitution angezeigt sein (z.B. Jod, Selen).

Nahrungsmittel, die Phytinsäure enthalten (Vollkorn, Hülsenfrüchte, Samen), wurden zwar wiederholt als Komplexbildner mit Mineralstoffen herausgestellt. Meiden Sie diese dennoch keineswegs, denn sie gleichen diesen Effekt durch eine hohe Nährstoffdichte aus (auch an besagten Mineralstoffen). Phytinsäure kann durch eine geschickte Zubereitung und Kombination gemindert werden und hat, wie sich zunehmend zeigt, auch einen gesundheitlichen Nutzen.

Das Beste dabei ist: Die menschliche Ernährung ist zwar eine anspruchsvolle Wissenschaft, aber wir müssen keine Wissenschaftler sein, um uns gesund vegan zu ernähren.

»Das Universum ist vollkommen.
Es kann nicht verbessert werden.
Wer es verändern will, verdirbt es.
Wer es besitzen will, verliert es.«
(Laotse, ca. 6. Jahrhundert vor Christus)

Spurenelemente im Überblick

Name	Wichtigste pflanzliche Quellen	Wichtigste Wirkungen	Mangelsymptome und Besonderheiten
Chrom	Vollkornprodukte, Weizenkeime, Obst, Kartoffeln, Gemüse (besond. Brokkoli, Gurken, Tomaten, Kopfsalat), weiße Bohnen, Kakao, schwarzer Tee, Pilze, Nüsse	Mitwirkung am Kohlenhydratstoffwechsel, an der Insulinwirkung und Blutzuckerregulierung (der Glukosetoleranzfaktor enthält Chrom); beteiligt am Fett- und Eiweißstoffwechsel	Mangel: Neuropathie, Störungen im Kohlenhydrat- und Fettstoffwechsel. Bei mangelhafter Versorgung mit Chrom sinkt die Glukosetoleranz. Raffinadezucker und fettreiche Ernährung lösen eine negative Chrombilanz aus.
Eisen	Sojaprodukte, Hülsenfrüchte, dunkelgrüne Blattgemüse (z. B. Spinat, Brunnenkresse, Gartenkresse, Mangold), Fenchel, Feldsalat, Meeresgemüse, Nüsse, Samen, Vollkorngetreide (besond. Hirse, Hafer, Reis), Weizenkeime, Pseudogetreide (besond. Amaranth, Quinoa), Pilze (v. a. Pfifferlinge), Trockenfrüchte (v. a. Feigen, Aprikosen), Petersilie und andere grüne Kräuter	Baustein vom Blutfarbstoff Hämoglobin (Sauerstofftransport) und Muskelfarbstoff Myoglobin (Sauerstoffreservoir); Bestandteil vieler Enzyme (Energiegewinnung, Neurotransmitter- und Hormonsynthese, Entgiftung u. v. a.), wichtig für die Stabilität des Immunsystems	Mangel: hypochrome Anämie, Blässe, Erschöpfung, Kopfschmerzen, Konzentrationsstörungen, Kurzatmigkeit, Haarausfall, brüchige Haare und Nägel, rissige Mundwinkel, Abwehrschwäche, Wachstumsstörungen. Hohe Eisengaben verringern die Resorption vieler Mineralstoffe. Ein Eisenüberschuss fördert die Bildung freier Radikale über freie Eisenionen.[538] Oxidativer Stress ist unter anderem assoziiert mit Krebs und koronarer Herzkrankheit. Die Eisenverfügbarkeit aus Kohlsorten erhöht sich durch Garen um 200 %.[539]
Fluor	schwarzer Tee, manche Mineralwassersorten, Vollkorngetreide, Walnüsse, Sojabohnen	beteiligt an der Bildung und Härtung von Zahnschmelz, karieshemmend, stabilisiert Knochen	Mangel: Karies. Übermäßige Fluorgaben lösen Schäden an Knochen und Zähnen aus.

Name	Wichtigste pflanzliche Quellen	Wichtigste Wirkungen	Mangelsymptome und Besonderheiten
Jod	Meeresgemüse, jodiertes Speisesalz, Meersalz mit jodhaltigen Algen; der Jodgehalt in Gemüse und Getreide ist abhängig vom Jodgehalt des Bodens	Bestandteil von Schilddrüsenhormonen, welche die körperliche und geistige Entwicklung, Gehirnentwicklung, Wachstum, Stoffwechsel, Energiebilanz, Hirnleistung, Thermoregulation, psychisches Befinden und die Wirkung anderer Hormone beeinflussen	Mangel: Kropfbildung, Schilddrüsenunterfunktion, Schwäche, Erschöpfung, Haut- und Haarprobleme, Fruchtbarkeitsstörungen, Gewichtszunahme, leichtes Frieren, Obstipation, Depressionen u.v.m. Jodmangel von Schwangeren kann beim Kind zu Wachstumshemmung und Entwicklungsstörung bis hin zu schwerer Intelligenzminderung führen. Überdosierung führt zu Schilddrüsenüberfunktion, Jodakne und jodinduziertem Kropf.
Kobalt	wird dem Körper über Vitamin B12 zugeführt; evtl. zusätzlich vereinzelt in Vollkorngetreide und Hülsenfrüchten[540]	ist das Zentralatom von Vitamin B12	Mangel: Symptome wie bei Vitamin-B12-Mangel. Höhere Gaben können die Eisenaufnahme hemmen und umgekehrt.
Kupfer	Vollkornprodukte, Weizenkeime, Pseudogetreide, Nüsse, Mandeln, Kokosnuss, Samen, Kakao, schwarzer Tee, Hülsenfrüchte, Soja, Trockenfrüchte, einige Obst- und Gemüsesorten, Pilze, Kartoffeln. Für die Zubereitung oder Aufbewahrung von Speisen sollten Sie niemals Kupfergeschirr verwenden: Kupfer zerstört Vitamin C vollständig und kann sich mit Säuren zu giftigen Komplexen verbinden.	hilft bei der Eisenverwertung und beim Einbau von Eisen in Transferrin, nötig für die Bildung von roten Blutkörperchen, Bestandteil vieler Enzyme; wichtig für Pigmentstoffwechsel, Immunsystem, Haut, Knochen, Haare, Gefäße, Nerven	Mangel: Störung der Blutbildung, hypochrome Anämie, Abwehrschwäche, Pigmentstörungen, Veränderung der Haarstruktur und -farbe, Müdigkeit, erhöhte Knochenbrüchigkeit, Störungen des Binde- und Stützgewebes, Gefäßerkrankungen, neurologische Probleme, Wachstumsstörungen. Kupfer und Zink hemmen sich wechselseitig in ihrer Aufnahme. Ohne Kupfer kann Eisen nicht wirken. Hohe Eisengaben blockieren Kupfer.

Name	Wichtigste pflanzliche Quellen	Wichtigste Wirkungen	Mangelsymptome und Besonderheiten
			Am Ende der Schwangerschaft steigt Kupfer im Plasma physiologisch an. Aus Kupferleitungen kann Kupfer ins Trinkwasser übertreten, wenn der Wasser-pH-Wert zu niedrig (= sauer) ist (Gefahr einer zu hohen Zufuhr).[541] Überdosierung von Kupfer führt zu Krämpfen und Leberschäden.
Mangan	Vollkornprodukte (v. a. Haferflocken, Reis), Weizenkeime, Pseudogetreide, Kakao, schwarzer Tee, Nüsse, Gewürze, Hülsenfrüchte, Soja, grünes Blattgemüse wie Spinat; Gemüse, Obst (besonders Beeren), Petersilie	wichtiger Cofaktor vieler Enzyme, beteiligt am Kohlenhydrat- und Fettstoffwechsel, wichtig für Insulinwirkung, Wachstum, Knochenaufbau und Bindegewebe	Mangel: Sterilität, Nervosität, Skelettmissbildungen, Stoffwechsel- und Wachstumsstörungen. Hohe Konzentrationen von Eisen und Kalzium senken die Verfügbarkeit von Mangan, ebenso phosphatlastige Ernährung (Colagetränke, Fertigprodukte etc.), raffinierte Kohlenhydrate und Alkohol.[542] Manganvergiftungen lösen durch Dopaminmangel Parkinson-ähnliche Symptome aus.[543]
Molybdän	Vollkorngetreide, Hülsenfrüchte, Kartoffeln, Gemüse, Nüsse. Der Molybdängehalt in Pflanzen ist stark abhängig von der Molybdänkonzentration und Qualität der Ackerböden.[544]	Bestandteil wichtiger Enzyme und damit Mitwirkung an vielen Stoffwechselprozessen, karieshemmend (unter Mitwirkung von Fluor)	Mangel: Störungen in Nervensystem und Stoffwechsel. Hohe Molybdängaben lösen durch Harnsäureanstieg gichtähnliche Beschwerden aus. Je naturbelassener ein Nahrungsmittel ist, umso besser ist seine Molybdänverfügbarkeit.[545]

Name	Wichtigste pflanzliche Quellen	Wichtigste Wirkungen	Mangelsymptome und Besonderheiten
Selen	Nüsse (v. a. Paranüsse), Kokosnuss, Samen, Pilze (besonders Steinpilze), Knoblauch, Zwiebeln, Vollkorngetreide, Soja, Hülsenfrüchte, getrocknete Feigen	Antioxidans, verhindert Schäden durch freie Radikale, Immunfunktion, krebsfeindlich, entzündungshemmend, Entgiftung von Schwermetallen, wesentlich für die Bildung und Wirkung von Schilddrüsenhormonen	Mangel: Abwehrschwäche, Haarausfall, diffuse Entzündungen, oxidativer Gewebsstress, Herzmuskelerkrankungen, Muskelschwäche, Hautveränderungen. In hohen Konzentrationen ist Selen giftig.
Silicium	Trinkwasser, Vollkorngetreide (v. a. Hafer, Gerste, Hirse), Hülsenfrüchte, Kartoffeln, viele Obst- und Gemüsesorten	strukturgebend für Bindegewebe, Knorpel, Knochen; wichtig für Haut, Haare, Nägel	Mangel: Probleme von Haut, Haaren, Binde- und Stützgewebe
Zink	Sojaprodukte, Hülsenfrüchte, Vollkornprodukte, Weizenkeime, Pseudogetreide, Nüsse, Samen, getrocknete Feigen, einige Obst- und Gemüsesorten, Pilze, Salat, Kräuter, Kakao	Wachstum und Regeneration von Gewebe, Wundheilung, Strukturelement von Knochen, kognitive Leistungsfähigkeit, Stoffwechsel- und Enzymfunktion, Alkoholentgiftung, Antioxidans, wichtig für Immunkompetenz und Gesundheit von Haut, Haaren und Nägeln, unterstützt die Funktion der Sinnesorgane, antientzündlich, nötig zur Blutzuckerregulierung und Speicherung von Insulin, beteiligt an der Spermienbildung	Mangel: vielfältige Hautprobleme, schlechte Wundheilung, Abwehrschwäche, Verdauungsprobleme, Nervenstörungen, Einschränkungen von Sehen, Hören, Riechen und Schmecken, Wachstumsstörungen, Haarausfall, gehäufte Komplikationen in der Schwangerschaft. Bei Zinkmangel sinkt die Glukosetoleranz. Hohe Zinkgaben beeinträchtigen Eisen und Kupfer. Grundsätzlich sollten Esswaren zu verzinkten Utensilien keinen Kontakt bekommen, da die Gefahr besteht, dass sich über Säuren giftige Zinksalze bilden.

Nahrungspflanzen als Medizin

In Nahrungspflanzen für den Menschen steckt eine Vielzahl sekundärer Pflanzenstoffe, die unsere Gesundheit fördern und auch pharmakologische Wirkungen entfalten.

»Kein Mensch erklärt die Rätsel der Natur,
Kein Mensch setzt einen Schritt nur aus der Spur,
Die seine Art ihm vorschrieb, und es bleibt
Der größte Meister doch ein Lehrling nur.«
(Omar Khayyâm, ca. 1048 –1123, aus den Versen »Welträtsel«)

Tiere wissen sehr genau, wie sie Pflanzen zur Gesundheitsvorsorge nutzen können. Wenn Wildtiere krank werden, suchen sie sich instinktiv Nahrungspflanzen und Kräuter, die ihre Heilung fördern. Schimpansen pflücken bei Krankheiten gezielt Heilpflanzen, Stare befreien mit Kräutern ihre Nester von Milben, Elefanten fressen Lehm zur Entgiftung. Bei Durchfall setzen Affen Bitterstoffe ein; sie behandeln sich bei Wurmbefall mit den haarigen Blättern einer Wildform der Sonnenblume.[546]

Mutter Natur ist die Apotheke der Tiere. Ganze Forschertrupps schleichen Tieren in der Wildnis hinterher, um deren Pflanzenwissen anzuzapfen.

Die Mysterien der sekundären Pflanzenstoffe

Dem modernen Menschen ist nämlich dieses intuitive pharmakologische Wissen irgendwie abhandengekommen. Jede einzelne Pflanze, die auf Erden wächst, birgt in sich viele biochemische Mysterien, die wir heute wissenschaftlich zu entschlüsseln versuchen. Alte Überlieferungen und empirische Erfahrungskunde möchten wir im Labor verstehen. Wir nutzen Chemie und Versuchsreihen, um Unsichtbares sichtbar zu machen. Wir möchten wissen, warum Knoblauch Parasiten austreibt und den Blutdruck senkt, weshalb Zwiebeln antibiotisch wirken und Senf entgiftend, Meerrettich Nebenhöhlenentzündungen lindert und warum Brokkoli vor Krebs schützt. Wieso erkranken Männer, die viele Tomaten essen, viel seltener an Prostatakrebs? Warum könnten tägliche Leinsamengaben die Brustkrebsrate bei Frauen vermindern?[547] Woher kommt es, dass täglich konsumierter Granatapfelsaft arteriosklerotische Plaques in der Arteria

carotis (Halsschlagader) reduzieren kann?[548] Wodurch hemmen Polyphenole aus roten Weintrauben den wichtigsten Kariesverursacher (Streptococcus mutans)?[549]

Neben den lebensnotwendigen Nährstoffen (Kohlenhydrate, Fette, Eiweiße, Vitamine, Mineralstoffe und Spurenelemente) finden sich in Pflanzen gesundheitsfördernde Substanzen, die die Ernährungswissenschaft unter dem Begriff »bioaktive Substanzen« zusammenfasst. Dazu gehören neben Ballaststoffen und Stoffen aus fermentierten Lebensmitteln die bedeutungsvollen sekundären Pflanzen(wirk)stoffe. Bei Letzteren spricht man auch von Phytaminen, im Englischen »phytochemicals« und »phytoprotectants«.

Nun sind wir bereits mittendrin in einer bunten Vielheit, denn geschätzte 60 000 bis 100 000 Phytamine soll es in der Natur geben.[550] In Nahrungspflanzen für den Menschen werden 5000–10 000 sekundäre Pflanzenstoffe vermutet.[551] Verstehen Sie den Begriff »sekundär« bitte nicht im Sinne von »zweitrangig«, denn das sind sie keineswegs. Für die Pflanze sind sie Abwehrstoffe gegen Schädlinge oder Fressfeinde, Schutz vor freien Radikalen, Lockstoff für Bestäuber und samenverbreitende Früchtefresser, Signal-, Farb-, Duft-, Aromastoff, Wachstumsregulatoren, UV-Schutz und natürliche Antibiotika, für den Menschen sind sie vor allem eines: Gesundheitsvorsorge zum Essen mit nachweisbar pharmakologischer Wirkung, sozusagen Prävention auf dem Teller.

Pflanzen produzieren Wirkstoffe in einer Genialität, die jeden Chemiker in den Schatten stellt. Dabei sind natürlich nicht alle Stoffe aus einer Pflanze für die menschliche Ernährung von Belang. Einige sind sogar schädlich bis giftig. Kokain zum Beispiel erzeugt der südamerikanische Coca-Strauch zur Raupenabwehr.[552]

Für uns unerwünschte Pflanzenstoffe

Hier einige Beispiele unerwünschter Stoffe aus Nahrungspflanzen:

Blausäure: Gift in Bittermandeln, einigen Steinobstkernen, rohen Holunderbeeren, unreifen Bambussprossen, Maniok, Yamswurzel, Limabohne, Leinsamen, Sorghum-Hirse-Arten. Oft wird die Blausäure durch traditionelle Zubereitungsverfahren entfernt: Bei Maniok über Ausgasen durch Reiben und intensives Kochen bei offenem Deckel; bei Holundersaft durch Kochen; bei Hirse durch Schälen, Kochen und die Verwendung von blausäurearmen Sorten. Leinsamen enthalten nicht nur Blausäure, sie können auch Cadmium anreichern. Aus diesem Grund empfiehlt das Bundesinstitut für Risikobewertung (BfR), täglich nicht mehr als 20 g Leinsamen (= 2 Esslöffel) zu essen, um den gesundheitlichen Nutzen nicht zu gefährden.[553]

Lektine: Zu Lektinen gehört z. B. Phasin in Gartenbohnen und Hülsenfrüchten, das durch Einweichen gelöst und durch Kochen zerstört wird (Einweichwasser sollten Sie wegschütten). Auch Keimen baut Phasin ab; ein Restgehalt an Phasin wird durch Blanchieren von Hülsenfrüchtekeimlingen unschädlich gemacht.

Solanin: Das hitzeunempfindliche Solanin sitzt in grünen Stellen an Kartoffeln und Tomaten, die deshalb entfernt werden sollten. Beim Kartoffelkochen geht das wasserlösliche Solanin ins Kochwasser über.

Oxalsäure: Diese kommt z. B. in Spinat, Mangold, Kakao, Süßkartoffel, Sauerampfer, Portulak, Rhabarber, Rote Bete, schwarzen Teeblättern vor.

Unerwünschte Pflanzenstoffe zu ergründen, wäre ein höchst interessantes Feld, soll aber hier nicht weiter unser Thema sein. Nur eines vielleicht noch: Durch begleitende sekundäre Pflanzenstoffe werden so manche problematische Pflanzenbestandteile relativiert. So liefern nitratreiche Pflanzen häufig natürliche Hemmstoffe für unerwünschte Nitratwirkungen wie die Vitamine C und E, Flavonoide und Polyphenole gleich mit.[554] Für dieses Kapitel soll es uns genügen, die gesundheitsfördernden Pflanzenstoffe zu betrachten.

Die meisten bioaktiven Substanzen sitzen in der Schale

Dabei zählen auch bei der Pflanze voll und ganz die inneren Werte und nicht das Aussehen. Obst und Gemüse, das vor der Ernte ausreifen durfte und auf natürlichem Boden unter freiem Himmel gewachsen ist, hat deutlich mehr Phytamine als Treibhauskulturen. Bei den Inhaltsstoffen gibt es große Standortunterschiede. Frisch nach der Ernte verzehrt, möglichst saisonal und regional, kommen Sie am besten in den Genuss der wertvollen Inhaltsstoffe. Die höchste Konzentration der bioaktiven Substanzen findet sich in Schalen, Randschichten und äußeren Blättern, da dort ihre Schutzwirkung am meisten gebraucht wird. Wenn irgend möglich, verwenden Sie Ihre Karotten, Gurken, Tomaten, Äpfel usw. ungeschält, sonst landet der Hauptteil an Phytaminen im Müll und nicht in Ihrem Körper. Viele von ihnen sind hitzelabil und empfehlen sich als Rohkost, andere werden durch Erhitzen verfügbarer und können schonend warm zubereitet werden (siehe Tabelle ab Seite 315). Alle miteinander sollten nicht im Wasser oder Sonnenlicht liegen bleiben und per Mikrowellen erhitzt werden, denn diese zerstören die bioaktiven Stoffe.

Viele sogenannte Zivilisationskrankheiten sind schlichtweg die Folge davon, dass dem Körper durch falsche Ernährung wesentliche Stoffe aus der Nahrung vorenthalten werden, die aber zum normalen Ablauf funktionierender Körpergeschehen notwendig wären. Not-wendig dürfen Sie hier wörtlich nehmen: In pflanzlicher Nahrung gibt es in der Tat Stoffe, die die Not schon im Vorfeld abwenden.

Antikanzerogene Nahrungsmittel

Nehmen wir Krebs als Beispiel: Als besonders krebsfeindliche (= antikanzerogene) Nahrungsmittel gelten Knoblauch, Soja, Kohl- und Kreuzblütlergemüse (Brokkoli, Blumenkohl, Weiß- und Rotkohl, Wirsing, Rosenkohl, Kohlrabi, Grünkohl etc.), Ingwer, Zwiebel, Leinsamen, Zitrusfrüchte, Tomaten, Vollkornprodukte, Vollkornreis, Karotten, Beeren und viele Gewürze.[555] Warum aber ist das so?

Mittlerweile ist das pharmakologische Wirkprofil vieler krebshemmender Stoffe aus Pflanzen ganz gut entschlüsselt. Die Ansatzpunkte der Einzelsubstanzen aus Pflanzen sind unterschiedlich, vielseitig und perfekt ineinander verzahnt. Im Körper erwirkt jede Substanz ganz gezielte Effekte. Wenn Sie also weiter unten den Begriff »antikanzerogen« lesen, kann die krebsfeindli-

che Wirkung auf unterschiedlichen Wegen erreicht werden.

Die einzelnen Spezialisten[556, 557]**:**

- hemmen die Bildung krebsfördernder Stoffe (z. B. sekundäre Gallensäuren) im Körper
- fangen freie Radikale ab und verhindern Zellschäden (Antioxidanzien)
- aktivieren Entgiftungsenzyme
- modulieren den Hormonstoffwechsel (v. a. Isoflavonoide, Lignane)
- treten als Antipromotoren auf, indem sie eine Zellentartung verhindern oder gar rückgängig machen
- blocken die Aktivierung von Prokanzerogenen (= Stoffe, die im Körper in krebsauslösende Substanzen umgewandelt werden können)
- inaktivieren Kanzerogene (= krebsauslösende Substanzen)
- verbessern die Kommunikation unter den Zellen über sogenannte »gap junctions«
- nehmen Einfluss auf Immunsystem, Zellreparatursysteme, DNS-Schutz usw.

Nun müssen wir nicht jeden Wirkstoff im Einzelnen bis in die feinste Biochemie bemühen (wobei das unzählige Wissenschaftler tagtäglich über Versuche an Tieren, im Reagenzglas und Humanstudien tun). Mit der obigen kleinen Aufstellung möchte ich Ihnen lediglich zeigen, dass Namen dabei eigentlich keine Rolle mehr spielen. Vor einigen Jahrzehnten begann sich die Forschung verstärkt für die Gesundheitsaspekte sekundärer Pflanzenstoffe zu interessieren in der großen Hoffnung, einzelne Substanzen aus der Nahrung isolieren zu können, die Wunder wirken und gegen Krebs helfen oder ein zerrüttetes Immunsystem wiederherstellen (und damit Geld in die Kassen der Pharmafirmen spülen).

Synergie: Alle Stoffe einer Pflanze wirken zusammen

Die moderne Mikronährstoffmedizin wendet sich eher wieder dem Ausgangspunkt ihrer Forschung zu und betont, dass nur die Synergie aller Nähr- und Wirkstoffe aus Pflanzen als kunterbuntes Kompendium die Gesunderhaltung unseres Körpers sicherstellt. Aus dem Weißkohl konnte man mittlerweile ca. 50 unterschiedliche sekundäre Pflanzenstoffe und Abbauprodukte mit pharmakologischer Wirkung identifizieren, in Äpfeln 300, in Tomaten bis 350.[558, 559] Vielleicht erschließt sich Ihnen dadurch die wiederholte Empfehlung in diesem Buch, abwechslungsreich und farbenfroh zu essen, damit Sie alles bekommen, was Ihrem Körper guttut.

Von 156 Ernährungsstudien, die sich mit Nahrung und Krebs auseinandersetzten, zeigten 128 für einen hohen Konsum an Gemüse und Obst signifikante Schutzeffekte vor vielen Krebsarten. Menschen mit niedrigem Konsum von Obst und Gemüse haben durchschnittlich das doppelte Risiko, an Krebs zu erkranken, als solche mit einem hohen Konsum.[560]

So vervielfachen sich die Hinweise dafür, dass eine tägliche Zufuhr von Phytaminen unverzichtbar ist zur Krankheitsprävention (v. a. für Krebs, Bluthochdruck, Schlaganfall, Makuladegeneration, Demenz, Rheuma, Herzinfarkt, degenerative Erkrankungen). Es ist fraglich, ob wir ohne sie überhaupt unsere volle Lebensspanne erreichen können.

In tierischen Nahrungsmitteln gibt es nichts, das mit den großartigen Gesundheitseffekten der sekundären Pflanzenstoffe vergleichbar wäre.

Wichtig ist der tägliche Verzehr

Wenn Sie nun eine Mango essen, erreichen vom Darm aus über den Blutweg Wirkstoffe verschiedene Zellstrukturen Ihres Körpers und fluten innerhalb kurzer Zeit in Zielorganen wie Gehirn, Haut, Leber, Milz, Bauchspeicheldrüse usw. an. Sie essen Himbeeren, und Pflanzenwirkstoffe daraus sind tatsächlich in Ihrem Blut und Gewebe nachweisbar. Dabei weist jedes Ihrer Körperorgane ein sehr spezifisches Muster an Phytaminen auf. Dies erklärt auch die individuelle Einflussnahme von einzelnen Nahrungsmitteln auf bestimmte Organe (z. B. Tomaten auf die Prostata usw.).

Nun werden aber sekundäre Pflanzenstoffe extrem schnell verstoffwechselt und weisen eine Halbwertszeit von Stunden bis zu einem Tag auf. Wir können also nicht einen Salat essen und darauf hoffen, dass wir nun einen Wochenvorrat an Phytaminen intus haben. Nur bei fortwährender, kontinuierlicher (in diesem Fall täglicher) Aufnahme können die Wirkstoffe tatsächlich gesundheitsfördernde Effekte in unserem Körper erzielen.

Besonders zur Geltung kommen Pflanzenwirkstoffe in der Prävention von Krankheiten. Hier ist allerdings das Leben der wissenschaftlichen Forschung weit voraus. Nur wenige der sekundären Pflanzenstoffe werden gut verstanden, zudem wirken sie im Verbund völlig anders als isolierte Einzelsubstanzen. Es ist ein Unterschied, ob ich eine Brause mit Ascorbinsäure trinke oder eine Mandarine esse, denn Flavonoide ergänzen den zellschützenden Gesamteffekt von Vitamin C und haben breitere Auswirkungen als ein Vitamin allein. Dies erklärt, warum Studien mit Obst und Gemüse völlig andere Ergebnisse bringen als mit Einzelsubstanzen daraus. So zeigen Untersuchungen mit intakten Pflanzen einen deutlich stärkeren Krebsschutz als isolierte Wirkstoffe; besonders ausgeprägt ist das bei Soja.

Oft werden hochdosierte Einzelsubstanzen untersucht

Da allerdings viele Tests nicht mit Nahrungsmitteln, sondern mit isolierten Stoffen und noch dazu am Tier durchgeführt werden, tragen Forschungsergebnisse manchmal die seltsamsten Blüten.

Wir alle meinen zu wissen, dass Knoblauch gesund sei. Nun wurde aber herausgefunden, dass ein Wirkstoff daraus (Sulfide) bei Tieren mit chemisch provoziertem Leberkrebs zu einem Fortschreiten der Erkrankung führen kann. Daraus wurde der Schluss gezogen, Sulfide könnten Leberkrebs fördern. Wenn man allerdings nachrechnet, müsste ein Mensch von 70 kg Körpergewicht täglich ca. 2 kg Knoblauch essen, um auf die im Tierversuch verwendete Dosis zu kommen.[561]

Im Rahmen meiner Recherchen bin ich auf zahllose solcher Untersuchungen gestoßen, deren Sinn sich mir nicht erschließen mag. Dieses kleine Beispiel soll aber zum Verständnis dafür beitragen, warum ich immer wieder den Blick auf Nahrungspflanzen im Gesamten und den Menschen lenke, was mir viel sinniger erscheint.

Dennoch mag vielleicht die Sichtung von Details einmal mehr unseren Gesichtskreis erweitern und unsere Wertschätzung für Nahrungspflanzen vertiefen.

Jetzt ist es amtlich: Gemüse ist gesund!

Forscher vom University College London haben sich intensiv mit der Verbindung zwischen Obst- und Gemüsekonsum und dem generellen Sterberisiko befasst. Basierend auf Ernährungs- und Lebensdaten von über 65 000 Briten (erfasst von 2001–2014 im Rahmen des Health Survey for England) wurde offensichtlich, dass täglich sieben oder mehr Portionen Obst und Gemüse das generelle Sterberisiko in jedem Alter um 42 % senken. Gemüse zeigte dabei die besten Effekte.[562]

Na also: Wenn Sie vollwertig vegan essen, ernähren Sie sich nicht nur voller Mitgefühl und Weitblick. Tatsächlich können Sie sich in die Gewissheit hineinentspannen, dass Sie durch Ihre Ernährung ein reichhaltiges Potpourri an Wirkstoffen aufnehmen und sekundäre Pflanzenstoffe sogar in überdurchschnittlichem Maße.[563] So werden unsere Nahrungsmittel zu herausragenden Gesundheitswächtern, Schutzschilden gegen Keime, Stressoren und freie Radikale, Farbtherapeuten, inneren Wächtern und Glücksboten. Mehr noch: Wir dürfen pflanzliche Nahrung im buchstäblichen Sinne als Heilmittel verstehen.

*»Dunkelgründig, als ob es nichts sei,
und doch ist es;
zwanglos aus sich selbst wirkend,
gestaltlos und doch voll zauberischer Kraft.
Alle Dinge ernährt es, und doch wissen diese
nichts davon.
Dies nennt man den Ursprung, Wurzel.
Wer sie erkennt, kennt die Natur.«
(Zhuāngzǐ, etwa 4. Jahrhundert v. Chr.)*

Eine Auswahl bedeutender Phytamine aus Nahrungspflanzen

Pflanzenstoffklasse und Quellen	Wirkung[564, 565, 566]	Küchentipps
Carotinoide umfassen eine große Gruppe von bislang über 700 identifizierten Wirkstoffen.[567] Sie sind Naturfarbstoffe in farbigen Pflanzen.		
vielfältiges Vorkommen in gelb-, orange- und rotfarbenem sowie in grünem Obst und Gemüse (dort ist die Farbe durch Chlorophyll überdeckt) **sauerstofffreie Carotine:** Alpha-Carotin (Karotte, Kürbis etc.) Beta-Carotin (kräftig gefärbtes Obst und Gemüse in Gelb, Orange, Rot und Grün) Lycopin (Tomate, Guave, Wassermelone, rote Grapefruit, Papaya etc.)	Carotinoide generell: antikanzerogen, antioxidativ, immunmodulierend, verbessern die Kommunikation der Zellen untereinander. Beta-Carotin und Lycopin sind zusätzlich cholesterinsenkend. Die männliche Prostata lagert Lycopin ein; dort wirkt es krebsvorbeugend.[572] Ein Teil der Carotinoide hat Provitamin-A-Aktivität (ca. 50 Carotinoide zeigen diese Wirkung, am stärksten Beta-Carotin).	Beta-Carotin und Lycopin sind relativ hitzestabil und bei kurzen Garzeiten auf niedrigen Temperaturen aus erhitzten Karotten und Tomaten besser bioverfügbar als aus rohen. Xanthophylle werden bei hohen Temperaturen zerstört und entfalten ihre Wirkung besser in Form von Rohkost. Pürieren, Raspeln oder sehr gutes Kauen (= Aufbrechen der Zellwände) verbessern die Verfügbarkeit aller Carotinoide aus Rohkost.

Pflanzenstoffklasse und Quellen	Wirkung[564, 565, 566]	Küchentipps
sauerstoffhaltige Xanthophylle: Beta-Cryptoxanthin (Aprikose, Pfirsich, Papaya, Orange, Mandarine, Kürbis, Mais, Mango etc.)[568, 569] Zeaxanthin (Grünkohl, Spinat, Salat, Mais, rote Paprika etc.)[570] Lutein (Grünkohl, Brokkoli, Kopfsalat, Kürbis, Spinat, Karotte, Mais, Tomate etc.)[571]	Lutein und Zeaxanthin wirken vorbeugend gegen altersbedingte Makuladegeneration und Katarakt (grauer Star).[573] Isoliert als Medikament (nicht in der Nahrung!) bergen Beta-Carotine in hohen Dosen Risiken.	Carotinoide sind empfindlich auf Licht und Sauerstoff und werden unter Anwesenheit von Fett resorbiert. Dafür ist eine funktionierende Fettverdauung Voraussetzung.
Saponine sind schaumbildend (lat. Sapo = Seife) und von bitterem Geschmack.		
Hülsenfrüchte (v. a. Kichererbsen und Sojabohnen, aber auch Bohnenkerne und grüne Bohnen, Linsen), weitere Quellen sind Spinat, Hafer, Spargel	Antikanzerogen, antimikrobiell, immunmodulierend, cholesterinsenkend. Das Saponin Glycyrrhizin aus Süßholz kann in hohen Dosen den Blutdruck erhöhen. Einzelne Saponine wirken hämolytisch, wenn man sie isoliert hoch dosiert in die Vene spritzt (was nicht praxisrelevant ist).[574]	Keimen und Einweichen von Hülsenfrüchten beeinflusst den Saponingehalt wenig. Kochen kann zu mäßigen Verlusten führen[575]; die Saponine von Soja sind hitzestabil.[576]
Phytosterine ähneln strukturell Cholesterin. Analog zum tierischen Cholesterin sind Pflanzensterine Bausteine für pflanzliche Zellwände. Über 100 sind bisher bekannt.[577]		
Beta-Sitosterin Stigmasterin Campesterin u. v. a. Vorkommen hauptsächlich in fettreichen Pflanzenteilen: besonders in Sonnenblumenkernen, Sesam und Sojaöl; auch in Ölsamen und Nüssen; nur wenige sind in Obst, Gemüse, Getreide und Hülsenfrüchten	Antikanzerogen, cholesterinsenkend. Zur Problematik von isolierten Pflanzensterinen als Zusatz zu Designer Food siehe Kapitel »Phytosterine als Nahrungsmittelzusatz« (Seite 207). Bei der extrem seltenen Erbkrankheit Phytosterolämie häufen sich durch einen Defekt Phytosterine im Körper an.	Raffination senkt den Phytosterinanteil im Öl erheblich. Verwenden Sie deshalb native, kalt gepresste Pflanzenöle.
Phenolsäuren sind eine Untergruppe der Polyphenole.		
Viele Obst- und Gemüsesorten (z. B. Spinat, Kopfsalat, Grünkohl, Tomaten, Karotten, Weißkohl, Radieschen, Äpfel,	Antikanzerogen, antimikrobiell, antioxidativ.	Vor allem in den Randschichten der Pflanze (Schale und angrenzendes Gewebe, äußere Blätter) lokalisiert, weil dort ihre

Pflanzenstoffklasse und Quellen	Wirkung[564, 565, 566]	Küchentipps
Trauben, Beeren etc.); Vollkorngetreide (besonders Weizen), Walnüsse, Pekannüsse, Kartoffeln (im Schalenbereich), Kaffee u.a.		antioxidative Kraft am meisten gebraucht wird. Der Gehalt ist in frisch geernteten Pflanzen am höchsten und nimmt während der Lagerung ab (Phenolsäuren sind oxidationsempfindlich).
Flavonoide sind eine Untergruppe der Polyphenole; mittlerweile sind über 6500 verschiedene identifiziert[578], die natürlich alle eigens benannt werden. Uns sollen die wichtigsten Hauptgruppen für eine Übersicht genügen. Oft prägen sie die Farbe einer Pflanze.		
Flavonole (hellgelb): Zwiebeln, Endivien, Grünkohl, grüne Bohnen, Äpfel, Brokkoli, Kirschen etc.[579] **Flavanole:** grüner, Oolong und (weniger) schwarzer Tee (Catechine); Äpfel, Kakao, Aprikosen, Süßkirschen etc.[580] **Flavanone:** Zitrusfrüchte und Säfte daraus **Flavone** (hellgelb): Sellerie (auch ihre Blätter), Paprika, grüne Blattgewürze etc. **Anthocyane** (rot, blau, violett): blaue Trauben, Pflaumen, Kirschen, Rotkohl, Beeren, Auberginen, rote Zwiebeln, rote und schwarze Hülsenfrüchte, Blutorangen, Aronia etc.[581] **Isoflavonoide:** siehe unten	Antikanzerogen, antimikrobiell, antioxidativ, antithrombotisch, immunmodulierend, entzündungshemmend. Flavonoide aus Zitrusfrüchten optimieren die Wirkung von Vitamin C. Besonders die weiße Haut von Zitrusfrüchten ist reich an antimikrobiell wirkenden Flavonoiden.[582] Flavonoide aus Cranberrys wirken antimikrobiell und entzündungshemmend bei Harnwegsinfekten. Flavonoide aus Heidelbeeren unterstützen Sehvorgänge und sind starke Radikalfänger.	Vor allem in Randschichten und Licht ausgesetzten Teilen, z. B. äußeren Blättern von Salat, Schalen, in der weißen Haut von Orangen und Grapefruits. Geschälte Dosentomaten oder Obstsäfte enthalten deshalb vergleichsweise kaum noch Flavonoide.[583] Thermisch relativ stabil, gehen aber ins Kochwasser über (der Mittelwert für Kochverluste liegt bei 50 %).[584] Auch Lagerung baut Flavonoide ab. Frisch und unverarbeitet ist der Gehalt in der Pflanze dann am höchsten, wenn sie natürlicherweise Saison hat.
Phytoöstrogene ähneln strukturell körpereigenen Östrogenen; die unten genannten sind eine Untergruppe der Polyphenole.		
Isoflavonoide (= Isoflavone) wie Genistein und Daidzein sind auf wenige tropische Hülsenfrüchte (Sojabohne) begrenzt. In Gemüse und Hülsenfrüchten kommen sie nur in Spuren vor. **Lignane** sind in Pflanzen die Basissubstanz von zellwandstabilisierendem Lignin und weit verbreitet: in der Aleuronschicht von Vollkorngetreide, Ölsaaten	Antikanzerogen (v. a. bezügl. Dickdarm, Lunge, Brust, Prostata, Uterus)[587]; antioxidativ; positive Effekte für Blutfette und Knochenmineraldichte[588] und bei Wechseljahresbeschwerden. Pflanzenöstrogene wirken viel schwächer als körpereigene Östrogene. Sie können je nach Bedarf und Spiegel der Kör-	Isoflavonoide überstehen diverse Verarbeitungen der Sojabohne sehr gut. Sie sind in Tofu, Keimlingen, Sojamilch, Tempeh, Miso und Sojawürstchen enthalten. Sojasauce ist die Ausnahme.[589] Aus fermentierten Sojaprodukten werden Isoflavonoide besonders gut resorbiert.[590] Lignane sind im Vollkorn ent-

Pflanzenstoffklasse und Quellen	Wirkung[564, 565, 566]	Küchentipps
(v. a. Leinsamen); geringere Anteile auch in einigen Sorten Gemüse, Obst, Nüssen und Hülsenfrüchten[585] **Coumestane** sind in Alfalfa-, Klee- und Sojasprossen enthalten[586]	peröstrogene im Organismus östrogene (fördernde) oder antiöstrogene (hemmende) Eigenschaften entfalten. Isoflavonoide treten in die Muttermilch über, wenn die Stillende Sojaprodukte isst. Gegenwärtig ist die Bedeutung für den Säugling nicht bekannt. Hoch dosierte Präparate mit isolierten Phytoöstrogenen bergen Risiken. Zur goitrogenen Wirkung von Soja bei Jodmangel siehe Kapitel »Pflanzliche Goitrogene« (Seite 302).	halten und gehen bei Auszugsmehlen verloren.
Protease-Inhibitoren hemmen eiweißspaltende Enzyme und werden auch vom Körper selbst gebildet.		
Hülsenfrüchte (z. B. Sojabohne, Mungbohne, Erbse, Erdnuss), Kartoffel, Getreide (auch Reis und Mais)	Antikanzerogen, antioxidativ, entzündungshemmend.	Erhitzen und Keimen verringern die Inhibitor-Aktivität. Fast alle Hülsenfrüchte sind roh ungenießbar. Gekeimt sollten sie der besseren Verträglichkeit halber blanchiert werden.
Monoterpene riechen aromatisch und sind wesentliche Bestandteile ätherischer Öle.		
Aromastoff in verschiedenen Obstarten (z. B. Beeren, Aprikosen, Weintrauben, Äpfeln), Zitrusfrüchten (auch in frisch gepressten Säften), Kräutern und Gewürzen (Ingwer, Salbei, Rosmarin, Basilikum, Thymian, Kümmel, Lorbeer u. v. a.)	Antikanzerogen, antimikrobiell, entzündungshemmend.[591] Aromastoffe, z. B.: Limonen (Zitrusfrüchte, v. a. in den Schalen), Menthol (Pfefferminze), Carvon (Kümmel), Geraniol (Beeren, Trauben, Aprikosen)	Flüchtig und empfindlich, deshalb: Tee immer zugedeckt ziehen lassen, Kräuter frisch abschneiden und erst nach dem Kochen ins Essen geben. Biologische Zitrusschalen eignen sich hervorragend zum Aromatisieren von Süßspeisen.
Glucosinolate sind schwefelhaltige Verbindungen, die zum sortentypischen Geschmack von Gemüse beitragen. Bisher sind über 120 verschiedene bekannt.[592]		
Kreuzblütler wie alle Kohlgewächse (z. B. Rosenkohl, Kohlrabi, Weißkohl, Rotkohl, Wirsing, Brokkoli, Blumenkohl, Grünkohl, Chinakohl) sowie Kresse, Rucola, Rettich, Radieschen, Meerrettich, Senf.	Antikanzerogen, antimikrobiell, cholesterinsenkend, evtl. auch antioxidativ und immunmodulierend.[593] Durch Schneiden, Raspeln, Kauen (= Zellzerstörung) kommen Glucosinolate mit	Erhitzen führt zu starken Verlusten der Glucosinolate, ebenso Lagerung (Licht + Sauerstoff), Schwermetalle und Tiefkühlen. Kurzes Dämpfen oder Anbraten schont mehr als Kochen. Beim

Pflanzenstoffklasse und Quellen	Wirkung[564, 565, 566]	Küchentipps
Auch Sprossen aus den genannten Pflanzen sind reichhaltige Quellen, allen voran Brokkolisprossen.	abbauenden Enzymen aus der Pflanze zusammen, wodurch die eigentlichen Aroma- und Wirkformen als Abbauprodukte entstehen: Isothiocyanate, Thiocyanate, Indole etc. Einige Abbauprodukte der Glucosinolate konkurrieren mit Jod (Seite 301), was aber nur bei Jodmangel und extrem einseitiger Ernährung von Belang ist.[594]	Kochen gehen sie z. T. in die Garflüssigkeit über.[595, 596] Im Sauerkraut werden Gucosinolate durch Gärung nahezu völlig abgebaut.[597] Insofern hat Kohl als Rohkost (gut gekaut!) die stärkste antikanzerogene Kraft. Aus den Würzstoffen Senf und Meerrettich sind Glucosinolate gut verfügbar.
Sulfide sind schwefelhaltige Pflanzenstoffe.		
Zwiebel- und Lauchgewächse wie Zwiebeln, Lauch, Knoblauch, Bärlauch, Schnittlauch	Antikanzerogen, antimikrobiell, antiparasitär, antioxidativ, antithrombotisch, immunmodulierend, entzündungshemmend, blutdrucksenkend, cholesterinsenkend, verdauungsfördernd.	Allicin als Hauptwirkstoff des Knoblauchs und seine Abbauprodukte werden erst durch Schneiden, Kauen oder kurzes Garen aus Vorstufen gebildet. Auch Wirkstoffe aus Zwiebeln und Lauch werden so durch Aktivieren der zelleigenen Enzyme frei. Verarbeitete Produkte (Knoblauchpulver u. Ä.) enthalten kein Allicin. Rohkost ist mit Abstand am wirksamsten.
Chlorophyll ist ein natürlicher Farbstoff (Blattgrün) in Organismen mit Photosynthese.		
alle grünen Pflanzen, z. B. grünes Gemüse, Salat, Algen, grüne Kräuter, grüne Wildpflanzen (Brennnessel, Sauerampfer etc.)	antikanzerogen	empfindlich gegen Licht, Hitze und Sauerstoff, deshalb empfehlenswert als frische Rohkost
Phytinsäure ist für die Pflanze als Speichermedium für Phosphor eine Energiereserve.		
in den Randschichten von Getreide (Vollkorn); Pseudogetreide; Hülsenfrüchte (auch Sojabohnen und Erdnüsse); Ölsaaten	Antikanzerogen (v. a. Dickdarm), antioxidativ, immunmodulierend, blutzuckersenkend, cholesterinsenkend.[598, 599] Kann mit Mineralstoffen Komplexe bilden und die Bioverfügbarkeit von Proteinen verringern. Die hohe Nährstoffdichte in phytinhaltigen Nahrungsmitteln kompensiert jedoch solche Verluste.[600, 601]	Einweichen reduziert Phytin (Seite 231). Keimen und lange Sauer- und Hefeteigführung aktiviert das Enzym Phytase (diese baut Phytinsäure ab) und macht Mineralstoffe besser resorbierbar.

Mikronährstoff-welten

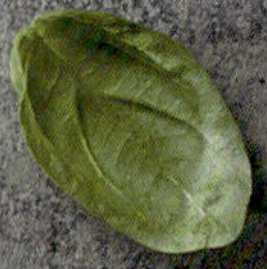

Pflanzen versorgen uns nicht nur mit Kohlenhydraten, Eiweißen und Fetten, sondern liefern auch fast alle Vitamine, Mineralstoffe und Spurenelemente, die wir brauchen.

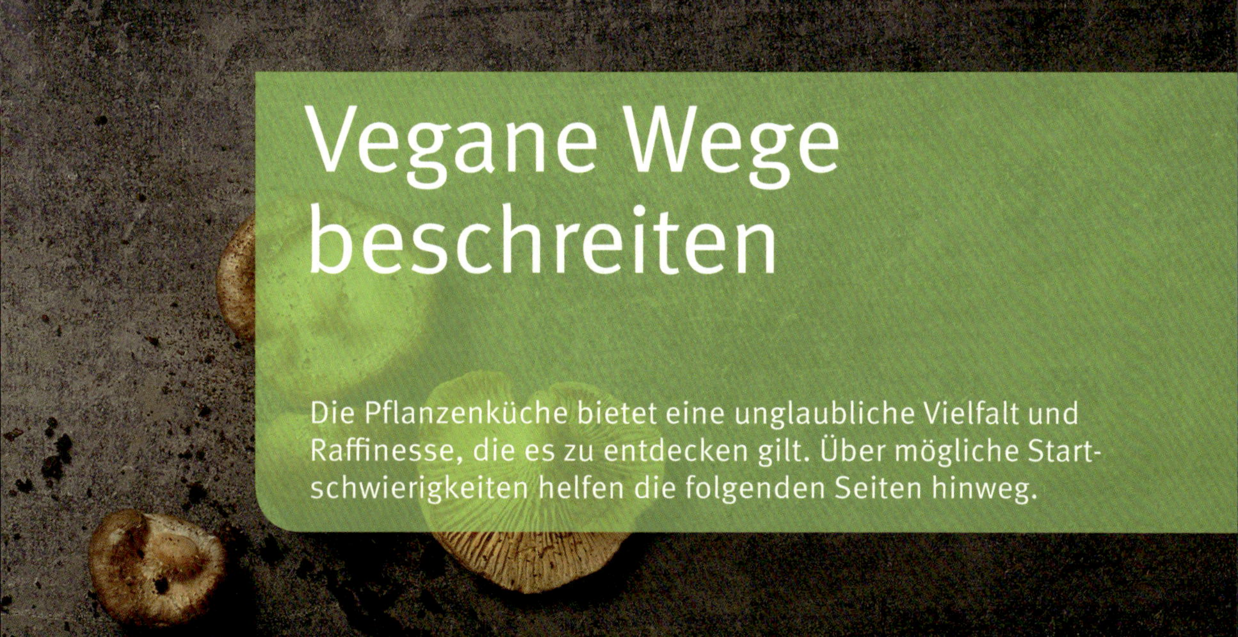

Vegane Wege beschreiten

Die Pflanzenküche bietet eine unglaubliche Vielfalt und Raffinesse, die es zu entdecken gilt. Über mögliche Startschwierigkeiten helfen die folgenden Seiten hinweg.

Austauschprodukte für die Pflanzenküche

Viele Speisen, die wir kennen und lieben, lassen sich auch mit Pflanzenprodukten nachempfinden. Dazu braucht es etwas Kreativität, Geduld und Forschergeist.

Für eine geglückte Umwandlung Ihrer Lieblingsgerichte in eine rein pflanzliche Komposition reicht es nicht immer aus, tierische Zutaten eins zu eins durch pflanzliche zu ersetzen. Manchmal müssen die Mengenverhältnisse von Trocken- und Flüssigzutaten angeglichen und einige Austauschprodukte kombiniert werden, damit das Rezept gelingt. Hilfreiche Hinweise hierzu finden Sie in den Kapiteln »Kochen und Backen ohne Ei« (Seite 135), »Pflanzliche Milchprodukte« (Seite 129) und »Eiweiß von Pflanzen« (Seite 54).

Pflanzliche Alternativen zu tierischen Zutaten

Tierisches Produkt	Pflanzliche Produkte
Alternativen für Milch	
Milch	Nussdrink: Mandel, Cashew, Haselnüsse, Kokos Getreidedrink: Dinkel, Hafer, Gerste, Reis, Hirse etc. Drinks aus Hülsenfrüchten: Soja, Erdnüsse Drinks aus Saaten: Hanf, Sesam, Sonnenblumenkerne
Buttermilch	150 ml Sojamilch + 1 TL Zitronensaft 150 ml Sojamilch + 1 TL naturtrüber Apfelessig
Sahne	pürierter Seidentofu Cashewmus, mit Pflanzenmilch glattgerührt eingeweichte, mit dem Einweichwasser pürierte Cashewkerne Kokosmilch

Tierisches Produkt	Pflanzliche Produkte
Joghurt	Sojajoghurt mit Sojamilch glattgerührter Seidentofu
Quark	über Nacht im Kaffeefilter abgetropfter Sojajoghurt Tofu Seidentofu
Sauerrahm	Sojajoghurt
Frischkäse	über Nacht im Kaffeefilter abgetropfter Sojajoghurt (kühlen und ein Schälchen unterstellen)
Schmand	über Nacht im Kaffeefilter abgetropfter Sojajoghurt
Parmesan	Hefeflocken Gomasio »Mandelparmesan«: 50 g Mandeln, 15 g Hefeflocken, 10 g Semmelbrösel und ½ TL Meersalz in der Küchenmaschine fein zermahlen »Nussparmesan«: 50 g Walnüsse oder Pinienkerne mit 20 g Hefeflocken und ½ TL Meersalz in der Küchenmaschine grob oder fein zermahlen Würzbrösel: Semmelbrösel in etwas Pflanzenöl anbraten und mit Salz, Kräutern und/oder Knoblauch würzen
Käse zum Kochen	Hefeflocken
Schmelzkäse zum Überbacken	30 g weißes Mandelmus mit 1 TL Hefeflocken, ½ TL indischem Currypulver, Salz, Pfeffer und etwas Wasser glatt rühren
Schafskäse	gut gewürzter Tofu
Butter	vegane Margarine aus ungehärteten Fetten Pflanzenöle (ca. 80 g Öl ersetzen 100 g Butter)
Alternativen für Ei	
ein Ei in pikanten Rezepten wird ersetzt durch	1 EL Sojamehl vollfett, verrührt mit 2 EL Wasser 1 EL Kichererbsenmehl, verrührt mit 2 EL Wasser 1½ EL fein gemahlener Leinsamen, verrührt mit 3 EL Wasser 1 EL Süßlupinenmehl, verrührt mit 1–2 EL Wasser
ein Ei in süßen Rezepten wird ersetzt durch	1 EL Sojamehl vollfett, verrührt mit 2 EL Wasser 1 EL Süßlupinenmehl, verrührt mit 1–2 EL Wasser
für saftige Kuchenteige pro Ei	50 bis 75 g Apfelmus (Flüssigkeitsmenge im Rezept reduzieren) ½ pürierte reife Banane 50–75 g Kürbispüree 2 EL Sojajoghurt 50–75 g pürierter Seidentofu 50–75 g pürierter Tofu

Tierisches Produkt	Pflanzliche Produkte
zur Teiglockerung	Weinstein-Backpulver Mineralwasser mit viel Kohlensäure
Ei-Ersatz für leichte Teige	1 EL Sojamehl + 1 EL Backpulver + 1 TL Rapsöl + 2–3 EL Wasser oder Mineralwasser mit Kohlensäure
zum Binden von nassen Teigen	Hartweizengrieß Semmelbrösel
für eine kräftige Farbe	Kurkumapulver Paprikapulver edelsüß indisches Currypulver Safran
zum Bestreichen von Gebäck für eine schöne Farbe	1 EL Sojamilch mit 1 EL Rapsöl mischen
Eier zum Panieren	Sojamehl oder Kichererbsenmehl mit etwas Wasser zu einem zähflüssigen Teig verrühren, mit Kurkuma oder Curry und Salz würzen. Paniergut zuerst durch diesen Teig ziehen und dann in Semmelbröseln oder Sesam wenden.
Eiernudeln	Nudeln ohne Ei
Alternativen für Honig	
Honig	Agavendicksaft Ahornsirup Apfeldicksaft oder Apfelkraut Birnendicksaft oder Birnenkraut Rübenkraut eingeweichte und pürierte Trockenfrüchte
Alternativen für Fleisch	
Wurst	pflanzliche Brotaufstriche Räuchertofu und andere Tofuspezialitäten allerlei Gemüsezubereitungen pflanzliche Bratlinge
Hackfleisch	zerkrümelter Tofu, kräftig angebraten und gewürzt feine Sojaschnetzel Sojagranulat Linsen grob geschrotetes Getreide
Würstchen	Würstchen aus Soja oder Weizeneiweiß (Seitan)

Tierisches Produkt	Pflanzliche Produkte
Burger	Gemüsebratlinge Grünkernburger Lupinenbratlinge Frikadellen auf Soja- oder Weizenbasis
Alternativen für andere Tierprodukte	
Gelatine	Agar Agar Apfelpektin
Bindemittel für süße Speisen	Johannisbrotkernmehl Pfeilwurzelmehl (dickt extrem stark ein) Guarkernmehl (macht aber Farbe und Geschmack der Speise matt) Vollkorn-Reismehl Sojamehl Hartweizengrieß
Bindemittel für pikante Speisen	Johannisbrotkernmehl Pfeilwurzelmehl (dickt extrem stark ein) Guarkernmehl (macht aber Farbe und Geschmack der Speise matt) Vollkorn-Reismehl Sojamehl Kichererbsenmehl Semmelbrösel Hartweizengrieß
zum Binden von Saucen	püriertes gekochtes Gemüse Tomatenmark eine große, sehr klein geschnittene mehlig kochende Kartoffel mitkochen

Verstecktes Tier im Essen

Leider sind Tiere durch die Massentierhaltung zu so einer billigen Ware geworden, dass sich auch andere Industriezweige gern an den »günstigen Rohstoffen« bedienen.

Aus welchen Gründen auch immer wir uns einer veganen Ernährungsweise zuwenden – man sollte meinen, dass wir als Verbraucher die Möglichkeit haben, diese freie Entscheidung uneingeschränkt leben zu können, indem wir beim Einkauf auf rein pflanzliche Lebensmittel zurückgreifen und Tierprodukte im Laden lassen.

Ganz so einfach haben wir es leider nicht. Sie werden es sich angewöhnen, beim Einkaufen genau die Etiketten und Zutatenlisten zu durchforsten, und dennoch finden sich in vielen Nahrungsmitteln Inhaltsstoffe tierischen Ursprungs, versteckt in chemischen Begriffen, Hilfsstoffen oder einfach nicht erwähnt, auch in solchen, von denen Sie es nie erwarten würden, weil sie mit »rein pflanzlich« beworben werden.

So viel Tier ist nicht deshalb in allen möglichen Produkten, weil die Food Designer damit besonders hochwertige Nahrungsmittel kreieren, sondern weil unser lebensverachtender Umgang die Ware Tier zu einem extrem billigen Rohstoff macht. Alles, was nicht als Fleisch zu verwerten ist, wird im Schlachthof zu Abfall, der entweder teuer entsorgt werden müsste oder in Form von »tierischen Nebenprodukten« billig an Lebensmittel- und Kosmetikhersteller abgegeben wird, aber auch Tierfutterproduzenten, pharmazeutische, technische, chemische und andere Industriezweige bedient.

Tiere, die nicht mehr zu gebrauchen sind, machen wir zu Müll. Nicht nur die Masttiere der Fleischproduzenten enden im Schlachthaus, sondern ebenso die Tiere der Milch-, Woll- und Eierindustrie. Und auch andere Tiere werden als Schlachtabfälle gehandelt: Rennpferde, verendete Rodeopferde, Stiere aus Stierkämpfen, Überreste aus Fischfarmen, Pelztiere.

Die gute Nachricht ist: Wenn Sie Ihr Essen möglichst selbst kochen und zubereiten, können Sie sicher sein, dass Ihnen keine unerwünschten Beistoffe untergemogelt werden. Und eine vollwertige Ernährung

schließt viele Lebensmittel automatisch aus, die versteckte Tierprodukte beinhalten. Der Vollständigkeit halber, und um Ihre Selbstbestimmtheit bei Ihrer Essenswahl zu bekräftigen, sind nachfolgend einige gängige (auch nicht vollwertige) Lebensmittel aufgelistet, die versteckte Tierprodukte enthalten können, ohne dass dies zu erwarten wäre. Entscheiden Sie selbst, wie unbefleckt Sie Ihren veganen Speiseplan halten möchten.[602]

Alkoholische Getränke

Bei der Weinherstellung entstehen pflanzliche Eiweißstoffe, die den Wein eintrüben. Um diese zu entfernen, können tierische Proteine eingesetzt werden, die mit den Schwebstoffen verklumpen, sodass sie besser abfiltriert werden können.

Verwendet werden:

- Kasein (ein Kuhmilcheiweiß),
- Hausenblase (die aufbereitete Schwimmblase von Fischen),
- Hühnereiweiß,
- Molke- und Milcheiweißpräparate und
- – besonders für süße Weine – Gelatine (Gelatine wird aus Häuten, Schwarten, Knochen, Hufen etc. von Rindern, Pferden und Schweinen gewonnen).

Früher wurde sogar Stierblut zum Klären von Weinen verwendet. Auf dem Etikett ist für den Kunden nicht ersichtlich, über welches Medium der Winzer seinen Wein klärt, aber es gibt auch rein vegane Weine, die mit Mineral- oder Pflanzenstoffen von Schwebstoffen befreit werden: mit dem Tonmineral Bentonit, Tannin (ein pflanzlicher Gerbstoff) oder mit Kieselgur (Siliciumdioxid aus fossilen Kieselalgen). Für Ei- und Fischallergiker lohnt sich die Nachfrage beim Hersteller besonders, weil diese bereits auf die Rückstände der verwendeten Materialien im Wein reagieren können.

Weinstein entsteht übrigens als auskristallisierte Salzablagerung am Gefäß, in dem Wein gelagert wird, und ist in Verbindung mit Natron und Stärke ein ganz ausgezeichnetes Backtriebmittel (Weinstein-Backpulver).

Manche Wodka-, Whisky- und Branntweinsorten werden durch Tierkohle gefiltert und sind damit nicht rein vegan. Bei Martini kann Gelatine benutzt werden, um den Wein zu filtrieren. Außerdem werden manche Martinisorten mit Karmin eingefärbt. Auch Campari erhält seine rote Farbe durch Karmin (Carmine, Cochenille, E120), einen Farbstoff, der aus zerquetschten weiblichen Scharlach-Schildläusen gewonnen wird, die auch manche Süßspeisen, Lutscher, Bonbons, Joghurts, Marmelade, Obst- und Fruchtweine, Frühstücksflocken mit Früchten und Säfte rosa bis rot färben können. Bei Menschen mit einer Allergie gegen Salizylsäure und deren Abkömmlinge (enthalten in Aspirin, aber auch natürlicherweise in Weidenrinde, Ananas, Aprikosen, Erdbeeren, Himbeeren, Grapefruit, Johannisbeeren, Zitronen, Orangen, Weintrauben u. a.) besteht die Gefahr, dass sie auf Karmin mit Symptomen auf Haut und Schleimhäuten sowie Atemnot reagieren können.

Liköre können Zubereitungen aus Sahne, Honig, Eiern oder den Farbstoff Karmin enthalten. Unfiltriertes Bier, nach deutschem Reinheitsgebot gebraut, ist vegan. Bier, das lediglich nach deutschem Recht gebraut wurde, darf einige Zusatzstoffe enthalten. Importware kann mit Hausenblase, Gelatine oder Albumen (Eiereiweiß) geschönt worden sein.

Industriell gefertigte Lebensmittel

»In diesem Lebensmittel verwenden wir gereinigte und physikalisch-chemisch bearbeitete Schlachtabfälle.« Würde Sie ein Produkt mit einem solchen Text in der Zutatenliste kaufen? Wohl kaum. Um potenzielle Kunden nicht abzuschrecken, verwenden Hersteller oft kryptische Begriffe für Tiereiweiß wie beispielsweise »hydrolyzed animal protein«, »hydrolyzed collagen« und Ähnliches.

Hinter vielen weiteren Begriffen verstecken sich tierische Inhaltsstoffe:

- Nicht näher bezeichnete Aromastoffe in der Zutatenliste können beispielsweise aus Tierfett, Milch oder Molke gewonnen sein.
- Der Hinweis »... aus natürliche Quellen« differenziert nicht, ob die Quellen tierisch oder pflanzlich sind.
- Ölsäure wird meistens aus tierischem Talg gewonnen, auch Stearinsäure stammt häufig aus Schlachtfetten, meistens kommt die fettige Substanz aus Schweinemägen.
- In Kaugummis ist Harnstoff (Urea) als Lebensmittelzusatzstoff zugelassen. Für die industrielle Produktion wird Harnstoff aus Ammoniak und Kohlendioxid synthetisiert, kann aber auch aus Urin gewonnen werden.
- Ohne Deklarationspflicht kommen tierische Trägerstoffe für Aromen und Vitamine in Lebensmitteln zum Einsatz.
- Studieren Sie unbedingt auch bei Gemüsebrühe die Zutatenliste, denn diese kann Aromastoffe und Geschmacksverstärker aus tierischen Bestandteilen enthalten.
- Gelatine findet sich in Kuchen, Desserts, Sülze, Pudding, Eiscreme, Joghurtzubereitungen, Süßigkeiten u.v.a. Aspik ist nichts anderes als gewürzte Speisegelatine zum Einlegen von Fleisch, Fisch oder Gemüse.
- Chitosan in Diätprodukten stammt häufig aus Schalen von Krebstieren.
- Honigzubereitungen können sich in Müsli, Milchersatzprodukten, manchen Marzipansorten und Süßigkeiten finden lassen, aber auch im Essigsud von Gewürzgurken, Salatsaucen und Backwaren.
- »Sepia« bezeichnet die Tinte von getöteten Tintenfischen zum Einfärben von Nudeln und schwarzen Saucen.

Fertignahrung: Diese liefert eine lange Liste an Zutaten, deren Quellen für den Verbraucher nicht nachvollziehbar sind wie fast alle Zuckerstoffe, Geschmacksverstärker, Stabilisatoren, Vitamine und anderes. Emulgatoren wie mit Zitronensäure veresterte Mono- und Diglyceride von Speisefettsäuren sind vermutlich tierischen Ursprungs. Mono- und Diglyceride von Speisefetten können aus Tierfett gewonnen sein. Der Emulgator Lecithin stammt in der industriellen Massenfertigung häufig aus Sojabohnen, manchmal aus Sonnenblumenkernen. Dies wird als Qualitätsmerkmal zumeist auf der Produktpackung vermerkt. Andere Lecithinlieferanten sind Eidotter und tierisches Nervengewebe.

E-Nummern: Auch so manche E-Nummern sind maskierte Tierprodukte. E631 (Inosinsäure) ist zum Beispiel ein Geschmacksverstärker, der aus Tierabfällen stammen kann, aber auch mithilfe genveränderter Mikroorganismen gewonnen wird. Glutamate, die Berühmtheiten unter den Geschmacksverstärkern, sind im Grunde Salze und Ester der Glutaminsäure. Diese ist ein natürlicher Bestandteil von Eiweißverbindungen. So findet man sie in Soja, Getreide, in fermentierten Lebensmitteln, aber auch in tierischem

Eiweiß. Industriell gefertigte Geschmacksverstärker als Aromastoff für Lebensmittel werden häufig durch Vergärung stärkehaltiger Produkte erzeugt, eine Gewinnung aus tierischem Gewebe ist ebenso möglich.

Milchbestandteile: Diese erkennen Sie beispielsweise an: Casein, Kaseinat, Lactoglobulin, »hydrolyzed milk protein«, Butter, Butterreinfett, hyrogenated milk lipids, Molke, Molkenprotein, Milchsäure (diese ist gegebenenfalls auch pflanzlich), Milcheiweiß, Milchpulver, Magermilchpulver u. Ä. Laktose (Milchzucker) ist ein Trägerstoff für Geschmacksstoffe in Fertigerzeugnissen wie Suppen, Saucen, Chips, Süßigkeiten, Säuglings- und Diätnahrung.

Meistens kann man als Verbraucher ohne Probleme fragliche Nahrungsmittel meiden. In manchen Fällen jedoch kommt es zu sogenannten Kreuzkontaminationen von Lebensmitteln. Diese entstehen als produktionsbedingte Verunreinigungen, wenn ein Hersteller vegane Produkte über die gleichen Maschinen und Produktionswege verarbeitet wie nicht vegane Produkte, sodass sich minimale Tieranteile im »veganen« Endprodukt befinden.

Brot und Backwaren

Damit der Teig weich und elastisch wird, setzen ihm konventionelle Bäckereien den Eiweißstoff Cystein zu. Die E-Nummer 920 weist darauf hin. Cystein kann aus Federn und Schweineborsten gewonnen werden oder mithilfe gentechnischer Verfahren.

Selbst die verwendete Backmargarine muss nicht pflanzlich sein, da sie großteils aus Schlachtfetten bestehen kann. Zum Einfetten der Formen und Bleche kann Wachs, Tier- oder Pflanzenfett verwendet werden. Brezeln werden oft mit Schweineschmalz hergestellt. Kakaoglasuren enthalten Fette und Emulgatoren, die aus Tiergewebe stammen können.

Albumen, ein Eiereiweiß, kann in Backwaren ebenso eingesetzt werden wie Enzyme als Backhilfsmittel. Enzyme als Lebensmittelzusatzstoffe werden mikrobiologisch, aus Pflanzen oder aus Tieren gewonnen. Amylase und Lipase kann z. B. aus der Bauchspeicheldrüse geschlachteter Schweine stammen.

Am besten entgehen Sie solchen Zusatzstoffen, indem Sie biologische Vollkornprodukte kaufen, wobei Vollkornbäckereien bei der Brotherstellung oft mit Backferment, einem honighaltigen Teiglockerungsmittel aus Getreide, arbeiten.

Viele Backwaren enthalten Butter, Milch, Sahne, Molke, Buttermilch, Joghurt oder Eier. Kuchen und süße Stückchen sind nur in Ausnahmefällen ein veganes Backwerk, nämlich dann, wenn sie explizit als solches ausgewiesen werden.

Es lohnt sich in jedem Fall, beim Bäcker genau nachzufragen. Normalerweise finden Sie in einer gut sortierten biologischen Vollwertbäckerei eine befriedigende Auswahl an veganen Leckereien.

Brotaufstriche

Zutaten wie Milchpulver und andere Milchbestandteile sowie Lecithin aus Eigelb machen Nuss-Nougat-Cremes zu einem nicht veganen Produkt. Außerdem müssen Sie

bei »Aroma« oder »natürliche Aromen« auf der Zutatenliste damit rechnen, dass diese tierischen Ursprungs sein können. Auch die Trägerstoffe für Aromen und Zusatzstoffe können aus Tieren gewonnen sein. Rein vegane Nuss-Nougat-Cremes mit Zartbitternote sind im Handel zwar erhältlich, diese enthalten aber genauso wie konventionelle Produkte so viel Fett und Zucker, dass sie nicht gut zu einer gesunden Ernährung passen.

Konfitüren, Fruchtzubereitungen und Marmelade können in manchen Fällen mit echtem Karmin eingefärbt sein, einem bereits erwähnten roten Farbstoff aus den befruchteten, zerquetschten Weibchen der Scharlach-Schildlaus (Coccus cacti), die auf einer Kaktusart in Mexiko und Zentralamerika heimisch ist.

Leider können Sie der Aufschrift »rein pflanzlich« bei süßen und deftigen Brotaufstrichen nicht vertrauen, auch hier lohnt sich ein Blick aufs Kleingedruckte.

Weitere Nahrungsmittel

Wein- und Obstessig kann wie Wein und Saft mit Hilfe von Tierprodukten geklärt worden sein. Bei naturtrüben, ungefilterten Obstessigen können Sie sicher sein, dass diese rein pflanzlich sind.

Fruchtgummi und ähnliche Süßigkeiten

Dass die Gelatine von Gummibärchen normalerweise aus Schweineschwarten stammt, ist landläufig bekannt. Fruchtgummi ohne Gelatine kann Bienenwachs zugesetzt worden sein, auch die enthaltenen

Mögliche tierische Ursprungsstoffe von Vitaminzusätzen

Vitamin	tierische Quellen
Vitamin A (Retinol)	Fischlebertran, Eigelb, Butter
Vitamin-B-Komplexe	Leber
Vitamin D (Calciferol)	Fischlebertran, Milch, Eier
Vitamin D3 (Cholecalciferol)	Fischlebertran, Wollfett von Schafen (Lanolin)

Vitamine oder Säfte sind unter Umständen nicht rein pflanzlich.

Fruchtsäfte

Einige Safterzeuger klären ihre Fruchtsäfte wie Winzer unter Zuhilfenahme von Gelatine oder Hausenblase. Vermerkt werden muss das nicht, deshalb kann sich der Verbraucher nur durch eine Nachfrage beim Hersteller Klarheit verschaffen. Auch bei zugesetzten Vitaminen kann als Trägerstoff Gelatine verwendet werden.

Meistens schaut man als Konsument besonders dann genau auf den Ursprung einzelner Nahrungsmittelkomponenten, wenn der vegane Weg aus ethischen und tierrechtlichen Gründen eingeschlagen wurde. Bei Medikamenten stößt man jedoch häufig an unüberbrückbare Grenzen, und es besteht nicht der Luxus einer Auswahl, wenn beispielsweise wichtige Medizin aus Tiergewebe gewonnen wurde bzw. Wollwachs oder Gelatine enthält. Bei Vitaminen jedoch ist es gar kein Problem, diese auch im strengsten Sinne ganz und gar vegan zu erhalten.

Joghurt-, Milch- und Käsealternativen

Neben Gelatine in Joghurtalternativen und den darin enthaltenen Fruchtzubereitungen können Sie auf unbestimmte Aromen, Karmin und Bakterienkulturen treffen, die auf Milcherzeugnissen gezüchtet wurden. Nährmedien für Sojajoghurtkulturen können ebenso gut pflanzliche Zuckerarten sein. Wenn Sie auf Sojafertigprodukte wie Sojakäse und Sojasahne ausweichen, kann es sein, dass das Milcheiweiß Kasein eine Zutat ist. Es lohnt sich auch hier, das Kleingedruckte zu lesen, denn nicht jedes Sojaprodukt ist automatisch vegan.

Kaffee

Als Glasurmittel für Kaffeebohnen dürfen Schellack (E904) und Bienenwachs verwendet werden. Schellack ist eine harzartige Substanz, die aus den Ausscheidungsprodukten der Lackschildlaus gewonnen wird und in der Lebensmittelindustrie als Überzugsmittel für Süßwaren, Schokolade, Gebäck, Knabbereien, Nahrungsergänzungsmittel, Nüsse, Obst und eben Kaffeebohnen eingesetzt wird.

Kartoffelchips und ihre Verwandten

Chips enthalten eine ganze Menge Fett, Kalorien und Aromastoffe, aber kämen Sie auf die Idee, dass Chips nicht rein pflanzlich sein könnten? Die Hersteller von Knabberwaren geben auf Nachfrage als Trägerstoffe für die Aromen folgendes an: Fisch, Geflügel, Wild, Rind, Schwein, Lab, Molkepulver.

Margarine

Um Butter zu umgehen, greifen viele Veganer auf Margarine zurück. Paradoxerweise sind allerdings viele Margarinesorten für Veganer ungeeignet. Hier lohnt es sich, die Zutatenlisten genauer unter die Lupe zu nehmen, denn gerne wird Pflanzenmargarine mit den verschiedensten Zusätzen versehen:

- Gelatine (zur Verbesserung des Mundgefühls bei fettreduzierten Varianten)
- Omega-3-Fettsäuren oder Fischöl (durch Auskochen von Fischabfällen gewonnen)
- Emulgatoren wie Lecithin (das auch tierischen Ursprungs sein kann)
- Aromastoffe pflanzlicher, aber auch tierischer Herkunft
- Vitamin D ohne näher benannte Quellen
- Molke (ein Nebenprodukt aus der Käseherstellung, verwendet zur Verbesserung der Brateigenschaften)

Um es noch zu toppen: Der Fettanteil von Margarine muss zu 98 % aus pflanzlichen Fetten bestehen, der Rest darf Tierfett sein, ohne dass es (derzeit) deklariert werden muss.

Meerrettich und Senf

Molke und Milcheiweiße als Zutat machen manche Meerrettich- und Senfzubereitungen unvegan, Senf kann außerdem Honig, Essig, Zucker und anderes zugesetzt sein.

Müsli

Achten Sie im Kleingedruckten auf Honig, Karmin, Schellack, Glyceride von Speisefettsäuren, Milchzucker, Milchpulver, Molke usw.

Obst und Gemüse

Obst sollte nun aber wirklich rein pflanzlich sein, oder? Leider nicht immer, und damit denke ich nicht an versehentlich anhaftende Kleinsttiere, sondern an Überzüge mit

Bienenwachs (E901) und Schellack (E904) bei konventionellem Obst, das besonders schön glänzt.

Jeder Einzelne von uns muss für sich persönlich irgendwann die Frage klären, ab wann er ein Lebensmittel als vegan ansieht. Im normalen Ökolandbau sind Tierdünger wie Hornmehl, Mist und Ähnliches allgegenwärtig. Ein junges landwirtschaftliches Konzept, das die Ideale von biologischer Landwirtschaft und Veganismus verknüpft, ist der bio-vegane Landbau, der gänzlich ohne Tierprodukte und ohne Tierausbeutung auskommt.

Oliven

Zum Schwärzen grüner Oliven kann Eisen-II-Laktat (E585) verwendet werden, das mineralischen, pflanzlichen oder auch tierischen Ursprungs sein kann.

Sauerkraut

Milchsäure kann auf tierischer Basis gewonnen werden, entsteht aber auch bei natürlich vergorenem Gemüse wie Sauerkraut auf pflanzlicher Grundlage. Bei der industriellen Krautherstellung kann es sein, dass zur Beschleunigung der Milchsäuregärung Milchsäure von außen zugefügt wird.

Soja- und Würzsaucen

Sardellen sind eine beliebte Geschmacksbeigabe in Worcestersauce, auch manche Sojasaucen sind mit Meerestieren gewürzt, die asiatische Sauce Sambal Nasi Goreng ist mit Rinderbrühe, Fleisch und Geschmacksverstärkern oder mit Shrimpspulver gespickt. Auch andere asiatische Speisewürzen enthalten als geschmacksgebende Komponenten Fleisch oder Fisch. Fast alle der beliebten Würzsaucen gibt es indessen auch tierfrei.

Zucker

Zuckerrüben und Zuckerrohr sind zweifelsohne Pflanzen, beim Raffinieren von Zucker kann zum Entfärben allerdings Tierkohle verwendet werden. Dies ist zu bedenken bei Süßigkeiten, Süßgetränken, Konserven, Marmelade und all den anderen Lebensmitteln, denen raffinierter Zucker zugesetzt wird. Tierkohle (Carbo animalis) ist eine Aktivkohle, die aus tierischem Blut, Tierhäuten oder Knochen erzeugt wird.

Deutsche Produzenten verwenden nach eigenen Angaben mineralische Stoffe, um aus Zuckerrüben weißen Zucker herzustellen. Bei importierten Zuckern bleibt man im Ungewissen. Vollrohrzucker (getrockneter Zuckerrohrsaft) ist kein Raffinadezucker und daher rein pflanzlich. Rohrohrzucker ist teilweise raffiniert, »brauner Zucker« hingegen kann eingefärbter weißer Zucker sein.

Die Allgegenwart von Bestandteilen tierischer Organismen im Essen sowie deren mangelhafte bis fehlende Kennzeichnung kann das Einkaufen von Nahrungsmitteln für Veganer sehr mühselig machen. Gut ist es, wenn Sie mit möglichst viel Zeit, Entdeckerlust und in guter Stimmung Lebensmittel kaufen gehen. Noch besser ist es, wenn Sie – wann immer möglich – Ihre Nahrungsmittel mit hochwertigen, natürlichen Rohstoffen selbst zubereiten.

Auswärts essen

Beim Essengehen haben Sie es viel leichter, wenn Sie Speiselokale aufsuchen, die vegane

Gerichte anbieten oder naturgemäß vegane Delikatessen auf ihre Speisekarten setzen, so zum Beispiel indische, italienische, arabische, thailändische und afrikanische Restaurants.

Im Restaurant entzieht sich die Zubereitung der einzelnen Nahrungsmittel natürlich unserer Kontrolle, auch wenn wir pflanzliches Essen bestellen. Zu beachten wäre, dass Frittier-, Brat- und Backfette oft tierische Fette enthalten und Pfannengebratenes häufig mit Schweineschmalz abgeschmelzt wird. Nudeln, Spätzle und Knödel enthalten in den meisten Fällen Eier. In der orientalischen Küche findet Ghee (Butterschmalz, Butterreinfett) Verwendung. Dieses wird hergestellt, indem Butter von Wasser und Eiweiß befreit wird. Nierentalg ist im buchstäblichen Sinne das, was das Wort aussagt, und wird in der englischen Küche als Brat- und Backfett und in der belgischen zum Frittieren hergenommen.

In traditionellen Gaststätten ohne veganes Angebot dürfen Sie sich ruhig trauen, beim Chefkoch nachzufragen. Normalerweise ist dieser sehr gern bereit, Sie mit veganen Leckerbissen zu überraschen. Wo eine entsprechende Nachfrage ist, steigt automatisch das Angebot.

Wenn Sie zum Nachmittagskaffee bei Freunden eingeladen sind, wäre es eine Idee, dass Sie veganes Gebäck, rohköstliche Energiebällchen oder Kuchen aus Pflanzenzutaten als Gastgeschenk mitbringen. Auf diese Weise können Sie zusammen genießen und öffnen Ihren Lieben gleichzeitig die Tür für einen Blick in Ihre pflanzliche Backstube.

Und falls es trotzdem Probleme gibt: Humor und Heiterkeit sind oft die besten Mitstreiter, wenn Veganer über omnivore Minenfelder wandern.

»Tue erst das Notwendige,
dann das Mögliche,
und plötzlich schaffst Du das Unmögliche.«
(Franz von Assisi, 1181/82–1226)

Ihr Schlüssel zur veganen Welt

Für die Umstellung auf eine vegane Ernährung braucht es zunächst eine klare Entscheidung. Nehmen Sie Ihr Mitgefühl für sich und alle Lebewesen als Wegweiser.

»Im Wald zwei Wege boten sich mir dar, und ich ging den, der weniger betreten war – und das veränderte mein Leben.«
(Robert Lee Frost, 1874–1963)

Wenn Sie das Neuland einer rein auf Pflanzen basierenden Ernährung betreten, mag vielleicht erst einmal vieles ungewohnt sein, aber dennoch können Sie sich in die Gewissheit hinein entspannen, dass Sie nun auf die gesündeste und mitfühlendste Art essen, die möglich ist. Gehen Sie deshalb mit Leichtigkeit, Neugier und Forscherdrang an die Umsetzung.

Entscheidung

An allererster Stelle steht aber, dass Sie Ihre Entscheidung klar treffen. Ent-Scheidung bedeutet, etwas scheidet sich von etwas anderem. Sie verabschieden sich vom alten Weg und betreten einen neuen. Das ist die Kraft und der Zauber einer Entscheidung, das Alte abzutrennen und dem Neuen entgegenzutreten. Nehmen Sie Ihrer Entscheidung nicht die Kraft, indem Sie Ausnahmen einplanen. Diese kalkulierten Ausnahmen rauben Ihnen nur Energie und Sie beginnen innerliche Diskussionen, wann diese anzuwenden sind und wann nicht. Schließlich gehen Sie diesen neuen Weg nicht, um in Askese auf etwas zu verzichten, sondern um etwas, das Leiden schafft einzutauschen gegen etwas, das Ihnen Glück und Gesundheit bringt.

Seneca (geb. ca. im 1. Jahrzehnt v. Chr.) hat diesen Effekt auf den Punkt gebracht:

»Für einen, der nicht weiß, nach welchem Hafen er steuern will, gibt es keinen günstigen Wind.«

Testen Sie neue Nahrungsmittel und Geschmacksrichtungen in aller Sorglosigkeit. Probieren Sie neue Rezepte aus und trauen Sie sich an Nahrungsmittel heran, die Sie zuvor noch nicht gekostet haben. Anfangs werden Sie vielleicht etwas mehr Geld

ausgeben, aber langfristig ist eine Ernährung mit Pflanzen viel preisgünstiger als mit Nahrungsmitteln aus tierischen Quellen.

Falls Sie aber für sich spüren, dass Sie noch nicht an dem Punkt angelangt sind, sogleich aus dem Vollen zu schöpfen: Beginnen Sie so, wie es eben geht. Jede kleine Verbesserung Ihrer alten Gewohnheiten ist ein Gewinn für Sie. Freuen Sie sich über jeden kleinen Schritt, den Sie in die richtige Richtung gehen. Sie selbst gestalten Ihre Umstellungsphase und -dauer aus, niemand sonst.

Wenn es Ihnen hilft, Ihre Lust auf Fleisch, gerade am Anfang, durch leckere Soja- oder Weizenfleischalternativen zu kompensieren, dann nehmen Sie diese Hilfe frohen Mutes an, auch wenn das erst mal nicht 100%igen Vollwertbedingungen entspricht. Und wenn Sie gern Ihren Tee süß trinken, dann tauschen Sie eben zuerst den Industriezucker aus und nehmen gesündere Süßungsalternativen, auch wenn dann der glykämische Index nicht sofort perfekt ist (für Diabetiker gilt das selbstverständlich nicht!). Wir dürfen hineinwachsen in unsere neue Art zu essen. Es braucht nicht immer alles schwer zu sein, es darf auch leicht sein. Wenn wir eine Tomatenpflanze in die Erde setzen, erwarten wir ja auch nicht, dass sie innerhalb der ersten Woche Früchte trägt.

Andererseits: Wenn wir eine Tomate pflanzen, dürfen wir auch nichts anderes als eine Tomatenernte erwarten. Das bedeutet: Je besser Sie sich der Aufgabe widmen, sich gut um sich selbst zu kümmern und Ihrem Körper und Ihrer Seele die Nahrung zukommen lassen, die heilsam ist, umso besser wird Ihre Ernte sein. Umarmen Sie Ihre Möglichkeiten! Trauen Sie sich, das Neue einzulassen, das an Ihre Tür klopft!

Unser Körper als feinstes Messinstrument

Haben Sie Geduld mit Ihrem Körper und auch mit Ihrem Geschmackssinn. Sie werden feststellen, dass Ihnen nach einiger Zeit plötzlich Nahrungsmittel schmecken, die Sie vorher vielleicht abgelehnt haben. Viele Veganer beobachten, dass nach ca. 2–3 Monaten eine Abneigung gegen Fleisch eintritt, jeder hat seine persönliche Entwöhnungszeit.

Ihr Stoffwechsel muss sich nun umstellen von einer protein- und fettreichen Kostform auf relativ leichte Nahrungsmittel. Essen Sie sich in jedem Fall satt. Wenn Sie sich anfangs schwach fühlen, haben Sie womöglich zu wenig pflanzliches Eiweiß gegessen. Essen Sie gerade am Anfang der Umstellung viel Vollkorngetreide, Vollkornreis und Hülsenfrüchte aller Art, dann hat es Ihr Körper leichter.

Sie werden bemerken, dass sich vieles ändert: Sie fangen an, vermehrt zu entgiften, Ihre Körperausscheidungen riechen anders, Ihre Darmflora stellt sich um (pathogene Bakterien und Pilze sterben ab, Fäulnisprozesse und Fehlgärungen werden immer weniger), Ihre Energie und Ihr Körpergefühl verbessern sich, sogar Ihre Träume verändern sich. Nach und nach fühlen Sie sich besser, auch Ihr Gewicht wird sich regulieren. Da eine Kost mit vollwertigen Kohlenhydraten anders verstoffwechselt wird als tierisches Fett und Eiweiß, werden Sie sogar feststellen, dass Sie Ihre Kalorienzufuhr nicht in Form von Körperfett umsetzen, sondern hauptsächlich in Körperwärme, einem besseren Energieumsatz und dem Bedürfnis nach körperlicher Aktivität, Sie werden wacher und vitaler.

Erwarten Sie nicht, dass Sie innerhalb von zwei Wochen von all Ihren Beschwerden genesen. Gut Ding braucht Weile. Chronische Krankheiten brauchen Jahre oder Jahrzehnte für ihr Entstehen. Wie viel Zeit Ihres Lebens haben Sie nun schon Fleisch gegessen? Lassen Sie der pflanzlichen Ernährung Zeit, das wieder in Ordnung zu bringen.

»Öffentliche Auftritte«

Eine viel größere Herausforderung ist es, wie wir als vegane Frischlinge unserer Umwelt begegnen. Erwarten Sie von Freunden oder Arbeitskollegen erst einmal keine Unterstützung. Wir treten an gegen ein Bollwerk an Fehlinformationen. Wenn Sie kundtun, Sie essen keine tierischen Produkte mehr, werden Sie zur Bedrohung all dessen, was Fleisch in unserer Gesellschaft darstellt (aufsteigende Industrienationen wie China oder Indien machen es uns leider nach): Ein Konsumgut, ein Wohlstandszeichen, ein Recht auf mein »Was immer ich will«. Stelle ich den Fleischkonsum infrage, ist das zu allererst ein Angriff auf das Recht auf Konsum. Deshalb ist Fleischkonsum ja auch politisch gewollt. Es gibt viel zu viele Leute, die viel zu gut daran verdienen.

Natürlich wollen wir die Erkenntnisse, die uns aus unserer neuen Art, in die Welt zu blicken, erwachsen, mit den Menschen teilen, die wir mögen. Dabei haben wir aber folgendes Problem: Wir haben uns in die Thematik hineinvertieft und uns umfassend informiert, wir haben unsere Illusionen einem klareren Blick geopfert. Unser Gegenüber hat dies aber nicht getan (denkt jedoch womöglich, schon alles darüber zu wissen oder auf keinen Fall mehr davon wissen zu wollen).

Wir haben nun das denkbar ungünstige Zusammentreffen von einem, der um einen Sachverhalt weiß, und einem, der nicht weiß, aber denkt, dass er weiß, oder nicht wissen will. Das bedeutet, dass die Gesprächspartner sich auf unterschiedlichen Ebenen bewegen und sich deshalb nicht treffen können. Zunächst einmal ist es deshalb wichtig, beim Gespräch eine gemeinsame Ebene zu finden. Das mag vielleicht dann klappen, wenn wir uns daran erinnern, wie sehr wir selbst vieles bis vor kurzem noch anders (oder gar nicht) gesehen haben, wenn wir uns also unserem Gegenüber wie auch unserer eigenen Vorgeschichte mitfühlend entgegenlehnen.

Das soll aber keinesfalls bedeuten, dass wir unsere neuen Erkenntnisse vor der Welt verbergen und zu einem heimlichen »Wohnzimmer-Veganer« werden sollten. Dafür steht viel zu viel auf dem Spiel. Wenn wir diejenigen wären, die in Brasilien hungern oder die im Schlachthaus Qualen erdulden müssen, würden wir uns nicht auch sehnlichst wünschen, dass jemand für uns aufsteht, für uns, die wir keine eigene Stimme haben?

Es ist gar nicht so leicht, aus der Masse herauszutreten. Gehen wir konform, bleiben wir unsichtbar, aber wenn wir aufstehen, werden wir prominent, sichtbar, und damit auch angreifbar. Deshalb ist es gut, immer wieder auf das zurückzukommen, was uns zu dieser Entscheidung gebracht hat, und uns selbst zu glauben, uns aber auch Fehlentscheidungen zu verzeihen.

»Es ist fast unmöglich, die Fackel der Wahrheit durch ein Gedränge zu tragen, ohne jemandem den Bart zu sengen.«
(Georg Christoph Lichtenberg, 1742–1799)

Viele Menschen, die gewahr werden, dass es andere gibt, die all die alten Märchen und Geschichten und ihre Sozialisation rund ums Essen hinter sich lassen und sich fortan pflanzlich ernähren, wehren sich mit Sätzen wie: »Du isst Pflanzen, und ich esse eben Fleisch. Das sollten wir gegenseitig respektieren. Jeder muss tun, was er für richtig hält.«

Das ist das Prinzip: Leben und leben lassen, oder nicht? Und genau darum geht es ja: Esse ich vegan, lasse ich leben. Esse ich Tiere, lasse ich eben nicht leben. Das liegt in der Natur der Sache. Nur weil ich die Macht zu etwas habe, wird es deshalb automatisch richtiger? In diesem Sinne ist Ernährung längst keine persönliche und private Angelegenheit mehr.

Die zentrale Frage ist hier: Wie viel fremdes Leid billige ich für meine eigene Gaumenfreude?

Der Umgang mit dem Widerstand von außen bleibt eine Herausforderung. Arthur Schnitzler (1862–1931) sagte hierzu: »In der Mitte liegt die Wahrheit? Keineswegs. Nur in der Tiefe.« Und ein arabisches Sprichwort rät uns: »Wenn du den Pfeil der Wahrheit abschießt, tauche zuvor seine Spitze in Honig.« Lebendige Gespräche können wir nur führen, wenn wir sie mit offenem Gemüt, offenen Augen und einem offenen Herzen führen. Vielleicht hilft es uns dabei, Trennendes zu überwinden, wenn wir uns erinnern, dass wir alle Menschen sind auf der Suche nach Glück.

Unsere Ernährung zu ändern, bedeutet eine sehr weitreichende, gewaltfreie Revolution (lat. »revolutio« ist zusammengesetzt aus re = wieder + volvere = drehen). Das Rad würde sich wieder drehen in eine glückbringende Richtung.

Sie sind nicht allein

Die Vorteile sind auf den unterschiedlichsten Daseinsebenen so gewinnbringend, dass sich immer mehr Menschen vegan ernähren: Der VEBU (Vegetarierbund Deutschland) geht momentan von rund 7 Millionen Vegetariern (8–9 % der Bevölkerung) und ca. 800 000 Veganern in Deutschland aus (Stand Juli 2013, basierend auf Umfragen der FORSA, der Magazine Stern, Fokus und anderer Printmedien und Institute).[603]

Weltweit sollen 1 Milliarde Menschen vegetarisch leben, davon alleine in Indien über 200 Millionen. Über vegan essende Menschen liegen keine konkreten Zahlen vor, aber laut Schätzungen des VEBU kommen derzeit allein in Deutschland täglich 200 neue Veganer dazu. Der griechische Gelehrte Pythagoras (geboren um 570 vor Christus) hinterließ schon einen deutlichen Fußabdruck in Bezug auf Tierrechtsgedanken, und unzählige Menschen, seien sie bedeutend und berühmt oder bedeutend und nicht berühmt, sind diesen Fußspuren gefolgt. Die vegane Bewegung im Allgemeinen wächst rasant und prägt immer mehr das moderne Gesellschaftsbild.

Auch wenn das manchmal seltsame Blüten trägt, wie eine Geschichte zeigt, die eine liebe Verwandte von mir erlebt hat. Als sie im Speiselokal mit ihren Arbeitskollegen essen war, bestellte sie erfreut das neue und einzige vegane Gericht auf der Karte und bekam in Öl gebratene Zucchini serviert – sonst gar nichts. Auf die obligatorische Frage des Kellners nach dem Essen, »ob es denn

recht war«, antwortete sie, dass das Mahl ein bisschen arg schlicht war und zumindest Brot dazu wünschenswert gewesen wäre. Daraufhin meinte der Kellner konsterniert: »Wieso denn, ich dachte, Veganer essen keine Kohlenhydrate.« – Es gibt also noch viel zu tun!

Nahrung im weiteren Sinne

Wir haben nun verstanden, wie sehr jede Fehlentscheidung in Bezug auf unser Essen auf uns selbst zurückfällt, wie verblüffend sich alles in Interaktion miteinander befindet, dass unser Essen einen langen Schatten in die Welt zurückwirft. Wir haben uns sehr intensiv mit dem Bereich der essbaren Nahrung beschäftigt.

Wenn wir einen Weg einschlagen, der heilsam für uns ist, gehen wir zu allererst in Kontakt mit der Wirklichkeit. Das heißt: Wir nehmen erst einmal voller Mitgefühl an, was ist. Mitgefühl bedeutet, dass wir uns wirklich kümmern. Damit meine ich nicht, nach unserem Vorteil trachten oder dem größten Gewinn. Kümmern heißt, ein immer tieferes Gefühl dafür zu entwickeln, was wir wirklich brauchen, was uns wirklich guttut (geistig, emotional und körperlich). Natürlich gehören dazu gesunde Nahrung, das Meiden von Giftstoffen und Schädlichkeiten, körperliche Bewegung, Aufenthalte in der Natur und dergleichen. Umso weniger Konsum und Betäubung, umso mehr Kontakt haben wir zu uns selbst.

Eine weitere Art von Nahrung nehmen unsere Sinne auf. Wir speisen unsere innere Bilderwelt zu einem Großteil mit dem, was wir uns an Sinneseindrücken zuführen. Wenn wir eine besonders zuverlässige Wächterin, unsere Achtsamkeit, einschalten, können wir genau überprüfen, was an Büchern, Fernseh- und Kinofilmen, Musik, Gerüchen, Objekten, Berührungspunkten, Ideen usw. uns vergiftet und was heilsame Bilder, Gedanken und Emotionen entstehen lässt.[604]

Jeder Reiz füttert unseren Geist. Wir achten sehr darauf, was unsere Kinder lesen oder im Fernsehen anschauen, aber wir sollten genauso gut auf uns selbst aufpassen und uns zum besten Freund werden, indem wir ebenso genau auf unsere eigene geistige Nahrung achten.

Die wohl wichtigste Art von Nahrung, ohne die wir alle verkümmern, ist Liebe. Wir können unendlich viel dazu beitragen, dass uns Liebe als Nahrung zur Verfügung steht.

Vertrauen, Tatkraft und Achtsamkeit sind die Kräfte, die uns auf unserem Weg tragen.

»Wenn einer alleine träumt, ist es nur ein Traum.
Wenn viele gemeinsam träumen, ist es der Beginn einer neuen Wirklichkeit.«
(Helder Camara, 1909–1999)

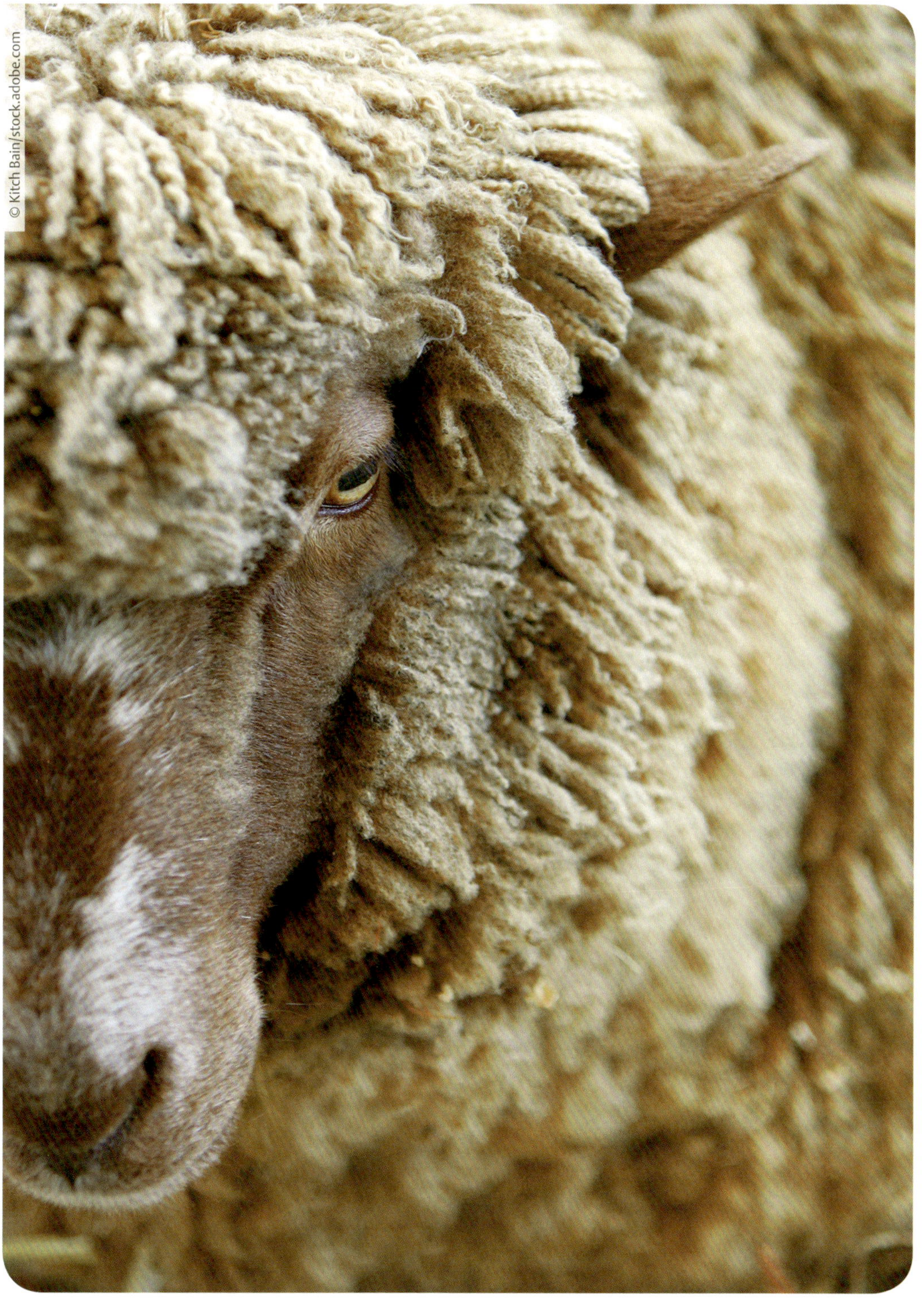

© Kitch Bain/stock.adobe.com

Schlussbemerkung

Liebe(r) Leser(in), ich danke Ihnen von Herzen für Ihre Aufmerksamkeit und die Zeit, die Sie meinen Ausführungen geschenkt haben. Ich hoffe sehr, dass es für Sie bereichernd ist, darüber nachzudenken.

Es gibt einige Dinge, worüber ich viel weiß und es gibt viele Dinge, worüber ich wenig oder nichts weiß. Verzeihen Sie mir bitte diese Unzulänglichkeit. Deshalb erhebt dieses Werk keinen Anspruch auf Vollständigkeit. Ich versichere Ihnen aber, dass jeder Satz dieses Buches nach bestem Wissen und Gewissen und dem heutigen Stand der Wissenschaft und Fakten, wie ich sie in Erfahrung bringen konnte, recherchiert und geschrieben wurde.

Vielleicht kommt eine Zeit, in der viele Themen der Umweltzerstörung und des Tiermissbrauchs, wie sie hier dargestellt sind, Geschichte sein werden. Das wäre im wahrsten Sinne des Wortes wundervoll.

Vielleicht möchten Sie dieses Buch aber auch als Impuls nehmen, um tiefer zu blicken und weiter zu forschen. Auch das wäre mir eine tiefe Freude. »Prüfet alles, und das Gute behaltet.« (Bibel, 1Thess 5,19–21)

Meine innigsten guten Wünsche gelten all den Menschen, die unter sich selbst und all den Tieren, die unter den Menschen leiden.

Der ehrenwerte Mahatma Gandhi (1869–1948) gibt uns hierfür einen Wegweiser:

»Es gibt keinen Weg zum Frieden, denn Frieden ist der Weg.«

Möge unser aller Denken, Wollen, Fühlen und Handeln von den Schwingen des Friedens beseelt sein.

Service

Quellenverzeichnis, Anmerkungen und Literaturhinweise

Nie war mehr Anfang als jetzt

1 Walker B. G., »Das geheime Wissen der Frauen«, Zweitausendeins, 1993, S. 965–966
2 Meiner, »Wörterbuch der philosophischen Begriffe«, Felix Meiner Verlag, 1998, S. 582
3 Hahnemann, Samuel, »Organon der Heilkunst«, Standardausgabe der 6. Auflage, §§ 1 und 2, S. 89, Karl F. Haug Verlag 1999
4 gemäß Hahnemanns Vorgaben in den §§ 4, 77 und 94 im »Organon der Heilkunst«, siehe oben
5 PETA: »Wie die Tierhaltung Nahrungsmittel verschwendet«, 01/2014, www.peta.de/welthunger und Compassion in World Farming Trust, »The global benefits of eating less meat«, 2004
6 Dr. med. E. W. Henrich, »Vegan für Menschenrechte«, www.provegan.info/de/vegan/fuer-menschenrechte/, aufgerufen 08/2013
7 Jean Ziegler (langjähriger UN-Sonderberichterstatter für das Recht auf Nahrung, im Gremium des beratenden Ausschusses des UN-Menschenrechtsrats): »Ein Kind, das am Hunger stirbt, wird ermordet« im Hamburger Abendblatt, 27.07.2011
8 Bundesministerium für Ernährung und Landwirtschaft, Klimaschutzbericht 2008, »Bericht des BMELV für einen aktiven Klimaschutz der Agrar-, Forst- und Ernährungswirtschaft und zur Anpassung der Agrar- und Forstwirtschaft an den Klimawandel«, S. 19
9 Worldwatch Institute in der Studie: »MEAT Now, it's not personal«, 2004, aufgerufen 08/2013, www.worldwatch.org/node/549
10 Greenpeace Report 2006 »Eating up the amazon« und »Wir essen Amazonien auf«, www.greenpeace.org/austria/Global/austria/dokumente/Reports/wald_EssenAmazonien-auf_2006.pdf
11 PETA, »Veganismus – Für die Tiere, für die Umwelt… und für Sie«, aufgerufen 08/2013, www.peta.de/web/warumvegan.71.html
12 WWF Deutschland, »Der Wasser-Fußabdruck Deutschlands«, S. 7, 08/2009
13 www.waterfootprint.org und Heinrich-Böll-Stiftung, Bund für Umwelt- und Naturschutz und Le Monde diplomatique in »Fleischatlas 2013«, S. 29
14 Food and Agriculture Organization of the United Nations (FAO), »Livestock a major threat to environment«, 11/2006, aufgerufen 07/2013, http://foa.org/newsroom/en/news/2006/1000448/index/html
15 www.veggiday.de/klimawandel/37-klimaberichte/4-klimawandel-treibhausgase-fleisch-51-prozent-co2.html
16 Goodland R., Anhang J., »Livestock and Climate Change«, World Watch Nov./Dez. 2009, www.worldwatch.org/node/549
17 Foodwatch, »Klimaretter Bio?«, Foodwatch-Report über den Treibhauseffekt von konventioneller und ökologischer Landwirtschaft in Deutschland, 08/2008, basierend auf der Studie »Klimawirkungen der Landwirtschaft in Deutschland« des Instituts für ökologische Wirtschaftsforschung (IÖW) GmbH, aufgerufen 07/2013, www.foodwatch.org/uploads/media/foodwatch-Report_Klimaretter-Bio_20080825_01.pdf
18 Foodwatch, »Klimaretter Bio?«, siehe oben
19 Bundesministerium für Ernährung, Landwirtschaft und Verbraucherschutz (BMELV), Statistisches Jahrbuch über Ernährung, Landwirtschaft und Forsten der Bundesrepublik Deutschland, Münster-Hiltrup, fortlaufende Jahrgänge
20 Bauer A., Gröger S., »Die Rückkehr der Ackergifte, 07/2008, Umweltinstitut München, aufgerufen 07/2013, www.umweltinstitut.org
21 Bauer A., Gröger S., »Die Rückkehr der Ackergifte, siehe oben
22 WWF, www.wwf.de/themen-projekte/landwirtschaft/internationale-agrarpolitik/infografik-wirtschaftlichkeit-von-mineralduengern-fuer-kleinbauern/
23 WWF, www.wwf.de/themen-projekte/landwirtschaft/internationale-agrarpolitik/infografik-stickstoff-und-bodenhumus/
24 WWF, www.wwf.de/themen-projekte/landwirtschaft/internationale-agrarpolitik/infografik-das-naehrstoffverhaeltnis-im-boden/
25 Umweltinstitut München, »Hauptsache billig?«, aufgerufen 07/2013, http://umweltinstitut.org/lebensmittel/allgemeines-lebensmittel/hauptsache_billig_hautptsache_satt-511.html
26 PAN Germany, »Vergiftungen durch Pestizide«, Fact Sheet 2005, Pestizid-Aktions-Netzwerk e.V.
27 PAN Germany, »Missbildungen und Fortpflanzungsschäden – Gefahr für Beschäftigte in Gärtnereien und deren Kinder durch hormonell wirksame Pestizide« 03/2013 aus der Studie »Endokrine Wirkung von Pestiziden auf Landarbeiter und auf Beschäftigte in Gewächshauskulturen und Gärtnereien«, Pestizid-Aktions-Netzwerk e. V
28 http://europa.eu/legislation_summaries/agriculture/environment/l28088_de.html, Richtlinie 86/278/EWG
29 Krautstein H., »Milchsaures«, Bio Verlag GmbH, aufgerufen 08/2013, www.schrotundkorn.de/cgibin/drucken/printer.pl?file=/2000/sk0003e5.html
30 Krautstein H., »Milchsaures«, Bio Verlag GmbH

31 Umweltinstitut München, »Pilze und Wild 3«, aufgerufen 07/2013, http://umweltinstitut.org/radioaktivitat/allgemeines/belastung-des-waldbodens-478.html

32 www.chemie.de/lexikon/Glutamins%C3%A4ure.html

33 Biesalski, Fürst, Kasper, Kluthe, Pölert, Puchstein, Stähelin: »Ernährungsmedizin«, 1995, S. 95, Georg Thieme Verlag

34 Bundesamt für Verbraucherschutz und Lebensmittelsicherheit, »Bestrahlung von Lebensmitteln«, aufgerufen 07/2013, www.bvl.bund.de/DE/01_Lebensmittel/03_Verbraucher/10_LMBestrahlen/lm_LM_Bestrahlen_node.html

35 Bundesamt für Verbraucherschutz und Lebensmittelsicherheit, »Bestrahlung von Lebensmitteln«, siehe oben

36 Bayerisches Landesamt für Gesundheit und Lebensmittelsicherheit, »Bestrahlung von Lebensmitteln – Untersuchungsergebnisse 2007«, aufgerufen 07/2013, www.lgl.bayern.de/lebensmittel/technologien/bestrahlung/ue_2007_bestrahlung_lm.html

37 Umweltinstitut München, »Bestrahlte Kräuter und Gewürze auch in Deutschland zugelassen«, aufgerufen 07/2013, http://umweltinstitut.org/lebensmittel/bestrahlung-von-lebensmitteln/bestrahlung-von-lebensmitteln-173.html

38 Umweltinstitut München, siehe oben

39 Wirtschaftliche Vereinigung Zucker e. V., aufgerufen 07/2013, www.zuckerverbaende.de/aktuell/presse-aktuelle-infos/299-erste-ernte-und-erzeugungsschaetzung-der-wvz-fuer-die-kampagne-201213.html Da die vielzitierten Angaben von den Zuckererzeugern selbst stammen, dürfte der tatsächliche Verbrauch um einiges höher liegen.

40 Scheurer M., Brauch H.-J., Lange F. T., Wissenschaftliche Studie vom Technologiezentrum Wasser in Karlsruhe, www.h2ocenter.de/seite10.html und www.tzw.de/de/index.php?content_id=238

Eiweiß fürs Leben

41 **Verwendete Grundlagenliteratur:**
– Kasper, »Ernährungsmedizin und Diätetik«, 9. Auflage 2000, Urban & Fischer Verlag
– Biesalski, Fürst, Kasper, Kluthe, Pölert, Puchstein, Stähelin: »Ernährungsmedizin«, 1995, Georg Thieme Verlag
– Götz, Rabast, »Diättherapie«, 1990, Georg Thieme Verlag
– VFED (Verband für Ernährung und Diätetik) e. V., »Praxis der Diätetik und Ernährungsberatung«, 2002, Hippokrates Verlag
– Kofranyi, Wirths, »Einführung in die Ernährungslehre«, 1994, Umschau Verlag
– Langley Gill, »Vegane Ernährung«, 1. Auflage 1999, Echo Verlag
– Thews, Mutschler, Vaupel, »Anatomie, Physiologie, Pathophysiologie des Menschen«, 4. Auflage, 1991, Wissenschaftliche Verlagsgesellschaft mbH

42 Campbell T. C., »China Study«, 2. Auflage, 2011, S. 218, Verlag Systemische Medizin

43 Campbell T. C., »China Study«, S. 224

44 Robbins J., »Food Revolution«, 3. Auflage 2010, S. 349–350, Hans-Nietsch-Verlag

45 William Shakespeare, »Romeo und Julia«, Ausgabe 1988, S. 35, Reclam

46 Position of the American Dietetic Association: Vegetarian Diets, Journal of the American Dietetic Association, 07/2009, Volume 109 Number 7, S. 1266–1282

47 Physicians Committee for Responsible Medicine (PCRM), »Frequently Asked Questions about Nutrition«, aufgerufen 08/2013, www.pcrm.org/search/?cid=261

48 www.reformhaus-fachlexikon.de/lebensmittelinhalte/Aminosaeuren.php, aufgerufen 07/2013

49 Langley Gill, S. 22

50 Langley Gill, S. 26

51 C. Leitzmann und M. Keller, »Vegetarische Ernährung«, 3. Auflage 2013, S. 272, Verlag Eugen Ulmer KG

52 Langley Gill, S. 28

53 Brot für die Welt: Nachhaltiger Konsum. »Fleischkonsum und Ernährungssicherheit«, aufgerufen 08/2013, www.niemandisstfuersichallein.de/ernährung/4489_4744_DEU_HTML.php

54 William Shurtleff vom Soyfoods Center, Kalifornien, errechnet auf Grundlage von US- und FAO-Statistiken, aufgerufen 06/2013, www.schrotundkorn.de/2000/sk0009e5.html

55 Bundesverband der deutschen Fleischindustrie und Statistisches Bundesamt, »Fleischverbrauch und Fleischverzehr je Kopf der Bevölkerung«, 2011, www.bvdf.de/in_zahlen/tab_05/

56 Greenpeace Report «Wir essen Amazonien auf«, 2006, aufgerufen 08/2013, www.greenpeace.org/austria/Global/austria/dokumente/Reports/wald_EssenAmazonien-auf_2006.pdf

57 Weltagrarbericht, Wege aus der Hungerkrise, »Fleisch« 07/2013, http://weltagrarbericht.zs-intern.de/themen-des-weltagrarberichtes/fleisch.html

58 Greenpeace Report »Wir essen Amazonien auf«, siehe oben

59 Amann, Schindler, Schult: »Der Bauern Krieg«, aus: Der Spiegel 6/2013, S. 66–69

60 Analyse des Bunds für Umwelt und Naturschutz Deutschland (BUND) in Spiegel online Wirtschaft, »Studie: Umweltschützer kritisieren Milliardenhilfe für Massentierhaltung«, aufgerufen 07/2013, www.spiegel.de/wirtschaft/soziales/studie-umweltschuetzer-kritisieren-milliardenhilfe-fuer-massentierhaltung-a-783104.html

61 WWF Deutschland: »Gentechnik – Position des WWF Deutschland, Leben aus dem Labor«, Stand 09/2013, www.wwf.de/themen-projekte/landwirtschaft/gentechnik/gentechnik/

62 Dr. Walter Henrich, »Ist Soja gesund oder schädlich?«, aufgerufen 07/2013, www.provegan.info/de/infothek/detailseite-infothek/ist-soja-gesund-oder-schaedlich/
63 Müller Ingrid, »Die Hochburgen der 100-Jährigen«, aufgerufen 07/2013, www.netdoktor.de/Magazin/Super-Senioren-Die-Hochburgen-12493.html
64 American Heart Association Science Advisory for the Professionals from the Nutrition Committee, »Soy Protein, Isoflavones, and Cardiovascular Health«, 2006, http://circ.ahajournals.org/content/113/7/1034.full und www.wissenschaft.de/leben-umwelt/gesundheit/-/journal_content/56/12054/1225933/Soja-Protein-senkt-den-Cholesterinspiegel/
65 www.diabetes-heute.uni-duesseldorf.de/news/archiv/2008/07/index.html?TextID=3538 und Azadbakht et al. »Soy Protein Intake, Cardiorenal Indices, and C-Reactive Protein in Type 2 Diabetes With Nephropathy«, 07/2008, aufgerufen 08/2013
66 CORA-Studie »Schlechte Ernährung eigenständiger Risikofaktor«, aufgerufen 09/2013, www.facharzt.de/content/druckversion.html?catid=191&artid=19184
67 PETA: »Wie man sein Herz gesund hält« unter: www.peta.de/web/herzgesundheit.509.html
68 Dr. E. W. Henrich, www.provegan.info/de/infothek/detailseite-infothek/die-wichtigsten-kernaussagen-aus-dem-buch-prevent-and-reverse-heart-disease-von-dr-caldwell-b/
69 Charles R. Attwood: »Dr. Attwood's Low-Fat Prescription for Kids: A Pediatrician's Program for Preventive Nutrition«, 1995, Viking PR
70 Wang, Manson, Buring, Sesso, »Meat intake and the risk of hypertension in middle aged and older women«, 2008, Journal of hypertension, und www.ncbi.nlm.nih.gov/pubmed/18192834, aufgerufen 09/2013
71 Ophir O, Peer G, Gilad J, Blum M, Aviram A., »Low blood pressure in vegetarians: the possible role of potassium«, Am J Clin Nutr. 1983 May; 37 (5):755–62 und www.ncbi.nlm.nih.gov/pubmed/6846214, aufgerufen 09/2013
72 Moe SM, Zidehsarai MP, Chambers MA, et al. (2010), »Vegetarians compared with meat dietary protein source and phosphorus homeostasis in chronic kidney disease«, Clin J Am Soc Nephrol 02/2011, 257–264
73 Leitzmann C., Keller M., »Vegetarische Ernährung«, S. 182
74 Brunner A., »Protein löst Insulinresistenz aus«, 01/2008, ETH Zürich, techn.-naturwissenschaftl. Hochschule, aufgerufen 09/2013, www.ethlife.ethz.ch/archive_articles/080109-retinol
75 Czichos J., »Großstudie bestätigt Zusammenhang zwischen Diabetes und Fleischkonsum«, Wissenschaft aktuell, 08/2011, www.wissenschaft-aktuell.de/artikel/Grossstudie_bestaetigt_Zusammenhang_zwischen_Diabetes_und_Fleischkonsum_1771015587843.html
76 Czichos J., siehe oben
77 EPIC-Studie (European Prospective Investigation into Cancer and Nutrition), aufgerufen 09/2013, http://epic.iarc.fr/
78 »Wer viel Fleisch isst, bekommt eher Krebs«, Ärztezeitung, 24.01.2008, aufgerufen 09/2013, www.aerztezeitung.de/medizin/krankheiten/krebs/?sid=479562
79 Robbins J., »Food Revolution, 3. Auflage 2010, S. 68, Hans-Nietsch-Verlag, und Singh, PN, et al., »Dietary risk factors for colon cancer in a low-risk population«, Am J Epidemiol., 10/1998 15;148(8):761–74
80 Ferrucci LM, et al., »Intake of meat, meat mutagens, and iron and the risk of breast cancer in the Prostate, Lung, Colorectal, and Ovarian Cancer Screening Trial, British Journal of Cancer (2009) 101, 178–184
81 Campbell T. C., »China Study«,S. 167–172
82 De Bruijn C., »Prostatakrebs und Ernährung«, Münster 2012, http://klinikum.uni-muenster.de/fileadmin/DOMAIN/prostatazentrum.klinikum.uni-muenster.de/pdf/veranstaltungen/deBruijn13062012.pdf
83 De Bruijn C., siehe oben
84 De Bruijn C., siehe oben
85 De Bruijn C., siehe oben
86 Leitzmann C., Keller M., »Vegetarische Ernährung«, S. 166
87 Czichos J., »Warum Cholesterin das Alzheimer-Risiko erhöht«, 06/2012, Wissenschaft aktuell, www.wissenschaft-aktuell.de/artikel/Warum_Cholesterin_das_Alzheimer_Risiko_erhoeht1771015588494.html
88 Dr. Markus Keller, »Demenz«, VEBU, aufgerufen 09/2013, https://vebu.de/gesundheit/praeventionvonkrankheiten/demenz
89 »Plasma-Homocystein als Risikofaktor für Demenz und Alzheimer«, Medizinisches Versorgungszentrum Labor 28, aufgerufen 09/2013, www.labor28.de/lab_mag/dez2002/homocystein_9.html
90 Die Welt, 04.07.2011, »Dicke Männer können schlechter Kinder zeugen« www.welt.de/gesundheit/article13467979/Dicke-Maenner-koennen-schlechter-Kinder-zeugen.html
91 Campbell T. C., »China Study«, S. 205–211
92 Campbell T. C., »China Study, S. 227
93 PAN Germany (Pestizid Aktions-Netzwerk e. V.), »Tierarzneimittel und Umweltschutz«, 2012, Zulassung und Verwendung von Tierarzneimitteln in der EU – Rechtlicher Rahmen und Empfehlungen für einen besseren Schutz der Umwelt vor Belastungen mit Tierarzneimitteln
94 PAN Germany (Pestizid Aktions-Netzwerk e. V.), siehe oben
95 Bayerisches Staatsministerium der Justiz und für Verbraucherschutz, »Tierarzneimittel«, www.vis.bayern.de/ernaehrung/lebensmittelsicherheit/tiergesundheit/allgemein.html
96 »Fleischatlas 2013«, 4. Auflage 06/2013, S. 11, Heinrich Böll Stiftung, BUND und Le Monde Diplomatique

97 www.umweltlexikon-online.de/RUBlandwirtsrohstoffe/FuttermittelzusaetzeundTierarzneimittel.php

98 Bundesinstitut für Risikobewertung, »Rückstandskontrollen bei Schlachttieren und Fleisch belegen die fortwährende illegale Anwendung bestimmter Substanzen«, 17/1996

99 Bundesamt für Verbraucherschutz und Lebensmittelsicherheit, »Jahresbericht 2009 zum Nationalen Rückstandskontrollplan«

100 »Fleischatlas 2013«, S. 33 – 34

101 »Fleischatlas 2013«, S. 33 – 34

102 »Fleischatlas 2013«, S. 33 – 34

103 Die folgenden Beschreibungen zu Tieren und Tiermast fußen darauf, was ich selbst in den Ställen und auf großen wie auch kleinen heimischen Höfen gesehen habe, ergänzt durch die folgenden engagierten, hilfreichen und kostbaren Quellen:
– meinen Ehemann, der in jungen Jahren als ausgebildeter Landwirt einige Jahre einen Hof biologisch bewirtschaftete, bevor er seiner Berufung folgte und eine therapeutische Laufbahn einschlug
– lieben Freunden, die aktiv in der Tierrettung tätig sind und denen ich lebhafte Beschreibungen vor allem zu Federtieren verdanke
– PETA Deutschland, www.peta.de
– Albert-Schweitzer-Stiftung, http://albert-schweitzer-stiftung.de
– Animals' Angels, https://www.animals-angels.de
– Animal Rights Watch, www.ariwa.org
– viele weitere Tierrechtsorganisationen, die mit Herz und Tatkraft an der Aufdeckung von Missständen arbeiten.
Wenn Sie mehr wissen möchten, liefern folgende Bücher ganz großartige Informationen:
– John Robbins, »Food Revolution«, Hans-Nietsch-Verlag
– Jonathan Safran Foer, »Tiere essen«, Kiepenheuer & Witsch

104 Albert-Schweitzer-Stiftung, »Putenmast«, http://albert-schweitzer-stiftung.de/massentierhaltung/puten, aufgerufen 09/2013

105 PETA: »Foie gras: Delikatesse der Verzweiflung«, www.peta.de/stopfleber

106 PETA: »Das unbekannte Leben von Gänsen und Enten«, www.peta.de/entengaense#.U00EMWuKA74, aufgerufen 09/2013

107 Albert-Schweitzer-Stiftung, »Wachtelhaltung«, http://albert-schweitzer-stiftung.de/massentierhaltung/wachteln, aufgerufen 09/2013

108 PETA: https://www.peta.de/lebendexport#.U00J-2uKA74, aufgerufen 09/2013

109 E. W. Henrich unter www.provegan.info/de/infothek/detailseite-infothek/pferdequalen-durch-skandalministerin-aigner-und-europaparlament/

110 Bundesamt für Verbraucherschutz und Lebensmittelsicherheit, »Jahresbericht 2009 zum Nationalen Rückstandskontrollplan«

111 Bundesministerium für Ernährung, Landwirtschaft und Verbraucherschutz, »Übergang unerwünschter Stoffe in Futtermittel«, verschiedene Analysen der Arbeitsgruppen »Carry over unerwünschter Stoffe in Futtermitteln«: Korrosion und Abrieb (2011), Getreidestroh als Mykotoxinquellen (2010), Breitbandinsektizid (2006), Schmierstoffe (2009), Schadstoffbelastung von Getreidestäuben (2003), Trockengrün (2003), Bleicherden (2003), Klärschlamm (2001), PBDE (2009), PAK (2004)

112 Bundesministerium für Ernährung, Landwirtschaft und Verbraucherschutz, »Übergang unerwünschter Stoffe in Futtermittel«, siehe oben

113 Bundesministerium für Ernährung, Landwirtschaft und Verbraucherschutz, »Übergang unerwünschter Stoffe in Futtermittel«, siehe oben

114 Bundesministerium für Ernährung, Landwirtschaft und Verbraucherschutz, »Übergang unerwünschter Stoffe in Futtermittel«, siehe oben

115 Bundesministerium für Ernährung, Landwirtschaft und Verbraucherschutz, »Übergang unerwünschter Stoffe in Futtermittel«, siehe oben

116 Bundesministerium für Ernährung, Landwirtschaft und Verbraucherschutz, »Übergang unerwünschter Stoffe in Futtermittel«, siehe oben

117 Die Zeit, 13.01.2011, Nr. 3, »Dioxin im Tierfutter, freilaufende Übeltäter«

118 Journal of Environmental & Analytical Toxicology, www.gmoevidence.com/wp-content/uploads/2013/09/Glyphosat-D%c3%a4nemark.pdf und www.genfoodneindanke.de/wp/2013/09/glyphosat-macht-kuhe-krank/

119 Umweltinstitut München, »Das meistverkaufte Pflanzengift der Welt«, 09/2011, aufgerufen 09/2013, http://umweltinstitut.org/gentechnik/aktionen/hintergrund-roundup-912.html

120 Umweltinstitut München, siehe oben

121 Naturschutzbund Deutschland, NABU, www.nabu.de/m06/m06_08/03355.html, aufgerufen 10/2013

122 Die Welt, »Bundesinstitut warnt vor Blei in Wildfleisch«, 20.09.2011

123 Jonathan Safran Foer, »Tiere essen«, 3. Auflage 2010, S. 166, Kiepenheuer & Witsch

124 Süddeutsche Zeitung, www.sueddeutsche.de/gesundheit/seuchen-hausgemachte-gefahren-1.450256–2

125 Meine eigenen Erfahrungen am Schlachthof begrenzen sich (gottlob) auf Eindrücke im Rahmen eines Jobs bei einer internationalen Spedition für Kühltransporte vor meiner Heilpraktiker-Ausbildung, weshalb die nachfolgenden Beschreibungen vom Schlachten ergänzt sind durch folgende Quellen:
– »Um eines kleinen Bissens Fleisches willen…« von Christiane M. Haupt, der herzergreifende Bericht einer Veterinärmedizinerin, unter: www.vebu.de/tiere-a-ethik/tiere-und-tierhaltung/1267-um-eines-kleinen-bissens-fleisches-willen
– www.schlachthof-transparent.org
– http://albert-schweitzer-stiftung.de

126 Amtsblatt der Europäischen Union, Kapitel V »Zeitabstände für das Füttern und Tränken sowie die Beförderungsdauer und Ruhezeiten« 5.1.2005 L3/25
127 Christiane M. Haupt, »Um eines kleinen Bissens Fleisches willen...«, aufgerufen 09/2013, www.vebu.de/tiere-a-ethik/tiere-und-tierhaltung/1267-um-eines-kleinen-bissens-fleisches-willen
128 Albert Schweitzer Stiftung, »Hühnermast«, aufgerufen 09/2013, http://albert-schweitzer-stiftung.de/tierschutzinfos/massentierhaltung/huehnermast
129 Genaue Belege dafür finden Sie z.B. in den Büchern »Tiere essen« von Jonathan Safran Foer und »Slaughterhouse« von Gail A. Eisnitz, aber auch auf vielen Videos, z.B. auf http://veg-tv.info
130 www.peta.de/bio#.U06D6muKA74, aufgerufen 09/2013
131 www.schlachthof-transparent.org/pages/statistik.php, aufgerufen 09/2013
132 Süddeutsche: »Wie viele Tiere isst der Deutsche in seinem Leben?«, 10/2009, www.sueddeutsche.de/leben/welt-vegetariertag-wie-viele-tiere-isst-der-deutsche-in-seinem-leben-1.37615
133 http://albert-schweitzer-stiftung.de/aktuell/deutsche-essen-uber-12-milliarden-tiere-pro-jahr, aufgerufen 06/2013
134 »Fleischatlas 2013«, S. 20
135 Die Welt, Dowideit A.: »20 Millionen Schweine landen pro Jahr im Müll«, 25.09.2012
136 http://albert-schweitzer-stiftung.de/aktuell/deutsche-essen-uber-12-milliarden-tiere-pro-jahr aufgerufen 06/2013
137 Robbins J., »Food Revolution, 3. Auflage 2010, S. 231, Hans-Nietsch-Verlag
138 Dahl E. vom Center for Human Bioethics, Australia, unter www.organspende-und-transplantation.de/xenotransplantation.html
139 www.tierfreunde.de/lawinenexperiment-soll-weiter-gefuhrt-werden/
140 PETA: Kampagne »Trauma-Trainings in der EU beenden«, 09/2013
141 www.stern.de/wissen/mensch/grausamer-tierversuch-forscher-sprengen-schweine-in-die-luft-1538319.html, aufgerufen 09/2013
142 »Subventionen für die industrielle Fleischerzeugung in Deutschland«, BUND-Recherche zur staatlichen Förderung der Schweine- und Geflügelproduktion in den Jahren 2008 und 2009, 08/2011, Autorinnen: R. Benning, C. de Andrade
143 »Subventionen für die industrielle Fleischerzeugung in Deutschland«, siehe oben
144 »Fleischatlas 2013, S. 16
145 Der Spiegel 6/2013, »Der Bauernkrieg«, S. Amann, J. Schindler, C. Schult
146 »Fleischatlas 2013«, S. 24 – 25
147 »Fleischatlas 2013«, S. 24 – 25
148 »Fleischatlas 2013, S. 26 – 27
149 »Fleischatlas 2013«, S. 26 – 27
150 Poonam Nagpal, »Sanathana Sai Sanjeevini«, 2006, S. 111–114, Sai Sanjeevini Foundation, New Delhi, Indien
151 Poonam Nagpal, siehe oben
152 **Weiterführende Hinweise:**
– eine schier unerschöpfliche Quelle von Forschungsergebnissen und Studien zum Thema vegane und omnivore Ernährung finden Sie bei Dr. E. W. Henrich unter www.provegan.info
– Tipps zur Prophylaxe von Krankheiten mit vegetarischer und veganer Ernährung bietet der Vegetarierbund Deutschland unter http://vebu.de
– Wenn Sie Zahlen mögen: »Fleischatlas«, ein Kooperationsprojekt der Heinrich-Böll-Stiftung mit dem Bund für Umwelt- und Naturschutz und Le Monde diplomatique
153 www.centravo.ch/produktemaerkte/naturdaerme-fuer-wuerste.html
154 Dr. E. W. Henrich www.provegan.info/de/infothek/detailseite-infothek/kleine-zusammenfassung-der-gesundheitlichen-schaedigungen-durch-milchprodukte/, aufgerufen 10/2013
155 Campbell T. C., »China Study«, S. 199–201
156 Campbell T. C., »China Study«, S. 199–201
157 Campbell T. C., »China Study«, S. 218
158 Campbell T. C., »China Study«, S. 221
159 Campbell T. C., »China Study«,S. 220
160 www.milchlos.de/milos_0313.html, aufgerufen 10/2013
161 Gröber: »Mikronährstoffe«, 3. Auflage 2011, S. 217, Wissenschaftliche Verlagsgesellschaft mbH
162 Zeit online: »Die weiße Revolution«, 4.10.2011, www.zeit.de/zeit-wissen/2011/05/laktoseintoleranz, aufgerufen 10/2013
163 Dr. E. W. Henrich, Interview mit Robert Cohen, aufgerufen 04/2013, www.provegan.info/index.php?id=91&lid=51&L=0
164 Dr. E. W. Henrich, »Kleine Zusammenfassung der gesundheitlichen Schädigungen durch Milchprodukte« www.provegan.info/index.php?id=91&lid=183&L=0
165 Christina Luisa, 07/2011, Natural news, »Scientists find a mass of synthetic chemicals in every glass of milk«, aufgerufen 10/2013, www.naturalnews.com/033075_milk_chemical_contamination.html
166 Dr. E. W. Henrich, Interview mit Robert Cohen, siehe oben
167 Ganmaa Davaasambuu, Havard University, »Hormones in milk can be dangerous«, http://news.harvard.edu/gazette/2006/12.07/11-dairy.html, aufgerufen 10/2013
168 Ganmaa D., Sato A., »The possible role of female sex hormones in milk from pregnant cows in the development of breast, ovarian and corpus uteri cancers«, Med. Hypotheses 2005; 65(6):1028–37
169 International Agency for Research on Cancer, IARC-Press 2001, www.iarc.fr
170 Campbell T. C., »China Study«,S. 187
171 Gonzalez C. A., Riboli E., »Diet and Cancer Prevention: Contributions from the European Prospective Investigation into Cancer and Nutrition«, EPIC Study, Eur. J. Cancer, 09/2010;46(14):2555–62, www.ncbi.nlm.nih.gov/pubmed/20843485

[172] Studie: »Große Menschen erkranken häufiger an Krebs«, http://gesundheit.naanoo.com/gesundheit/studie-grose-menschen-erkranken-haufiger-an-krebs, aufgerufen 10/2013

[173] Campbell T. C., »China Study«, S. 187

[174] Campbell T. C., »China Study«, S. 188

[175] Campbell T. C., »China Study«, S. 211

[176] Dr. E. W. Henrich, Interview mit Robert Cohen, siehe oben

[177] http://gesundheit.naanoo.com/gesundheit/enthullt-milch-erhoht-risiko-fur-alzheimer-gnimed und http://peta.de/web/neue_studie.3271.html, aufgerufen 10/2013

[178] Chen H, Zang SM, Hernán MA, Willett WC, Ascherio A, »Diet and Parkinson's disease: a potential role of dairy products in men«, Ann Neurol., 12/2002;52(6):793–801, www.ncbi.nlm.nih.gov/pubmed/12447934?dopt=Abstract

[179] Meine eigenen Recherchen zum Leben der Milchkühe (S. 119 – 122) wurden vervollständigt durch die kostbaren Informationen folgender Organisationen:
– PETA Deutschland, www.peta.de
– Albert-Schweitzer-Stiftung, http://albert-schweitzer-stiftung.de
– Animals' Rights Watch, www.ariwa.org
– Verein gegen tierquälerische Massentierhaltung e.V., www.provieh.de
– Animals' Angels, www.animals-angels.de, besonders deren Dokumentation über die Milchindustrie (»Alle reden von der Milch. Wir reden von der Kuh.« Erkenntnisse über die deutsche Milchindustrie, April 2011) ist sehr empfehlenswert und mit aussagekräftigem Bildmaterial bestückt.

[180] Bayerische Landesanstalt für Landwirtschaft, »Ursachen von Kälberverlusten bei Milchvieh und Möglichkeiten zur Reduzierung«, 11/2005, aufgerufen 10/2013, www.lfl.bayern.de/publikationen/schriftenreihe/040878/index.php

[181] Die Zeit: »Doping im Stall«, No. 35/2013, www.zeit.de/2013/35/milchkuehe-medikament-doping, aufgerufen 09/2013

[182] Meine eigenen Recherchen zum Leben der Milchkühe wurden vervollständigt durch die kostbaren Informationen folgender Organisationen:
– PETA Deutschland, www.peta.de
– Albert-Schweitzer-Stiftung, albert-schweitzer-stiftung.de
– Animal Rights Watch, www.ariwa.org
– Verein gegen tierquälerische Massentierhaltung e.V., www.provieh.de
– Animals' Angels, www.animals-angels.de, besonders deren Dokumentation über die Milchindustrie (»Alle reden von der Milch. Wir reden von der Kuh.« Erkenntnisse über die deutsche Milchindustrie, April 2011) ist sehr empfehlenswert und mit aussagekräftigem Bildmaterial bestückt.

[183] Näheres dazu bei www.peta.de/botox#.U1DwGWuKC1s und de.wikipedia.org/wiki/Botulinumtoxin

[184] Deutscher Bauernverband, »Situationsbericht: Tierische Erzeugung«, www.bauernverband.de/64-tierische-erzeugung, aufgerufen 10/2013

[185] Animals' Angels, siehe oben

[186] Animals' Angels, siehe oben

[187] Hergenrather J, Hlady G, Wallace B, Savage E., »Pollutants in breast milk of vegetarians« (letter). N Engl J Med. 1981; 304:792

[188] Bio Verlag GmbH, »Pflanzliche Milchalternativen«, aufgerufen 10/2013, www.schrotundkorn.de/2012/201202e05.php

[189] Elmadfa, Aign, Muskat, Fritzsche: Die große GU Nährwert Kalorien Tabelle, Ausgabe 2014/15, Gräfe und Unzer Verlag

[190] Dr. E. W. Henrich, Zusammenfassung »Eier verkürzen das Leben und sind genauso gesundheitsschädlich wie Rauchen«, aufgerufen 11/2013 www.provegan.info/index.php?id=212&L=0&tx_ttnews[tt_news]=1031 und http://nutritionfacts.org/video/eggs-vs-cigarettes-in-atherosclerosis/

[191] Richman EL, Kenfield SA, Stampfer MJ, Giovannucci EL, Chan JM, »Egg, red meat, and poultry intake and risk of lethal prostate cancer in the prostate-specific antigen-era: incidence and survival«, Cancer Prev Res 12/2011, www.ncbi.nlm.nih.gov/pubmed/21930800

[192] Proplanta, Informationszentrum für Landwirtschaft, 29.03.2013, »Konsum von Eiern 2012 wieder gestiegen, www.proplanta.de/Agrar-Nachrichten/Tier/Eier-Konsum_article1364540532.html, aufgerufen 11/2013

[193] Die Welt, M. Miersch, »Das Huhn, der vollendete Sklave des Menschen«, 29.05.2009

[194] Animal Rights Watch, »Eier«, www.ariwa.org/wissen-a-z/wissen-a-z/eier.html, aufgerufen 10/2013

[195] Animal Rights Watch, siehe oben

[196] Albert Schweitzer Stiftung, »Legehennenhaltung« unter http://albert-schweitzer-stiftung.de/massentierhaltung/legehennen, aufgerufen 11/2013

[197] Albert Schweitzer Stiftung, »Legehennenhaltung« siehe oben

[198] Albert Schweitzer Stiftung, »Legehennenhaltung« siehe oben

[199] Proplanta, Informationszentrum für Landwirtschaft, 01.04.2013, »Wissenswertes rund um das Ei«, www.proplanta.de/Agrar-Nachrichten/Verbraucher/Wissenswertes-Ei_article1364808086.html, aufgerufen 11/2013

[200] Hofmann M., »Das kurze Leben der Legehenne«, 23.3.2013, Neue Züricher Zeitung

[201] Hofmann M., siehe oben

[202] mehr dazu bei PETA »50 Millionen Eintagsküken landen jährlich auf dem Müll« unter www.peta.de/eier#.U1lfA2uKC1s, aufgerufen 09/2013

[203] Animal Rights Watch, »Kükentötungen: NRW-Erlass will grausame Praxis in Brütereien beenden«, unter www.ariwa.org/wissen-a-z/672-kuekentoetungen.html, aufgerufen 10/2013

[204] M. Rutkowski, »Der Kampf um den Bruder«, Greenpeace Magazin 3.14

[205] Hofmann M., »Das kurze Leben der Legehenne«, siehe oben
[206] Hofmann M., siehe oben
[207] Planet Wissen »Die Sinne der Fische«, Pia Grzesiak, 06.09.2013, www.planet-wissen.de/natur_technik/tiere_im_wasser/fische/sinne.jsp, aufgerufen 11/2013
[208] mehr dazu bei PETA »Das unbekannte Leben der Fische«, www.peta.de/das-unbekannte-leben-der-fische#.U1I8UWuKC1s, aufgerufen 09/2013
[209] Planet Wissen, siehe oben
[210] Planet Wissen, siehe oben
[211] Greenpeace: »Wale leiden unter Lärm«, 02/2005, aufgerufen 11/2013, www.greenpeace.de/themen/artenvielfalt/meeressaeuger/wale-leiden-unter-laerm
[212] PETA, »Fische fühlen Schmerzen«, www.peta.de/fische-fuehlen-schmerzen, aufgerufen 09/2013
[213] Greenpeace Magazin 5.13, »Meereszauber« von Susan Middleton
[214] Die Welt, 25.05.2007, »Grönlandwal mit 211 Jahren von Walfängern getötet«
[215] PETA, »Hummer: Gekocht werden tut weh«, www.peta.de/hummer-gekocht-werden-tut-weh-2, aufgerufen 11/2013
[216] PETA, »Hummer schmerzlos töten«, www.peta.de/hummer-schmerzlos-toeten#.U1JMrGuKC1s, aufgerufen 11/2013
[217] PETA, »Hummer: Gekocht werden tut weh«, siehe oben
[218] Jonathan Safran Foer, »Tiere essen«, 3. Auflage 2010, S. 46–47 Kiepenheuer & Witsch
[219] Jonathan Safran Foer, »Tiere essen«, S. 46–47
[220] Planet Wissen, »Überfischung der Meere«, 09/2013, www.planet-wissen.de/natur_technik/meer/ueberfischung/index.jsp, aufgerufen 11/2013
[221] Greenpeace, »Welche Fangmethoden gibt es?«, 11/2010, aufgerufen 11/2013, www.ecosia.org/search?q=Greenpeace%3A+Welche+Fangmethoden+gibt+es
[222] Albert Schweitzer Stiftung, »Wildfisch«, aufgerufen 06/2013, http://albert-schweitzer-stiftung.de/massentierhaltung/fische-wild
[223] Albert Schweitzer Stiftung, »Wildfisch«, siehe oben
[224] Planet Wissen, »Überfischung der Meere«, siehe oben
[225] Greenpeace, »Welche Fangmethoden gibt es?«, siehe oben
[226] Albert Schweitzer Stiftung, »Wildfisch«, siehe oben
[227] WWF, »Beifangopfer«, aufgerufen 11/2013, www.wwf.de/themen-projekte/meere-kuesten/fischerei/beifang/beifangopfer/
[228] Greenpeace, »Welche Fangmethoden gibt es?«, siehe oben
[229] WWF, Davies, Cripps, Nickson, Porter, 2009, »Definition und Abschätzung des weltweiten Beifangs in der Meeresfischerei«
[230] Albert Schweitzer Stiftung, »Wildfisch«, siehe oben
[231] WWF, »Beifangopfer«, siehe oben
[232] WWF, »Die tödliche Verschwendung«, aufgerufen 11/2013, www.wwf.de/themen-projekte/meere-kuesten/fischerei/beifang/
[233] Animal Rights Watch, »Die Fische, der Fischfang und die Aquakulturen«, aufgerufen 10/2013, www.ariwa.org/wissen-a-z/wissen-a-z/fische.html
[234] Greenpeace, »Die Jagd auf den letzten Fisch«, 10/2010, www.greenpeace-hamburg.de/fileadmin/Inhalte/Downloads/Meere/Kurzinfo_Ueberfischung_2012_07_A-115–4.pdf, aufgerufen 11/2013
[235] WWF, »Beifangopfer«, siehe oben
[236] www.3sat.de/page/?source=/nano/umwelt/142162/index.html, aufgerufen 11/2013
[237] Greenpeace Freiburg, »Die Bedrohung der Meere«, 03/2009, www.greenpeace-freiburg.de/index.php/wissenswertes/130-bedrohungen-der-meere, aufgerufen 11/201
[238] PETA, »Robbenmassaker«, www.peta.de/robbenmassaker, aufgerufen 11/2013
[239] Augsburger Allgemeine, 22.03.2012, »Kanada beginnt Jagd auf Robben«
[240] Greenpeace, 03/2011, Jörg Siepmann, »Robben–Biologie und Bedrohung«
[241] Albert Schweitzer Stiftung, »Wildfisch«, siehe oben
[242] Food and Agriculture Organization of the United Nations, FAO = Welternährungsorganisation, Stand 07/2012, aufgerufen 11/2013, http://fao.org/news/story/en/item/150839/icode/
[243] WWF, »Das kann kein Meer mehr schlucken: Unsere Ozeane versinken im Plastikmüll«, aufgerufen 11/2013, www.wwf.de/themen-projekte/meere-kuesten/unsere-ozeane-versinken-im-plastikmuell/
[244] Die Welt, 31.07.2013, Jochen Clemens, »Der achte Kontinent besteht aus Müll«
[245] Die Welt, Jochen Clemens, siehe oben
[246] WWF, »Wie gelangt der Müll ins Meer?«, aufgerufen 11/2013, www.wwf.de/fileadmin/fm-wwf/Publikationen-PDF/Infografik_Muell_im_Meer.pdf
[247] WWF, »Das kann kein Meer mehr schlucken«, siehe oben
[248] Spiegel online, 11.01.2009, »Umwelthormone: Weibchenboom bei Österreichs Fischen«, www.spiegel.de/wissenschaft/natur/umwelthormone-weibchenboom-bei-oesterreichs-fischen-a-600616.html
[249] Greenpeace, 22.04.2013, Nachrichten zum Thema Atomkraft, »Atommüll: Versenkt und vergessen«, www.greenpeace.de/themen/atomkraft/nachrichten/artikel/atommuell_versenkt_und_vergessen
[250] Greenpeace, »Radioaktiv belasteter Thunfisch«, siehe oben
[251] Albert Schweitzer Stiftung, »Aquakultur«, aufgerufen 09/2013, http://albert-schweitzer-stiftung.de/massentierhaltung/fische-aquakultur
[252] Albert Schweitzer Stiftung, »Aquakultur«, siehe oben
[253] Albert Schweitzer Stiftung, »Aquakultur«, siehe oben
[254] Albert Schweitzer Stiftung, »Aquakultur«, siehe oben

[255] Animal Rights Watch, »Die Fische, der Fischfang und die Aquakulturen«, siehe oben
[256] www.pro-regenwald.org/hg_wald/mangroven, aufgerufen 04/2014
[257] M. Glaubrecht, »Gefahr für die Mangroven«, Die Welt, 05.12.1995
[258] PETA, »Aquakultur«, aufgerufen 06/2013, www.peta.de/fischfarmen
[259] Animal Rights Watch, »Die Fische, der Fischfang und die Aquakulturen«, siehe oben
[260] Food and Agriculture Organization of the United Nations, siehe oben
[261] Ajahn Brahm, »Die Kuh, die weinte«, 3. Auflage 2007, S. 130–133, Lotos Verlag

Verheißungsvolle Aussichten

[262] Jack Kornfield, »Nach der Erleuchtung Wäsche waschen und Kartoffeln schälen«, 2. Auflage 2010, S. 124, Goldmann Arkana
[263] Thich Nhat Hanh, »Das Herz von Buddhas Lehre«, 6. Auflage 2011, S. 35–37, Verlag Herder GmbH. Das beschriebene Grundprinzip ist wunderschön und liebevoll in diesem Buch erklärt.
[264] Campbell T. C., »China Study«,S. 100
[265] Campbell T. C., »China Study«,S. 102 und S. 148–149
[266] Campbell T. C., »China Study«,S. 102 und S. 148–149
[267] Neal Barnard, »Iss Dich fit«, 1. Auflage 1997, S. 240, Rowohlt Verlag GmbH
[268] Serena Tonstad, Terry Butler, Ru Yan, Gary E. Fraser, »Type of Vegetarian Diet, Body Weight, and Prevalence of Type 2 Diabetes«, Diabetes Care, 05/2009; 32(5):791–796
[269] Neal Barnard, S. 247
[270] N. S. Rizzo, J. Sabate, K. Jaceldo-Siegl, G. E. Fraser. Vegetarian Dietary Patterns Are Associated With a Lower Risk of Metabolic Syndrome: The Adventist Health Study 2. Diabetes Care, 2011
[271] PETA, Wie man sein Herz gesund erhält«, www.peta.de/herzgesundheit, aufgerufen 08/2013
[272] Kulling SE, Watzl B, »Phytoöstrogene«, Ernährungs-Umschau 50 (2003), Heft 6, S. 234–239
[273] Physicians Committee for Responsible Medicine, PCRM, »Preventing and reversing heart disease«, 09/2013, www.pcrm.org/about/volunteer/preventing-and-reversing-heart-disease
[274] Die große GU Nährwert Kalorien Tabelle, Ausgabe 2014/15, Gräfe und Unzer Verlag
[275] Neal Barnard, S. 186
[276] Neal Barnard, S. 181
[277] Lipid Research Clinics Program 1984, »The lipid research clinics coronary primary prevention trial results«, II. Journal of the American Medical Association (251)
[278] Neal Barnard, S. 69
[279] Caldwell B. Esselstyn Jr. M.D., »Prevent and Reverse Heart Disease: The Revolutionary, Scientifically Proven, Nutrition-Based Cure«, Avery Trade
[280] Neal Barnard, »Iss Dich fit«,S. 30–31
[281] Neal Barnard, »Iss Dich fit«, S. 39
[282] Neal Barnard, »Iss Dich fit«, S. 49–50
[283] Neal Barnard, »Iss Dich fit«, S. 58–59
[284] C. Leitzmann und M. Keller, »Vegetarische Ernährung«, S. 157
[285] »Preisgekrönte Forschungsergebnisse: Wie Brokkoli-Wirkstoffe die Krebstherapie unterstützen«, 06/2012, www.idw-online.de/de/news482632, aufgerufen 12/2013
[286] www.wikipedia.org/wiki/Sulforaphan, aufgerufen 12/2013
[287] Robbins J., »Food Revolution, 3. Auflage 2010, S. 66, Hans-Nietsch-Verlag
[288] Robbins J., S. 63
[289] C. Leitzmann und M. Keller, »Vegetarische Ernährung, S. 161
[290] Tantamango-Bartley Y, Jaceldo-Siegl K, Fan J, Fraser G, »Vegetarian diets and the incidence of cancer in a low-risk population«, Cancer Epidemiol Biomarkers Prev, 02/2013;22(2):286–94
[291] Gary G. Meadows, »Diet, nutrients, phytochemicals and cancer metastasis suppressor genes«, 2012, Cancer and Metastasis Reviews, Vol. 31, Issue 3–4, pp 441–454
[292] Appleby PN, Allen NE, Key TJ, 2011, »Diet, vegetarianism and cataract risk«, American Journal of Clinical Nutrition, 05/2011, Vol.93 No.5;1128–1135
[293] Neal Barnard, S. 58–60
[294] Neal Barnard, S. 88
[295] Campbell T. C., »China Study«, S. 102 und S. 167–168
[296] Kulling SE, Watzl B, »Phytoöstrogene«, Ernährungs-Umschau 50 (2003), Heft 6, S. 237
[297] Dr. Kurt Begitt, »Phytohormone«, Innovationsreport 08/2000, www.innovations-report.de/html/berichte/biowissenschaften-chemie/bericht-162.html, aufgerufen 01/2014
[298] Kulling SE, siehe oben, S. 237
[299] Bundesamt für Risikobewertung, aufgerufen 10/2013, www.bfr.bund.de/cm/343/isolierte_isoflavone_sind_nicht_ohne_risiko.pdf und Munro et al., 2003; Setchell et al., 2001; Messina, 1995
[300] Malter M., Schriever G., Eilber U., »Natural killer cells, vitamins and other blood components of vegetarian and omnivorous men. Nutr Cancer 1989;12(3):271–8
[301] Grant WB. »Trends in diet and Alzheimer's disease during the nutrition transition in Japan and developing countries«, Journal of Alzheimer's Disease, September 2013
[302] Pixley F., Wilson D., McPherson K., Mann J. »Effect of vegetarianism on development of gall stones in women. Br Med J 07/1985;291(6487):11–2
[303] Kaartinen K, Lammi K, Hypen M, Nenonen M, Hanninen O, Rauma AL, »Vegan diet alleviates fibromyalgie symptoms«, Scand J Rheumatol. 2000;29(5):308–13
[304] Neal Barnard, S. 225

Fette ohne Geheimnis

[305] **Verwendete Grundlagenliteratur:**
- Langley Gill, »Vegane Ernährung«, 1. Auflage 1999, Echo Verlag
- C. Leitzmann und M. Keller, »Vegetarische Ernährung«, 3. Auflage 2013, Verlag Eugen Ulmer KG
- Kasper, »Ernährungsmedizin und Diätetik«, 9. Auflage 2000, Urban & Fischer Verlag
- Biesalski, Fürst, Kasper, Kluthe, Pölert, Puchstein, Stähelin: »Ernährungsmedizin«, 1995, Georg Thieme Verlag
- Götz, Rabast, »Diättherapie«, 1999, Georg Thieme Verlag
- VFED (Verband für Ernährung und Diätetik) e. V., »Praxis der Diätetik und Ernährungsberatung«, 2002, Hippokrates Verlag
- Kofranyi, Wirths, »Einführung in die Ernährungslehre«, 1994, Umschau Verlag
- Dietl H., Ohlenschläger G., »Handbuch der orthomolekularen Medizin«, 2. Auflage 1998, Karl F. Haug Verlag

[306] Gröber, »Mikronährstoffe«, 3. Auflage 2011, S. 360, Wissenschaftliche Verlagsgesellschaft Stuttgart
[307] Langley Gill, S. 60–61
[308] Gröber, »Mikronährstoffe«, S. 360
[309] Langley Gill, S. 60–61
[310] Langley Gill, S. 58
[311] Langley Gill, S. 64
[312] C. Leitzmann und M. Keller, S. 245
[313] C. Leitzmann und M. Keller, S. 248
[314] C. Leitzmann und M. Keller, S. 249
[315] Dietl H., Ohlenschläger G., S. 127–129
[316] C. Leitzmann und M. Keller, S. 247
[317] C. Leitzmann und M. Keller, S. 249
[318] Langley Gill, »S. 66
[319] Nadine Lämmerhirt, »Bratöle: Vorsicht: heiß und fettig«, UGB-Forum 4/01, S. 193–194, aufgerufen 01/2014, UGB, www.ugb.de/lebensmittel-zubereitung/bratoele-vorsicht-heiss-fettig/
[320] Nadine Lämmerhirt, siehe oben
[321] Greenpeace: »Palmölboom heizt Klimawandel ein«, 11/2007, aufgerufen 01/2014, www.greenpeace.de/themen/waelder/palmoel-boom-heizt-klimawandel
[322] Greenpeace-Report »How the Palm Oil Industry is Cooking the Climate«, 2007
[323] WWF Analyse 2013, »Der Palmöl-Check« und »Palm Oil Buyers' Scorecard 2013«
[324] C. Leitzmann und M. Keller, S. 137
[325] PM online, »Walnüsse schützen das Herz«, aufgerufen 07/2014, www.pm-magazin.de/t/psychologie-gesundheit/naturheilkunde/waln%C3%BCsse-sch%C3%BCtzen-das-herz
[326] Neal Barnard, »Iss Dich fit«, S. 194
[327] Sabaté J, Fraser GE, Burke K, Knutsen SF, Bennett H, Lindsted KD, »Effects of walnuts on serum lipid levels and blood pressure in the normal men«, N Engl J Med. 1993, 328 (9), 603–7, www.ncbi.nlm.nih.gov/pubmed/8357360
[328] Sven-David Müller, Gesellschaft für Ernährungsmedizin und Diätetik e. V., 03/2004, »Filterkaffee erhöht den Cholesterinspiegel«
[329] Anne Brüning, »Zu viel Kaffee kann zu Herzinfarkt führen«, Berliner Zeitung, aufgerufen 01/2014, www.berliner-zeitung.de/archiv/bisher-galt-nur-ungefilterter-kaffee-als-schaedlich-fuers-herz-doch-auch-wenn-das-getraenk-per-filter-zubereitet-wird-ist-es-nicht-unbedenklich-zu-viel-kaffee-kann-zu-herzinfarkt-fuehren,10810590,9931140.html
[330] Sibai AM, Armenian HK, Alam S, »Wartime determinants of arteriographically confirmed coronary artery disease in Beirut«, American Journal of Epidemiology, 11/1989, 130(4):623–31
[331] Dietl H., Ohlenschläger G., S. 176
[332] Dietl H., Ohlenschläger G., S. 177
[333] Dietl H., Ohlenschläger G., S. 180
[334] Watzl B., Rechkemmer G., »Phytosterine«, Ernährungs-Umschau 48 (2001), Heft 4, 161–164
[335] Watzl B., Rechkemmer G., »Phytosterine«, siehe oben
[336] Focus online, »So gefährlich ist Bauchfett«, aufgerufen 01/2014, www.focus.de/gesundheit/ratgeber/herz/risiko/tid-9636/uebergewicht-bauchfett-sagt-mehr-als-bmi-so-gefaehrlich-ist-bauchfett_aid_295529.html
[337] Focus online, »So gefährlich ist Bauchfett«, siehe oben
[338] Whitlock G, Lewington S, Sherliker P, Clarke R, Emberson J, Halsey J, Qizilbash N, Collins R, Peto R., »Body-mass index and cause-specific mortality in 900 000 adults: collaborative analyses of 57 prospective studies«, Lancet 03/2009, 373(9669):1083–96
[339] Universitätsklinikum Ulm, »Leptin«, aufgerufen 01/2014, www.uniklinik-ulm.de/struktur/institute/klinische-chemie/home/praeanalytik/untersuchungen-leistungsverzeichnis/klm/leptin.html
[340] Journal MED 06/2009, »Hormone Leptin und Resistin aus Adipozyten beschleunigen Gelenkverschleiß«, aufgerufen 01/2014, www.journalmed.de/newsview.php?id=25998
[341] Verspohl, Weiland, »Fettgewebe: Größtes endokrines Organ des Körpers«, Pharmazeutische Zeitung online 29/2006, aufgerufen 01/2014, www.pharmazeutische-zeitung.de/index.php?id=1561
[342] C. Leitzmann und M. Keller, S. 108
[343] Kasper, »S. 242–243
[344] Kasper, siehe oben
[345] Kasper, siehe oben
[346] Kasper, S. 245
[347] Kasper, siehe oben
[348] Die Welt, 04.01.2014, »Jeder dritte Erwachsene auf der Welt ist zu dick«

Vielgestaltige Kohlenhydrate

[349] **Verwendete Grundlagenliteratur:**
- Kasper, »Ernährungsmedizin und Diätetik«, 9. Auflage 2000, Urban & Fischer Verlag

– Biesalski, Fürst, Kasper, Kluthe, Pölert, Puchstein, Stähelin: »Ernährungsmedizin«, 1995, Georg Thieme Verlag
– Götz, Rabast, »Diättherapie«, 1999, Georg Thieme Verlag
– VFED (Verband für Ernährung und Diätetik) e. V., »Praxis der Diätetik und Ernährungsberatung«, 2002, Hippokrates Verlag
– Kofranyi, Wirths, »Einführung in die Ernährungslehre«, 1994, Umschau Verlag

350 Focus online, 10.02.2011, »Eine Frage des Geschmacks«, aufgerufen 02/2014, www.focus.de/gesundheit/ratgeber/psychologie/news/psychologie-eine-frage-des-geschmacks_aid_598744.html

351 P.M. Magazin online, »Die Liebe macht alles süßer«, aufgerufen 02/2014, www.pm-magazin.de/r/mensch/die-liebe-macht-alles-s%C3%BC%C3%9Fer

352 Götz, Rabast, S. 24

353 VFED e. V., S. 38

354 Kasper, S. 78–79

355 C. Leitzmann und M. Keller, »Vegetarische Ernährung«, S. 212

356 VFED e. V., S. 47

357 »Weniger Darmkrebs durch mehr Ballaststoffe«, 05/2003, aufgerufen 02/2014, www.medizinnews.de/archiv/3-0505-3.html

358 C. Leitzmann und M. Keller, »Vegetarische Ernährung«, S. 214

359 Kasper, S. 87

360 Doc Medicus, »Bakterielle Besiedlung des Dickdarms«, aufgerufen 02/2014, www.gesundheits-lexikon.com/Orthomolekulare-Medizin-Vitalstoff-Medizin/Krankheiten-des-Verdauungstraktes/Dickdarm.html

361 Kasper, S. 84–85

362 »Summit Report«, Prof. James Versalovic, Baylor College of Medicine, Houston, USA, zitiert in der Ärzte Zeitung, 01.10.2012, Schenk M.: »Darmbakterien: Wichtig für das Immunsystem«

363 Götz, Rabast, S. 24

364 Kasper, S. 78–79

365 Kasper, S. 78–79

366 Götz, Rabast, S. 30

367 Biesalski, Fürst, Kasper, Kluthe, Pölert, Puchstein, Stähelin, S. 71

368 Kölln Peter, »Beta-Glucan aus Hafer«, Ernährungs-Umschau 4/2012, S. 242–243

369 Franz W., Martin HH, »Entwarnung für Vollkorn«, UGB-Forum, aufgerufen 02/2014, www.ugb.de/vollkorn-vollkornprodukte/phytinsaeure-brot-frischkornmuesli-lebensmittel-udo-polmer-vollkorn/

370 www.reformhaus-fachlexikon.de/lebensmittelinhalte/phytinsaeure.php

371 Kasper, S. 89–90

372 Franz W., Martin HH, »Entwarnung für Vollkorn«, siehe oben

373 www.reformhaus-fachlexikon.de/lebensmittelinhalte/phytinsaeure.php

374 Positionspapier ADA (American Dietetic Association) und Dietitions of Canada, »Vegetarian diets«, deutsche Version unter https://www.vebu.de/ada

375 Metz Gunter, »Ballast mit erstaunlicher Wirkung«, Pharmazeutische Zeitung 02/2001, aufgerufen 12/2013, www.pharmazeutische-zeitung.de/index.php?id=22242

376 Schmandke H., »Blutglukose- und lipidsenkende Wirkung von Phytinsäure«, Ernährungs-Umschau 5/2007, S. 254–257

377 Wikipedia, »Zucker«, aufgerufen 01/2014, www.wikipedia.org/wiki/Zucker

378 Wikipedia, »Zuckerrohr«, aufgerufen 01/2014, www.wikipedia.org/wiki/Zuckerrohr

379 www.biothemen.de/Qualitaet/tropen/rohrzucker_zuckerrohr.html

380 Wikipedia, »Zucker«, siehe oben

381 AID Infodienst Ernährung, Landwirtschaft, Verbraucherschutz e. V., »Zucker, Sirupe, Honig, Zuckeraustauschstoffe und Süßstoffe« 1157/2011

382 AID Infodienst, siehe oben

383 www.biothemen.de/Qualitaet/tropen/rohrzucker_zuckerrohr.html

384 www.biothemen.de/Qualitaet/tropen/rohrzucker_zuckerrohr.html

385 Dr. K. Berneis, Universitätsspital Zürich, d-journal, »Süss durch Fructose: Sinn oder Unsinn«, aufgerufen 02/2014, www.d-journal.ch/archiv/ernaehrung/suess-durch-fruktose-sinn-oder-unsinn-18006/

386 Dr. K. Berneis, siehe oben

387 EADS-Tagung: »Diabetes wird zur größten Epidemie in Europa«, 09/2004, aufgerufen 02/2014, http://diabetes-deutschland.de/archiv/3857.html

388 Pharmazeutische Zeitung online, Ausgabe 21/2010, »Krebsrisiko bei Diabetes«, aufgerufen 03/2014, www.pharmazeutische-zeitung.de/index.php?id=33947

389 »Zeitbombe Zucker«, eine Dokumentation von Christine Buth und Ute Jurkovics

390 »Zeitbombe Zucker«, siehe oben

391 AID Infodienst, siehe oben

392 Duden: Das Herkunftswörterbuch, Bibliographisches Institut & F. A. Brockhaus AG

393 Niedersächsisches Landesamt für Verbraucherschutz und Lebensmittelsicherheit, Bienen-Poster »Wussten Sie schon, dass...«

394 AID Infodienst, siehe oben

395 Schrot und Korn 03/2014, »Bienen in Not«

396 AID Infodienst, siehe oben

397 AID Infodienst, siehe oben

398 AID Infodienst, siehe oben

399 Taz, 04.09.2011, »Bienen sammeln fleißig süßes Gift«, www.taz.de/!77426/

400 Animal Rights Watch: »Honig«, aufgerufen 10/2013, www.ariwa.org/wissen-a-z/wissen-a-z/honig.html

401 PETA, »Honig: Von Bienen aus der Massenzucht«, aufgerufen 03/2014, www.peta.de/honig-von-bienen-aus-der-massenzucht#.U14ah2uKC1s

[402] Greenpeace Report, »Bye bye Biene?« Das Bienensterben und die Risiken für die Landwirtschaft in Europa, 04/2013
[403] Greenpeace-Publikation 08/2013: »Bienensterben und Insektizide – Verbote dringend erforderlich«
[404] Greenpeace Report, »Bye bye Biene?«, siehe oben
[405] Dokumentarfilm »More than Honey« (»Bitterer Honig«) von Markus Imhoof, der Bienen näher bringt als Worte das je könnten
[406] Dokumentarfilm »More than Honey«, siehe oben
[407] Greenpeace Report, »Bye bye Biene?«, siehe oben
[408] Greenpeace-Publikation 08/2013: »Bienensterben und Insektizide – Verbote dringend erforderlich« , siehe oben
[409] Greenpeace Report, »Bye bye Biene?«, siehe oben
[410] Greenpeace Report, »Bye bye Biene?«, siehe oben
[411] Podbregar N., Bild der Wissenschaft, 19.2.2014, »Bienen gefährden Hummeln«
[412] PETA, »Honig: Von Bienen aus der Massenzucht«, siehe oben
[413] Greenpeace Report, »Bye bye Biene?«, siehe oben
[414] Greenpeace Report, »Bienensterben und Insektizide«, siehe oben
[415] Die große GU Nährwert-Kalorien-Tabelle 2014/15, Verlag Gräfe und Unzer
[416] Die Welt, 12.04.2011, »Getrocknete Apfelringe sind wahre Cholesterinkiller«
[417] AID Infodienst, siehe oben
[418] S. Schwarz, »Süße Liebe zur Natur«, Schrot und Korn 1/2002
[419] AID Infodienst, siehe oben
[420] AID Infodienst, siehe oben
[421] AID Infodienst, siehe oben
[422] AID Infodienst, siehe oben
[423] AID Infodienst, siehe oben
[424] Helmut F. Kaplan hat in seinem Buch »Tiere haben Rechte« (Harald Fischer Verlag) viele Argumentationshilfen zusammengetragen gegen die gängigen Rechtfertigungen für den Missbrauch von Tieren. Dies ist eine nützliche Hilfe für Veganer in Diskussionsrunden.
[425] Michael Pollan, »The intelligent plant«, The New Yorker, 23.12.2013
[426] Bayerische Landesanstalt für Weinbau und Gartenbau, »Botenstoffe – die Sprache der Pflanzen«, aufgerufen 02/2014, www.lwg.bayern.de/gartentipps/2007/24733/index.php
[427] Michael Pollan, siehe oben

Mikronährstoffwelten

[428] **Verwendete Grundlagenliteratur:**
– Langley Gill, »Vegane Ernährung«, 1. Auflage 1999, Echo Verlag
– C. Leitzmann und M. Keller, »Vegetarische Ernährung«, 3. Auflage 2013, Verlag Eugen Ulmer KG
– Kasper, »Ernährungsmedizin und Diätetik«, 9. Auflage 2000, Urban & Fischer Verlag
– Biesalski, Fürst, Kasper, Kluthe, Pölert, Puchstein, Stähelin: »Ernährungsmedizin«, 1995, Georg Thieme Verlag
– Götz, Rabast, »Diättherapie«, 1999, Georg Thieme Verlag
– VFED (Verband für Ernährung und Diätetik) e. V., »Praxis der Diätetik und Ernährungsberatung«, 2002, Hippokrates Verlag
– Kofranyi, Wirths, »Einführung in die Ernährungslehre«, 1994, Umschau Verlag
– Dietl H., Ohlenschläger G., »Handbuch der orthomolekularen Medizin«, 2. Auflage 1998, Karl F. Haug Verlag
– Thews, Mutschler, Vaupel, »Anatomie, Physiologie, Pathophysiologie des Menschen«, 4. Auflage 1991, Wissenschaftliche Verlagsgesellschaft mbH
– Silbernagl, Despopoulos, »Taschenatlas der Physiologie«, 4. Auflage 1991, Georg Thieme Verlag
– Elmadfa, Aign, Muskat, Fritzsche, Die große GU Nährwert-Kalorien-Tabelle 2014/15, Verlag Gräfe und Unzer
– Gröber, »Mikronährstoffe«, 3. Auflage 2011, Wissenschaftliche Verlagsgesellschaft mbH
[429] Schrot & Korn 3/98, »Ölsaaten«
[430] AID Special: »Nährstoffveränderungen bei der Lebensmittelzubereitung im Haushalt«, Infodienst Verbraucherschutz, Ernährung, Landwirtschaft e. V., 3048/2008
[431] Campbell T. C., »China Study«,S. 386–392
[432] C. Leitzmann und M. Keller, S. 237–239
[433] Langley Gill, S. 113 und 185
[434] C. Leitzmann und M. Keller, S. 237–239
[435] Dietl H., Ohlenschläger G., S. 63
[436] Campbell T. C., S. 386–392
[437] Campbell T. C., S. 386–392
[438] Kasper, S. 35
[439] AID Special: »Nährstoffveränderungen bei der Lebensmittelzubereitung im Haushalt«, siehe oben
[440] AID Special: »Nährstoffveränderungen bei der Lebensmittelzubereitung im Haushalt«, siehe oben
[441] AID Special: »Nährstoffveränderungen bei der Lebensmittelzubereitung im Haushalt«, siehe oben
[442] Thews, Mutschler, Vaupel, »Anatomie, Physiologie, Pathophysiologie des Menschen«, S. 259
[443] C. Leitzmann und M. Keller, S. 266–267
[444] Langley Gill, S. 84
[445] Langley Gill, S. 85–86
[446] C. Leitzmann und M. Keller, S. 206–207
[447] AID Special: »Nährstoffveränderungen bei der Lebensmittelzubereitung im Haushalt«, siehe oben
[448] Biesalski, Fürst, Kasper, Kluthe, Pölert, Puchstein, Stähelin: »Ernährungsmedizin«, S. 154
[449] Dietl H., Ohlenschläger G., S. 57
[450] Langley Gill, S. 93–94
[451] Langley Gill, S. 93–94
[452] C. Leitzmann und M. Keller, S. 252
[453] The Vegan Society, »What every vegan should know about Vitamin B12«, aufgerufen 03/2014, www.vegansociety.com/lifestyle/nutrition/b12.aspx
[454] Langley Gill, S. 97–98
[455] C. Leitzmann und M. Keller, S. 255
[456] Dietl H., Ohlenschläger G., S. 58
[457] Dietl H., Ohlenschläger G., S. 37

[458] Dietl H., Ohlenschläger G., S. 44 und S. 50
[459] Biesalski, Fürst, Kasper, Kluthe, Pölert, Puchstein, Stähelin, S. 145
[460] Kofranyi, Wirths, S. 127–128
[461] AID Special: »Nährstoffveränderungen bei der Lebensmittelzubereitung im Haushalt«, siehe oben
[462] Dietl H., Ohlenschläger G, S. 40–43
[463] Kofranyi, Wirths, »Einführung in die Ernährungslehre«, S. 127–128
[464] Kofranyi, Wirths, siehe oben
[465] AID Special: »Nährstoffveränderungen bei der Lebensmittelzubereitung im Haushalt«, siehe oben
[466] AID Special: »Nährstoffveränderungen bei der Lebensmittelzubereitung im Haushalt«, siehe oben
[467] www.nitrat.de/Pflanzen/pflanzen.html, aufgerufen 12/2013
[468] www.nitrat.de/Pflanzen/pflanzen.html, aufgerufen 12/2013
[469] www.nitrat.de/Pflanzen/pflanzen.html, aufgerufen 12/2013
[470] Greenpeace, »Zeitbombe im Trinkwasser«, aufgerufen 05/2014, www.greenpeace.de/themen/landwirtschaft/zeitbombe-im-trinkwasser
[471] Umweltinstitut München, »Nitrat in Gemüse«, aufgerufen 07/2013, http://umweltinstitut.org/lebensmittel/nitrat-in-gemuse/nitrat-in-gemuse-161.html
[472] Kasper, S. 517–518
[473] Bild der Wissenschaft, U. Dewald, »Hafer befördert Schwermetalle aus dem Körper«, 03/2001, aufgerufen 03/2014, https://vebu.de/gesundheit/probleme-und-risiken/418-cadmium-problematik-bei-vegetariern
[474] VEBU Deutschland, Dr. Markus Keller, »Cadmium-Problematik bei Vegetariern«, aufgerufen 04/2014, https://vebu.de/gesundheit/probleme-und-risiken/418-cadmium-problematik-bei-vegetariern
[475] Umweltinstitut München, Pestizidrückstände, »Mit bio auf der sicheren Seite«, aufgerufen 09/2013, www.umweltinstitut.org/fragen-und-antworten/lebensmittel/pestizidrueckstaende.html
[476] Dr. Ernst Walter Henrich, »Umweltschadstoffe fast nur in Tierprodukten«, aufgerufen 05/2014, www.provegan.info/de/infothek/detailseite-infothek/umweltschadstoffe-fast-nur-in-tierprodukten/
[477] **Verwendete Grundlagenliteratur:**
– Langley Gill, »Vegane Ernährung«, 1. Auflage 1999, Echo Verlag
– C. Leitzmann und M. Keller, »Vegetarische Ernährung«, 3. Auflage 2013, Verlag Eugen Ulmer KG
– Kasper, »Ernährungsmedizin und Diätetik«, 9. Auflage 2000, Urban & Fischer Verlag
– Biesalski, Fürst, Kasper, Kluthe, Pölert, Puchstein, Stähelin: »Ernährungsmedizin«, 1995, Georg Thieme Verlag
– Götz, Rabast, »Diättherapie«, 1999, Georg Thieme Verlag
– VFED (Verband für Ernährung und Diätetik) e. V., »Praxis der Diätetik und Ernährungsberatung«, 2002, Hippokrates Verlag
– Kofranyi, Wirths, »Einführung in die Ernährungslehre«, 1994, Umschau Verlag
– Dietl H., Ohlenschläger G., »Handbuch der orthomolekularen Medizin«, 2. Auflage 1998, Karl F. Haug Verlag
– Thews, Mutschler, Vaupel, »Anatomie, Physiologie, Pathophysiologie des Menschen«, 4. Auflage 1991, Wissenschaftliche Verlagsgesellschaft mbH
– Silbernagl, Despopoulos, »Taschenatlas der Physiologie«, 4. Auflage 1991, Georg Thieme Verlag
– Die große GU Nährwert-Kalorien-Tabelle 2014/15, Verlag Gräfe und Unzer
– Gröber, »Mikronährstoffe«, 3. Auflage 2011, Wissenschaftliche Verlagsgesellschaft mbH
[478] AID Special: »Nährstoffveränderungen bei der Lebensmittelzubereitung im Haushalt«, siehe oben
[479] Position of the American Dietetic Association: Vegetarian Diets, Journal of the American Dietetic Association, 07/2009, Volume 109 Number 7, S. 1266–1282
[480] Position of the American Dietetic Association: Vegetarian Diets, S. 1266–1282
[481] C. Leitzmann und M. Keller, S. 261
[482] Position of the American Dietetic Association: Vegetarian Diets, S. 1266–1282
[483] Langley Gill, S. 126
[484] Kasper, S. 55
[485] Langley Gill, S. 126–127
[486] Mazess RB, Mather W, »Bone mineral content of North Alaskan Eskimos«, Am J Clin Nutr, 09/1974, Vol. 27, No. 9, 916–925 und Langley Gill, »Vegane Ernährung«, 1. Auflage 1999, S. 126, Echo Verlag
[487] Walker A, »Osteoporosis and Calcium Deficiency«, Am J Clin Nutr, 03/1965, Vol 16, 327–336 und Langley Gill, »Vegane Ernährung«, 1. Auflage 1999, S. 126, Echo Verlag
[488] Ärztezeitung, »Patienteninfo Osteoporose«, aufgerufen 05/2014, www.aerztezeitung.de/extras/patienteninfo/info-osteoporose2/Patienteninfo_Osteoporose_16.pdf 1212
[489] Natural News 07/2011, Christina Luisa, »Scientists find a mass of synthetic chemicals in every glass of milk«, aufgerufen 05/2014, www.naturalnews.com/033075_milk_chemical_contamination.html# und Dr. E. W. Henrich, »Milch = Gift«, aufgerufen 05/2014, www.provegan.info/de/infothek/detailseite-infothek/milch-gift/
[490] O. Germershaus, P. Imming, »Kaffee und Tee – Alltagsdrogen oder Allheilmittel«, Pharmazeutische Zeitung online, Ausgabe 50/2001, aufgerufen 12/2013, www.pharmazeutische-zeitung.de/index.php?id=titel_50_2001
[491] B. M. Gensthaler, »Leitlinie Osteoporose: das ist neu«, Pharmazeutische Zeitung online, Ausgabe 11/2010, , aufgerufen 04/2014, www.pharmazeutische-zeitung.de/index.php?id=33038
[492] Lüllmann, Mohr, Ziegler, »Taschenatlas der Pharmakologie«, 2. Auflage 1994, S. 112, Georg Thieme Verlag

493 DocMedicus Vitalstofflexikon, »Calcium«, aufgerufen 05/2014, www.vitalstoff-lexikon.de/index.php?PHPSESSID=m71of3uuv79h20lcu55t75ok33&subcatid=449&mode=listarticles&activeMenuNr=4&maincategory=170&maincatid=170&tableExt=-1&menuSet=1&
494 Physicians Committee for Responsible Medicine, »Plant-Based Foods Prevent Hip Fractures«, aufgerufen 05/2014, http://pcrm.org/health/medNews/plant-based-foods-prevent-hip-fractures und Dai Z, Butler LM, van Dam RM, Ang L, Yuan J, Koh W, »Adherence to a vegetable-fruit-soy dietary pattern... is associated with lower hip fracture risk among Singapore Chinese«, J Nutr 2014, 144, 511–518
495 Ho-Pham LT, Nguyen PL, Le TT, Doan TA, Tran NT, Le TA, Nguyen TV, »Veganism, bone mineral density, and body composition: A study in Buddhist nuns«, Osteoporos Int. 12/2009, 20, 2087–93; www.ncbi.nlm.nih.gov/pubmed/19350341
496 Ho-Pham LT, Vu BQ, Lai TQ, Nguyen ND, Nguyen TV, »Vegetarianism, bone loss, fracture and vitamin D: A longitudinal study in Asian vegans and non-vegans«, Eur J Clin Nutr 01/2012: 66(1): 75–82, www.ncbi.nlm.nih.gov/pubmed/21811293
497 Position of the American Dietetic Association: Vegetarian Diets, S. 1266–1282
498 Arjmandi BH, Smith BJ, »Soy isoflavones' osteoprotective role in postmenopausal women: Mechanism of action, J Nutr Biochem. 2002; 13(3): 130 – 137
499 VEBU: »Mit Soja einen Beitrag zur Knochengesundheit leisten«, aufgerufen 05/2014, https://vebu.de/gesundheit/lebensmittel/soja/523-mit-soja-einen-beitrag-zur-knochengesundheit-leisten
500 Kasper, S. 53–54
501 Gröber, S. 217
502 Hunnicutt J, He K, Xun P, »Dietary Iron Intake and Body Iron Stores Are Associated with Risk of Coronary Heart Disease in a Meta-Analysis of Prospective Cohort Studies«, Journal of Nutrition, 01/2014, 113.185124
503 Science Daily 04/2014, »Iron consumption can increase risk for heart disease, study shows«, aufgerufen 06/2014, www.sciencedaily.com/releases/2014/04/140423170903.html
504 Hooda J, Shah A, Zhang L, »Heme, an essential nutrient from dietary proteins, critically impacts diverse physiological and pathological processes«, 01/2014, Nutrients, 6(3),1080–102
505 Position of the American Dietetic Association: Vegetarian Diets, S. 1266–1282
506 C. Leitzmann und M. Keller, S. 222–223
507 C. Leitzmann und M. Keller, siehe oben
508 Kasper, S. 59
509 C. Leitzmann und M. Keller, siehe oben
510 Ekmekcioglu, Marktl, »Essentielle Spurenelemente: Klinik und Ernährungsmedizin«, 2006, S. 12, Springer-Verlag/Wien
511 Die große GU Nährwert-Kalorien-Tabelle 2014/15, Verlag Gräfe und Unzer
512 Langley Gill, S. 144
513 C. Leitzmann und M. Keller, siehe oben
514 C. Leitzmann und M. Keller siehe oben
515 Langley Gill, siehe oben
516 WHO (World Health Organization) 2004, »Iodine status worldwide: WHO Global Database on Iodine Deficiency«, Geneva, S. 12, www.who.int/vmnis/iodine/status/en/
517 WHO (World Health Organization) 2004, S. 6
518 Laborlexikon »Jod«, aufgerufen 05/2014, www.laborlexikon.de/Lexikon/Infoframe/j/Jod.html
519 H.-G. Kugler, 03/2012, »Schilddrüse und Mikronährstoffmedizin«, Diagnostisches Centrum für Mineralanalytik, aufgerufen 03/2014, www.diagnostisches-centrum.de/index.php/stoffwechsel-profil/fachinfos/fachartikel/647-schilddruese-und-mikronaehrstoffmedizin
520 DocMedicus Vitalstofflexikon »Jod«, aufgerufen 05/2014, www.vitalstoff-lexikon.de/index.php?PHPSESSID=a3vg7vqj8cjv73rokqtp5vfq03&subcatid=456&mode=listarticles&activeMenuNr=5&maincategory=171&maincatid=171&tableExt=-1&menuSet=1&
521 Gröber, S. 253
522 H.-G. Kugler, 03/2012, »Schilddrüse und Mikronährstoffmedizin«, Diagnostisches Centrum für Mineralanalytik, aufgerufen 03/2014, www.diagnostisches-centrum.de/index.php/stoffwechsel-profil/fachinfos/fachartikel/647-schilddruese-und-mikronaehrstoffmedizin
523 H.-G. Kugler, 03/2012, siehe oben
524 Gröber, S. 253
525 H.-G. Kugler, 03/2012, siehe oben
526 DocMedicus Vitalstofflexikon »Interaktionen Jod«, aufgerufen 05/2014, www.vitalstoff-lexikon.de/Spurenelemente/Jod/Interaktionen.html
527 Watzl, Leitzmann, »Bioaktive Substanzen in Lebensmitteln«, S. 33, 2. Auflage 1999, Hippokrates Verlag
528 Bundesinstitut für Risikobewertung, 06/2008, »Fragen und Antworten zur Sicherheit von isoflavonhaltigen Nahrungsergänzungsmitteln und ergänzenden bilanzierten Diäten«, www.bfr.bund.de/cm/343/fragen_und_antworten_zur_sicherheit_von_isoflavonhaltigen_nahrungsergaenzungsmitteln.pdf
529 DocMedicus Vitalstofflexikon »Selen«, aufgerufen 05/2014, www.vitalstoff-lexikon.de/Spurenelemente/Selen/
530 DocMedicus Vitalstofflexikon »Selen«, siehe oben
531 Gröber, S. 265
532 Dietl H., Ohlenschläger G., S. 119
533 DocMedicus Vitalstofflexikon »Selen siehe oben
534 DocMedicus Vitalstofflexikon »Zink«, aufgerufen 05/2014, www.vitalstoff-lexikon.de/Spurenelemente/Zink/
535 DocMedicus Vitalstofflexikon »Zink«, siehe oben
536 DocMedicus Vitalstofflexikon »Zink«, siehe oben
537 Gröber, S. 276
538 Kasper, S. 58
539 AID Special: »Nährstoffveränderungen bei der Lebensmittelzubereitung im Haushalt«, siehe oben
540 Götz, Rabast, S. 71

[541] Dietl H., Ohlenschläger G., S. 116,
[542] DocMedicus Vitalstofflexikon »Mangan«, aufgerufen 05/2014, www.vitalstoff-lexikon.de/Spurenelemente/Mangan/
[543] DocMedicus Vitalstofflexikon »Mangan«, siehe oben
[544] DocMedicus Vitalstofflexikon »Molybdän«, aufgerufen 05/2014, www.vitalstoff-lexikon.de/index.php?PHPSESSID=n5654nutfjv09197f8ons35015&subcatid=455&mode=listarticles&activeMenuNr=5&maincategory=171&maincatid=171&tableExt=-1&menuSet=1&
[545] DocMedicus Vitalstofflexikon »Molybdän«, siehe oben
[546] Armstrong U., »Selbstmedikation in Wald und Flur«, Apotheker plus, 06.11.2009, Ärztezeitung online, aufgerufen 06/2014, www.aerztezeitung.de/panorama/article/572784/selbstmedikation-wald-flur.html
[547] Die Welt: »Leinsamen und Tomatensaft schützen vor Krebs«, 31.08.2001, aufgerufen 10/2013, www.welt.de/print-welt/article471265/Leinsamen-und-Tomatensaft-schuetzen-vor-Krebs.html
[548] Aviram M, Rosenblat M, Gaitini D, Nitecki S, Hoffman A, Dornfeld L, Volkova N, Presser D, Attias J, Liker H, Hayek T, »Pomegranate juice consumption for 3 years by patients with carotid artery stenosis reduces common carotid intima-media thickness, blood pressure and LDL oxidation«, Clin Nutr. 2004 Jun; 23(3):423–33
[549] Bild der Wissenschaft, Taraschewski, »Die Kraft des Weins«, 04.01.2008, aufgerufen 06/2014, www.wissenschaft.de/home/-/journal_content/56/12054/1011038/
[550] Watzl, Leitzmann, »Bioaktive Substanzen in Lebensmitteln«, S. 15, 2. Auflage 1999, Hippokrates Verlag
[551] Watzl Bernhard, S. 486
[552] Metz Gunter, »Phytamine: Potentielle Wirkstoffe und Gesundheitswächter«, Pharmazeutische Zeitung online, Ausgabe 11/2000, aufgerufen 05/2014, www.pharmazeutische-zeitung.de/index.php?id=21292
[553] Bundesinstitut für Risikobewertung, aufgerufen 07/2014, www.bfr.bund.de/cm/343/verbrauchertipps_zur_verringerung_der_aufnahme_unerwuenschter_stoffe_ueber_lebensmittel.pdf
[554] Metz Gunter, siehe oben
[555] Metz Gunter, siehe oben
[556] Watzl, Leitzmann, S. 69–101
[557] Biesalski, Fürst, Kasper, Kluthe, Pölert, Puchstein, Stähelin, S. 190
[558] Watzl, Leitzmann, S. 69–101
[559] E. Semler, »Sekundäre Pflanzenstoffe – Substanzen mit vielen Unbekannten«, UGB-Forum 02/2013, aufgerufen 05/2014, www.ugb.de/ernaehrungsplan-praevention/sekundaere-pflanzenstoffe-bioaktive-substanzen/
[560] Block G, Patterson B, Subar A, »Fruit, vegetables, and cancer prevention: a review of the epidemiological evidence«, Nutr Cancer 1992; 18(1): 1–29
[561] Watzl Bernhard, »Sulfide«, Ernährungs-Umschau 49 (2002), Heft 12, S. 493–496
[562] M. Vieweg, »Lebenselixier Obst & Gemüse«, Bild der Wissenschaft, 1.4.2014, aufgerufen 05/2014, www.wissenschaft.de/leben-umwelt/gesundheit/-/journal_content/56/12054/3284013/Lebenselixier-Obst-%26-Gem%C3%BCse/
[563] Position of the American Dietetic Association: Vegetarian Diets, S. 1266–1282
[564] Götz, Rabast, S. 87–89
[565] Watzl, Leitzmann, S. 23 ff
[566] Watzl B., Bub A., »Carotinoide«, Ernährungs-Umschau 48 (2001), Heft 2, S. 71–74
[567] Deutsche Gesellschaft für Ernährung e. V. (DGE), »Ernährungsbericht 2004«, Kapitel 7: »Einfluss sekundärer Pflanzenstoffe auf die Gesundheit«, aufgerufen 06/2014, www.dge.de/modules.php?name=News&file=print&sid=475
[568] O'Neill ME, Carroll Y, Corridan B, Olmedilla B, Granado F et al., »A European carotenoid database to assess carotenoid intakes and its use in a five-country comparative study«, British Journal of Nitrition 2001, 85, 499–507
[569] »Nährwerte von Lebensmitteln«, Beta-Cryptoxanthin, aufgerufen 06/2014, www.naehrwert-kalorien.de/suchen/cryptoxanthin-beta.php
[570] Der kleine Souci, Fachmann, Kraut, »Lebensmitteltabelle für die Praxis«, 5. Auflage 2011, Wissenschaftliche Verlagsgesellschaft Stuttgart
[571] Der kleine Souci, Fachmann, Kraut, siehe oben
[572] DocMedicus Vitalstofflexikon, »Lycopin«, aufgerufen 06/2014, www.vitalstoff-lexikon.de/index.php?PHPSESSID=aufsoqrut2mipsvq1ll7q11657&activeMenuNr=8&menuSet=1&maincatid=174&subcatid=437&mode=listarticles&maincategory=174&tableExt=-1&
[573] DocMedicus Vitalstofflexikon, »Lutein«, aufgerufen 12/2013, www.vitalstoff-lexikon.de/index.php?PHPSESSID=aufsoqrut2mipsvq1ll7q11657&subcatid=438&mode=listarticles&activeMenuNr=8&maincategory=174&maincatid=174&tableExt=-1&menuSet=1&
[574] Watzl Bernhard, »Saponine«, Ernährungs-Umschau 48 (2001), Heft 6, S. 251–253
[575] Watzl, Leitzmann, S. 30,
[576] Watzl Bernhard, »Saponine«, S. 251–253
[577] Deutsche Gesellschaft für Ernährung e. V. (DGE), »Ernährungsbericht 2004«, Kapitel 7: siehe oben
[578] Deutsche Gesellschaft für Ernährung e. V. (DGE), »Ernährungsbericht 2004«, Kapitel 7: siehe oben
[579] Watzl, Leitzmann, S. 36–37
[580] Watzl Bernhard, »Flavonoide«, Ernährungs-Umschau 48 (2001), Heft 12, S. 498–502
[581] Watzl Bernhard, »Anthocyane«, Ernährungs-Umschau 49 (2002), Heft 4, S. 148–150
[582] Watzl, Leitzmann, S. 36–37
[583] Watzl, Leitzmann, S. 36–37
[584] Watzl Bernhard, »Flavonoide«, S. 498–502
[585] Kulling Sabine E., Watzl Bernhard, »Phytoöstrogene«, Ernährungs-Umschau 50 (2003), Heft 6, S. 234–238
[586] Kulling Sabine E., Watzl Bernhard, siehe oben

[587] Deutsche Gesellschaft für Ernährung e. V. (DGE), »Sekundäre Pflanzenstoffe und ihre Wirkung auf die Gesundheit«, 02/2010, aufgerufen 05/2014, www.dge.de/modules.php?name=News&file=article&-sid=1019
[588] Frankhänel Sabine, »Soja und Gesundheit«, Ernährungs-Umschau 49 (2002), Heft 3, S. 114–116
[589] Watzl, Leitzmann, S. 43
[590] Watzl, Leitzmann, S. 43
[591] Pharmazeutische Zeitung online, Jäger, Scheffler, Schmellenkamp: »Pharmakologie ausgewählter Terpene«, Ausgabe 22/2006, aufgerufen 05/2014, www.pharmazeutische-zeitung.de/index.ph-p?id=1354
[592] Deutsche Gesellschaft für Ernährung e. V. (DGE), »Sekundäre Pflanzenstoffe und ihre Wirkung auf die Gesundheit«, siehe oben
[593] Watzl Bernhard, »Glucosinolate«, Ernährungs-Umschau 48 (2001), Heft 8, S. 330–333
[594] Watzl, Leitzmann, S. 33
[595] Götz, Rabast, S. 87–89
[596] AID Special: »Nährstoffveränderungen bei der Lebensmittelzubereitung im Haushalt«, siehe oben
[597] Götz, Rabast, S. 88
[598] Watzl, Leitzmann, S. 46–47
[599] Schmandke H., »Blutglucose- und lipidsenkende Wirkung von Phytinsäure«, Ernährungs-Umschau 5/07, S. 254–257
[600] Watzl, Leitzmann, S. 46–47
[601] Reformhaus Fachlexikon, aufgerufen 06/2014, www.reformhaus-fachlexikon.de/lebensmittelinhalte/phytinsaeure.php

Vegane Wege beschreiten

[602] Falls Sie sich näher mit diesem Thema beschäftigen möchten, sind hilfreiche Quellen:
– Reuben Proctor, Lars Thomsen, »Tierliche Inhaltsstoffe & ihre Alternativen«, Veganissimo 1, Sicht Verlag
– Verbraucherzentrale: »Liste der Zusatzstoffe, die tierischen Ursprungs sein können«, unter www.lebensmittelklarheit.de/cps/rde/xchg/lebensmittelklarheit/hs.xsl/3730.html
– PETA, "Tierische Inhaltsstoffe und ihre Alternativen", www.peta.de/Inhaltsstoffe#.U1kJdWuKC1sAaa
[603] VEBU, https://vebu.de/lifestyle/anzahl-der-vegetarierinnen, aufgerufen 08/2013
[604] Die buddhistische Geisteswissenschaft gibt hierzu viele Hinweise. Einführungen dazu finden Sie in den Büchern »Das Herz von Buddhas Lehre« von Thich Nhat Hanh, Herder Verlag und »Das weise Herz« von Jack Kornfield, Goldmann Arkana Verlag

Stichwortverzeichnis

A

Acaibeeren 173
Acesulfam 41
Aceton 183
Achtsamkeit 20, 107, 154, 339
Ackerboden 25
Acrylamid 235, 280
ACTH 224
Adiponektin 211
Adipositas, viszerale 164
Adrenalin 224
Aflatoxin 93, 280
Agar Agar 230
Agavendicksaft 249
Agrarmodell, industrielles 105
Agrarwirtschaft 93
Agrochemie 24
– Bienen 244
Ahornsirup 248
Akne 177
Aknepatient 111
Albumen 329
Algen 173
Algenpräparate 192
Alkohol 160, 220, 292
– Radikale, freie 170
– Tierkohlefilter 327
Allergie 32, 58, 177, 233
Alpha-Amylase 218, 229
Alpha-Linolensäure 186, 188, 189, 190, 191
– Umwandlung 190
Alpha-Tocopherol 261
Alternativen, pflanzliche 322
Altersdiabetes 76
Aluminium 94
Alzheimer-Erkrankung 119
– Homocystein-Blutspiegel 81
– Omega-Fettsäuren 187
Alzheimer-Krankheit 94, 178, 209, 272
– Veganer 172
Alzheimer-Patient 80
Amaranth 56, 221
Aminosäuremuster 55, 56
Aminosäuren 46, 47
– Aufnahme, isolierte 50
– essenzielle 47, 55
– Grundstruktur 47
– schwefelhaltige 290
– Soja 62
Aminosäurestoffwechsel, Erkrankungen 52
Anbindehaltung 100, 121
Angina-pectoris-Patient 166
Anthocyane 247
Antibiose 87
Antibiotika 84, 86, 121, 133
Antibiotikaresistenz 86
Antidepressiva 51
Antioxidanzien 79, 167, 313
– Alzheimer-Erkrankung 80
– Krebszellen 170
– Makuladegeneration 83
– Quellen, natürliche 169
– Schilddrüse 302
Antipromotoren 170
Apfel 228, 230
Apfelkraut 249
Apfelmus 136
Apfelringe 246
Appetit 212
– ungebremster 210
Aprikosen 245
– Eisen 246
Aquakultur 147
Arachidonsäure 82, 186
– Vorkommen 189
Arachidonsäurezufuhr, hohe 188
Arterienverkalkung 73
Arteriosklerose 32, 73, 80
– Rauchen 206
– Risiko 206
Arthritis, rheumatoide 82, 179
Arzneipflanzentee 42
Ascorbinsäure 270, 298
Aspartam 41
Asthmatiker 177
Äthylen 251, 275
Aubergine 62
Aufzuchtstation 134
Augenerkrankung 83
Ausmahlungsgrad 277
Auszugsmehl 35
Autoimmunerkrankungen 118, 177, 225
Avocado 173, 191

B

Baby
– Hautausschlag 111
– Kuhmilchernährung 112
Backen, veganes 57, 67, 135
Backferment 35, 329
Backmargarine 329
Backwaren, Zusatzstoffe, tierische 329
Bakterienflora, günstige 172
Ballaststoffarmut 225
Ballaststoffe 33, 158, 175, 226, 228
– Blutzucker 159
– Cholesterinsenkung 165
– cholsterinsenkende 228
– Darmkrebs 171
– Darmreinigung 172
– Eiweißverdaulichkeit 56
– Entgiftungsfunktion 227
– lösliche 230
– Wirkungen 227
Ballaststofflieferanten 226
Ballaststoffpräparate 35
Ballaststoffzufuhr 227
Banane 248
– pürierte 136
Bauchfett 209
Bauchspeicheldrüse 47, 224
Bauchspeicheldrüsenkrebs 171
Bauchumfang 209
Beifang 143
Beifanganteil 142
Belohnungssystem 238
Benzpyrene 79
Beri Beri 263
Beschwerden, klimakterische 177
Bestrahlung, Lebensmittel 39
Beta-Amyloide 80
Beta-Carotin 171, 256
– Aprikosen 246
Beta-Glucane 128, 230
Bewegung 160, 293
– vegane 337
Bewusstsein 17, 28, 31, 106, 154
– Fleisch 31
Bicarbonat 227
Bienen 240
– Massensterben 243
– Nutztiere 241
Bienenhaltung 242
Bienenstöcke, Transporte 242
Biestmilch 120
Bifidus-Bakterien 229
Bio-Eier 100, 133
Biogas 93
Biohersteller, Sojamilch 66
Biokraftstoff 60, 199
Bio-Lebensmittel 33
Biomarkt 102
Biotier 101
Biotierbranche 100
Biotin 270
Bioware
– Sojasauce 67
Bioware, Soja 61
Birnenkraut 249
Blähungen 177, 233
Blauflossenthunfisch 144, 145
Blausäure 311
Blei 96, 282
Bleibelastung 281
Bleikristallgläser 282

Blick weiten 20, 31
Blutcholesterinspiegel 72
– erhöhter 202
Blutdruckregulierung 163
Blutfettwerte 164
Blutgefäße 72
Blutgerinnsel 73
Bluthochdruck 73
– senken 163
Blutkalziumspiegel
– Regulierung 293
Blutphosphatspiegel 113
Blut, Säurelast 49
Blutverdünner 262
Blutzuckerspiegel 48, 158, 222, 236
– erhöhter 164
– Hormone 224
BMI 211
Boden
– Humusverlust 25
– Jodgehalt 301
– Selengehalt 303
Bodenhaltung 133
Bodenschäden, Mineraldünger 25
Bodenüberdüngung 105
Body-Mass-Index 211
Bohnen 62, 228
– schwarze 176
Botulismus 122
Botulismustoxin 122
Braten 197
– Olivenöl 198
Brokkoli 170
Brokkolisprossen 173
Brotaufstrich, Zusatzstoffe, tierische 330
Brotbelag, veganer 109
Brustkrebs 116
– Fleisch 78
– Genistein 176
Brustkrebsentstehung 78, 174
Brustkrebsrate 116
Brüterei 100, 134
BSE 97
Buchweizen 35, 56, 221, 278
– Schwermetallsammler 281
Büffel 124
Butyrate 228

C
Cadmium 281
Caesium 34
Cafestol 205
Calcitonin 293
Calciumoxalat 289
Canola-Öl 191
Carnitin 271
Carob 42
Carotinoide 169, 256, 315
– Aufnahme 257
– Vorkommen, pflanzliches 169
Casein 329
Cashewkerne 173
Cerebroside 182
Chemiemafia 86
China-Restaurant-Syndrom 38
Chips 331
Chlorella 192
Chlorid 295
Chlorophyll 319
Cholecalciferol 257, 260
Cholesterin 164, 182, 201
– Ei 131
– Lebensmittel, tierische 202
Cholesterindiät 164
Cholesterinoxidation 202
Cholesterinsenker
– chemische 203
– pflanzliche 205
Cholesterinspiegel
– Kaffee 205
– senken 165
Cholesterinwert 72, 164
– erhöhter 203
– Regulation 228
Chrom 306
Clenbuterol 87
Clostridien 122
Clostridiensporen 123
Cobalamin 266
Coenzym A 265
Cola 41, 298
Colitis ulcerosa 82, 225
Cranberrys 173, 247
Creutzfeldt-Jakob-Krankheit 97
Cyano-Cobalamin 269
Cyclamat 41
Cystein 290, 329

D
Daidzein 302
Darm
– Cadmiumaufnahme 281
– Fehlbesiedelung 228
Darmbakterien 228, 292
– Vitamin B2 264
– Vitamin B12 267
– Vitamin K 262
Darmbeweglichkeit 225
Darmdivertikel 225
Darmflora 228, 229, 335
– B12-Produzenten 269
Darmkrebs 63, 227
– Pflanzen, schützende 171
Darmpassage 227
Darmschleim 108
Datteln 173, 247
Dattelsirup 249
Dauerantibiose 89
– Bienen 242
DDT 145
Dehydrocholesterol 257
Delfine 142
– Beifang 143
Demenz 97, 172, 178
Demenzerkrankung 80, 81
Desinfektionsmittel 92
Dextrose 236
DHA 186, 187
– Herstellung 189
– Spiegel 190
Diabetes-Erkrankung, lindern 159
Diabetes mellitus 74, 76
Diabetes mellitus Typ 2 224, 236, 237
Diabetes-Risiko 76, 159
Diabetiker 217, 228
– Blutwerte 159
– Fruchtzucker 237
– Krebs 238
Dialyse-Patient 64
Diät 19, 23
Dickdarmkrebs 227, 232
Dinkeldrink 128
Dioxin 93, 170
– Ei 132
Disaccharide 218
Divertikulitis 82
Dopingmittel 87
Doppelbindung 186, 200
Düngemittel 281
Dünger 25
Dünndarm 47
Dünsten 276
Durchblutungsstörungen 164

E
Ei 131
– Alternativen, pflanzliche 323
– Cholesterin 131
– Keime 132
Eicosanoide 188
Eierproduktion 134
Ei-Ersatz 135
– Sojamehl 66
Einfachzucker 217, 218, 220
Eintagsküken 106, 134
Einzelwirkstoff 63
Eisen 297, 306
– pflanzliches 299
– Schilddrüse 301
– substituieren 300
Eisenaufnahme 232
– Substanzen
  – fördernde 298
  – hemmende 298
Eisenmangel feststellen 300
Eisenräuber 300
Eisenspiegel, erhöhter 298

Eisenverwertung 299
Eiweiß 46
– Erhitzen 53
– Pflanzen 54
– pflanzliches, Kombinationen 55
– Verdaulichkeit 56
Eiweißabbau 48
Eiweißallergie 58
Eiweißaufnahme, übermäßige 52
Eiweißbedarf 54, 56, 58
Eiweißmangel 52
Eiweißmast 52
Eiweißspaltung 53
Eiweißverdauung 48, 81
Eiweißversorgung 292
Eiweißzufuhr 56
Elektrolyte 289
Ellagsäure 247
Energiedichte 158, 184
Energieerzeugung 183
Energiegewinnung 217
Energielieferant 183
Energiereserve 182, 218
Energiestoffwechsel 183
Energiezufuhr 220
Enten 90
Entscheidung 334, 336
Entspannung 206
Entwöhnungszeit 335
Entwurmungsmittel 86
Entzündungen 188
Entzündungsmediatoren 82
Entzündungsreaktionen 210
E-Nummer 328
EPA 186
– Herstellung 189
– Spiegel 190
Erdbeereis 130
Erdnüsse 280
Erektionsstörung 81
Ergocalciferol 260
Erkrankungen 106
– chronische 64, 75
– ernährungsbedingte 224
Ernährung 13
– ändern 337
– ballaststoffarme 22
– Fehlinformationen 15
– fettüberlastige 183
– gesunde 19
– heilbringende 23
– Rohkostanteil 168
– vegane 155
  – Argumente 174
  – Eiweißzufuhr 56
  – fettarme 165, 191
  – Proteinquellen 55
  – Tier, verstecktes 326
  – Zahlen 337
– vollwertige 33, 43
  – ganzheitliche 32
  – Vorstellung 31
– Wohlbefinden 155
Ernährungsgewohnheiten 21
Ernährungsstil, westlicher 222
Ernährungsumstellung 30, 69, 72, 263
– Cholesterinwert, erhöhter 203
– Erkrankung, chronische 75
– Leberwerte, verbesserte 177
– Mutter, stillende 111
– radikale 15, 80, 155
Ernährungsweise 79
– Auswirkungen, ökologische 23
– biologische 20
– vegan-vollwertige, Übergewicht abbauen 213
– Vorfahren 78
Erucasäure 191
Esel 124
Essen 15, 107
– achtsames 28
– Achtsamkeit 160
– heilsames 20, 339
– Kosten 28
– tierleidfreies 250
Essengehen 332
Euter 121, 122

F
Fair Trade 20, 32, 248
Fair-Trade-Waren 28
Fangschiff 141
– Ortung, Fische 141
Fäulnisprozesse 32, 79, 109, 335
– Darm 52
– Kasein 118
Feigen 247
Ferritin 300
Fertigmehl 277
Fertignahrung 328
Fettbilanz 194
Fette 182
– Aufgaben 182
– gehärtete 36, 200
– gesättigte 165
– Härtung 200
– komplexe 182, 201
– richtig einsetzen 199
– tierisches 22
Fettgewebe 209, 211
– Östrogenproduktion 174
Fettleber 220
– Kind 237
Fettsäuremuster
– geändertes 190
– Kokosfett 199
– Nüsse 195
– ungünstiges 192
Fettsäuren
– Arten 185
– essenzielle 184
– gesättigte 186
  – Cholesterinproduktion 165
– kurzkettige 207, 228, 292
– mehrfach ungesättigte 187
  – erhitzen 200
– ungesättigte 186
  – Vitamin E 261
Fettstoffwechselstörungen 212
Fettverbrennung 183, 212
Fettverdauung 207
Fett, viszerales 209
Fettzellen 183, 210
– Hormon 211
Fettzufuhr 184
– reduzieren 194
Fettzusammensetzung 184
Fibromyalgie 178
Fisch 138
– Massentierhaltung 146
– Meeresbesiedelung 141
– Quecksilber 145
– Schadstoffe 145
– Tötungsmethoden 146
– Wahrnehmung 139
Fischbestände 142
Fischerei 192
– Vögel 143
Fischereirechte 143
Fischfang, kommerzieller 141
Fischfarmen, kommerzielle 146
Fischöl 192
Fischverzehr 147
– Umweltgifte 145
Fischzucht 147
– kommerzielle 147
Flavonoide 247, 276, 317
– Vorkommen, pflanzliches 169
Fleisch
– Alternativen, pflanzliche 324
– Augenerkrankung 83
– Bluthochdruck 74
– Demenz 80
– Diabetes-Risiko 76
– Herz-Kreislauf-Erkrankungen 71
– Keime 96
– Krebsarten, Korrelation 77
– Magen-Darm-Erkrankungen 81
– Medikamentenrückstände 86, 87
– Prägung 15
– Purine 75
– Rheuma 82
– Risikofaktor 70
– Tiere
  – glückliche 100, 102
  – tote 103
– Werbung 71
– Wirkung, kanzerogene 79

Fleischersatzprodukte 57
Fleischindustrie 103
Fleischkonsum 336
– exzessiver 22
– Verdrängung 103
Fleischmarkt 92
Fleischproduktion 103
– Industrialisierung 71
Fleischverbrauch 60, 101
Fleischverzehr 17
Flohsamen, indische 230
Fluor 306
Folsäure 265
– Darmkrebs 171
– Vitamin B12 269
Folsäuremangel 81, 266
Frankia-Knöllchenbakterien 267
Freilandgemüse 279
Freilandhaltung 133
Frischkornbrei 277
Frischkost 168, 275
– pflanzliche 33
– saisonale 43
Frittieren 197, 200, 276
Fruchtbarkeit 81
Fruchtdicksaft 249
Fruchteis 130
Fruchtsäure 225
Fruchtsüße 236
Fruchtzucker 237
Fruchtzucker-Intoleranz 232
Fructooligosaccharide 292
Fruktose 237, 249
Fruktose-Intoleranz 232
Fruktose-Intoleranz-Syndrom 233
Fruktosekonsum 237
Fruktosesirup 236, 237
Füllstoffe 218
Futtermittelanbau 23
Futtermittelskandal 93
Futtermittel, Tiermehl 98
Futtermittelverunreinigungen 93
Futtersoja 59

G

Gallensäuren 201, 205, 207, 228
– sekundäre 170, 172, 227, 313
Gallensteine 178, 202, 225
Gamma-Linolensäure 186, 188
Gammelfischerei 143
Gans 90
Gänsestopfleber 90
Garnelenzucht 147
Gärung, alkoholische 220
Garzeit, kurze 289
Gastrin 48
Gefäßdurchblutung 166
Gefäßwandveränderung 72, 73
Geflügelfarmen 89
Geflügelgenetik 106
Gefühle, Geschmacksempfinden 216
Gehirn 238, 314
– Belohnungssystem 238
– Bienen 244
– Blutgerinnsel 73
– DHA 187
– Energie 217
– Fische 139
– Homocystein 80
– Leptin 210
– Plaques 80
– Selen 302
– Verzehr 97
– Walnüsse 191
Gehirndurchblutung 119
Gelatine 109, 327, 330, 331
Gelenkbelastung 177
Gelenkentzündungen 179
Gemüse 33, 168
– dünsten 276
– Ernte 274
– milchsaures 34
– nitratarmes 279
– Nitratgehalt 279
– Proteinquelle 56
– schälen 276
– waschen 276
Gemüsekonserven 274
Gemüsekonsum, Sterberisiko 315
Gemüsesorten, grüne 289
Genistein 176, 302
Genpool 105
Gensoja 95
Genussmittel 43
Gerstengrassaft 173
Gesamtcholesterin 72
– Normalwert 204
Geschmacksempfinden 216
Geschmackssinn 335
Geschmack, süßer 216
Geschmacksverstärker 37, 108, 183, 329
Gesundheit 13, 106, 283
Gesundheitsvorsorge 106
Getränke
– gesüßte 41
Getreide 230
– Erhitzen 280
– gekeimtes 278
– Proteinquelle 56
– Schimmelpilzgifte 280
– selbst mahlen 35
– Tierfutter 60
– Unverträglichkeit 233
Getreidedrink 128
Getreidekaffee 42
Getreideprodukte, Zubereitung 277
Getreidesirup 249
Getreidesprossen 278
Gewächshaus 24
Gewässerüberdüngung 26
Gewebshormone 184, 188
– entzündungsfördernde 188
Gewichtsreduktion 160
Gewohnheiten 29, 58
– schlechte 212
Gewohnheitsenergie 160
– lähmende 30
Gewürze 37
Gicht 22, 49, 75, 179
Glaubenssätze 107
Globulin, sexualhormonbindendes 174
Glucosinolate 318
Glukagon 224
Glukose 217, 222, 236
Glukosesirup 236
Glukosetoleranz, verminderte 221
Glukosidasen 218
Glutamat 37, 38, 328
Glutamin 38
Glutaminsäure 37, 38, 328
Glutathion 172
Gluten 57
Glutenunverträglichkeit 128, 233
Glycerin 184, 207
Glykogen 217, 218
Glykogenspeicher 220, 222
Glykolipide 218
Glykoproteine 218
Glyphosat 94
Goitrogene 302
Gojibeeren 173, 247
Gomasio 37, 129
Granatapfel 173
Grillen 79
Grundbedürfnis 19
Grundschleppnetze 142
Grünkohl 173
Guarbohne 230
Guarmehl 230
Gynäkomastie 62

H

H1N1 96
H5N1 96
Haarausfall 177
Hafer 221, 228, 230
– Cholesterinsenker 205
Haferdrink 128
Haferflocken 228, 230
Hafermehl 281
Hagebutten 173, 271
Haltung, ökologische 133
Haltungsbedingungen 87, 97
Hämagglutinine 62
Hämeisen 79, 172, 298
Hämorrhoiden 177, 225

Harmonie 106
Harnsäure 49, 75, 178
Harnsäurewert, erhöhter 179
Harnsteine 178, 271
Harnstoffausscheidung 48
Härtung, Fette 200
Hartweizengrieß 137
Haustiere 84, 102
HDL 202
HDL-Cholesterin 203
– Normalwert 204
Hefeextrakt 37
Hefeflocken 39, 129, 263
Hefepilze 225
Heidelbeeren 173
– Caesium 34
Heilung 13, 106
Heißhungerattacke
– Süßstoff 42
Helicobacter pylori 171
Hemizellulose 229
Herzgesundheit 64
Herzinfarktrisiko 164
Herzkrankheit, koronare 71
Herzkranzgefäße 72
Herz-Kreislauf-Erkrankungen 71
Herzstudie 164
Histamin 118
Hochleistungshühner 133
Hochleistungskuh 121
Hochseefangflotten 141
HOLL-Öle 198
Holotranscobalamin 269
Homocystein 80, 178, 206, 268, 269
– Demenzerkrankung 81
– Normalwert 204
Homogenisierung 111
Homöopathie 13
Honeybush-Tee 42
Honig 240, 243
– Alternativen, pflanzliche 324
– Gentechnik 241
– Gifte 241
– Invertierung 240
Honigbienen 242
Honigkraut 40
Honigverzehr 241
Hopfen, Östrogendominanz 63
Hormone, blutzuckersteigernde 224
Hormonmast 86
Hormonproduktion, Fettgewebe 174
Hühner 89, 96, 132
– Haltungsform 133
Hühnerei 132
– rohes 132
Hühnerembryo 131
Hühnerfutter 131
Hühnerschlachtung 99
Hülsenfrüchte 36, 168, 227, 229, 264
– Darmkrebs 171
– einweichen 232
– Knöllchenbakterien 57
– Proteinquelle 55
Hummer 140
Hybrid-Tiere 106
Hydroxo-Cobalamin 269
Hyperglykämie 164
Hyperparathyreoidismus 74
Hypertonie 73, 164
Hyperurikämie 49
Hypoglykämie 221

I
Idealgewicht 162
IgE-RAST 59, 112
IGF-1 117, 174
Immunsystem 82, 128, 210
– kindliches 112
– verbessertes 177
– Verdauungstrakt 228
– Vitamin D 302
Index, glykämischer 222
– Phytinsäure 232
Industrialisierung 21
Industriefischerei 143
Industriezucker 235, 236
Industriezuckerkonsum 22
Ingwer 173, 312
Inhaltsstoffe, tierische 328
Insektenbestäubung 242
Insulin 211, 237
Insulinresistenz 76, 159, 164, 236, 237
Insulinverbrauch 48
Intelligenz 88, 251
– grüne 250
Intelligenzentwicklung 187
Intensivlandwirtschaft
– Stickstoff 279
– Umweltschäden 25
Intensivtierhaltung 88
Internet 20
Intrinsic-Faktor 267
Inulin 218, 292
Invertzucker 236
Isoflavone 164, 293
– Krebshäufigkeit 176
Isoflavonoide 313
Isomalt 42
Ivermectin 86

J
Jetlag 50
Jod 307
Jodbedarf 301
Jodmangel 301
Jodversorgung überprüfen 301
Joghurteis 130
Johannisbrotkerne 230
Johannisbrotkernmehl 136, 230
Jungfische 143

K
Kabeljau 143
Kaffee 42, 292
– Cholesterinwert 205
Kahweol 205
Kakao 173
Kälber 91
– Aufzucht 120
– Geburt 122
Kalium 295
Kalorienverbrennung 158
Kaltpressung 198
Kalzium 289, 294
– Milch 113
Kalziumaufnahme 292
– Nahrungsmittel 289
Kalziumausscheidung 290
Kalziumgleichgewicht 293
Kalziumlieferanten, pflanzliche 114
Kalziummangel 75
Kalzium-Oxalat-Steine 49
Kalziumversorgung 293
Kalziumzufuhr 290
Kamele 124
Kaninchen 91
Kannibalismus 92
Kanzerogene 170
Karies 224
Karma 12
Karmin 327, 330
Karotte 31, 256
Kartoffeln 34, 62, 229
– Braten 280
Kartoffelschale 229
Käseersatz 129
Kasein 118, 124
Kaseinat 329
Kaseinpartikel 111
Kathepsin 47
Kauen 33
– gründliches 227
Keime, resistente 87
Keimglas 278
Keimlinge 36, 277
Keramikgeschirr 282
Ketonkörper 183, 217, 221
Kettenreaktion, radikale 167
Kichererbsen 62, 232
Kichererbsenmehl 136
Kiemennetze 142
Killerzellen, natürliche 177
Kind
– Fettleber 237

– Kuhmilch 112
– Typ-1-Diabetiker 113
Kirschen 173
Klärschlamm 94, 281
Klebereiweiß 57, 128, 233
Klee 26
Kleingruppenhaltung 133
Klima, globales 23
Klimakterium 62
Klimaschutz 17
Klimastudie 23
Knoblauch 171, 173
– Blutfette 205
– Krebs 312, 314
Knochengesundheit 292, 293
Knochenkalzium 114
Knochen, Kalziumverlust 290
Knochenstabilität 290
Knöllchenbakterien 47, 57, 278
Kobalt 307
Kochen, vitaminschonendes 276
Kochsalz 37, 292
Kochsalzzufuhr 163
Kochwasser 276, 289
Koffein 292
Kohl 171
– Nitrat 279
Kohlenhydrate
– Aufbau 218
– Aufgaben 217
– Einteilung 219
– Energiequelle 217
– falsche 224
– Fettverbrennung 158
– komplexe 157, 158, 221
– raffinierte 43, 157, 221, 263
– Systematik 217
– vollwertige 221
Kohlenhydratmangel 221
Kohlenhydratverdauung 218
Kokosblütenzucker 249
Kokosmilch 127
Kokoswasser 127
Kolostrum 120
Konditionierung 212
Konsum 20
Koronargefäßerkrankung 72
Körper
– gesunder 22
– heilen 23
– Unversehrtheit 19
Körperfett, Östrogene 174
Körpergewicht 183
Kortisol 210, 224
Kortison 212
Kost
– fettarme 158
– pflanzliche
  – Cholesterinwert 72
– tierproteinreiche 170
Krampfadern 177, 225
Krankheit 13, 14, 16, 83, 106
– westliche 291
Kräuter
– bestrahlte 39
– frische 168, 276
Kräutersalz 37
Kräutertee 42
Krebs 32
– Ernährungsanpassung 77
– Ernährungsgewohnheiten 225
– Nahrungsmittel 312
Krebsentwicklung, Stufen 170
Krebserkennung 238
Krebserkrankung 79
Krebsrisiko 63, 175
– Ernährungsfaktoren 77
– Fleisch 77
– Pflanzenstoffe, schützende 171
– Veganer 171
Kreuzblütler 173
Kristallsalz 37
Kropf 302
Kuchenteig, saftiger 136
Kuh 119
– Milchleistung 121
Kuhkalb 120
Kuhmilch 110, 291
– Krankheitskeime 116
– Nahrungsmittelallergie 112
– Phosphatgehalt 113
– Schleimbildung 119
– Übergewicht 112
– Vitamin D 260
– Wachstumsfaktor 117
Kuhmilchverdauung, Kalb 110
Küken 100, 131, 132, 134
Kunstdünger 25
Kupfer 307
Kürbis 173
Kürbispüree 137
Kurkuma 137, 173

L
Lab 110
Lachse 143
Lactoglobulin 329
Laktase 115
Laktaseproduktion 115
Laktose 236, 329
Laktose-Intoleranz 115
Landwirtschaft
– biologische 26
– konventionelle 24
– Subventionen 61
Langleinenfischen 142
Lauch 171
Laufstallhaltung 122
LDL 202
LDL-Cholesterin 202, 246
– Normalwert 204
LDL-Cholesterinspiegel 203
Lebensführung, falsche 106
Lebensmittel
– bestrahlte 39
– Heilmittel 171
– tryptophanreiche 50
– Zusatzstoffe, tierische 328
Leber 47
– Eiweißabbau 48
– Glykogen 217
Lecithin 135, 329
Legehennen 133, 134
Leguminosen 26, 57
Leiden 13, 20, 29, 106, 154
– Essen, falsches 213
Leinöl 191
Leinsamen 136, 173, 191
Lektin 311
Leptin 210
Liebe 339
Light-Produkt 41
Lignane 313
Lignin 231
Linolsäure 82, 186, 188
Lipase 207
Lipide 182
Lipid-Labor, Normalwerte 204
Lipoprotein (a) 206
Lipoproteine 73, 201
Low-carb-Diät 156, 162, 217
Löwenzahnblätter 173
L-Tryptophan 51
Luftstickstoff 47, 57
Lungenkrebs 171
Lupineneiweiß 57, 58
Lupinenmehl 57
Lutein 169
Lycopin 169, 171
Lysin 55, 271

M
Macadamianüsse 173
Magen
– Salzsäure 47
– Übersäuerung 48
Magen-Darm-Erkrankungen 81
Magenkrebs 171
Magermilchpulver 329
Magersüchtige 52
Magnesium 114, 295
Mahlen 277
Maisgrieß 137
Maiskeimöl 262
Maissirup 236
Makuladegeneration 32, 83, 169
Maltodextrin 236
Maltose 236
Malzextrakt 249
Mandelmilch 127

Mandelmus 127
Mangan 308
Mangold 289
Manioksirup 249
Mannit 42
Margarine 36, 199, 200
– Zusatzstoffe 331
Massenschlachthof 99
Massentierhaltung 17, 101, 104, 106, 107
– Soja 60
– Subventionen 61, 104
– Vertuschungspraktiken 71
Mast 91
Mastanlage 105
Mastdurchgang 90
Masthühnchen 89
Mastschwein 89
Masttiere, Omega-3-Fettsäuren 190
Maulbeeren 173
Meditation 206
Meer
– Atommüll 145
– Lärmverschmutzung 139
– Plastikmüll 144
Meeresalgen 267
Meeresschildkröten 142
Meerestiere, Mikropartikel 144
Meersalz 37
Mehltype 35, 277
Melasse 234, 235
Melatonin 50
Melkintervall 123
Melkmaschine 121
Mengenelemente 288
– Überblick 294
Menopause 62
– Soja-Eiweiß 294
Menstruationsstörungen 177
Metastasen-Suppressor-Gene 172
Methionin 55, 80, 206, 271, 290, 303
Methyl-Cobalamin 269
Methylmalonsäure 269
Migräne, stoffwechselbedingte 177
Mikroalgenöle 192
Mikroklima, veganes 172
Mikronährstoffe 172, 288
– Soja 64
Mikronährstoffmedizin 313
Mikropartikel 144
Milch 110
– Alternativen, pflanzliche 322
– Hocherhitzen 111
– Kalzium 113, 114
– Osteoporose 290
– Sexualhormone 111
Milchalternativen, pflanzliche 126
Milchanalyse 291
Milchbestandteile 329
Milcheiweiß 111, 329
Milcheiweißallergie 112
Milchfett 111
Milchkühe 100
– Auslaugung 121
– industrialisierte 120
– Transport 124
– Turbomilchproduktion 121
Milchprodukte 15
– Alternativen, pflanzliche 322
Milchproduktion 123
Milchsäure 329, 332
Milchsäuregärung 34
Milchverdauung 115
Milchviehwirtschaft 115, 120
Milchzucker 115
Mineralstoffe 288
– Aufgaben 288
– Ausschwemmung 289
– Überblick 294
Mineralwasser 42
Miso 37, 67
Mitgefühl 17, 104, 106, 107, 138, 154, 339
Molke 329
Molkenprotein 329
Molkerei 110
Molybdän 308
Monokulturen 26
– Bienen 243
Monosaccharide 218
Monoterpene 318
Morbus Alzheimer 80
Morbus Crohn 82, 116, 225
Morbus Parkinson 119
Moxidectin 86
Mukopolysaccharide 218
Multiple Sklerose 32, 81
– Leptin 210
– Vitamin D 118
Mungobohne 67
Müsli 277
Mutterkuh 120
Muttermilch 124
Myalgiesyndrom, eosinophiles 51
Mykotoxine 62

N

Nährstoffe 33
– erhalten 274
Nahrung
– Giftstoffe 283
– Kohlenhydratanteil 220
– Liebe 339
Nahrungs-Cholesterin 165
Nahrungseisen 299
Nahrungseiweiß 55
Nahrungsenergie 220
Nahrungsergänzungsmittel 169
Nahrungsfette 182, 184
Nahrungskalorien, überschüssige 157
Nahrungskalzium 114, 292
Nahrungsmittel 33
– antikanzerogene 312
– gentechnische 24
– gesundes 283
– hochwertige 28
– Kalziumaufnahme 289
– Klimabilanz 24
– leichte 335
– pflanzliche 158
  – Ballaststoffe 228
– Produktion 20
– purinreiche 75
– Qualität 283
– vegane 69
Nahrungsmittelallergie 32, 59
Nahrungsmittelgruppen 54
Nahrungsmittelimporte, Pestizide 93
Nahrungsmittelproduktion 20
Nahrungsmittelunverträglichkeit 177, 233
Nahrungspflanzen, Phytamine 315
Nahrungs-Vitamin-C 168
Natrium 296
Natriumchlorid 37
Natriumselenit 303
Natriumselenitpräparat 304
Natursauerteig 35
Nebenhöhlenentzündung 177
Nebenprodukte, tierische 326
Nebenschilddrüse 74, 113, 293
Neonicotinoide 244
Nephrokalzinose 74
Nervenvitamin 265
Nervenzellen 183
Neurodermitis 177
Neurodermitispatient 111
Neutralfette 182
Niacin 264
Nicotinsäure 265
Nieren
– Mineralstoffhaushalt 289
Nierenerkrankungen 74
Nierenfunktion 64
Nierengesundheit 178
Niereninsuffizienz 75
Nierenpatient 32, 75
Nierensteine 49, 178
Nierenversagen 74
Nitrat 47, 278
– Grundwasser 25
Nitritpökelsalz 79, 108
Nitrodünger 105
Nitrosamine 79, 105, 279
Nussdrink 126

Nüsse 36, 168, 191, 195, 264
– Proteinquelle 56
Nusseis 130
Nussmus 36, 191
Nutzfläche, landwirtschaftliche 105
Nutzpflanzen, bestäubungspflichtige 242
Nutztierhaltung 103
Nutztierrasse 106

O

Obst 33, 40, 168
– dörren 245
– schälen 276
Obstkonserven 275
Obstplantagen 242
Ochratoxine 280
Öle
– kalt gepresste 198
– raffinierte 36, 198
Ölhärtung 200
Oligofruktose 229
Oliven 173, 191
Olivenöl 190, 198
Ölsaaten 255
– Aufbewahrung 255
Ölsäure 186, 197, 198
Omega-3-Fettsäuren 79, 186, 204
– Algen 192
– Effekte 188
– Fisch 146
– Nahrung 189
– Quellen 189
Omega-6-Fettsäuren 82, 186
– Effekte 188
– Quellen 189
Omega-6-Omega-3-Fettsäuren-Verhältnis 189, 190
Oregano 173
Organochlorverbindungen 95
Osteoporose 32, 293
Osteoporoserate 113, 290
Östrogene 170
– Tumorerkrankungen 116
Östrogenproduktion, nachlassende 62
Östrogenspiegel 78, 175, 293
– Nahrungsfettgehalt 174
– niedriger 175
Oxalsäure 271, 289, 298, 312
Ozean, Müll 144

P

Palmöl 199
Pantothensäure 265
Papaya 173
Paranüsse, Selenquelle 303, 304
Parathormon 74, 113, 290, 293
– Erhöhung 258
Parkinson-Erkrankung 119
Parmesanalternative 130
Patulin 280
Pausensnack, veganer 109
PCB 145
Pektin 218, 246
Pektinquellen 230
Pepsin 47
Peptidase 47
Pestizide 25, 61, 93, 282
Petersilie 173
Pferde 92
Pferdearzneien 86
Pflanzen 20
– Abwehrstoff 251
– Cadmium 281
– Empfindungsfähigkeit 250
– Hormonwirkung 63
– Kalziumquelle 291
– Leidensfähigkeit 251
– Nitratüberfrachtung 279
– Schwermetalle 281
Pflanzendrink 126
Pflanzenhormone 175
Pflanzenkost
– Knochengesundheit 292
– vollwertige 43
  – Grundsätze 273
  – Patienten 32
Pflanzenmilch 126, 127
Pflanzenmilcharten 127
Pflanzenmilchgetränk 126
Pflanzennahrung 79, 251
Pflanzenöl 191, 194
– Eignung 197
– Hitzebeständigkeit 197
– kalt gepresstes 36, 198
– Qualitätsbezeichnungen 196
Pflanzenprotein 55
Pflanzensahne 129
Pflanzensterine 207
Pflanzenstoffe
– giftige 311
– krebshemmende 312
– sekundäre
  – Halbwertszeit 314
Pflanzenteile, nitratreiche 279
Pflanzenwirkstoffe, sekundäre 171, 310
Pflaumen 247
Pfortader 47
Phase-2-Enzyme 170, 172
Phasin 62, 311
Phenolsäure 316
Phosphate 290
Phosphatide 182, 184
Phosphor 113, 290, 297
Phosphorsäure 298
Phosphorüberschuss 74
Photosynthese 20
Phthalate 94
Phyllochinon 262
Physalis 173
Phytamine 311, 312
– Überblick 315
– Zufuhr, tägliche 313
Phytinsäure 62, 231, 298, 319
– Effekte, positive 232
– Eiweißverdaulichkeit 56
– vermindern 231, 299
– Zink 304
Phytochemikalien 303
Phytonährstoffe 173
Phytoöstrogene 62, 175, 317
Phytosterine 208, 316
Pilzerkrankungen 225
Plaque 73, 131
– arteriosklerotische 202
Plastik 144
Plastikmüll 145
Polenta 137
Polypeptide 47
Polyphenole 316
Polysaccharide 218, 220
Proanthocyane 247
Produktion, faire, biologische 282
Progesteron-Präparate 63
Progesteronwirkung 63
Prokanzerogene 313
Promotoren 170
Prostatakrebs 131, 170
– Isoflavone 176
Protease-Inhibitoren 318
Protein 46
– Denaturierung 53
Proteinquellen, pflanzliche 55
Proteinstoffwechsel 47, 50
Ptyalin 218
Pufferung 290
Purine 75, 178
Purinstoffwechsel 49
Puten 89
Pyridoxin 265

Q

Quecksilber 145, 281
Quercetin 246
Quinoa 35, 56, 173, 221, 278

R

Radikale, freie 79, 167, 313
Raffinadezucker 235
Raffinose 229
Rahm 111
Randschicht 312
Rapsöl 191, 198
Rauchen 131, 171, 206, 292
– Vitamin C 271
RBP-4 76
Regenwald 17

– Abholzung 23, 59
– Zerstörung 60
Reifegas 251, 275
Reisdrink 128
Reissirup 249
Reizdarmsyndrom 225
Reparaturmechanismen 79
Resistin 210
Restaurant 333
Retinol 257
Rhabarber 290
Riboflavin 264
Rinder 91
Rinderauktion 123
Rinderernährung, Soja 60
Rinderwahnsinn 97
Ringwaden 142
Rohkost 33, 43, 312
– vegane 179
Rohkostanteil 168
Rohrohrzucker 235, 332
Rohrzucker 234
Ronidazol 84
Rooibostee 42
Rosinen 248
Rote Bete 173, 290
Roundup 61, 95
Rübendicksaft 248
Rübenkraut 249
Rübenzucker 234
Rückstände 22
Rührkuchenteig 136

S
Saane 69
Saaten 168
Saccharide 217
Saccharin 41
Saccharose 235, 236
Safran 137
Sahneersatz 129
Salat 34
– Nitrat 279
Salmonellen 132, 228
Salzsäureproduktion 48
Samen 36, 191, 264
– Proteinquelle 56
Sanddorn 173, 267, 271
Saponine 316
Sättigungsgefühl 212, 227
Sättigungswert 182
Sauerteigführung 231
Säugling
– Neurodermitis 111
– Stillvorgang 124
Säurelast 290
Schadstoffe 282
Schafe 91
– Milch 124
Schale 312
Schicksal 12, 14
Schilddrüse 158, 293
– Mikronährstoffe 301
Schilddrüsenstörung 301
Schimmelpilze 280
– Trockenfrüchte 246
Schimmelpilzgift 93
Schizochytrium 192
Schlachtabfälle 326
Schlachtbedingungen 97
Schlachtbetrieb 99
Schlachthof 98
– Betäubung 99
Schlachttiere 93
– Futtersoja 60
– Medikamente 87
Schlaf 50
Schlafmittel 51
Schleimproduktion 178
Schleppnetze 141
Schmelzkäse, veganer 130
Schnittlauch 173
Schutzatmosphäre 109
Schwangerschaft
– Eisen substituieren 300
– Jodmangel 301
– Jodunterversorgung 302
– Vitamin B12 269
– Zink 305
Schweine 88
– Versuchsobjekt 102
Schweinegrippevirus 96
Schweinehaltung 88
Schweineherzklappen 103
Schweineinsulin 99, 102
Schweinemast, Subventionen 101
Schwermetalle 227
Seidentofu 66, 129, 137
Seitan 56
Seitenliniensystem 139
Selbstanbau 279
Selen 303, 309
– Getreide 35
– Schilddrüse 302
– Schwermetallentgiftung 281
– Vorkommen, pflanzliches 169
Selenomethionin 303
Senfölglycoside 171, 302
Serotonin 50, 51, 247
Serumphosphatspiegel 74
Sesam 173
Sexualfunktion, verbesserte 177
Sexualhormone, Kuhmilch 116
Shoyu 67
Silicium 309
Sitostanol 208
Softdrinks 41, 42, 292
Soja 58, 59, 176, 191, 293
– Bioware 61
– Eisengehalt 299
– Eiweißgehalt 64
– Gesundheit 62
– GVO-freies 62
– Herzgesundheit 64
– Kalziumversorgung 289
– Krebs 312
– Krebsrisiko, reduziertes 63
– Kritik 62
– Mikronährstoffe 64
– Ökolandbau 61
– Phytoöstrogene 62
– Proteinqualität 56
– Sahne 66
– Tierfutter 60
– transgenes 61
– Wirkung
  – cholesterinsenkende 64
  – herzschützende 164
Sojabohne, Verdaulichkeit 62
Sojadrink 69, 128
Soja-Eiweiß 62, 205
Soja-Eiweißpulver 63
Sojaernte 59
– Gentechnik 61
Sojafelder 60
Sojafleisch 68
Sojajoghurt 68, 129
Sojalecithin 61
Sojamehl 66, 135
Sojamilch 66, 126
Sojaöl 68
Sojaplantagen 60
Sojaprodukte 68, 69
Sojaprotein, Nierenfunktion 64
Sojaquark 68
Sojasauce 37, 67
Sojaschnetzel 58, 68
Sojasprossen 67
Soja-Vleisch 69
Sojawürstchen 58
Solanin 62, 229, 311
Sonnenblumenöl 262
Sonneneinstrahlung 260
Sonnenlicht 291
Sorbit 42, 232
Speiseeis, pflanzliches 130
Speisehanfsamen 173
Speiseöl
– natives 198
– raffiniertes 198
Speisepilze 173
Speisesalz 37
Sperma 81
Spinat 173, 289
Spirulina 192, 267
Sprossen 36, 168, 277
Spurenelemente 288, 297
– Überblick 306
Stachyose 229
Stallhygiene 92

Star, grauer 172
Stärke 218, 220, 222
– resistente 229
Steinsalz 37
Steroide 182, 227
Steroidhormone 78, 201
Stevia 40
STH 224
Stickstoff 278
Stillkind 112
Stillzeit 125
Stoffwechselrate 157
Streichfett 199
Stress
– Cholesterinspiegel 205
– oxidativer 79, 173
Struma 302
Stuten 124
Sucrose 236
Sulfide 319
Sulforaphan 170
Sultaninen 248
Sushi 143
Süß 216
Süßes 216
– Gier 238
Süßigkeiten, Zusatzstoffe, tierische 330
Süßlupine 57
Süßlupinenmehl 136
Süßstoff 41
– Schweinmast 41
– Trinkwasserbelastung 42
Süßungsmittel, alternative 248
Syndrom
– metabolisches 76, 163, 237
– prämenstruelles 177

T
Taillenumfang, kritischer 210
Tamari 67
Tannin 56, 263
Tee
– grüner 173
Teiglockerung 136
Teig, zu flüssiger 137
Tempeh 66
Thermogenese 157
Thiamin 41, 263
Thiocyanate 302
Thrombus 73
Thunfische 142
Thyroxin 224
Tierarzneimittel 84, 105
– Meldepflicht 86
Tierdung 26
Tiere essen 20
Tiereiweiß, Begriffe 328
Tierfabriken 71, 90
Tierfett 98
Tierfutter 94
Tierhaltung, Treibhausgas 23
Tierkohle 332
Tierkörperverwertung 98
Tiermast
– Clenbuterol 87
– Mononatriumglutamat 38
– Süßstoff 41
Tiermehl 98
Tierprodukte 16
– Alternativen, pflanzliche 325
– Giftstoffe 283
– maskierte 328
– Säurelast 290
– versteckte 326
Tierprotein, Osteoporose 290
Tiertransport 101
Tierversuch 103
Tintenfisch 138
Tocopherole 261
Tofu 65
– Genistein 176
– Herstellung 65
– Zubereitung 65
Tomate 21
Trägheit 160, 212
Transaminierung 48
Transfettsäuren 200, 204
– Wirkungen 200
Trauben 173
Traubenzucker 236
Treibhausgas 23
Treibhausware meiden 279
Triglyceride 184
– Normalwert 204
Trinken 43
Trinkwasser 42
Trockenfrüchte 34, 245, 248, 264
– Aufbewahrung 246
– Erzeugung 275
Trockenobst 40
Tropenfette 199
Trypsininhibitoren 62
Tryptophan 50, 55, 247, 264
Tschernobyl 34, 96
Tumorerkrankungen 116, 117, 170
Tumorwachstum 170
TVP 68
Typ-1-Diabetiker 113
Typ-2-Diabetiker, Soja 64

U
Überfischung 143
Übergewicht 22, 32, 76, 156, 174, 224
– Beeinträchtigungen, gesundheitliche 212
– Fett 160
– Häufigkeit 213
– reduzieren 159
– Ursachen 212
Ulkenia 192
umami 37
Umstellungsphase 335
– Fleischersatzprodukte 58
Umweltschadstoffe 283
Umweltschutz 17
Unterhautfettgewebe 183
Unterstützung 336
Unterwasserlandschaft, Zerstörung 142
Unterwasserwelt 140
Unverträglichkeit 59
– Tiereiweiß 178
Unwissenheit 19
Uratsteine 49
Ursalz 37
UV-B-Strahlen 258

V
Varroa-Milbe 243
Veganer 178
– Ballaststoffe 227
– Demenzrisiko, geringeres 172, 178
– Eiweißbedarf 292
– Gallensteine 178
– Krebsrisiko 171
– Omega-3-Fettsäuren 190
– Phytintoleranz 231
– Spurenelemente, kritische 297
– Übergewicht 175
– Vitamin B1 263
– Vitamin B12 207, 266
– Vitamin D 258
Veganerinnen 175
Vegetarier
– Omega-3-Fettsäuren 190
– Stoffwechselrate 157
– Vitamin B12 207
– Vitamin D 258
Vegetativkraft 251
Verbraucher 20
Verbraucherschutz 282
Verdauungsarbeit 157
Verdauungsbeschwerden 177
Verdauungstrakt 228
Verstopfung 177, 225
– Vorbeugung 227
Viehtransport 98
Vielfachzucker 220
Vier Edle Wahrheiten 154
Virchow'sche Trias 73
Viszeralfett 209
Vitamin A 256, 257
Vitaminaufnahme 256
Vitamin B1 41, 263
Vitamin B2 264
Vitamin B5 265
Vitamin B6 48, 265

Vitamin B9 265
Vitamin B12 266
– Miso 67
– Nahrungsergänzungsmittel 267
Vitamin-B12-Einnahme 269
Vitamin-B12-Injektion 268
Vitamin-B12-Mangel 266
– feststellen 268
Vitamin-B12-Substitution 178, 207
Vitamin C 270
– Eisenresorption 298, 299
– Milchsäuregärung 34
– Phytinsäure 231
– Substitution 272
– Vorkommen, pflanzliches 169
Vitamin-C-Lieferanten 271
Vitamin D 74, 113, 118, 201, 257, 290, 291
– Dosierung 261
– Schilddrüse 302
Vitamin D2 260
Vitamin D3 257, 260
Vitamin-D3-Quellen 258
Vitamin-D-Mangel 258, 261
Vitamin-D-Überdosierung 260
Vitamin-D-Unterversorgung 258
Vitamine 254
– fettlösliche 254
– richtig einkaufen 275
– Überblick 284
– wasserlösliche 263
– Zubereitung 276
Vitamin E 192, 193, 261
– Lieferanten 261
– Vorkommen, pflanzliches 169
Vitamin H 270
Vitamin K 262
– Knochenaufbau 290
Vitaminmangelerkrankung 263
Vitaminmangel, latenter 273
Vitaminzusätze, Ursprung, tierischer 330
VLDL 202
Vogelgrippevirus 96
Vollgetreideprodukte 264
Vollkornbrot 35
Vollkorngetreide 35, 168, 277
– gekochtes 278
Vollkornprodukte 226
Vollmilch 111
Vollrohrzucker 235, 332
Vollwert 32
Vollwerternährung, vegane, fettfreie 166
Vollwertkost 15, 177
– Blähungen 233
– pflanzliche 17, 80
– Sättigungsgefühl 158
– vegane 225, 231
  – Übergewicht 156
– Verdauungsarbeit 157
Vorstellungen 18
– alte 29
– falsche 19, 30

W

Wach-Schlaf-Rhythmus 51
Wachstumsfaktor 174
– insulinähnlicher 117
Wachstumshormon 118
Wachteln 90
Wahlfreiheit 107
Wale, Beifang 143
Walfang 140
Walnüsse 173, 191, 204, 205
Wasserdampf, garen 276
Wasserstoff-Atemtest 233
Wasserstoffperoxid 302
Wassertiere 139
– Lebensspanne 140
Wasserverbrauch 25
Wasserverknappung 18
Wechseljahresprodukte 63
Weichmacher 94
Weidefläche 60, 105
Weinbeeren 248
Weinherstellung, Tierprodukte 327
Weinstein 327
Weinstein-Backpulver 136
Weintrauben 248
Weisheit, innere 106
Weißmehl 35
Weizeneiweiß 58
Weizeneiweißschnetzel 58
Weizenfleisch 57
Weizengrassaft 173
Welthungerproblem 17
Weltklima, Ernährung 24
Werbung, Fleisch 71
Widerstand, äußerer 337
Wildbienen 242
Wildfleisch 95
Wildpilze 62, 282
– Radioaktivität 34
Windeldermatitis 112
Wohlbefinden 29
Wohlgefühl 179
Wohlsein 106, 154
Wohlstandskrankheiten 15, 75, 213
Wok 195
Wollschafe 91
Worcestersauce 332
Wunschgewicht 162
Wurst
– Purine 75

Wurstersatzprodukte 57
Würzmischungen 37

X
Xenotransplantationen 103
Xylit 42

Y
Yoga 206

Z
Zahngesundheit 227
Zahnschmelz 225
Zearalenon 280
Zeaxanthin 169
Zellulose 218, 230
Ziegen 124
Zink 304, 309
Zirbeldrüse 50
Zitronenwasser 42
Zitrusfrucht 33
Zubereitung
– mineralstoffschonende 289
– vitaminschonende 276
Zubereitungsarten, fettarme 194
Zuchtfische 147
Zuchtpilze 34, 282
Zucker 217, 234
– brauner 235
– Herstellung 234
– raffinierter 237
– Umgewöhnungszeit 238
– weißer 40, 235, 236
– Wirkungen 236
Zuckeraufnahme, verzögerte 228
Zuckeraustauschstoff 42, 232
Zuckerkonsum 41
– hoher 236
Zuckerkrankheit 224
Zuckerrohr 234
Zuckerrübe 234
Zuckerrübensirup 249
Zuckerstoffwechsel 224
Zuckerverbrauch 236
Zusatzstoffe 21, 22, 33
– tierische 327, 329
Zutatenliste, Milch erkennen 110
Zwiebeln 171

Bibliografische Information der Deutschen Nationalbibliothek
Die Deutsche Nationalbibliothek verzeichnet diese Publikation in der Deutschen Nationalbibliografie; detaillierte bibliografische Daten sind im Internet über http://dnb.d-nb.de abrufbar.

Programmplanung: Uta Spieldiener
Redaktion: Anne Bleick
Bildredaktion: Christoph Frick

Umschlaggestaltung: © Thieme
Layout: CYCLUS · Visuelle Kommunikation, Stuttgart

Bildnachweis:
Umschlagmotiv und Bild S. 3: © Valenty/stock.adobe.com
Fotos im Innenteil:
Pflanzenfotos: Meike Bergmann, Berlin
Tierfotos:
S. 6: © sokol/stock.adobe.com, S. 27: © Jean Kobben/stock.adobe.com, S. 85: © weerawat/stock.adobe.com, S. 149: © gorov/stock.adobe.com, S. 161: © Ana Gram/stock.adobe.com, S. 223: © MZaitsev/stock.adobe.com, S. 239: © axepe/stock.adobe.com, S.259: © cmnaumann/stock.adobe.com, S. 338: © Kitch Bain/stock.adobe.com
Autorinnenfoto: Privatpraxis Kuchenbaur

S. 148–151: Ajahn Brahm, Die Kuh, die weinte
© 2006 Lotos, München, in der Penguin Random House Verlagsgruppe GmbH;
Übersetzung: Martina Kempff

2. Auflage 2021

TRIAS Verlag in Georg Thieme Verlag KG
Rüdigerstraße 14, 70469 Stuttgart, Germany
www.trias-verlag.de
© 1. Auflage 2015 TRIAS Verlag in MVS Medizinverlage Stuttgart GmbH & Co. KG
Oswald-Hesse-Straße 50, 70469 Stuttgart

Printed in Germany

Satz und Repro: Fotosatz Buck, Kumhausen
Gesetzt in: Adobe InDesign CS6
Druck: Grafisches Centrum Cuno, Calbe

Gedruckt auf chlorfrei gebleichtem Papier

ISBN 978-3-432-11484-2

Auch erhältlich als E-Book:
eISBN (ePub) 978-3-432-11485-9

1 2 3 4 5 6

Wichtiger Hinweis: Wie jede Wissenschaft ist die Medizin ständigen Entwicklungen unterworfen. Forschung und klinische Erfahrung erweitern unsere Erkenntnisse. Ganz besonders gilt das für die Behandlung und die medikamentöse Therapie. Bei allen in diesem Werk erwähnten Dosierungen oder Applikationen, bei Rezepten und Übungsanleitungen, bei Empfehlungen und Tipps dürfen Sie darauf vertrauen: Autoren, Herausgeber und Verlag haben große Sorgfalt darauf verwandt, dass diese Angaben dem Wissensstand bei Fertigstellung des Werkes entsprechen. Rezepte werden gekocht und ausprobiert. Übungen und Übungsreihen haben sich in der Praxis erfolgreich bewährt.

Eine Garantie kann jedoch nicht übernommen werden. Eine Haftung des Autors, des Verlags oder seiner Beauftragten für Personen-, Sach- oder Vermögensschäden ist ausgeschlossen.

Wo datenschutzrechtlich erforderlich, wurden die Namen und weitere Daten von Personen redaktionell verändert (Tarnnamen). Dies ist grundsätzlich der Fall bei Patienten, ihren Angehörigen und Freunden, z. T. auch bei weiteren Personen, die z. B. in die Behandlung von Patienten eingebunden sind.

Rezeptideen für die ganze Familie

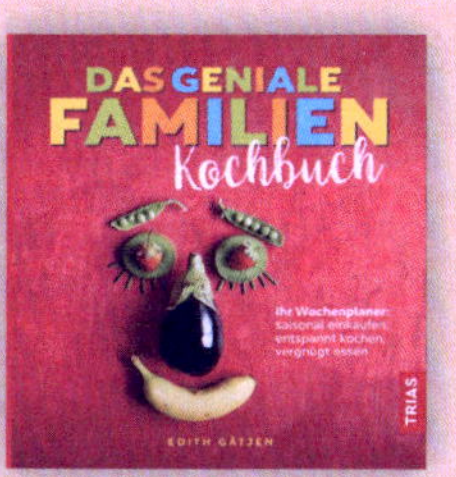

Edith Gätjen
Das geniale Familienkochbuch

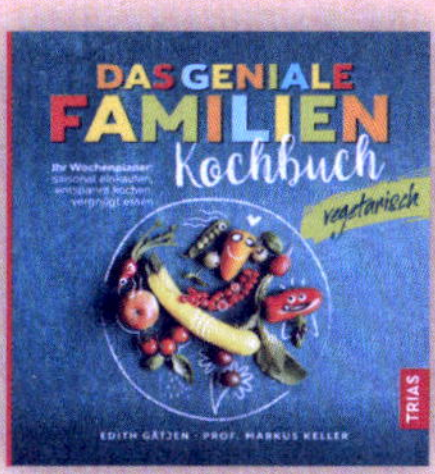

Edith Gätjen
Das geniale Familienkochbuch vegetarisch

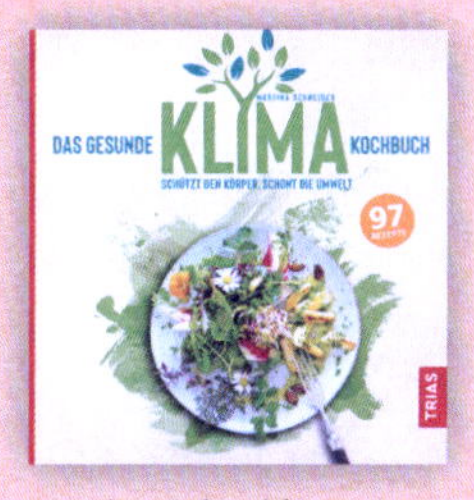

Martina Schneider
Das gesunde Klima-Kochbuch

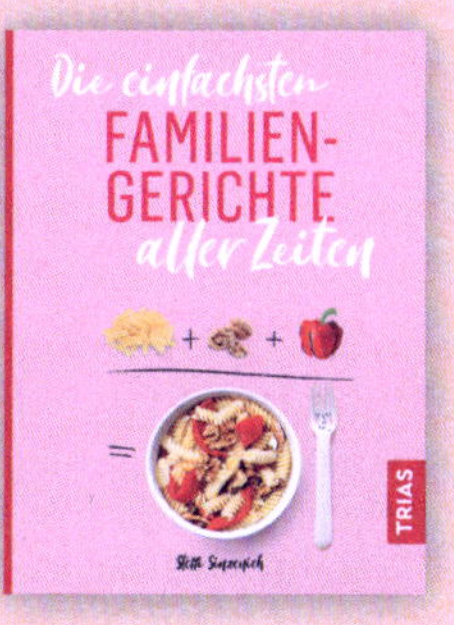

Steffi Sinzenich
Die einfachsten Familiengerichte aller Zeiten

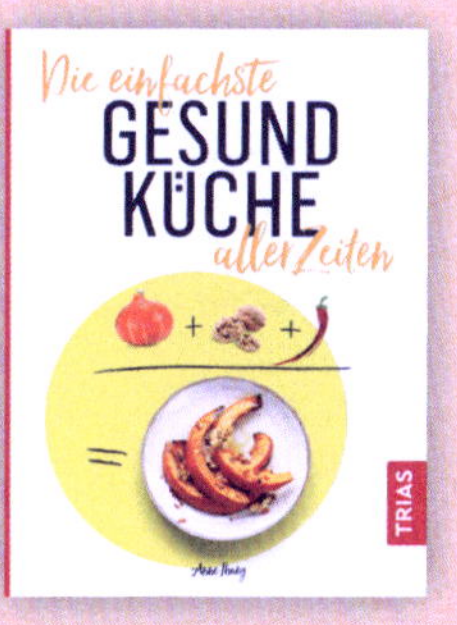

Anne Iburg
Die einfachste Gesund-Küche aller Zeiten

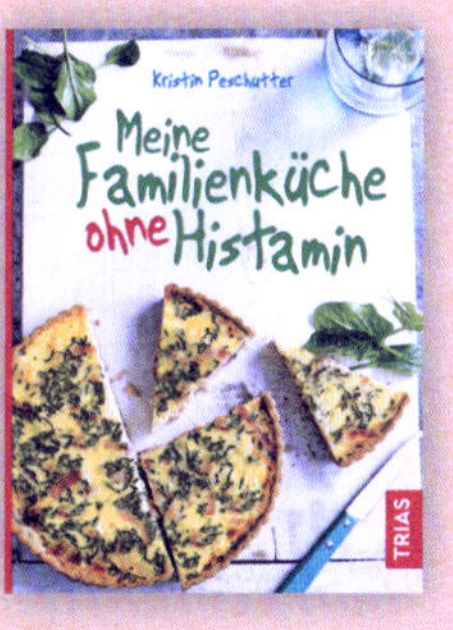

Kristin Peschutter
Meine Familienküche ohne Histamin

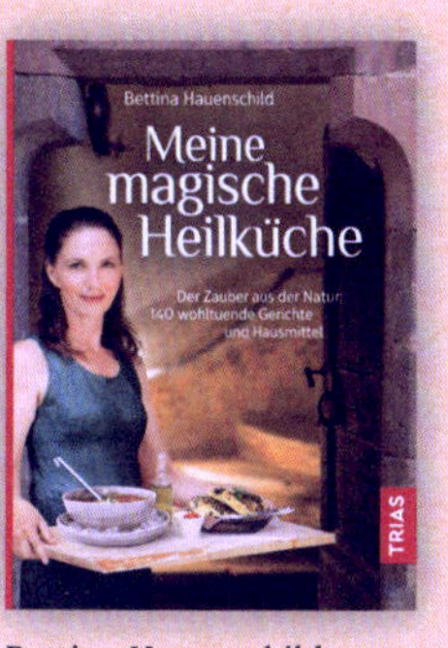

Bettina Hauenschild
Meine magische Heilküche

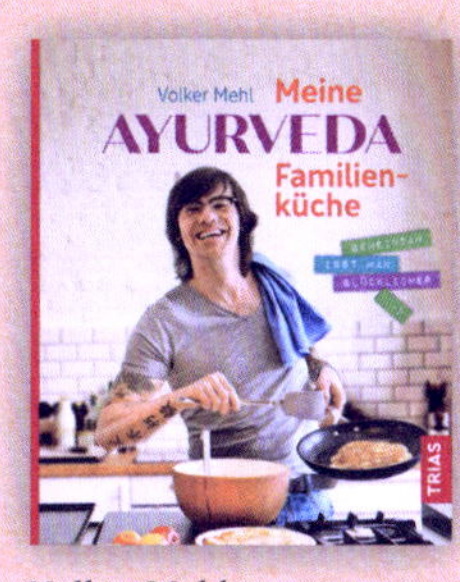

Volker Mehl
Meine Ayurveda-Familienküche

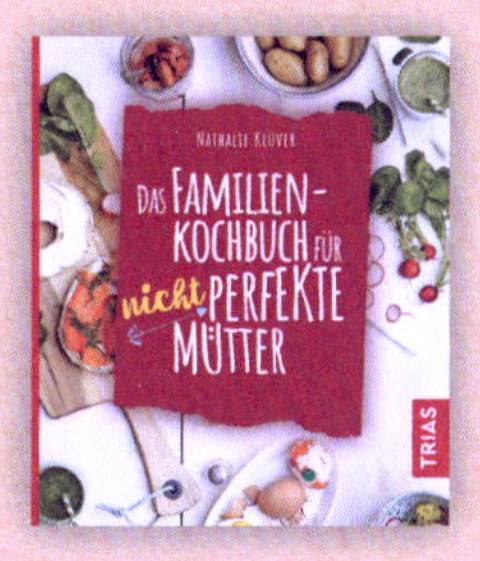

Nathalie Klüver
Das Familienkochbuch für nicht perfekte Mütter

Auch erhältlich als E-Book!

Mehr Bücher finden Sie hier:
www.trias-verlag.de

TRIAS